# TRAITÉ

DES

# EAUX MINÉRALES

## PRINCIPAUX OUVRAGES DU MÊME AUTEUR

---

**Traité du ramollissement du cerveau** (couronné par l'Académie de médecine) 1843, 1 vol. in-8° de 525 pages (*épuisé*).

**Traité pratique des maladies chroniques**, 1868, 2 vol. grand in-8° de 1,403 pages

**Traité clinique et thérapeutique du diabète**, 1869, 1 vol. in-12 de 484 pages.

**Traité pratique des maladies des vieillards**, 2e édition, 1873, 1 vol. grand in-8°, de 815 pages.

**Dictionnaire général des eaux minérales et de l'hydrologie médicale** (en collaboration avec MM. Le Bret, Lefort et Jules-François), 1860, 2 vol. in-8° de 1,664 pages (couronné par l'Académie de médecine) (*épuisé*).

**Les eaux minérales et les maladies chroniques**, leçons professées à l'École pratique, 1874, 1 vol. in-18, de 227 pages

**Lettres médicales sur Vichy**, 4e édition, 1877, 1 vol. in-18 de 184 pages.

**La Chine et les conditions sanitaires des ports ouverts** (rapport présenté à M. le Ministre de l'agriculture et du commerce) 1877, 1 vol. in-8° de 226 pages.

# TRAITÉ

DES

# EAUX MINÉRALES

## DE LA FRANCE & DE L'ÉTRANGER

ET DE LEUR EMPLOI

## DANS LES MALADIES CHRONIQUES



PAR LE DOCTEUR

MAX DURAND-FARDEL

Président honoraire de la Société d'hydrologie médicale de Paris,
Médecin Inspecteur des sources d'Hauterive, à Vichy.

---

TROISIÈME ÉDITION

---



PARIS
LIBRAIRIE GERMER BAILLIÈRE ET C^IE
108, BOULEVARD SAINT-GERMAIN
1883

---

# PRÉFACE DE LA 3$^{me}$ ÉDITION

La première édition de cet ouvrage date de vingt-cinq ans. Cette troisième édition a dû être complètement remaniée. Un grand nombre de sources minérales ont été analysées à nouveau, et quelques sources nouvelles ont été introduites dans la matière médicale ; la clinique des stations thermales a été l'objet d'études nombreuses et intéressantes que j'ai eu à mettre à profit. Enfin, la science et la pratique médicale ont fait d'importantes acquisitions que la thérapeutique thermale a dû s'approprier.

Depuis l'époque où fut créée la *Société d'hydrologie médicale de Paris* (1854), la littérature hydrologique a revêtu un caractère scientifique dont l'insuffisance avait, malgré d'honorables et même de brillantes exceptions, rejailli d'une manière assez défavorable sur l'ensemble de ses productions.

Il n'en saurait être de même aujourd'hui. Les *Annales* de cette Société, sans parler de quelques travaux estimables qui se sont produits en dehors d'elle, renferment, on peut le dire, toute l'hydrologie médicale contemporaine ; et l'esprit critique qui domine l'ensemble de ces travaux assure à ce recueil une valeur inappréciable.

Cependant, je n'ai eu rien à changer à la méthode suivie dans les éditions précédentes.

Le caractère pratique de l'enseignement des Eaux minérales que j'ai créé à l'École pratique de Paris, il y a plus de trente ans, m'avait conduit à chercher et à adopter une méthode différente de celle qu'ont uniformément suivie jusqu'à présent les ouvrages consacrés à l'exposition générale de l'*hydrologie médicale*. Au lieu de présenter une série de monographies sur chaque eau minérale, méthode qui a frappé d'une stérilité presque complète les meilleurs ouvrages sur la matière, j'ai pensé qu'il convenait de procéder à l'étude pratique des Eaux minérales comme à celle du reste de la thérapeutique.

J'ai d'abord pris à part les Eaux minérales elles-mêmes, avec leur constitution propre, leurs modes d'application et les conditions topographiques qui leur appartiennent : c'est la *matière médicale* des Eaux minérales. Puis, j'ai abordé le sujet de la *thérapeutique* sous une forme qui me mit à même d'en formuler les règles et les applications, c'est-à-dire, en rattachant la médication aux états morbides auxquels elle se trouve destinée.

La thérapeutique n'est autre chose que l'art de remplir des indications. Les applications de la thérapeutique ne se peuvent établir elles-mêmes que par la critique et la comparaison.

Rapprocher les Eaux minérales des indications auxquelles elle se rapportent pour en déduire les règles de leurs applications, rapprocher les Eaux minérales entre elles, afin d'en apprécier l'action comparative, telle est la méthode que j'ai dû suivre, et qui seule permet de faire entrer l'hydrologie médicale dans le domaine de la médecine pratique, au même titre que les autres agents de la thérapeutique.

Personne assurément n'a pu reconnaître mieux que je ne l'ai fait moi-même les difficultés et les imperfections de l'œuvre que j'ai entreprise, et que je me suis efforcé d'améliorer autant que je l'ai pu. Cependant je répéterai ce que j'écrivais lors de sa première apparition : « Quelque imparfait que soit cet ouvrage, j'ai la conviction que la forme nouvelle que je lui ai donnée ne sera pas sans utilité : en même temps qu'elle permettra aux praticiens de mettre dès à présent en œuvre les ressources que leur offre la médecine thermale, telle qu'elle est constituée aujourd'hui, elle ouvre, si je ne me fais illusion, une voie féconde aux observateurs qui voudront bien considérer l'hydrologie médicale à son point de vue final, *le traitement des maladies chroniques.*

J'ai eu, pour accomplir cette tâche difficile, de nombreux collaborateurs. Ce sont les médecins des stations thermales qui ont fait connaître les résultats de leurs observations cliniques et hydrologiques. J'ai dû cependant faire un choix parmi les nombreuses publications qui leur sont dues. Les illusions sont communes dans la thérapeutique ordinaire, et la thérapeutique thermale n'en est pas complètement à l'abri. Tout ne doit donc pas être accepté d abord. J'ai surtout recherché les travaux qui, par la manière dont ils sont présentés, portent en quelque sorte en eux-mêmes leur propre critique. En outre, la nécessité de limiter des études dont une certaine concision devait être la première qualité ne m'a pas permis d'utiliser tous les matériaux que j'avais à ma disposition.

C'est pour la même raison qu'il a fallu me borner dans l'exposé analytique des stations thermales. Il m'était impossible d'être complet au sujet de ces dernières. Ceci est le fait d'un dictionnaire. 284 analyses réparties dans 172 stations thermales m'ont permis d'exposer au moins toutes les représentations connues de la médication thermale.

Bien que les stations thermales de la France suffisent pour remplir toutes les indications qui peuvent se présenter, je n'ai pas pensé devoir me renfermer exclusivement dans le cercle de nos eaux minérales, et j'ai donné place à un certain nombre de stations étrangères. Ceci m'a paru commandé par la juste notoriété qui appartient à quelques-unes, et par certaines particularités de composition qui appartiennent à d'autres. Je me suis attaché, lorsque je l'ai cru possible, à les comparer, dans leur mode d'action et dans leurs attributions spéciales, à celles de notre pays qui peuvent en être le plus directement rapprochées.

Avril 1883.

Max. DURAND-FARDEL.

# TRAITÉ

DES

# EAUX MINÉRALES

## INTRODUCTION

Une eau minérale, prise loin de la source où elle a été puisée, représente, au point de vue de l'emploi médical, un *médicament*. Employée à son lieu d'émergence, elle représente une *médication*.

Ce n'est pas seulement parce que son usage, dans ce dernier cas, est généralement accompagné de pratiques plus ou moins compliquées, que pareille dénomination doit lui être attribuée. C'est que les eaux minérales, au sortir du sol, possèdent des qualités intrinsèques, insaisissables par l'analyse, qui en font des composés inimitables, et leur communiquent des activités physiologiques et thérapeutiques très complexes, et qui n'appartiennent qu'à elles.

Il ne s'agit pas ici de qualités mystérieuses, pas plus qu'il ne s'agit de résultats miraculeux.

Il s'agit simplement de qualités que nous ne savons pas encore définir, et qui ne sont sans doute autre chose que des états particuliers de la matière, soit chimiques, soit dynamiques.

De même, les effets thérapeutiques que l'on obtient des eaux minérales ne sont pas d'une autre nature que ceux que l'on peut obtenir de médications différentes. Mais ils ont une portée plus étendue, soit chimique, soit dynamique, et fournissent ainsi à la médecine les moyens d'étendre ses ressources, soit prophylactiques, soit curatives, bien au-delà du cercle où se meuvent les agents de la matière médicale ordinaire.

Ne m'étant proposé que d'exposer, aussi simplement et aussi clairement que possible, la médication thermale, au double point de vue de sa matière médicale et de ses applications thérapeutiques, je me bornerai à marquer les deux points qui viennent d'être indiqués, comme devant présider à toute conception théorique, comme à toute application pratique, de cette médication.

A. Les eaux minérales possèdent, au lieu de leur émergence, des conditions d'état particulières, qui ne nous sont que très imparfaitement connues, et que le caractère et la *portée* de leurs actions physiologiques et thérapeutiques nous forcent à leur attribuer.

B. Les eaux minérales exercent, sur l'organisme sain ou malade, des actions physiologiques et thérapeutiques dont le caractère et la portée sont tout autres que ceux d'aucun des agents de la matière médicale ordinaire.

Je ne juge pas nécessaire à l'objet particulier de ce livre de m'arrêter sur des problèmes qui ne peuvent être abordés aujourd'hui que par l'hypothèse. Je ne connais, en effet, aucune expression qui se puisse imposer au sujet de l'état particulier des eaux minérales, c'est-à-dire qui explique pourquoi leur analyse demeure toujours incomplète, et leur synthèse irréalisable. Je ne connais non plus aucune interprétation positive du mode d'action d'aucune eau minérale, en dehors de ce qui concerne quelques-uns des principes qu'on en peut isoler, mais qui ne sont plus elles-mêmes.

Il y a là des sujets d'étude qui touchent aux problèmes les plus élevés de la chimie analytique et de la physiologie thérapeutique.

Les études qui vont suivre auront une portée plus simple.

J'ai toujours tenu à conserver un caractère clinique à l'enseignement, écrit ou oral, des eaux minérales, tel que de longues études m'ont permis de le constituer. Je continuerai de suivre le programme que je m'étais d'abord tracé :

*Un malade étant donné, faire connaître à quelle station thermale il devra être adressé.*

L'histoire médicale des eaux minérales peut être exposée suivant deux méthodes :

Il y a d'abord la *méthode des monographies*. Les monographies sont nécessaires pour la connaissance des stations thermales considérées en elles-mêmes ; mais elles ne se prêtent à aucun rapprochement, à aucunes vues d'ensemble. Indispensables au point de vue de l'hydrologie, elles sont de peu de profit pour la thérapeutique appliquée, et c'est à leur prédominance exclusive qu'il faut attribuer l'ignorance où sont encore la plupart des médecins des vrais principes de la médication thermale et de ses plus utiles applications.

L'autre méthode partant, non plus de l'hydrologie mais de la pathologie, non plus des stations mais des maladies, consiste à rapprocher des indications les moyens appropriés de la médication thermale, dont les agents, rapprochés les uns des autres, peuvent être étudiés comparativement. C'est ce qu'on peut appeler la *méthode clinique*.

Telle est la méthode qui s'imposait à l'enseignement oral des eaux minérales, tel que je l'ai pratiqué pendant de longues années à l'École pratique de Paris. Il m'a paru qu'elle n'était pas moins appropriée à l'enseignement écrit, c'est-à-dire qu'elle seule permettait une exposition méthodique quelconque de la médication thermale.

Mais avant d'exposer celle-ci, il faut faire connaître les agents qu'elle met en œuvre, c'est-à-dire les eaux minérales elles-mêmes et leurs procédés d'administration.

De là une division naturelle de ces études en deux parties :

**Matière médicale.**

**Thérapeutique.**

Seulement, comme un tableau des eaux minérales, considérées uniquement au point de vue de leur analyse et de leur mode d'administration, n'offrirait qu'une signification incompléte si leurs applications générales n'en étaient rapprochées, la partie consacrée à la *matière médicale* contiendra des renseignements *thérapeutiques*, qui serviront de préparation aux applications *cliniques*, sujet de la seconde partie.

# PREMIÈRE PARTIE

## MATIÈRE MÉDICALE DES EAUX MINÉRALES

Quels que soient les caractères différents qui séparent les eaux minérales les unes des autres, ces agents essentiels de la médication thermale n'en présentent pas moins des caractères communs qui les rassemblent dans une même famille, et les distinguent des autres agents de la matière médicale.

Il est donc nécessaire de connaître d'abord les conditions d'origine et de constitution auxquels ils doivent d'être ce qu'ils sont, ou du moins de savoir ce qu'il est permis d'en saisir.

Comme ces mêmes agents ne jouent leur rôle, dans la pratique médicale, que sous des formes particulières où l'art intervient pour en tirer tout le parti possible, leurs divers modes d'administration devront être rapprochés des notions acquises sur leur nature et leurs qualités saisissables.

L'étude de la matière médicale des eaux minérales offre un certain nombre de données précises pouvant être considérées comme définitives : celles-ci fournissent à la médication thermale une méthode sur laquelle pourront s'appuyer les principes de classification et de spécialisation qui seront exposés. Mais elle nous laisse encore sur bien des points dans l'ignorance ou le doute, et, si l'on imaginait de tinter, suivant leur degré de certitude, tous les sujets qui se présenteront dans le cours de ce livre, il en résulterait sans doute un tableau bien sombre dans son ensemble. Je pense qu'il n'en serait guère différemment si l'on voulait user de rigueur dans la plupart des questions de thérapeutique. Mais la médication thermale a des obscurités qui lui sont propres ; et il faut bien convenir que les travaux nombreux dont les eaux minérales ont été l'objet depuis trente ans, s'ils ont été profitables à la pratique, n'ont pas beaucoup avancé nos connaissances relatives à la science hydrologique elle-même.

I

# LES EAUX MINÉRALES

### Définition.

La première difficulté qui s'offre à nous est une question de définition. Comment définir les eaux minérales, celles qui font l'objet de ces études? Ce ne saurait être par le fait de leur minéralisation, puisque toutes les eaux naturelles sont minéralisées; — ni par les caractères propres de leur constitution, car il est plus facile de déterminer en quoi la plupart diffèrent entre elles que de déterminer en quoi un certain nombre diffèrent des eaux douces; — ni par la proportion des principes qu'elles contiennent, car plus d'une d'entre elles, et non des moins intéressantes, sont moins minéralisées que des eaux douces; — ni par leur température, puisqu'il y en a de froides comme il y en a de thermales, et ce dernier caractère même ne leur appartient pas exclusivement.

Je les définirai par ce qui les attire le plus immédiatement dans notre étude, c'est-à-dire par l'usage qu'on en fait, et je dirai : — l'on doit entendre en médecine, par *eaux minérales*, des eaux naturelles qui *sont employées en thérapeutique en raison de leur constitution chimique ou de leur température.*

Une définition ne peut s'appuyer que sur des termes effectifs. La composition chimique des eaux minérales, telle que nos moyens d'investigation nous permettent de la déterminer, et leur thermalité, ne sont sans doute pas les seuls éléments de leurs actions thérapeutiques : mais ce sont les seuls que nous sachions discerner et que nous puissions exprimer. Il faut donc nous en tenir à leur énonciation, tout en faisant des réserves au sujet des inconnues qu'il nous reste à chercher et à découvrir.

D'un autre côté, si j'introduis l'action thérapeutique dans la définition des eaux minérales, c'est qu'elle constitue la raison plausible de leur rapprochement et exprime le seul point qui les sépare précisément des autres eaux naturelles. Une telle considération est d'ailleurs assez significative par elle-même pour qu'elle prenne encore une place dans la question si difficile et si controversable de la classification des eaux minérales.

## Origine.

L'origine des eaux minérales, c'est-à-dire, pour s'en tenir aux termes qui précèdent, de leur composition chimique et de leur thermalité, ne peut être traitée que d'une manière toute spéculative. Elle se lie intimement à la constitution de la terre, et, indépendamment de l'incertitude des connaissances que nous possédons sur ce sujet, leur formation incessante soulève des problèmes insolubles.

La thermalité des eaux minérales a certainement une double origine : la température centrale de la terre, et les actions chimiques inhérentes à leur transformation. Mais la part qui revient à l'une ou à l'autre de ces deux circonstances n'est point définie, bien que la dernière y joue vraisemblablement un rôle prépondérant.

J'emprunterai à l'excellent ouvrage de M. Bouquet sur les eaux de Vichy (1) le résumé suivant des opinions d'Élie de Beaumont au sujet de l'origine des eaux minérales.

Le globe terrestre renferme dans son intérieur un immense foyer dont l'incessante activité nous est révélée par les éruptions volcaniques et tous les phénomènes qui s'y rattachent.

Les éruptions volcaniques amènent à la surface du sol :

Des roches en fusion ou des laves, des matières volatiles, de la vapeur d'eau, des gaz chlorhydrique, sulfhydrique, carbonique, des sels de soude, de fer, de cuivre...

Tout cela se dégage, ou des volcans en activité, ou des laves qui s'en écoulent, ou des fissures qui les avoisinent, ou des sources thermales.

On voit, dans les cratères et les laves, des jets de vapeurs qui, en se condensant, font des sources thermales.

Celles-ci proviennent, comme les émanations volcaniques elles-mêmes, d'une distillation ou d'une sublimation naturelle, dans laquelle a vapeur d'eau sert de véhicule aux molécules entraînées.

Ainsi ce qui se passe dans les eaux minérales se passe dans les

(1) *Histoire chimique des eaux minérales de Vichy, Cusset, etc.*, 1855.

volcans, et cette analogie, les rattachant à la même cause, permet de regarder ces eaux comme des volcans réduits à la partie aqueuse.

En général, les sources minérales se montrent par groupes.

Il y en a une ou plusieurs principales, les plus chaudes, et en général les plus abondantes en même temps (1), qu'on peut considérer comme des volcans privés de la faculté d'émettre aucun autre produit que des émanations gazeuses, lesquelles, dans le plus grand nombre des cas, arrivent à la surface condensées en eaux minérales et thermales.

A l'entour, se trouvent des sources moins chaudes, provenant d'eaux superficielles ayant pénétré par des dislocations du sol, puis remontant après avoir emprunté leur chaleur, ou au foyer de la source thermale principale, ou à la chaleur naturelle de la terre, et après s'être chargées, dans leur trajet, d'un certain nombre de principes minéralisateurs (puits artésiens naturels). C'est ainsi que les eaux chlorurées proviennent en grande partie au moins d'eaux pluviales ayant été baigner des couches de sel gemme, ou des masses houillières chargées de sel marin.

C'est ainsi que, chargées de matériaux puisés à leur origine, ou rencontrés dans leur cours, et provenant elles-mêmes, ou de vapeurs profondes condensées, ou de cours d'eaux souterrains, ou bien d'eaux superficielles infiltrées, les eaux minérales apparaissent à nos yeux.

Suivant Brongniart, il serait permis de rapporter aux terrains *primordiaux* et de *transition* les sources très chaudes où dominent l'hydrogène sulfuré, l'acide carbonique, les sels à base de soude et de silice. Les eaux des terrains de *sédiment inférieur et moyen* seraient moins gazeuses et moins chaudes, renfermant des sels de soude moins les carbonates, et toujours du sulfate de chaux. Enfin celles des *sédiments supérieurs* seraient froides et auraient pour sels dominants les carbonate et sulfate de chaux, le sulfate de magnésie, les sulfate et carbonate de fer; d'autres, plus terreuses qu'elles, proviendraient d'origines plus supérieures.

L'origine profonde et la migration des eaux minérales rendent donc compte de quelques points de leur composition, des combinaisons variées qu'elles présentent, de quelques matériaux particuliers qu'elles empruntent à leur passage; c'est à la compression énorme

(1) Nivet, *Études sur les eaux minérales de l'Auvergne et du Bourbonnais*, 1850 p. 59.

qu'elles subissent, qu'elles doivent de tenir en dissolution des gaz qu'elles peuvent conserver encore au-delà de leur émission.

Il faut donc distinguer, dans la théorie de la formation des eaux minérales, les principes minéraux dont elles sont chargées, de l'eau qui leur sert de véhicule.

C'est dans les profondeurs du sol que sont puisés les principes minéraux, soit dans les couches primitives, d'où ils sortent pour ainsi dire tout faits, soit dans les terrains plus récents, où ils sont comme ramassés au passage ; c'est de la superficie du sol que proviennent les eaux, eaux météorologiques, eaux de pluie, de sources, etc.

Seulement, tandis que l'on peut attribuer avec Laplace aux eaux pluviales le rôle le plus important dans la formation des eaux minérales (1), nous voyons que Élie de Beaumont ne semble rapporter une telle origine qu'à une série d'entre elles. Les autres, provenant de régions profondes, au-dessous des porphyres, et surgissant dans des canaux fournis par leurs propres incrustations, n'auraient pu avoir aucune communication avec les eaux pluviales. Aussi M. Bouquet pense qu'il faut diviser les sources minérales en deux groupes : les unes ayant, en raison de leur origine géologique, une grande identité de composition, comme il arrive à *Carlsbad*, à *Vichy ;* les autres superficielles, dues à la lixiviation des terrains, et dont l'analyse offre des résultats variables (2).

C'est surtout en Allemagne que règne la théorie du *lavage* ou de la lixiviation des *fossiles terrestres* par les eaux *météorologiques*, lesquelles emprunteraient une grande partie de leurs propriétés dissolvantes à *l'acide carbonique*, provenant lui-même, et de l'atmosphère, et de la décomposition des matières organiques contenues dans les formations du lignite (Liebig), et de l'action volcanique entrée dans sa dernière phase (Bischoff) (3).

(1) Nivet, *loc. cit.*, et Chevallier, *Annales de la Société d'hydrologie médicale de Paris*, t. II, p. 258. — M. Chevalier « ne s'explique pas comment une eau qui sort de la terre ne serait pas remplacée par une autre, et considère un bassin supérieur comme toujours nécessaire au jaillissement d'une source. » — D'après Van den Corput (*Des eaux minérales naturelles et de leur analyse*, p. 3), « les eaux de pluie ou météorologiques sont à peu près les seules qui concourent à la formation des sources. »

(2) *Eod. loc.*, p. 157.

(3) Ch. Braun, *Monographie des eaux minérales de Wiesbaden*, 1852, 1er cah., p. 81. — Voyez dans le *Dictionnaire général des eaux minérales*, les articles GISEMENT, ORIGINE, RÉGIME DES EAUX MINÉRALES.

J'essayerai de résumer les considérations qui précèdent :

On reconnaît, au point de vue de l'origine : 1° des eaux dites profondes, ou géologiques, ou d'épanchement, et 2° des eaux superficielles, ou d'infiltration, ou de lixiviation.

La formation des eaux dites *géologiques* paraît due à la pénétration dans les diverses couches du sol des eaux pluviales, introduites par absorption capillaire dans les plus superficielles, par des failles ou des fractures dans les plus profondes.

Celles-ci vont gagner des profondeurs sans doute considérables, où elles rencontrent des températures excessives et des pressions incalculables. Ayant apporté avec elles de l'acide carbonique et de l'ammoniaque qui appartiennent aux eaux météoriques, elles en rapportent les résultats des dissolutions et des réactions qui les ont chargées des principes minéralisateurs empruntés aux terrains et aux roches congénères, c'est-à-dire en rapport de composition avec les eaux qui réapparaissent à la surface du sol.

A ces eaux minérales profondes appartiennent surtout les eaux riches en soude, de thermalités élevées et de fortes minéralisations : elles sont généralement d'une grande abondance. Mais il est une série d'eaux minérales qui rivalisent avec elles par leur abondance et leurs hautes températures, et qui n'ont au contraire qu'une minéralisation très faible ou insignifiante. L'interprétation d'un tel contraste n'a pas encore été donnée.

Les eaux dites *de lixiviation* sont le résultat de l'infiltration des eaux pluviales dans les terrains de sédiments, moyens ou supérieurs. Ici, la pression et l'élévation de la température jouent un moindre rôle. L'agent essentiel de la minéralisation est l'acide carbonique apporté par les eaux atmosphériques, ou rencontré par elles dans le sol.

Ces eaux renferment surtout de la chaux, de la magnésie, du fer, de l'arsenic, plus les chlorures, la soude et la potasse qui meublent les terrains qu'elles ont traversés. Elles possèdent en général peu ou point de thermalité, et ne sont que faiblement minéralisées et d'une moindre abondance que les précédentes.

Enfin, il est des eaux minérales *intermédiaires*, que l'on obtient à l'aide de forages artésiens, et qui, provenant soit d'eaux d'épanchement ou ascensionnelles, soit d'eaux de lixiviation ou descendantes, se sont arrêtées et ont formé des nappes entre des couches de terrains supérieurs, d'où elles n'avaient pas rencontré d'issues spontanées.

Si l'on considère les eaux minérales au point de vue géologique et des longues périodes, il n'est guère permis de leur attribuer une fixité absolue, soit au point de vue de leur température, soit au point de vue de leur minéralisation précise. Mais on peut admettre cette fixité au point de vue médical, parce que les modifications, soit persistantes, soit alternatives, que peuvent subir certaines eaux minérales, ainsi dans leur degré de sulfuration, ou dans la proportion de leur gaz carbonique, se tiennent dans des limites dont la pratique ne paraît guère avoir à tenir compte. Les eaux géologiques ou d'épanchement sont beaucoup plus constantes dans leur température et leur composition que les eaux superficielles ou de lixiviation. Il faut naturellement tenir compte pour ce qui concerne la fixité des eaux minérales, soit des révolutions souterraines, soit des troubles apportés artificiellement dans le régime d'une source, soit des conditions particulières du captage.

## Température.

La température des eaux minérales doit être considérée comme une qualité, mais non comme une vertu.

Une température trop élevée offre des inconvénients pour l'usage interne des eaux, en introduisant dans l'estomac une boisson trop chaude, ou en forçant de laisser l'eau minérale se refroidir, c'est-à-dire, dans la plupart des cas, s'altérer, ou, ce qui se pratique surtout pour l'usage externe, en obligeant à la mélanger d'eau froide. A Néris, où les eaux sont trop peu minéralisées pour qu'on puisse les mélanger, la température élevée serait un grand embarras en l'absence d'appareils suffisants de réfrigération.

Une température moyenne, surtout si elle se rapproche de celle du sang, est en général la plus avantageuse ; elle s'accommode le mieux à la tolérance de l'estomac, ou à l'usage des bains.

Une température froide est souvent nécessaire pour que l'eau minérale soit tolérée à l'intérieur.

Que doit-on entendre par eaux *thermales?*

M. Filhol appelle *thermales* toutes les eaux à température fixe (1).

Une source est thermale, suivant l'*Annuaire*, quand sa température est sensiblement supérieure à la température moyenne de son

(1) *Eaux minérales des Pyrénées*, 1853, p. 56.

point d'émergence (1); ou, suivant d'autres, à la moyenne thermométrique de l'année (2).

Tant que l'on se placera à un point de vue d'histoire naturelle, la caractéristique de la *thermalité* des eaux minérales demeurera un objet arbitraire et indéfini. Mais si nous nous plaçons au point de vue médical, nous n'éprouverons plus de difficulté pour préciser où commence et où finit la qualité d'eaux *thermales*,et à apprécier les distinctions qu'il convient d'établir entre les eaux minérales, relativement à leurs différences de température. La considération du *bain* suffit pour servir de base à cette appréciation.

Nous appelons eaux *froides* toutes celles dont la température n'est point assez élevée pour jouer par elle-même un rôle physiologique ou thérapeutique, c'est-à-dire au-dessous de 20 degrés centigrades.

De 20 à 30 degrés, les eaux minérales sont *tièdes*, et encore insuffisantes pour fournir à la température moyenne du bain.

De 31 à 35 degrés, elles sont *chaudes*, et répondent exactement aux limites dans lesquelles le bain peut être prescrit, sans que sa température joue un rôle prédominant par son défaut ou son excès.

De 36 à 45 degrés, nous trouvons une température qui se prête aux bains *très chauds* et aux applications balnéothérapiques qui ont pour objet de soumettre l'organisme à une température élevée, *douches ou étuves*.

Ici s'arrête la température applicable des eaux minérales. Au-dessus, elle cesse de se prêter immédiatement aux applications directes des eaux thermales, et devient plutôt, dans la pratique, un embarras qu'une ressource.

Des considérations analogues s'appliquent à ces diverses catégories, eu égard à l'usage interne des eaux minérales.

Sur 382 sources analysées en France, nous trouvons l'ensemble des températures suivantes :

| | |
|---|---|
| Froides (au-dessous de 20 degrés) | 287 |
| Tièdes (de 20 à 30 degrés) | 29 |
| Chaudes (de 31 à 35 degrés) | 15 |
| Très chaudes (de 36 à 44 degrés) | 21 |
| A température excessive (au-dessus de 45 degrés) | 30 |
| | 382 (3) |

(1) *Annuaire des eaux minérales de la France*, p. 324.

(2) Van den Corput, *Des eaux minérales naturelles et de leur analyse*. Bruxelles, 1847, p. 3.

(3) M. Rotureau a proposé de distinguer ainsi les sources minérales, sous le rapport de leur température : « *Mésothermales*, celles qui auront 33°,8 centigr.

Nous ne trouvons que 95 sources *thermales* contre 287 *froides*.

Cette proportion considérable des sources froides provient du grand nombre d'eaux ferrugineuses (144), presque toutes froides, qui sont comprises parmi elles.

## Constitution chimique.

Quelque signification que l'on attache aux résultats de l'analyse chimique des eaux minérales, sous le point de vue de leurs actions thérapeutiques, il faut bien reconnaître qu'il n'existe pas d'autre procédé pour déterminer des caractères propres à fournir à ces eaux une individualité quelconque. L'analyse chimique est aussi essentielle à la connaissance des eaux minérales que l'anatomie à la connaissance des animaux. L'analyse ne préjuge que dans une certaine mesure des propriétés des unes, comme l'anatomie ne préjuge que jusqu'à un certain point des fonctions des autres. Mais toutes deux fournissent à l'étude des bases précises, sans lesquelles toute méthode serait impossible.

Parmi les corps que renferment les eaux minérales, il en est de gazeux et d'autres solides.

Si l'on envisage ces corps d'une manière générale, on voit qu'une partie d'entre eux se rencontrent dans toutes, ou presque toutes les eaux minérales, et ne sauraient servir à les caractériser par eux-mêmes, à moins qu'ils ne viennent à y acquérir une prépondérance manifeste; d'autres, au contraire, n'existent que dans un certain nombre de ces eaux, et, par suite, leur apportent une caractéristique plus formelle. Il en est aussi qui ne s'y rencontrent qu'en proportion infinitésimale ou très faible, comme l'iode, l'arsenic, le lithium, ou d'autres métaux plus rares, que l'on ne découvre quelquefois que dans les dépôts des eaux minérales, ou en opérant sur des quantités d'eau considérables.

La constitution chimique des eaux minérales peut être exprimée de deux manières différentes.

= 27 R; *hyperthermales*, celles dont la température sera plus élevée; *hypothermales*, celles dont elle sera inférieure, au contraire, sans descendre toutefois au-dessous de 25° centigr. = 20° R.; *protothermales*, celles dont la température sera entre 25° centigr. = 20° R. et 15° centigr. = 12 R.; enfin *athermales*, toutes celles qui auront une température inférieure à 15° centigr. » (*Des principales eaux minérales de l'Europe : Allemagne et Hongrie,*

L'analyse dite *réelle* n'exprime que des corps simples, ou des composés simples, tels que des acides et des bases.

L'analyse dite *hypothétique* reconstitue les combinaisons, c'est-à-dire représente les corps et les composés simples tels qu'ils sont supposés exister dans l'eau minérale analysée.

C'est sous cette dernière forme que les analyses d'eaux minérales avaient toujours été présentées jusqu'à ces derniers temps, où l'École des mines a mis en faveur une formule nouvelle que l'on pourrait appeler la formule de *dissociation* des éléments des eaux minérales, en opposition avec la formule de *reconstitution* de ces mêmes éléments.

Ces expressions d'analyse hypothétique et d'analyse réelle me paraissent assez impropres, et je ne sais si elles ne mériteraient pas précisément l'appellation inverse. Il me semble, en effet, que la première est plus près de la réalité que la seconde : je m'explique.

Lorsque l'on procède à l'analyse d'une eau minérale, qualitative ou quantitative, ce n'est pas à l'état de sels que l'on obtient les corps dont on cherche à reconnaître l'existence, et ensuite à déterminer la quantité ; c'est à l'état de combinaisons simples ou de corps simples : c'est-à-dire que l'on fait le départ des acides, des bases, des corps métalliques, et ce n'est que par le calcul, et en vertu de principes synthétiques établis, que l'on arrive à les reconstituer dans leurs combinaisons primitives.

La détermination quantitative des acides, des bases et des corps métalliques est *exacte;* je conteste qu'elle fournisse des résultats *réels*, puisqu'il a fallu dissocier les chlorures, les sulfates, etc., pour obtenir la mesure des acides chlorhydrique ou sulfurique, de la soude ou de la chaux.

Les calculs d'après lesquels ces combinaisons sont reconstituées reposent sur des principes qui ne sont pas absolus et définitifs sur tous les points, puisque deux chimistes également compétents peuvent traduire une même analyse par des chiffres différents. Mais ce que ces principes peuvent avoir d'incertain, et l'écart que peuvent offrir les résultats analytiques, ne sauraient atteindre de bien grandes proportions. La détermination du bicarbonate de soude dans les eaux de Vichy, celle du chlorure de sodium dans celles de Salins ou du sulfate de chaux dans celles de Bagnères-de-Bigorre, ne peut être l'objet d'aucune incertitude. Les variations ne peuvent s'exercer qu'au sujet de déterminations très secondaires, si nous faisons une exception relativement aux eaux sulfurées, dont la théorie n'est point encore définitivement arrêtée.

Je crois donc pouvoir dire, pour reproduire les expressions précédemment employées, que l'analyse dite *hypothétique* est réelle, mais n'est pas toujours, ou peut toujours, n'être pas exacte; et que l'ana lyse dite *réelle* est exacte, mais n'est pas réelle.

Voici pour le fond des choses. Quant à la forme, je ne pense pas qu'il puisse s'élever de contestation sur sa convenance ou, si l'on veut, son opportunité.

Pourquoi fait-on une analyse d'eau minérale? Ce n'est pas pour servir à celui qui l'a faite, mais à ceux qui la lisent. Or, sans parler du temps qu'exige la reconstitution d'une eau minérale dont les éléments seuls se sont trouvés déterminés, il faut reconnaître que, à tort ou à raison, ceci dépasse souvent les capacités de ceux que cette opération intéresse. Et, à supposer qu'ils s'en trouvent capables, c'est alors que l'hypothèse aurait beau jeu, puisque chacun serait libre de le faire suivant les principes qu'il reconnaît.

Je n'hésite donc pas à affirmer que le devoir des chimistes qui ont fait l'analyse d'une eau minérale est de joindre à l'analyse par dissociation l'analyse de reconstitution, sous peine de ne présenter que des résultats d'une utilité restreinte.

Les tableaux suivants représentent la liste des corps constatés dans es eaux minérales, et ont été dressés de manière à donner une idée lde leur importance relative dans la constitution de ces eaux.

TABLEAU N° 1. — *Des principaux corps contenus dans les eaux minérales.*

| ACIDES. | BASES. | |
|---|---|---|
| Carbonique. | Alcalis. | Soude. |
| Sulfurique et sulfureux. | | Potasse. |
| Sulfhydrique. | Terres. | Chaux. |
| Borique. | | Magnésie. |
| Nitrique. | Métaux. | Strontium. |
| Fluorhydrique. | | Baryum. |
| Chlorhydrique. | | Lithium. |
| Iodhydrique. | | Manganèse. |
| Bromhydrique. | | Fer. |
| Phosphorique. | | Étain. |
| Arsénique et arsénieux. | | Aluminium. |
| Silicique. | | Cobalt. |
| GAZ. | | Titane. |
| Oxygène. | | Cuivre. |
| Azote. | | Nickel. |
| Matière organique azotée. | | |
| Acides crénique et apocrénique. | | |

TABLEAU N° 2. — *Des corps qui se rencontrent le plus habituellement dans les eaux minérales et semblent devoir être à peu près exclusivement considérés.*

| ACIDES. | BASES. |
|---|---|
| Carbonique. | Soude. |
| Sulfurique et sulfureux. | Potasse. |
| Sulfhydrique. | Chaux. |
| Chlorhydrique. | Magnésie. |
| Iodhydrique. | Manganèse. |
| Bromhydrique. | Fer. |
| Arsénique et arsénieux. | |
| Silicique. | |
| GAZ. | |
| Oxygène. | Matière organique azotée. |
| Azote. | Acides crénique et apocrénique. |

TABLEAU N° 3. — *Des corps qui servent seuls à la classification des eaux minérales.*

| ACIDES. | BASES. |
|---|---|
| Carbonique. | Soude. |
| Sulfurique. | Chaux. |
| Sulfhydrique. | Magnésie. |
| Chlorhydrique. | Fer. |

Les acides les plus communs sont donc les acides :

Sulfurique et sulfhydrique,
Chlorhydrique,
Carbonique surtout, et ce dernier souvent à l'état libre.

Les bases les plus communes sont :

La soude,
La chaux,
Et la magnésie.

Je ferai remarquer, au sujet de ces *acides*, que les acides du carbone, du soufre et du chlore, ont joué aux époques anciennes, et jouent encore aujourd'hui, un rôle prépondérant dans tous les phénomènes d'émanation, si intimement liés à ceux qui ont produit les eaux minérales (1).

Quant aux bases, elles ne se rencontrent, sans doute, que par l'action de ces acides sur des minéraux décomposables. Lorsque la saturation est incomplète, ce sont toujours les acides qui sont en excès (2).

(1) *Annuaire des eaux de la France*, p. 322.

(2) « L'eau nécessaire à la formation des sources est fournie par l'atmosphère : après avoir filtré à travers les couches rocheuses, elle y donne lieu à un travail de dissolution et de décomposition, suivant que les substances qui doivent entrer dans la composition de l'eau minérale existent déjà dans les roches à l'état soluble ou qu'elles s'y trouvent combinées avec d'autres corps qu'elles n'abandonnent

Les corps qui ont été mentionnés en dernier lieu se rencontrent, en proportion quelconque, dans presque toutes les eaux minérales. Il n'y a rien d'étonnant à cela. La plupart des eaux *douces* renferment de ces acides et de ces bases. Les eaux minérales les puisent au besoin dans les parties du sol qu'elles traversent, et auxquelles les eaux douces les empruntent elles-mêmes, et souvent les contiennent en bien moindre proportion que ces dernières. L'eau de Seine, à Paris, renferme la même proportion de principes minéralisateurs que l'eau de Barèges; et l'eau d'Arcueil en contient trois cinquièmes en plus. Quelle part prennent donc ces composés à l'action de ces eaux minérales? Il est probable qu'elle est souvent très faible. Ce qu'il y a de certain, c'est que les sources où paraissent manquer par exception, ou les chlorures, ou les sulfates, ou la magnésie, ne présentent rien de particulier, ni pour les classes auxquelles elles appartiennent, ni pour le reste de leur composition, ni pour leurs propriétés effectives ou négatives.

Maintenant une partie de ces mêmes composés, que nous voyons exister d'une manière banale dans toutes les eaux, s'élèvent quelquefois jusqu'à une proportion prépondérante, et servent de caractéristique aux eaux minérales.

Tels sont, par exemple, le carbonate de soude, le sulfate de soude, le chlorure de sodium.

Il y a donc des eaux carbonatées, sulfatées, chlorurées, mais presque toujours avec la soude. C'est à peu près la seule des bases indiquées qui puisse s'élever jusqu'au rang de caractéristique. Nous verrons plus loin quelle faible place la chaux et la magnésie surtout ont à prendre dans ce sens.

Nous venons de dire que les composés dont il est question, carbonates, sulfates, chlorures, à bases de soude, chaux et magnésie, en même temps qu'ils forment le fond, pour ainsi dire, de la plupart des eaux minérales, peuvent y devenir prédominants par leur proportion : c'est alors par grammes qu'on les compte.

| | |
|---|---|
| A Vichy . . . . . | 5 grammes de bicarbonate de soude; |
| A Bourbonne . . . | 6 grammes de chlorure de sodium; |
| A Saint-Gervais. . | 5 grammes de sulfate de chaux. |

qu'après une décomposition préalable. Pour opérer la dissolution, l'eau pure est suffisante, tandis que le travail de décomposition exige de plus la présence d'un acide, de l'acide carbonique (le plus souvent), ou de l'acide chlorhydrique ou sulfurique. » (Bischoff, *Monographie des eaux minérales de Wiesbaden*, p. 88.)

Or, les autres corps dont j'ai à parler existent, au contraire, toujours à petite dose, même quand ils prédominent d'une manière relative, et à ce point de servir de caractéristique. Ce n'est plus par grammes qu'on les compte, mais par centigrammes et par milligrammes.

C'est presque de l'homœopathie que l'on arrive à faire, au point de vue de la dose des principes thérapeutiques. En effet, la théorie de l'action thérapeutique de ces eaux est surtout dans la grande division des principes. Mais c'est dans des limites raisonnables.

Le premier tableau comprend l'énumération à peu près complète des corps que l'analyse a retrouvés dans les eaux minérales. Il en est parmi eux que la rareté de leur présence ou le défaut de signification déterminée devaient laisser en dehors du second tableau. Cela ne signifie pas qu'ils ne servent à rien dans les eaux dont ils font partie : il faut au contraire admettre, comme un principe absolu, qu'une eau minérale n'existe en thérapeutique que suivant l'intégrité de sa composition, quels qu'en soient les éléments connus. Cela signifie seulement qu'ils ne paraissent jouer qu'un rôle secondaire, ou actuellement impossible à déterminer, en hydrologie médicale.

Il serait difficile de déterminer l'extension que peut atteindre la recherche des corps contenus dans les eaux minérales. Un chimiste habile et persévérant, dont les travaux ne me paraissent pas avoir encore acquis l'autorité qu'ils méritent, M. Garrigou, a pensé que, en agissant, non plus sur des litres d'eau minérale, mais sur des hectolitres, on parviendrait à retrouver des substances qui devaient à leur faible proportion d'échapper aux recherches pratiquées sur de faibles quantités.

Il faut reconnaître que les résultats obtenus par lui ont confirmé ses prévisions. On pouvait prévoir, du reste, que, grâce aux éléments puissants d'incorporation qui appartiennent aux eaux minérales, celles-ci devaient ramener à la surface du sol quelque chose de tous les principes qu'elles avaient pu rencontrer dans sa profondeur. Les eaux minérales doivent reproduire la composition de la terre comme le spectre reproduit la composition des astres.

Quelques-uns des résultats annoncés par M. Garrigou ont été contestés par d'autres chimistes. Mais ce qui ne saurait être contesté, c'est l'originalité de sa méthode et la justesse de ses vues. Je crois encore que l'intérêt géologique qui s'y rattache est indiscutable.

Quant à leur portée thérapeutique ou, pour mieux dire, à la portée des interprétations thérapeutiques que l'on en peut tirer, je ne pense pas que l'on soit en mesure de se prononcer encore sur ce sujet.

Il est permis d'attribuer aux corps énumérés dans le second tableau un rôle soit chimique, soit thérapeutique, plus formel.

Si l'oxygène introduit par l'atmosphère peut être négligé, si ce n'est pour la part qu'il prend aux transformations chimiques de certaines eaux minérales, l'*azote* mérite d'être signalé pour son abondance dans quelques-unes d'entre elles, ou peut-être pour des propriétés qui lui sont attribuées, mais ne sont pas unanimement admises. Les Espagnols reconnaissent une classe d'eaux *nitrogénées*. Si l'*hydrogène sulfuré* se montre d'une manière accidentelle dans un grand nombre d'eaux minérales (par suite de la décomposition des sulfates par la matière organique au contact de l'air), son étude appartient absolument à celle des eaux sulfurées.

L'*acide carbonique* est, avec les acides du soufre et en laissant de côté les chlorures, l'agent essentiel de la minéralisation des eaux. On sait quel rôle il a dû jouer aux premières époques de notre planète, alors qu'il paraît avoir fourni la totalité de l'atmosphère qui l'enveloppait. En se fixant sur les espèces animales, il a constitué, par ses combinaisons avec la chaux et la magnésie, les assises du sol que nous occupons, et, en se fixant sur les espèces végétales, il a formé les masses houillères. C'est à sa présence en excès que la plupart des composés des eaux minérales doivent leur état soluble. Il y existe également à l'état libre, particulièrement dans certaines eaux chlorurées et très faiblement carbonatées de l'Allemagne. Il est des régions, comme celles de Vichy et de Vals en France, de Marienbad et de Carslbad en Bohême, etc., où le sol en est littéralement infiltré. La pression paraît un élément important de ses combinaisons, car, dès qu'elle vient à cesser, il tend à s'en dégager et à s'isoler. Son existence en excès est presque essentielle pour l'usage interne des eaux minérales, excepté pour les sulfurées.

L'*iode* est presque toujours à l'état impondérable dans les eaux minérales, et, chose remarquable, il tend à s'y fixer sur les matières organiques des eaux dans lesquelles on le retrouve, comme l'iode de la mer ne se retrouve guère que dans les végétaux marins.

Le *brome* existe dans des proportions beaucoup plus élevées, mais à peu près exclusivement dans les eaux chlorurées.

La *silice*, qui forme avec l'humus la base du sol, et constitue presque exclusivement les roches primitives, se rencontre dans la presque totalité des eaux minérales à un état mal défini, comme base ou comme acide; mais il ne semble pas qu'on puisse lui attacher de signification thérapeutique un peu précise.

Le *fer* existe également dans presque toutes les eaux minérales où il est fixé par l'acide carbonique, rarement par l'acide sulfurique. Mais il ne s'y trouve pas toujours en proportion sensiblement thérapeutique.

L'*arsenic*, reconnu il y a une quarantaine d'années dans les eaux minérales (Tripier), accompagne habituellement le fer, surtout dans la région montagneuse de l'Auvergne. Cependant il existe aussi à l'état de combinaison avec la soude, peut-être la potasse. Bien que dans un petit nombre d'eaux minérales il atteigne une proportion véritablement thérapeutique, il est généralement difficile de lui assigner des attributions prépondérantes.

La *soude* existe partout. Sans parler de la salure des mers, elle est partout dans le sol, dans les organismes animaux, dans nos aliments, dans les poussières que nous respirons. Elle se retrouve dans la plupart des eaux minérales, le plus souvent comme base prédominante; et son importance y est telle, que l'on peut presque avec certitude mesurer la valeur thérapeutique d'une eau minérale à la soude qu'elle renferme. Quant à la *potasse*, malgré sa prédominance dans les roches primitives, elle se montre à peine dans les eaux minérales, et n'y paraît jouer aucun rôle distinct.

La *lithine* a été, sinon découverte comme l'arsenic, du moins mise en lumière il y a quelques années. Comme l'arsenic à ses débuts, on la cherche partout, on la trouve souvent, et on en fait le point de mire des analyses. Mais la lithine ne paraît être autre chose qu'un excellent succédané de la soude, et dont l'importance a peut-être été surfaite.

La *chaux* et la *magnésie*, appelées bases terreuses, en opposition avec les bases alcalines, tiennent, la première surtout, une trop grande place dans le sol pour ne pas être ramenées dans presque toutes les eaux minérales : mais leur prédominance relative assigne toujours à ces dernières une valeur thérapeutique inférieure à celle qu'indique la prédominance sodique, s'adressant à des indications plus superficielles et moins importantes.

## Matières organiques.

Les eaux minérales renferment des matières organiques dont l'histoire est encore assez obscure. Je ne reproduirai que les notions les plus élémentaires que nous possédions à leur sujet.

Ces matières organiques, que l'on a rencontrées surtout dans les eaux sulfureuses, ont été aussi étudiées dans des eaux bicarbonatées sodiques (Vichy) et dans des eaux indéterminées (Néris).

Elles peuvent se présenter sous une triple apparence.

A. En dissolution;

B. En suspension ou adhérentes : organiques (*barégine*);

C. En suspension ou adhérentes : organisées (*sulfuraire*).

A. Quand on concentre des eaux sulfureuses (sulfurées sodiques surtout), on y trouve une matière azotée, ayant une odeur de bouillon, comparée par Lambron à la matière organique empruntée au sol par toutes les eaux de source ou de rivière, et considérée par lui comme de même nature (1).

B. On a appelé *barégine* ou *glairine* une sorte de gelée que l'on rencontre dans les conduits des eaux minérales, gelée dans laquelle M. Turpin a trouvé une sorte de gangue muqueuse, provenant sans doute de débris d'organisations végétales ou animales; ce ne serait là, suivant Lambron, que le détritus de la sulfuraire.

C. Enfin, la *sulfuraire* est une conferve décrite par Fontan, et qui ne se trouve que dans les eaux sulfureuses. Analogue aux produits animaux par la prédominance des principes azotés, cette conferve n'a la faculté de vivre que dans l'eau thermale (2).

Nous renvoyons, pour l'étude plus détaillée de cette matière organique, *aux Annales de la Société d'hydrologie médicale de Paris*, où l'on trouvera des études de la matière organique des eaux de Néris, par de Laurès; des eaux de Vichy, par Petit; des eaux de Luchon, par Cazin et par Lambron (3), et aussi à l'ouvrage de M. Filhol (4).

Quant à l'origine de ces matières organiques, on peut supposer, avec M. Filhol, qu'entraînées de la surface du sol avec les eaux de

(1) *Annales de la Société d'hydrologie médicale de Paris*, t. I, p. 245.
(2) Fontan, *Recherches sur les eaux minérales des Pyrénées*, p. 87.
(3) *Étude des matières organiques contenues dans les eaux minérales (Annales de la Société d'hydrologie médicale de Paris*, t. I, 1854-1855, p. 205).
(4) *Eaux minérales des Pyrénées*, p. 157 et 170.

pluie, c'est à la haute température qu'elles rencontrent profondément et aux sels auxquels elles se trouvent mélangées, qu'elles doivent leur apparence spéciale. On a attribué leur formation à la proportion considérable d'azote que contiennent certaines eaux minérales. Faut-il enfin y voir un témoignage de l'organisation toute spéciale, et en quelque sorte individuelle, des eaux minérales? Il est plutôt vraisemblable que la présence de ces produits n'est qu'un accident, indépendant lui-même des conditions propres d'existence des eaux minérales. Il ne faut pas oublier, en effet, qu'un grand nombre d'entre elles en sont entièrement dépourvues.

Ces matières organiques peuvent se produire en quantité prodigieuse.

On a trouvé que les eaux d'Amélie en fournissaient 754 kilogrammes par jour, non pas hydratées, mais séchées; celles d'Escaldas, 812, de Thuez, 2800.

Elles contiennent toujours de l'iode, lors même qu'on n'a pu distinguer la présence de ce métalloïde dans les eaux d'où elles proviennent : ainsi à *Néris*.

Quelle peut-être la valeur thérapeutique de ces matières organiques?

Elles paraissent communiquer aux eaux qui les renferment en grande proportion certaines propriétés adoucissantes, qui en atténuent l'action excitante ou leur ajoutent une qualité particulière. Il est difficile de leur en attribuer davantage.

Si, dans quelques localités thermales, on les emploie en applications locales, leur action topique paraît se borner à maintenir une partie en contact avec l'eau minérale dont elles sont imprégnées (De Laurès) (1).

Il existe encore dans certaines eaux minérales des acides organiques, *crénique* et *apocrénique*, dont l'histoire est encore bien moins avancée que celle des matières dites organiques. C'est près des eaux ferrugineuses que l'on en a exclusivement signalé l'existence.

### Des différents modes d'administration des eaux minérales.

On se propose un double objet par l'administration des eaux minérales :

(1) Voyez un article très complet sur cette matière, dû à M. Cazin, dans le *Dictionnaire général des eaux minérales*.

1° Faire pénétrer dans l'économie certains principes médicamenteux;

2° Modifier certains tissus ou certains organes, d'une manière médiate ou immédiate, par une application directe.

Au premier objet se rattachent *l'usage interne* des eaux, et très secondairement les *bains*.

Le second est du ressort des *bains* et des *douches*.

L'usage des *gaz* et des *vapeurs* peut également être adressé à l'une ou l'autre de ces indications, suivant que l'on se propose d'agir sur la peau dans les *bains d'étuves*, ou sur la muqueuse respiratoire par *l'inhalation*.

Ces différents modes d'administration des eaux minérales vont être passés en revue.

Il y a deux choses à considérer dans l'application des eaux minérales.

D'abord l'action intime médicamenteuse des eaux elles-mêmes, celle qui résulte de leur propre constitution; puis l'action des divers modes d'administration auxquels on peut recourir, et qui forment la balnéothérapie proprement dite, bains, douches, étuves, inhalations.

C'est la combinaison de ces différents éléments qui constitue le *traitement thermal*.

L'action inhérente aux eaux minérales, par suite de leur constitution, est indépendante de l'art lui-même. On assiste à ses effets; on se contente de les mesurer. Elle est même, en général, d'autant mieux assurée qu'elle est plus abandonnée à elle-même, c'est-à-dire que l'application en est plus simple. Ce qu'il faut, c'est y recourir alors qu'elle convient; ce que l'on peut faire, c'est en mesurer la durée et tout au plus en tempérer l'intensité.

Dans l'application des moyens balnéothérapiques, au contraire, l'intervention de l'art est tout. Ce sont des agents artificiels, imaginés pour multiplier l'action médicamenteuse, pour la diriger, la transformer quelquefois. Les résultats dépendent conséquemment de l'intelligence qui y préside.

Dans le premier cas, c'est à la nature qu'il faut rapporter les effets obtenus; ici c'est au médecin.

L'intérêt qui s'attache à ces deux points de vue de la médication thermale n'est donc pas le même.

Une fois les effets généraux d'une sorte d'eau minérale connus, et les indications qui peuvent en réclamer l'usage déterminées, il ne reste plus qu'à exercer une certaine surveillance sur son mode d'action. Que l'on administre de l'eau d'*Enghien*, de *Carlsbad* ou de *Vichy*, c'est toujours la même chose : l'économie en est impressionnée d'une certaine façon, identique pour la même médication, variant seulement d'après les conditions diverses de l'organisme qui la reçoit. Approprier les doses à ces conditions particulières, y accommoder la durée de la cure, modifier au besoin par des coupages l'activité du médicament, telle est l'œuvre très simple et très facile que comporte la direction du traitement.

Il n'en est plus de même si l'on considère l'application des agents balnéothérapiques.

Ceux-ci ont pour objet, avons-nous dit, soit de *multiplier*, soit de *diriger* l'action médicamenteuse d'une eau minérale.

Il est des cas où il convient de *multiplier* l'action thérapeutique d'une eau minérale. Lorsqu'on fait usage d'un médicament actif et déterminé, comme *Vichy*, *Bourbonne*, *Spa*, le fait dominant est l'action intime que le médicament introduit exercera sur la texture même de nos organes et de nos tissus. Il faut s'attacher à tenir cette action aussi simple que possible, et se garder de la troubler par des interventions inopportunes.

Mais s'il est question d'eaux minérales peu médicamenteuses, sans caractère bien déterminé, propres à modifier la surface plutôt que la profondeur des tissus, alors il convient de leur imprimer par des moyens artificiels une activité qu'elles ne paraissent pas posséder par elles-mêmes, et de multiplier les points par lesquels elles peuvent atteindre l'organisme et y déterminer les changements nécessaires. Supprimez à *Néris*, à *Aix en Savoie*, au *Mont-Dore*, etc., les agents artificiels auxquels ces eaux minérales empruntent une partie de leur efficacité thérapeutique, et vous réduirez cette dernière, non pas sans doute à une négation proprement dite, mais certainement à un cercle infiniment plus restreint.

Il est donc des traitements thermaux près desquels la *qualité* domine ; près d'autres, c'est le *mode*.

Mais il ne s'agit pas seulement d'élever au degré nécessaire l'activité thérapeutique des eaux minérales, il faut encore la *diriger*.

Lorsque l'on administre une eau minérale, beaucoup ou peu minéralisée, celle-ci représente un médicament unique et toujours le même, appliqué à des circonstances pathologiques très différentes les unes des autres, puisque l'on traite, près d'une même station thermale, des états morbides très variés.

La nature se charge elle-même, pour une grande part au moins, d'adresser l'action médicamenteuse au lieu d'élection, lésion organique ou principe morbide. Mais, bien que cette action élective des médicaments nous représente une des lois les plus constantes de la thérapeutique, elle ne s'adresse pas toujours d'une manière égale et suffisante à chacun des phénomènes dont se compose cet ensemble complexe qui constitue une maladie chronique. C'est tantôt un appareil organique, la peau, l'intestin, le foie, dont les fonctions languissantes réclament une stimulation spéciale; tantôt un tissu engorgé dont la résolution exige l'application de moyens directs, tantôt un état douloureux qui ne saurait céder qu'à une révulsion locale. Dans les cas de ce genre, il faut diriger le traitement dans le sens spécialement indiqué, et suppléer par des moyens artificiels à l'insuffisance de la médication générale.

Telle est la part qu'il convient de faire et à l'action médicamenteuse des eaux minérales, et aux agents balnéothérapiques que l'on peut combiner avec elle.

## A. — Usage interne.

Il y a des eaux minérales qui ne s'emploient absolument ou à peu près qu'en boisson.

Ce sont, en général, des eaux ferrugineuses et froides.

L'absence de bains, c'est-à-dire d'établissement thermal proprement dit, ne tient quelquefois qu'à l'insuffisante quantité de l'eau minérale, ou au voisinage d'un établissement thermal considérable.

Les bains sont peu usités aujourd'hui aux *Eaux-Bonnes*, quoiqu'ils en constituassent autrefois l'unique mode d'administration, alors que ces eaux n'étaient adressées qu'au traitement des blessures. Cela peut être attribué et à la quantité limitée d'eau dont l'établissement dispose, et surtout à la nature des maladies qu'on y traite, les maladies des bronches et du poumon semblant réclamer un traitement plutôt interne qu'externe.

D'un autre côté, il y a des eaux minérales qui sont à peine usitées en boisson. Ce sont, en général, des eaux faiblement minéralisées et à température élevée, comme celles de *Néris*, *Bains*, *Aix*, etc. Près de ces eaux naturellement, le traitement externe reçoit un développement tout particulier, et comme variétés de forme, et comme applications énergiques.

Nous n'avons que peu de choses à dire, d'une manière générale, au sujet de l'usage interne des eaux minérales.

La dose et le mode d'administration des eaux varient suivant la nature et la proportion de leur minéralisation, suivant les maladies auxquelles on les adresse et les indications que l'on veut rempli.

On peut établir cependant qu'il est peu de circonstances où les doses très élevées auxquelles, à certaines époques, on a administré les eaux minérales, ne soient un abus.

On peut avancer encore qu'en général plus une eau minérale se rapproche de la température du sang, ou de *l'indifférente*, plus son usage est avantageux. Cependant il est des circonstances où l'on recherchera de préférence une eau froide.

Il est rare qu'une eau à température beaucoup plus élevée que celle du sang soit d'un usage convenable; il arrive souvent qu'il est impossible. Il faut alors, ou la laisser refroidir, et il n'est guère d'eaux qui ne s'altèrent en quelque chose par le refroidissement, ou la couper avec de l'eau froide, douce ou minérale, ce qui ne peut guère encore avoir lieu sans lui faire subir une certaine altération.

Les eaux minérales s'administrent, en général, à doses fractionnées de 30, 60, 120, jusqu'à 250 grammes. Ces doses sont prises à des intervalles d'un quart d'heure ou d'une demi-heure; habituellement à jeun le matin; souvent à une seconde période de la journée, dans l'après-midi; quelquefois aussitôt après les repas.

On est dans l'habitude, auprès des thermes allemands, de marcher religieusement pendant un certain temps après avoir bu l'eau minérale. Si la manière superstitieuse dont cette pratique s'accomplit là-bas offre quelque chose d'un peu puéril, elle est certainement trop négligée en France où, pour certains détails de pratique, on se montre peut-être un peu trop esprit fort.

## B. — Bains.

Dans les précédentes éditions de cet ouvrage je m'exprimais ainsi : « Le bain thermal agit de deux manières : 1° en faisant pénétrer dans l'économie les principes médicamenteux dont il est chargé; 2° en excitant la superficie de la peau. »

Cette deuxième proposition doit être retenue. La première paraît aujourd'hui difficile à soutenir. L'absorption des principes minéralisateurs ou des principes médicamenteux contenus dans le bain n'est point le fait général que l'on admettait sans discussion, il y a quelques années encore. Bien qu'elle puisse s'exercer sur certains points circonscrits, et en particulier sur les quelques surfaces muqueuses en contact avec l'eau du bain, et être favorisée par certaines pratiques tendant à affaiblir la couche épidermique qui enveloppe le derme, elle n'offre point la certitude et la facilité que suppose l'action thérapeutique considérable du bain minéralisé. Il faut même reconnaître que la négation, ou au moins l'insuffisance, de l'action thérapeutique du bain par absorption des principes minéralisateurs aurait pu être prévue *a priori*. La couche épidermique de revêtement de la peau est plus propre à s'opposer à la diffusion des principes en dissolution dans le bain qu'à la favoriser. Et d'un autre côté, les voies digestives offrent à l'absorption une surface plus que suffisante pour rendre superflue la voie périphérique.

L'excitation exercée sur la surface cutanée est un fait incontestable. Il est certain que, dans la plupart des maladies chroniques, la peau fonctionne mal, que ses sécrétions s'altèrent en quantité et en qualité. Il n'est pas moins certain que, si l'on veut ramener en voie de guérison mainte affection chronique, organique ou fonctionnelle, un des premiers devoirs est de rappeler à l'état normal cette vaste surface de sécrétion, qui correspond avec chacun des phénomènes chimiques ou vitaux dont chacun des points de l'organisme est le siège. Mais cette idée d'excitation ou de stimulation a quelque chose de bien vague en elle-même.

Sans doute, l'excitation due aux bains sulfureux de *Luchon*, de *Cauterets* ou de *Barèges;* celle que déterminent les bains très salés ou chargés d'eaux de mer, de *Bourbonne*, de *Balaruc*, de *Salins* et de *Kreuznach*, ou de la mer elle-même; celle qui accompagne les bains prolongés dans les piscines de *Plombières*, ou de *Néris*, ou de *Loesche*, sans doute cette excitation offre un mode différent dans ces cas divers. Dire que cette excitation est différente, c'est dire qu'elle est spéciale dans chacune de ces circonstances. C'est cette spécialité sans doute qui détermine la convenance du bain salin chez des scrofuleux, du bain sulfureux chez les dartreux, du bain de *Néris* ou de *Wildbad* chez les névropathiques.

Mais en quoi consiste cette spécialité d'action?

Nous nous trouvons, sur ce sujet, livrés à un véritable empirisme.

Si la pénétration directe de principes minéralisateurs ne peut nous rendre compte de l'action à la fois altérante, reconstituante et résolutive des bains et des eaux mères de Salins, ni de l'action sédative des bains de Néris, (je prends des exemples là où le traitement thermal est exclusivement, ou à peu près, balnéaire), ni, dans la pratique vulgaire, de l'action stimulante des bains de Pennès ou de l'action calmante des bains de tilleul, — si le fait de l'excitation de l'activité périphérique est impuissant à définir la spécialité d'action déterminée des divers bains minéralisés ou médicamenteux, il faut reconnaître que la théorie thérapeutique de la balnéation thermale nous échappe.

Cependant un fait d'observation, récemment introduit dans la science, et dont la pratique a commencé de tirer quelque profit, nous met peut-être sur la voie d'une explication : je veux parler de la métallothérapie.

Des effets physiologiques incontestables résultent du contact d'une surface métallique avec la peau revêtue de son épiderme. Des actions thérapeutiques sensibles en ont été la conséquence. Le rapprochement de ces phénomènes avec ceux que détermine l'application de l'électricité ont été étudiés. Il n'est pas permis, à l'heure où ces lignes sont écrites, de tirer de conclusions, ni de faire des applications déterminées, de phénomènes hâtivement constatés et dont la critique est encore à peine ébauchée.

On ne peut nier cependant que l'application, sur la peau, d'une surface métallique ne donne lieu à des phénomènes reflexes en rapport de spécialité avec le métal employé. Il est permis par suite de penser que : les principes, métalliques ou autres, contenus dans une eau minérale pourraient déterminer par leur contact avec la peau des effets physiologiques, et des effets curatifs, d'un ordre également spécial.

Ceci n'est encore qu'une hypothèse, à laquelle vient s'ajouter le caractère hypothétique de la constitution des eaux minérales, tant au point de vue des principes minéralisateurs dont l'existence n'y aurait pas encore été décelée, que de conditions étrangères à leur composition analytique, et qui n'ont pas encore été définies.

Il est donc nécessaire de suspendre toute explication à propos de l'action particulière du bain thermal. Mais il faut bien penser que l'ignorance qui couvre ce sujet ne saurait altérer en rien les résultats cliniques que l'observation a recueillis. La thérapeutique balnéaire des eaux minérales nous offre des ressources bien connues, et dont heureusement nous pouvons tirer parti en dehors de toute interprétation théorique et en dépit de l'obscurité qui l'enveloppe.

Indépendamment de la nature de l'eau minérale employée, l'action du bain thermal dépend encore de sa température, de sa durée et de l'exercice qu'on y fait.

La température du bain, pour peu qu'elle dépasse notablement, en plus ou en moins, l'*indifférente*, exerce une action qui souvent domine entièrement celle de l'eau minérale elle-même.

Le bain *plus chaud*, c'est-à-dire excédant notablement l'indifférente, est *stimulant*; le bain *plus frais* est *sédatif*. De sorte que, si l'on veut exprimer l'action physiologique des bains minéraux, il faut toujours faire abstraction de la température à laquelle ils seront pris.

La température *indifférente*, qui n'est pas absolument la même pour tout le monde, peut être comprise entre 30 et 35°. Il est rare que le bain frais doive être au-dessous de 26 ou 28°, et le bain chaud au-dessus de 38°, s'il s'agit de bains d'une certaine durée. Les bains pris à la température native du Mont-Dore, de 42 à 44°, ne peuvent être prolongés de plus d'un quart d'heure. Lorsqu'un bain excède notablement les limites de l'indifférente, soit en dessus, soit en dessous, on peut être asssuré qu'il agit beaucoup plus par sa température, c'est-à-dire sa fraîcheur ou sa thermalité que par ses qualités propres. Aussi ces sortes de bains ne sont guère utilisés que près des eaux faiblement minéralisées.

On ne fait pas, en général, un assez grand usage des bains minéraux prolongés. Ceux-ci sont surtout indiqués lorsqu'il s'agit de combattre un état diathésique profond, ou lorsqu'on recherche une action résolutive considérable. (Ex. les fibrômes utérins.)

L'exercice est encore un moyen de multiplier singulièrement l'action du bain, qui est trop souvent négligé. Il peut être développé jusqu'à la gymnastique, soit certains mouvements méthodiques, soit la natation. Cela s'usite surtout dans les maladies articulaires, et peut être également utile dans un grand nombre d'états purement diathésiques.

Mais on ne peut prendre de bains très prolongés et surtout s'y livrer à quelque exercice, que dans des piscines. Des piscines peuvent ne pas être à natation, et permettre encore, par la société qui s'y réunit, par la faculté d'agir, de se déplacer, par la station assise, d'y prolonger indéfiniment le bain (1).

Il y a un certain nombre d'années, à un moment où la question de l'absorption des principes minéralisateurs dans le bain occupait beaucoup les esprits, et se trouvait soumise à un grand nombre d'observations expérimentales, j'avais exprimé qu'il pouvait y avoir dans l'effet des bains sur la périphérie une action de *contact* étrangère au fait de l'absorption, supposée alors et recherchée avec beaucoup d'ardeur. Cette expression avait paru peu scientifique. Quoi qu'il en soit, ce qu'elle a effectivement de très vague se trouve assez en rapport avec les idées que nous pouvons nous faire sur ce sujet, et dont j'exposais tout à l'heure le caractère confus.

Si je rappelle ceci, c'est à propos d'une sorte de bains, que l'on pourrait appeler le bain thermal idéal, le bain à *eau courante*, dont l'action spéciale paraît très marquée, surtout dans les névroses. Ce bain ne peut être réalisé que près de sources très abondantes et dont la température se rapproche de l'indifférente, ainsi à Royat, mais surtout près d'eaux à très faible minéralisation, *indéterminées*, telles que Aix (en Provence), Sail-les-bains, Gastein, etc.

### C. — Douche thermale.

Les considérations relatives à la douche *thermale* ne sauraient s'appliquer à la douche *hydrothérapique*. Dans celle-ci, ce qu agit c'est le froid et la courte durée. La force de projection ne doit pas être négligée, il est vrai; mais elle n'a qu'un intérêt dogmatique secondaire.

La douche thermale sollicite des points de vue différents et plus complexes, soit théoriques, soit pratiques : ceux-ci sont relatifs à la qualité de l'eau minérale elle-même, à sa température, au degré et à la forme de la projection, enfin à ses rapports avec le bain thermal.

Il faut avant tout s'entendre sur le caractère de la douche thermale.

Ce n'est, en réalité, qu'un accessoire du traitement thermal. Elle

(1) Études sur les piscines dans les établissements thermaux, in Annales de la Société d'hydrologie médicale de Paris, I. 1. p. 17, 29, 34. — Recherches sur la composition de l'air dans les piscines par M. Lefort. *eod. loc.*, p. 70.

peut y tenir une place plus ou moins importante : mais elle ne saurait le constituer à elle seule, et si, près d'une station quelconque, on n'a fait usage que de la douche, on ne pourra dire qu'on ait suivi un traitement thermal.

Ce que l'on recherche, et l'on obtient, au moyen de la douche, n'est autre chose qu'une action physique : je ne parle pas en ce moment de ses conséquences, mais de son mode. C'est un agent physique, comme le massage, avec lequel elle présente beaucoup d'analogies, mais seulement des analogies.

L'un et l'autre, répondant à des indications de même nature, ont pour objet de solliciter, par une action mécanique, des actions vitales dans les parties auxquelles ils s'adressent.

Mais il est certain que la moindre différence dans le procédé employé doit mouvoir d'une façon très différente des parties aussi impressionnables que le sont des tissus vivants.

Lorsque l'on veut attendrir de la viande morte par la percussion, il n'est pas indifférent d'employer une surface aplatie, arrondie ou anguleuse. Le massage et la douche ne sont donc pas des procédés identiques.

Le massage, exécuté par une main expérimentée, n'exerce que des actions volontaires et graduées; il se limite exactement; il pénètre où l'on veut; on le modifie à son gré. La douche est plus superficielle, plus uniforme, plus brutale, en un mot, les sensations éprouvées par les parties atteintes ne répondant pas à un agent doué lui-même de sensibilité.

La douche thermale répond à deux ordres d'indications; qui peuvent se confondre dans l'application, mais qui sont distinctes par elles-mêmes : indication *résolutive*, remplie par la douche locale; indication *révulsive*, habituellement remplie par la douche générale.

La première indication paraît très simple. Elle consiste à exercer sur un organe, voisin de la périphérie, une excitation de la circulation et de l'innervation, finalement des éléments anatomiques, qui opère ce que nous appelons *résolution*, et qui n'a pas besoin d'être défini au point de vue pratique.

La deuxième indication est plus complexe, et j'avoue que l'expression de *révulsive* n'est exacte que jusqu'à un certain point : mais elle offre l'avantage de ne pas multiplier les distinctions.

Cependant, quel que soit le but que l'on poursuive, elle présente ceci de commun, que ce n'est pas sur un organe malade que l'on agit, mais à distance, soit sur quelque partie particulière, soit sur l'ensemble de la périphérie. Qu'il s'agisse de la douche chaude dirigée sur les extrémités, ou d'une douche générale ou spinale, l'objet est toujours d'agir directement non sur des parties malades, mais sur des parties saines, afin d'y déterminer un surcroît d'activité circulatoire et nerveuse. Sinon le but, du moins le mécanisme, ne diffère guère, dans aucun cas, de celui de la révulsion proprement dite.

Je ne pense pas que la qualité de l'eau minérale prenne une part bien appréciable aux effets de la douche, la vapeur d'eau, comme la présence des gaz sulfhydrique, carbonique ou de l'azote, multipliés par le brisement de l'eau, ne pouvant communiquer à l'atmosphère ambiante que des qualités tout à fait étrangères à la douche elle-même. Peut-être y a-t-il une exception à faire au sujet des eaux fortement salées, comme l'eau de la mer ou de sources très riches en chlorure de sodium. Il est à remarquer, du reste, que c'est près des eaux les moins minéralisées que les douches prennent le plus de part au traitement thermal.

La douche thermale n'est jamais prise à une température bien inférieure à l'indifférente, de 32° à 35°, sauf l'intervention passagère du froid, dont il sera question plus loin. Telle est la température qui convient généralement à la douche résolutive proprement dite.

L'élévation de la température ajoute à l'action révulsive, c'est-à-dire à l'action purement stimulante de la périphérie. Elle doit se maintenir entre 36° et 40°. Tel pourra être, en particulier, le cas pour les douches locales employées dans les affections rhumatismales, et auxquelles on peut attribuer une double action, révulsive sur la périphérie, et résolutive des lésions plus souvent supposées que constatées dans les névralgies, les myalgies et les douleurs du tissu fibreux.

Le froid peut intervenir dans la pratique de la douche thermale sous deux formes.

La plus simple est la terminaison de la douche par un jet ou une pluie froide. L'objet en est de déterminer un mouvement vif de réaction qui ajoute comme un coup de fouet à l'appel exercé par la percussion et la thermalité. Cette pratique sera d'autant plus indiquée que la température de la douche aura été plus élevée. Elle préservera en même temps des inconvénients que peut avoir le passage d'une douche chaude dans l'atmosphère extérieure, plus froide. Mais il importe que l'application du froid soit ici très courte : quelques secondes.

L'effet recherché par cette pratique peut être réitéré pendant la durée de la douche, en alternant le froid et la chaleur. C'est ce qui constitue la *douche* dite *écossaise*. Un écart de 20 à 25° entre les jets de température alternante, la durée du froid demeurant inférieure à celle de la chaleur, déterminent des effets très énergiques qui accroissent singulièrement l'action de la douche révulsive, plus ou moins généralisée. On peut également en tirer parti pour la douche locale résolutive, adressée à des névralgies, ou à des douleurs rhumatoïdes, ou à des engorgements celluleux ou articulaires : mais elle est beaucoup moins usitée en pareil cas.

La force de projection de la douche présente une grande importance : mais nous n'en sommes maîtres que jusqu'à un certain point, étant forcés de recourir à des installations inflexibles. Il existe une tendance générale à exagérer la pression, dans l'installation des appareils de douches ; et les établissements soit thermaux, soit hydrothérapiques, se font un point d'honneur du nombre de mètres qu'ils peuvent placer en vedette. C'est un tort. Il ne faut pas que l'application de la douche dégénère en contusions, et les malades ne sont que trop portés à mesurer le bien qu'ils en attendent aux douleurs qu'elles font ressentir. V. Gerdy avait déjà protesté contre de telles dispositions, il y a un bon nombre d'années (1).

On réussit à modifier la force de la douche par la variété des engins. Le jet à tuyau plein fournit toute l'énergie communiquée par la pression, c'est-à-dire la hauteur.

On amoindrit celle-ci au moyen de pommes d'arrosoir, percées plus ou moins finement, ou bien en brisant le jet à l'aide de la main ou de surfaces où on le force à se réfléchir. Mais ces derniers moyens sont assez imparfaits.

La douche peut être prise indépendamment du bain, ou l'accompagner, c'est-à-dire le précéder immédiatement ou le suivre. Cette combinaison du bain et de la douche représente la pratique la plus ordinaire.

La douche résolutive doit toujours précéder le bain, qu'il s'agisse d'engorgements viscéraux ou articulaires, et la température de l'une et de l'autre doit être la même.

(1) *Annales de la Société d'hydrologie médicale de Paris*, t. I.

Quant à la douche révulsive, dont la température est très souvent supérieure à celle du bain, et qui doit être souvent suivie d'une courte application froide, elle ne peut être que consécutive au bain, ou prise à un autre moment de la journée.

### D. — Douche ascendante.

Les douches ascendantes sont d'un emploi très fréquent près des établissements thermaux, et d'un emploi très banal. Je ne crois pas que leur usage soit particulièrement inhérent au traitement thermal. Leur action mécanique tient beaucoup plus de place que leur action médicamenteuse, dépendante de la qualité de l'eau minérale.

La douche ascendante peut être simplement *anale*. La force du jet suffit à entr'ouvrir l'anus et à permettre la pénétration du liquide. Le seul fait de la stimulation exercée sur l'extrémité de l'intestin permet de remédier ainsi à certaines constipations. Elle peut encore, sous cette forme, être utile dans les congestions hémorroïdaires passives. Elle est en outre indiquée dans les engorgements prostatiques où, par la percussion du périnée et de la paroi antérieure du rectum, elle exerce une action résolutive salutaire sur la prostate.

Dans la douche ascendante *rectale*, mode le plus ordinaire, le liquide est introduit à l'aide d'une canule. Le jet doit être interrompu quand une sensation de plénitude en donne l'indication. La douche peut être ainsi réitérée à plusieurs reprises. Il s'agit uniquement ici du traitement de la constipation. M. Caulet, à qui l'on doit une étude intéressante sur ce sujet, généralement fort négligé, a remarqué que la douche ascendante est de peu d'effet dans les constipations par sécheresse de l'intestin (*obstipition* des Anglais), parce qu'alors le gros intestin, revenu sur lui-même, s'oppose à la pénétration du liquide. C'est dans la constipation par vice d'excrétion, paresse de l'intestin, que la douche rectale est surtout efficace (1).

Dans la douche anale ou rectale, le jet ne pénètre jamais au-dessus du rectum. C'est la douche *intestinale* qui, suivant M. Caulet, est la véritable douche ascendante, c'est-à-dire l'injection continue et forcée. Ici, le liquide dépasse le rectum et vient remplir les côlons.

Le premier effet qu'on en ressent est un sentiment profond de

(1) Caulet, *De la douche ascendante intestinale*, in *Annales de la Société d'hydrologie médicale de Paris*, t. XXV, 1879-80.

lépression qui peut aller jusqu'à la syncope, et à l'imminence d'accilents très graves. Il est vrai que cet effet, dû, d'après plusieurs obser-ateurs, à l'action de l'excitation des organes épigastriques sur le œur, et par suite sur la circulation sanguine, s'amoindrit en généal par l'habitude. Mais il n'en faut pas moins procéder, dans cette application, avec une grande prudence. M. Caulet a observé que les névropathes présentent une tolérance particulière à son endroit, et affirme qu'elle exerce chez eux une action sédative remarquable.

La douche ascendante peut-elle être employée comme douche *vaginale?* Je crois pouvoir répondre par la négative, surtout concurremment avec un traitement thermal. Les cas où elle pourrait être employée opportunément et inpunément doivent au moins être très rares. L'irrigation vaginale, de durée limitée, ou même continue pendant la durée d'un bain prolongé, est au contraire d'une efficacité certaine, et emprunte à la qualité de l'eau minérale des qualités spéciales : elle permet, alors que la force d'impulsion est réduite à sa plus simple expression, de faire participer la région profonde du vagin et le col de l'utérus au bain lui-même.

## E. — INHALATION.

L'inhalation a pour objet d'introduire dans l'appareil respiratoire des gaz ou des vapeurs, dans le but d'y exercer une médication locale appropriée.

L'inhalation se pratique surtout près des eaux *sulfureuses ;* on y a encore recours près de certaines eaux *bicarbonatées* ou *chlorurées ;* enfin on utilise encore dans ce sens le *gaz acide carbonique.*

Les eaux *sulfureuses* dégagent de l'hydrogène sulfuré et de la vapeur d'eau, cette dernière en proportion relative à leur propre température. L'abord des sources, le séjour dans le bain, la douche, les étuves, comportent nécessairement l'inhalation spontanée des principes, gaz ou vapeurs, qui s'en dégagent. Mais on a recours aussi à l'*inhalation méthodique.*

On peut obtenir l'inhalation de l'hydrogène sulfuré pur, ou accompagné de quelques autres gaz, spécialement l'azote, pour les eaux sulfurées sodiques, l'acide carbonique pour les sulfurées calciques, ou d'un mélange d'hydrogène sulfuré et de vapeur d'eau : l'inhalation sera donc *sèche* ou *humide ;* elle sera encore *chaude* ou *froide.*

L'inhalation est un mode naturel des applications des eaux minérales, qui vient après le bain et l'usage interne : c'est une médication topique. Je ne pense pas qu'il y ait lieu d'attacher grande signification au fait de l'absorption des principes médicamenteux introduits par elle, et de leur pénétration dans le système, excepté pour ce qui concerne les tissus avoisinant l'arbre bronchique.

L'objet essentiel de l'inhalation thermale est de faire pénétrer dans les canaux bronchiques, aussi isolés que possible, les gaz contenus dans les eaux minérales, ou qui s'y produisent, soit spontanément, soit au moyen de pratiques artificielles. Le mélange d'une certaine quantité de vapeur d'eau à ces gaz ne peut avoir d'autre résultat que d'en atténuer l'action, ce qui peut être recherché dans certaines circonstances.

L'intérêt de l'inhalation thermale se rapporte essentiellement aux eaux sulfureuses, en raison du caractère des affections qu'atteint leur spécialisation et de la nature des principes qu'elles fournissent.

Toute eau sulfureuse dégage spontanément une proportion plus ou moins considérable d'hydrogène sulfuré, accompagné de proportions variables d'azote et de gaz carbonique. L'abord de l'hydrogène sulfuré dans les bronches (ou les premières voies respiratoires), quels que doivent être ses effets définitifs, est toujours excitant. La présence des autres gaz paraît propre à atténuer cette action, la présence de l'azote surtout, qui n'a guère encore été considéré en France sous ce point de vue et dont l'application spéciale est fort négligée parmi nous.

Le procédé le plus parfait d'inhalation sera donc celui qui permettra d'inhaler les gaz issus d'une eau minérale dans l'état d'isolement le plus complet.

Ceci a été réalisé à Allevard, dans les salles d'inhalation froides, par conséquent dépourvues de vapeur d'eau. L'eau minérale s'écoule dans une série de vasques superposées dont le diamètre diminue de bas en haut, et elle retombe des unes dans les autres par gouttelettes dont la division la dépouille entièrement de son principe sulfureux. En effet, alors qu'elle était arrivée au titre de 20° d'hydrogène sulfuré (Baron et Perouse), l'eau recueillie, après le brisement, dans le canal d'émersion n'en possède plus que 1°. Il convient de rappeler que c'est à M. le docteur Nièpce que l'on doit cette remarquable installation.

La pulvérisation représente tout autre chose. Il n'est pas nécessaire d'exposer ici un mécanisme qui est connu de tout le monde. La pulvérisation porte des principes médicamenteux sur de larges superficies, elle fouille la surface des membranes muqueuses, pénètre entre les villosités, les follicules, mais elle est dépourvue de toute force de projection et n'exerce guère d'action, à proprement parler, résolutive, comme font les douches locales. Elle rend donc des services incontestables, mais dans un champ assez limité. D'un autre côté, elle ne parvient qu'à de faibles profondeurs et ne s'adresse en réalité qu'aux voisinages de la périphérie. Son champ est aujourd'hui bien défini, et l'observation a démontré la justesse des réserves que j'avais faites à son sujet, lors de son introduction dans la pratique, et des objections que j'opposais, à l'Académie de médecine, à mon excellent maître Trousseau, qu'avaient d'abord séduit les promesses de son inventeur, le docteur Sales-Girons.

L'inhalation est encore pratiquée près de stations bicarbonatées telles que le *Mont-Dore*, *Royat*, *la Bourboule*, *Saint-Nectaire*. Mais ici elle s'opère sur des vapeurs forcées, qui entraînent une partie des principes minéralisateurs, et dans de véritables étuves. Quels que soient les résultats que l'on y obtient, je considère que c'est là le procédé d'inhalation le plus défectueux que l'on puisse mettre en usage.

Le gaz carbonique pur est également employé en inhalations. C'est à *Saint-Alban* qu'il l'a été pour la première fois, en France, par le docteur Goin. Une installation très complète existe aujourd'hui près de cette station, ainsi qu'à *Vichy*, et aussi à *Saint-Nectaire*. On recueille le gaz à la surface des sources (bicarbonatées sodiques), pour l'enfermer dans un gazomètre d'où il se répand dans des conduits, jusqu'aux salles d'inhalation. On l'aspire au moyen de tuyaux en caoutchouc, munis d'un robinet et d'un embout.

Ces inhalations ont été préconisées dans les angines granuleuses, où elles constituent plutôt une douche gazeuse qu'une inhalation, et surtout dans l'asthme. Dans ce dernier cas, le gaz doit pénétrer, par de profondes inspirations, jusqu'à l'extrémité des bronches, malgré la sensation pénible qu'on éprouve. C'est dans l'asthme sec, l'asthme nerveux, et non dans l'asthme catarrhal, que l'on obtient des résultats qui ont paru assez frappants dans certains cas, mais qui n'ont pas été assez multipliés pour que l'on puisse se prononcer d'une manière un peu précise sur la valeur de cette médication.

Il en est autrement pour ce qui concerne le catarrhe de la membrane pituitaire, catarrhe du nez ou des sinus, avec ou sans perte de l'odorat, sécrétions fétides, etc. Je ne saurais trop insister sur l'efficacité des inhalations de gaz carbonique en pareils cas. J'en ai fait usage très souvent, et j'en ai presque toujours obtenu ou de complètes guérisons, ou de notables atténuations. J'en dirai autant de ces habitudes catarrhales, plus superficielles, qui résultent d'une susceptibilité particulière de la pituitaire, et qui ramènent de fréquents coryzas.

Je n'ai pas eu l'occasion d'employer ce traitement dans l'ozène; mais je suis convaincu que l'on en obtiendrait de bons effets, pourvu que l'on employât un traitement diathésique concurremment avec ce traitement topique, ou que l'on fît succéder l'un à l'autre.

### F. — De l'hydrothérapie près des stations thermales.

Il y a vingt-cinq ans, un médecin de l'Allier, le docteur Jardet, vint fonder à Vichy un établissement hydrothérapique. C'était, si je ne me trompe, la première installation de ce genre établie près d'une station thermale. Depuis lors, de semblables établissements se sont multipliés à Vichy même, puis ont été créés près d'autres stations; et aujourd'hui, obéissant à une émulation jalouse, toute station qui se respecte possède au moins un établissement hydrothérapique.

Il semble, au premier abord, que l'on n'aie qu'à se féliciter de voir se multiplier, près des stations thermales, les modes de traitement les mieux appropriés aux maladies chroniques. Mais, en y regardant de près, il est facile de s'assurer que ce progrès apparent, en empiétant de jour en jour davantage sur la médication thermale, ou du moins sur la balnéothérapie thermale, ne tend à rien moins qu'à altérer profondément le caractère le plus essentiel de cette médication.

Il est utile d'examiner si cet envahissement de l'hydrothérapie répond à des besoins réels, ou s'il n'est pas le résultat d'un simple entraînement ou de considérations d'ordre extrascientifique. Le sujet me paraît mériter quelques développements.

Il est naturel que l'hydrothérapie se trouve représentée dans une station sanitaire telle qu'une grande station thermale. Il n'est qu'un très petit nombre de localités où l'on ait la possibilité de suivre un traitement hydrothérapique méthodique, et les stations thermales se trouvent naturellement désignées pour en fournir les moyens. En outre, les malades qui viennent suivre un traitement thermal sont souvent accompagnés de personnes auxquelles l'hydrothérapie peut être salutaire et pour lesquelles il est avantageux de rencontrer de pareilles installations.

Cependant, il ne s'agit ici que d'une médication à côté du traitement thermal et qui en demeure complètement indépendante. Et il faut remarquer encore que, dans la plupart des cas auxquels je viens de faire allusion, la durée généralement accordée à un traitement thermal ne permet guère de prolonger suffisamment, pour en obtenir de grands résultats, un traitement hydrothérapique que les circonstances ont invité à instituer.

Mais ce qu'il nous importe d'envisager ici, c'est un point de vue tout autre : dans quel sens et dans quelle mesure l'hydrothérapie doit-elle ou peut-elle se combiner avec le traitement thermal?

Il n'est pas nécessaire d'entrer dans le fond des questions que soulève l'hydrothérapie, et d'insister sur les points de théorie qui peuvent s'y rattacher. Les indications de l'hydrothérapie, considérée comme corollaire du traitement thermal, sont des plus simples. Il n'y a pas lieu de recourir aux actions résolutives, ou sédatives, ou altérantes de l'hydrothérapie : celles-ci reviennent au traitement thermal indiqué et suivi.

Quel est le fait propre et primordial des actions hydrothérapiques? C'est l'application du froid. Quel est l'objet élémentaire de l'application du froid? C'est le double mouvement imprimé à la circulation et à l'innervation, dont le résultat est la réaction. Quel est l'objet et quelle est la conséquence de cette réaction? C'est de fournir à l'évolution des phénomènes de l'innervation et de la circulation une activité particulière dont les effets sont en même temps dynamiques et chimiques, c'est-à-dire toniques et assimilateurs, en d'autres termes, reconstituants.

C'est dans ce sens, mais dans ce sens seulement, c'est-à-dire lorsqu'il existe des indications corrélatives, que l'hydrothéraphie peut combiner, suivant une direction salutaire, son action avec celle du traitement thermal, si celle-ci paraissait insuffisante. Mais il faut avoir présent à l'esprit que le mode d'action de l'hydrothérapie est tout à fait distinct de celui d'un traitement thermal quelconque; — que ce sont là deux méthodes particulières, bien qu'elles puissent être, dans certains cas, appropriées à des conditions identiques; — que l'organisme ne se prête pas volontiers à des actions simultanées, alors qu'elles sont aussi différentes, sinon contraires; — enfin, que l'intervention de l'hydrothérapie, concurremment avec un traitement thermal, doit toujours être discrète et soumise à la condition d'agir dans un sens identique et d'éviter toute action perturbatrice.

C'est ainsi que j'ai vu les pratiques hydrothérapiques rendre, à Vichy, de grands services chez les anémiques, les dyspeptiques, les diabétiques, chez ceux près desquels l'action, lentement et silencieusement reconstituante de ces eaux, laisse, dans l'indication, une place à ce que j'appellerai les coups de fouet d'un hydrothérapie appropriée.

Maintenant, dans quelles circonstances pourrait-il convenir de remplacer le traitement thermal par l'hydrothérapie? Je suppose qu'il n'est question en réalité que du remplacement du traitement balnéaire.

Il faut admettre d'abord que, lorsqu'un malade est envoyé dans une station quelconque, c'est dans l'intention qu'il suive un traitement thermal, et non qu'il fasse de l'hydrothérapie. Or un traitement thermal se compose en général de l'usage interne des eaux et des bains. Il faut donc se trouver en face de raisons très déterminées pour renoncer à un mode de traitement qui ne peut être suivi que là, en faveur d'un autre mode qui peut être suivi ailleurs.

Avant de prendre un semblable parti, la première chose à faire est de décider la contre-indication du traitement balnéaire. Quelles peuvent être de semblables contre-indications? Je ne puis ici que tracer des lignes générales.

On peut signaler d'abord l'intolérance possible, l'intolérance idiopathique en quelque sorte, pour le bain thermal, et pour le bain tiède en général. C'est là une circonstance tout à fait exceptionnelle. La grande généralité des bains minéro-thermaux est parfaitement tolérée par les individus qui supportent le moins le bain tiède simple. Ceci est d'observation vulgaire. Mais il est des conditions morbides qui contre-indiquent le bain thermal. Les exemples que j'ai rencontrés le plus communément dans ma pratique sont fournis par certains goutteux qui ont à redouter toute action perturbatrice, par certaines dermatoses où le bain minéral exaspère les manifestations cutanées, par certaines maladies du cœur ou de l'appareil respiratoire. Or ce sont là précisément des cas qui contre-indiquent l'hydrothérapie, ou ne la permettent que dans des conditions difficiles à réaliser dans les circonstances dont il s'agit.

Il ne saurait être question de savoir si, dans un cas donné, le traitement hydrothérapique ne se trouverait pas mieux indiqué qu'un traitement thermal quelconque. Ce n'est pas auprès des stations elles-mêmes qu'une telle distinction doit être faite : je n'entends considérer ici que la conduite que le médecin doit y tenir. Sans doute s'il reconnaît une contre-indication manifeste, ou la prédominance formelle de telle ou telle indication, son devoir est d'agir en conséquence. Mais je n'ai pas à entrer ici dans le détail des cas particuliers. Une seule question est en jeu, et c'est une question de principe.

L'hydrothérapie n'est donc point faite pour remplacer la balnéation thermale, parce qu'elle représente une médication d'un ordre absolument différent et qu'elle répond à une autre nature d'indications ; et ceux qui croiraient réaliser une médication thermale en substituant l'hydrothérapie au bain thermal, tout en respectant la médication interne, se tromperaient au moins de moitié.

L'hydrothérapie ne doit jouer en médecine thermale qu'un rôle d'adjuvant, dans lequel elle peut rendre des services suffisants pour que sa place soit marquée dans les grandes stations, et qu'elle n'ait pas à y usurper un rôle qui ne saurait lui appartenir.

Et si l'on venait à abandonner un agent aussi puissant et aussi inimitable que le bain thermal, pour des agents secondaires dans l'espèce, et banaux dans ce sens qu'ils peuvent être reproduits partout, j'affirme que l'on suivrait une pratique mauvaise, et propre à compromettre la médication thermale tout entière.

## G. — Boues minérales.

On appelle ainsi des terres délayées par les eaux minérales et imprégnées de principes gazeux et salins que celles-ci y laissent en passant. Leur formation suppose des conditions particulières dans les couches humiques ou sablonneuses où elles se forment, qui les rendent propres à retenir ces principes et à se les incorporer en quelque sorte. M. Le Bret a très bien exposé ce moyen adjuvant de la médication thermale, qui doit être rattaché à celle-ci, puisqu'il y puise directement ses moyens d'actions (1). Je lui emprunterai quelques-uns des détails qui suivent.

Il y a, en France, trois stations thermales où l'on fait un usage spécial et méthodique des boues; Barbotan, Saint-Amand et Dax.

Les boues de *Barbotan* sont contenues dans des piscines, incessamment parcourues par l'eau ferrugineuse bicarbonatée des sources. La masse de limon noirâtre qui les constitue, au milieu d'un terrain tourbeux, n'a guère plus de 36° au fond et 26° à la surface. Ces boues ont une consistance sablonneuse : l'alumine, la silice, la magnésie, le sulfate de chaux, les oxydes terreux, en forment les principaux éléments, en outre de l'eau minérale elle-même qui les imprègne.

A *Saint-Amand*, au milieu des sources sulfatées calciques, jaillissant du terrain tertiaire, se rencontrent trois lits superposés, l'un superficiel et formé d'une terre noire semblable à la tourbe, le second de marne argileuse, le troisième de sable mouvant, le tout sur une épaisseur de 5 mètres environ. C'est dans ce sable que viennent sourdre une infinité de petits filets d'eau minérale qui, détrempant les deux couches superficielles, en composent une espèce de bourbier, d'une température de 26° environ, et d'où s'exhale une odeur sulfureuse et marécageuse. La composition de ces boues participe de celle du sol qui les fournit et de l'eau qui les délaye de bas en haut. L'acide carbonique et l'hydrogène sulfuré s'en dégagent en petite proportion. Leur thermalité est élevée, tantôt en y mêlant de l'eau chauffée, tantôt par serpentinage.

Un vaste bassin, recouvert par une rotonde vitrée, les renferme. L'intérieur de ce bassin est symétriquement divisé en 68 cases ou loges, disposées en quatre séries concentriques et toutes profondément séparées par une clôture en ciment. Le malade s'y plonge, selon la partie affectée, jusqu'à la ceinture, aux aisselles ou au cou. La durée du bain varie de une à six heures.

Les boues de *Dax* se distinguent des précédentes par leur gisement même. Ce sont des dépôts limoneux et fluviatiles formés depuis des siècles par l'Adour, et que traversent les griffons mêmes des sources minérales, en leur abandonnant une partie de leur sédiment et, en outre, la substance même des conferves ou autres matières organiques qui s'y développent sous l'influence des rayons solaires. Au

(1) Le Bret, *Manuel médical des eaux minérales*. 1874.

milieu de pièces voûtées et séparées, des piscines de un mètre de large sur deux à trois mètres de long, creusées dans le sol, contiennent le limon : celui-ci, parcouru par des courants d'eau minérale, acquiert des températures graduées de 35° à 45° (1).

Ces bains de boue sont quelquefois précédés, toujours suivis, de douches, ou de bains d'eau douce ou d'eau minérale.

Dans d'autres stations, comme Balaruc, Bourbonne, on utilise d'une manière topique, comme des sortes de cataplasmes, les dépôts vaseux qui se forment au fond des bassins ou des puits.

Les boues minérales sont aussi employées à l'étranger. Je me bornerai à reproduire les détails qu'a donnés M. Labat sur la station de Franzesbad qui leur doit une partie de sa réputation. On verra que la préparation de ces boues est beaucoup plus travaillée qu'auprès de nos stations (2).

D'une prairie marécageuse et qui peut passer pour une tourbière, s'extrait de la terre par fragments cubiques, qu'on entasse en pente et qu'on laisse exposée à l'air. L'extraction ayant lieu généralement au commencement de l'automne, la masse de terre passe ainsi l'hiver jusqu'au printemps, où elle est soumise à divers maniements, surtout après les pluies, dans le but d'en favoriser l'oxydation. La tourbe passe ainsi à l'état de terreau, où, concurremment avec des produits acides et solubles, prédomine du sulfate de protoxyde de fer, environ pour la dixième partie. Avant de transformer cette terre en boue, on lui fait subir des opérations qui la réduisent en terreau finement pulvérisé. La dernière préparation de cet excipient consiste à l'entasser dans d'immenses cuves fermées, à mouiller la masse d'eau minérale, et à en élever la température par des jets de vapeur très chaude qui la traversent; un système de soupape en facilite le déversement des cuves dans des baignoires de bois mobile. Là encore se surajoutent de la terre et de l'eau minérale froide, pour ramener la température et la consistance du bain au degré voulu. On obtient de la sorte une matière boueuse, noirâtre, onctueuse, très acide et très styptique, d'une odeur marématique, quelquefois un peu sulfureuse.

(1) Delmas et Larauza, *Étude comparative sur les stations de boues minérales françaises et allemandes*. Annales de la Société d'hydrologie médicale de Paris, T. XVII, 1872.

(2) Labat. *Annales de la Société d'hydrologie médicale de Paris*, t. XV.

Les bains de boue sont un adjuvant énergique de la médication thermale, et sont propres à l'aider puissamment dans ses actions reconstituantes et surtout résolutives.

M. Boshan divise en quatre groupes les maladies dans lesquelles ils se montrent le plus efficaces (1).

1° Affections où le phénomène prédominant est l'atonie de l'appareil cutané, soit qu'il se trouve dans un état de torpidité ou d'inactivité complète, soit qu'il y ait exagération de la sécrétion sudorable (éphydrose).

2° Affections oligaimiques ou hydrémiques, avec diminution des éléments coagulables du sang; ainsi dans la chlorose, le scorbut, la ménorrhagie chronique, le diabète, les suites du choléra, etc.

3° Dyscrasies, dans lesquelles les anomalies des fonctions végétatives sont la conséquence de l'état de faiblesse des organes; ainsi, scrofule, rachitisme, arthritisme atonique.

4° Les affections nerveuses, spasmodiques, ou paralytiques, ou uniquement caractérisées par la douleur.

Mais c'est encore à titre de topiques résolutifs que les boues paraissent rendre des services réels.

Il faut placer en tête de leurs applications les arthrites chroniques, très diverses par leur origine, beaucoup plus rapprochées dans leurs résultats, qu'embrasse le terme générique de rhumatisme. M. Charpentier a présenté d'une manière très complète les sujets multipliés de leurs applications. Celles-ci sont indiquées dans les états morbides que l'inflammation rhumatismale détermine dans les muscles de la vie de relation, les aponévroses, les tendons et leurs coulisses, et aussi dans les parties molles qui environnent les articulations ou celles situées dans leur intérieur; d'où résultent l'épaississement des ligaments, l'altération des cartilages et des os eux-mêmes; des épanchements de nature diverse dans la capsule synoviale, etc.; la faiblesse, la paralysie, l'atrophie des muscles, d'où résultent la difformité des articulations et la vicieuse direction des membres (2), les maladies articulaires, suites d'entorse, de coups, d'affections scrofuleuses, les fausses ankyloses, les suites de luxations ou de fractures, les plaies calleuses, fistuleuses, surtout celles produites par les armes à feu, les engorgements du tissu cellulaire... »

(1) Essai sur les bains de boues ferrugineuses et salines de Franzesbad, 1852.
(2) *Traité des eaux et des boues de Saint-Amand*, 1852.

Ces citations sont propres à donner une idée du parti que l'on peut tirer du bain de boue. Il ne faut pas toujours y voir une contre-indication dans l'existence de lésions articulaires ou osseuses définitives et absolument irrémédiables, parce que celles-ci sont toujours accompagnées d'altérations moins avancées et qui ont à subir encore des actions résolutives ou reconstitutives.

Le *limon minéral* qui constitue les boues n'est pas seul employé dans les sens que nous venons d'indiquer. Le *limon végétal* formé des productions confervoïdes si abondantes dans quelques eaux minérales surtout faiblement minéralisées, comme Néris, présente des appropriations analogues, pour ce qui est des applications topiques, mais qui doivent être considérées comme beaucoup moins énergiques. De Laurès et A. Becquerel ont publié une fort bonne étude sur ce sujet (1).

Les résultats obtenus de l'application des conferves de Néris ne doivent pas être attribués aux éléments qui les constituent elles-mêmes, mais à l'eau minérale qu'elles renferment en grandes proportions et qui, lorsque la plante a vieilli, y dépose une grande quantité de cristaux de chaux carbonatée. Mais cette action n'est pas émolliente et calmante; c'est toujours une action excitante, à des degrés divers, qui se manifeste. Dans des affections cutanées (eczéma, urticaire, prurigo, psoriasis), et dans des affections névralgiques et rhumatismales, où l'on a employé ces limons végétaux, non pas en cataplasmes, mais en frictions, c'est à une sorte d'irritation substitutive que de Laurès attribue les résultats obtenus.

## H. — Conditions hygiéniques.

La part que les conditions hygiéniques peuvent prendre aux résultats thérapeutiques obtenus auprès des sources thermales est telle que je la considère comme faisant partie intégrante du traitement thermal.

Je présenterai sur ce sujet, d'un intérêt plus grand qu'il ne paraît l'être d'abord, quelques remarques sommaires. Il touche à deux des plus grandes questions qui se puissent agiter en pathologie générale et en philosophie médicale.

(1) *Annales de la Société d'hydrologie médicale de Paris*, t. I, 1874.

L'une est relative à la pathogénie des maladies chroniques ; l'autre se rapporte à la tendance spontanée de l'organisme à la guérison des maladies, ce que l'on a appelé, un peu emphatiquement, la *nature médicatrice*.

Les circonstances accessoires à la médication thermale qu'entraîne un séjour aux eaux minérales se peuvent rapporter aux deux faits suivants : changement de climat ou au moins de milieu, changement d'habitudes par la distraction et l'exercice auxquels on se livre habituellement aux eaux.

La médecine possède deux sortes de moyens pour conspirer avec l'organisme au rétablissement de la santé : les uns consistent dans l'emploi de médicaments ou de procédés thérapeutiques, les autres dans des pratiques purement hygiéniques ; et ces divers ordres de moyens peuvent, suivant les circonstances, être usités séparément ou combinés ensemble, car l'hygiène peut aussi bien qu'une médication, et quelquefois à un bien plus haut degré, amener dans un organisme altéré des modifications salutaires, c'est-à-dire une impulsion vers le retour aux conditions normales.

C'est surtout dans les maladies chroniques, celles que nous avons en vue exclusivement ici, qu'à l'aide des moyens lents, graduels, mais continus et persistants, dont elle dispose, elle doit contribuer à remplir les vues que nous venons d'indiquer.

Si l'on veut, en effet, que l'organisme subisse ces changements profonds et successifs, qui seuls peuvent le ramener de l'état morbide à l'état normal, il faut d'abord qu'il se trouve environné des conditions le plus en rapport avec le jeu régulier de ses organes, avec l'accomplissement parfait de ses fonctions. Or, quels moyens apparaissent propres à le faire entrer et à le maintenir dans cette voie nécessaire, si ce n'est ceux que nous pouvons puiser dans l'usage bien dirigé des agents qui constituent la *matière de l'hygiène*, atmosphère, aliments, exercice ?

Combien souvent, dans ces maladies que l'imperfection de nos moyens d'analyse nous force d'appeler fonctionnelles, combien souvent n'avons-nous pas vu des malades auxquels un simple séjour à la campagne avait rendu maintes fois une apparence de santé aussi complète que celle qu'ils pouvaient rapporter d'une station thermale, mais que la cessation de ces conditions meilleures venait chaque fois effacer au retour ! Ils ne gagnaient d'abord en apparence rien de plus par un traitement thermal; mais ils s'apercevaient ensuite que les bienfaits obtenus de la double médication, hygiénique et thermale, au lieu de s'évanouir, demeuraient formels et persistants cette fois, au moins dans une certaine mesure.

Les conditions atmosphériques, l'exercice et la distraction, tels sont les trois éléments, pris dans le sens hygiénique, que les malades ont à rencontrer aux eaux minérales.

Le climat, l'altitude, la température, doivent constamment être pris en considération; la direction des vents habituels ne sera pas toujours négligée. Le voisinage de forêts résineuses ou de la mer pourra fournir des indications spéciales. Il se fait là, comme autour des sources sulfureuses, comme dans les grandes exploitations de salines, une véritable inhalation permanente de principes médicamenteux, qui peut offrir un grand intérêt.

La saison ne saurait être indifférente, et se rapporte à peu près aux mêmes indications que le climat; la chaleur, par exemple, devant être recherchée d'une manière générale pour les rhumatismes, évitée pour les maladies du foie.

L'exercice, pris dans le sens hygiénique, a une acception très large : pour un homme de cabinet, pour une femme rêveuse ou indolente, le simple séjour aux eaux minérales entraîne un exercice considérable. Les nécessités mêmes du traitement, l'obligation, un peu superstitieuse, mais certainement salutaire, de se promener en buvant les eaux, le lever matinal : cela seul constitue déjà une dérogation importante aux habitudes de la vie. Mais nous ne saurions trop insister sur la convenance de développer, autour des établissements thermaux, tous les moyens de faciliter l'exercice et d'y entraîner par le plaisir et par l'exemple. Un des avantages des eaux situées dans les montagnes, c'est de solliciter par la beauté des sites, par le charme et l'imprévu des promenades, par l'entraînante séduction des courses à cheval, des habitudes d'une haute portée sous le rapport hygiénique et thérapeutique.

Ainsi, les eaux minérales nous offrent trois ordres de moyens thérapeutiques, dont la part est inégale suivant les localités, dont l'indication n'est pas non plus égale suivant les cas, et auxquels on fera une place plus ou moins grande dans la détermination d'une station thermale. Ce sont : le *médicament* constitué par l'eau minérale ; les modes d'administration du traitement que l'on peut comprendre sous la dénomination de *moyens balnéothérapiques;* enfin les conditions *hygiéniques* qui s'y rencontrent.

## Distribution géographique des eaux minérales.

J'emprunte textuellement à l'*Annuaire des eaux de la France* les considérations suivantes, relatives à ce sujet intéressant.

« *Comment les sources se répartissent-elles?*

» En ce moment, nous n'avons pour but que de rechercher comment les sources se répartissent sur notre territoire. On conçoit *à priori* que la composition des sources minérales d'une contrée ne peut être indépendante de sa structure minéralogique et géologique. Si l'on peut penser, en effet, que certains éléments des eaux minérales résultent de phénomènes étrangers aux roches immédiatement sous-jacentes, on ne peut se refuser à admettre que d'autres de ces matériaux existent dans le sol qu'elles traversent, soit qu'ils s'y trouvent sous la forme même qu'ils revêtent dans ces eaux, soit qu'ils aient subi préalablement une transformation qui a facilité leur entraînement.

» Mais, indépendamment de ces considérations qui pourraient jusqu'à un certain point sembler le résultat d'idées préconçues, un simple coup d'œil jeté sur une carte des eaux minérales suffira pour se convaincre que ces sources sont loin d'être distribuées partout uniformément. Sur un millier environ de sources minérales qu'on a signalées en France, huit cents, au moins, appartiennent aux régions montagneuses et sortent de roches d'origine ignée, ou de terrains sédimentaires qui portent plus ou moins profondément l'empreinte de leur action.

» Si l'on va plus loin, et qu'on examine avec quelque soin la nature prédominante des eaux de telle ou telle contrée montagneuse, on ne tarde pas à s'apercevoir que là encore il y a des préférences, et il ne sera pas difficile de voir, par exemple, que les eaux acidules (bicarbonatées) sont aussi abondantes dans le massif central de la France que les sources dites *sulfureuses* le sont dans la chaîne des Pyrénées.

» Les pays de plaines, à l'abri des influences anormales, ne présentent au contraire, en général, que des sources, qui, par leur température peu élevée et la nature des éléments qu'elles dissolvent peuvent, le plus souvent, être considérées comme le résultat des infiltrations d'eau pluviale, chargées peut-être d'une certaine quantité d'acide carbonique, au travers des roches superficielles.

» L'étude de la distribution géographique et géognostique des sources minérales devra donc offrir un double intérêt au point de vue du fait même de leur inégale répartition, et de la prépondérance de tel ou tel élément dans les eaux de telle ou telle région particulière.

» De ce double point de vue il résulte que, pour diviser un territoire comme celui de la France en un certain nombre de régions caractérisées par leur hydrologie minérale, on devra, non seulement tenir compte des principales conditions orographiques et géognostiques de chaque contrée, mais aussi s'éclairer, pour le but spécial qu'on veut atteindre, des résultats fournis par la chimie sur la nature même de ses sources minérales. Ainsi, la carte qui résumerait ces données, bien que basée sur la géologie, pourra, dans ses grandes circonscriptions, différer notablement des limites qui seraient posées au point de vue purement géologique (1). »

C'est dans cet esprit qu'ont été établies les huit grandes divisions que l'on peut caractériser par les noms suivants:

I^re^ RÉGION. — *Massif central de la France.* — Il faut entendre, par la dénomination de massif central de la France, la vaste protubérance à base granitique, percée par des porphyres secondaires et des roches volcaniques, et parsemée, surtout vers ses bords, de lambeaux de terrains sédimentaires, particulièrement de terrain houiller, qui s'étend du nord au sud, d'Avallon au Vigan ou plutôt à Lodève, et de l'est à l'ouest entre le Rhône et Montrond ou Confolens. Cette grande gibbosité, dont le pied disparaît de tous côtés sous des terrains plus modernes, joue un rôle important dans l'hydrographie de la France, et doit à sa position remarquable de partager ses eaux entre les trois mers qui baignent nos côtes. Elle n'est pas moins bien caractérisée par ses sources minérales. Elle comprend les départements suivants:

| | |
|---|---|
| Allier, | Loire, |
| Ardèche, | Loire (Haute), |
| Aveyron, | Lozère, |
| Cantal, | Nièvre, |
| Corrèze, | Puy-de-Dôme, |
| Creuse, | Rhône. |
| Gard, | |

(1) *Annuaire des eaux de la France,* introduction, p. LIV.

II^e RÉGION. — *Groupe des Pyrénées.* — Le groupe des Pyrénées, qui forme avec le précédent les deux principaux gisements des sources minérales de la France, est aussi nettement caractérisé. Il se compose: 1° de la chaîne des Pyrénées dont l'axe est formé de roches cristallines et de terrains anciens, tandis que les formations sédimentaires plus modernes en garnissent les flancs; 2° de deux appendices qui, des deux extrémités de la chaîne, s'avancent vers le nord-est. Il comprend les départements suivants :

| | |
|---|---|
| Ariège, | Landes, |
| Aude, | Pyrénées (Basses), |
| Garonne (Haute), | Pyrénées (Hautes), |
| Gers, | Pyrénées-Orientales. |
| Hérault, | |

III^e RÉGION. — *Groupe des Alpes et de la Corse.* — Les Alpes, moins fécondes que les Pyrénées en sources minérales, en présentent néanmoins de très importantes, soit dans l'intérieur de notre territoire, soit à peu de distance en dehors de ses limites. En effet, la Suisse se rattache naturellement à cette région, qui comprend en outre les provinces récemment annexées à l'Empire. Dans les Alpes, le gisement des sources minérales paraît, au premier abord, présenter des circonstances fort différentes de celles qui appartiennent aux deux premiers groupes. A peine si l'on en pourrait citer quelques-unes dans ses vastes massifs.

Cette région comprend les départements suivants :

| | |
|---|---|
| Alpes (Basses), | Drôme, |
| Alpes (Hautes), | Isère, |
| Alpes-Maritimes, | Savoie, |
| Bouches-du-Rhône, | Savoie (Haute). |
| Corse, | Vaucluse, |

IV^e RÉGION. — *Jura, collines de la Haute-Saône et Vosges.* — Ce groupe renferme trois régions très distinctes par leur orograhpie comme par la nature des terrains qui les composent. Le trait dominant est le double relief des Vosges et de la forêt Noire, placé symétriquement des deux côtés de la grande vallée dn Rhin, et formé d'un axe granitique sur lequel s'appuient successivement les diverses formations du trias : ce massif, tërminé par les collines de la Haute-Saône, se sépare assez nettement des terrains oolithiques qui l'entourent à l'ouest et au sud, et vont former dans cette direction la chaîne recourbée du Jura, bordant comme un amphithéâtre la plaine suisse; enfin, entre cette chaîne et le Rhône s'étend la Bresse, qui, de Gray à Valence, forme un plan légèrement incliné. C'est encore à cette région que doivent se rattacher les eaux minérales qui jaillissent de l'autre côté du Rhin sur les flancs du Taunus, dans le duché de Nassau, la Hesse-Électorale, etc.

Départements compris dans ce groupe :

| | |
|---|---|
| Ain, | Moselle, |
| Côte-d'Or, | Rhin (Haut), |
| Doubs, | Rhin (Bas), |
| Jura, | Saône (Haute) |
| Marne (Haute), | Saône-et-Loire. |
| Meurthe, | Vosges. |

Ve Région. — *Ardennes et Hainaut.* — La presque totalité des sources comprises dans ce groupe sont étrangères à la France. Plusieurs sources célèbres, *Seltz*, *Spa*, *Aix-la-Chapelle*, font partie de ce groupe ; elles sourdent toutes du terrain de transition et du terrain houiller.

Cette région ne comprend qu'un département :

Ardennes.

VIe Région. — *Massif du Nord-Ouest.* — Ce groupe occupe tout le nord-ouest de la France, c'est-à-dire la région accidentée qui comprend la Vendée, la Bretagne et une partie de la Normandie. Sa surface est limitée, du côté de la mer, par les lignes des côtes, des Sables-d'Olonne à l'embouchure de la Vire, et, du côté du continent, par une ligne peu accidentée qui court de l'est à l'ouest, des Sables-d'Olonne à Parthenay; du nord au sud de ce dernier point à Angers; du sud-ouest au nord-ouest, d'Alençon à Isigny. Sa constitution géologique est extrêmement remarquable, car elle est uniquement composée de roches cristallines auxquelles on donne vulgairement le nom de primitives, granites, syénites, diorites, schistes talqueux ou micacés, et des terrains sédimentaires les plus anciens. Ceux-ci forment, en général, le centre du massif, tandis que les formations cristallines occupent plutôt les deux bords extérieurs et se rapprochent de la baie de Douarnenez, en resserrant de plus en plus les terrains de manière à leur donner la forme d'un coin.

Cette région comprend les départements suivants :

| | |
|---|---|
| Calvados, | Maine-et-Loire, |
| Côtes-du-Nord, | Mayenne, |
| Loire-Inférieure, | Orne. |

VIIe et VIIIe Régions. — *Régions de plaines.* — Sous ce nom se trouve comprise toute la partie de notre territoire qui ne présente pour accident orographique que de simples collines, dont la hauteur atteint rarement 300 mètres d'élévation, et qui ne renferme pas de terrains plus anciens que le lias. Cette grande étendue enchâsse réellement plus de la moitié de la superficie de la France; nous n'en indiquerons pas les limites : il suffit de dire qu'elles suivent le pied de tous les massifs plus ou moins élevés que nous avons décrits séparément. Mais une circonstance très intéressante dans sa disposition, c'est qu'elle se divise naturellement en deux régions placées l'une au nord, l'autre au sud du plateau central, et séparées entre elles par une sorte de col, formé de terrains jurassiques, qui relie les deux pointes avancées des massifs granitiques de la Vendée et du Limousin. Au nord-est de ce petit bombement s'étendent les plaines arrosées par la Loire moyenne, la Seine, la Somme, l'Escaut; au sud et au sud-ouest, les bassins de la Charente, de la Gironde et de l'Adour.

Ces deux régions comprennent les départements suivants :

*Plaines du nord.*

| | |
|---|---|
| Aisne, | Pas-de-Calais, |
| Aube, | Sarthe, |
| Loir-et-Cher, | Seine, |
| Loiret, | Seine-Inférieure, |
| Marne, | Seine-et-Marne, |
| Nord, | Seine-et-Oise, |
| Oise, | Sèvres (Deux), |
| Orne, | Vienne. |

*Plaines du midi.*

| | |
|---|---|
| Dordogne, | Lot-et-Garonne, |
| Gironde. | Tarn. |
| Lot, | |

## Classification.

La classification des eaux minérales ne peut se faire que d'après les principes chimiques qui prédominent dans chacune d'entre elles.

Sans doute il est encore possible, suivant le point de vue où l'on se place, d'établir entre elles des divisions de toutes sortes. La température, le degré de minéralisation, l'origine géologique, la distribution géographique, les attributions thérapeutiques dominantes : on pourrait, sur chacune de ces considérations, instituer un classement intéressant; mais ce ne serait jamais qu'à un point de vue tout particulier et auquel il ne saurait être permis de sacrifier les autres.

C'est ainsi que la température n'est qu'une qualité secondaire, au moins pour la plupart des eaux minérales; que le degré de minéralisation n'exprime que très incomplètement leur activité thérapeutique, que leur origine géologique est souvent inconnue ou purement supposée; que leur distribution géographique forcerait à rapprocher les plus différentes, et à éloigner les plus semblables; que leurs attributions thérapeutiques sont trop multipliées pour être réunies dans une formule unique et certaine.

La classification chimique emprunte en effet à chacun de ces points de vue quelques-unes de ses imperfections; et, cependant, elle nous offre le seul qui jusqu'ici, du moins, permette de rassembler d'une manière méthodique les caractères les plus naturels des eaux minérales.

Je m'arrêterai un instant sur ce dernier terme, les attributions thérapeutiques, qui a, plus que tous les autres et non sans raison, tenté les critiques de la classification chimique, en quête de quelque chose de mieux. Il est, en effet, certain qu'une classification basée sur l'action thérapeutique des eaux minérales devrait être préférée, si elle était praticable : mais elle ne l'est sous aucune forme.

Comment, en effet, établir les classes thérapeutiques des eaux minérales?

Ce ne saurait être sur la considération des maladies elles-mêmes. Il est bien vrai qu'il est des eaux particulièrement appropriées au traitement des catarrhes respiratoires, d'autres au traitement des dermatoses, d'autres au traitement des dyspepsies, etc. Mais ces mêmes eaux sont applicables à bien d'autres choses, et le traitement des catarrhes, des dermatoses et des dyspepsies peut être effectué dans des stations qui n'en font pas leur spécialité.

Il est vrai encore qu'il est des eaux spéciales pour la scrofule, d'autres pour le rhumatisme, d'autres pour la goutte, etc. Mais il n'en est pas qu'il soit permis d'enfermer dans aucune de ces spécialités, et chacun de ces états diathésiques peut affecter des manifestations qui réclament des eaux étrangères à ces mêmes spécialités.

On voudra bien remarquer que la partie la plus importante de ce livre a précisément pour objet de grouper dans la mesure du possible les eaux minérales appropriées à tel ou tel état morbide, régional ou diathésique. Il est facile de s'assurer s'il y a dans le plus simple de ces sujets le moindre élément de classification.

Il semble qu'il y ait plus de raisons de classer les eaux minérales, non plus d'après leurs résultats, comme dans les exemples précédents, mais d'après leur mode d'action : et, après avoir reconnu que la médication thermale réalise des actions altérantes, résolutives, reconstituantes, etc., de rapprocher celles que caractérise telle ou telle modalité.

Mais la plupart des eaux minérales peuvent revendiquer à la fois toutes ces mêmes actions, et sont à la fois, à des degrés divers, sans doute, altérantes, résolutives, reconstituantes; et ces actions diverses, dans un cas donné, dépendront moins encore de la médication que de l'état morbide qui en déterminera lui-même la modalité, ou d'autres fois du simple mode d'administration.

Il faudrait donc, pour être exact, ranger presque toutes les eaux minérales sous chacune de ces qualités, et attribuer la réunion de ces qualités à la plupart d'entre elles. Une telle classification serait un modèle de confusion.

Or, on verra plus loin que ce que l'on serait impuissant à réaliser, dans le sens de la thérapeutique, en prenant celle-ci pour agent direct de la classification, se trouve précisément effectué par la classification chimique, imparfaitement, sans doute, parce que le sujet ne se prête à aucune rigueur, mais dans une mesure beaucoup plus effective et pleine d'applications pratiques.

Ceci sera démontré dans la suite de ce chapitre, et surtout au chapitre de la *spécialisation* des eaux minérales.

La classification chimique, quelle que soit sa valeur au point de vue des applications médicales, est certainement naturelle. Il suffit de jeter les yeux sur une carte hydrologique pour reconnaître les rapports qui l'unissent à la distribution géographique, et par suite à l'origine géologique des eaux. Les régions sulfurée sodique des Pyrénées, bicarbonatée sodique de l'Auvergne, chlorurée sodique de Nassau, sulfatée sodique et magnésique de la Bohême, assignent un caractère de famille si ce n'est à la totalité des eaux qui s'y rassemblent, du moins à la plupart d'entre elles. Nous verrons plus loin quels liens rattachent ces groupes naturels aux spécialisations thérapeutiques.

Il est évident que cette classification n'a pu se faire que d'après la considération du principe chimique prédominant dans les eaux. Car, si l'on cherchait à y faire entrer quelque chose de leur composition si compliquée, il faudrait leur créer des dénominations dont le moindre inconvénient serait de n'offrir à l'esprit que des idées très complexes et des différences très difficiles à saisir. Cependant, il nous faudra plus d'une fois déroger à cette règle : c'est ainsi que la première et la dernière famille, celle des eaux sulfurées et celle des eaux ferrugineuses, se trouvent basées, non sur une prédominance chimique déterminée, mais sur la prédominance thérapeutique d'un principe, ou sulfure, ou sel de fer, qui n'existe lui-même qu'en proportion numérique secondaire.

Voici quels sont les principes d'après lesquels est établie la classification chimique, dans *l'Annuaire des eaux de la France*, dont j'ai suivi les grandes lignes :

« Comme dans tous les mélanges qui peuvent résulter de l'action de causes diverses, les éléments qui ont été énumérés sont loin d'avoir tous, dans les eaux minérales, une égale importance ; il faut, pour les classer chimiquement, tenir compte seulement de ceux de leurs éléments que leur abondance permet de considérer comme essentiels ; ceux-ci se réduiront à deux bases : la soude et la chaux qui entraîne, pour ainsi dire, avec elle la magnésie ; et à quatre acides : l'acide carbonique, l'acide chlorhydrique, les acides sulfhydrique et sulfurique.

» Si l'on considère les bases que nous venons de citer, et qui, accompagnant habituellement ces acides dans les eaux minérales, n'y sont que par suite de l'action de ces acides eux-mêmes sur des minéraux décomposables, on est conduit, lorsqu'on se place au point de vue purement chimique, à établir les grandes divisions dans les eaux minérales d'après l'élément acide dominant, d'où résultent trois grandes classes, suivant que cet acide dominant est l'acide *carbonique*, l'un des deux acides du *soufre*, ou l'acide du *chlore*; c'est-à-dire que les sels dominants sont des *carbonates*, des *sulfures* ou *sulfates* (1), ou des *chlorures*.

» On voit tout de suite que les deux sous-divisions, dans chacune de ces trois grandes coupures, s'établissent par la prédominance de la soude, base alcaline, ou des bases terreuses, chaux et magnésie; enfin, comme le protoxyde de fer se trouve souvent associé, à la vérité en fort petites quantités, soit à l'une, soit à l'autre de ces sous-divisions, on créerait, dans chacune d'elles, un groupe correspondant (2) ».

Tels sont les principes généraux, exposés dans cette œuvre magistrale, auxquels je me suis rallié, parce que, je le répète, s'ils ne peuvent, à eux seuls, servir de guides pour les applications thérapeutiques, ils fournissent, du moins, à celles-ci le plus grand nombre de directions utiles.

Cependant j'ai apporté à cette même classification de l'*Annuaire* de nombreuses modifications, toujours dictées par la pensée de les rapprocher le plus possible de ces applications (3).

C'est ainsi que j'ai jugé nécessaire de faire des eaux ferrugineuses une classe à part, au lieu de n'y voir qu'une subdivision des bicarbonatées et des sulfatées. Si le fer ne domine jamais dans une eau minérale d'une manière absolue, il en est de même du sulfure dans les eaux sulfurées; c'est donc, dans ces deux cas, une question de prédominance relative et dans laquelle la question thérapeutique est intervenue forcément. Mais le groupe des eaux dites *ferrugineuses* ne rentre plus dans le cadre de la classification, sa caractéristique étant empruntée à une base, et non plus à un acide. On pourrait dire que c'est une classe bâtarde; et, en même temps, quelques services qu'elle soit appelée à rendre, c'est une des classes d'eaux minérales dont

(1) Les auteurs de l'*Annuaire* affectent, dans toutes circonstances, de rapprocher les deux acides du soufre, sulfhydrique et sulfurique, de manière à en constituer ce qu'ils appellent une des trois grandes coupures de la classification. Je n'ai point à apprécier la valeur de ce rapprochement au point de vue purement chimique. Mais je dois faire remarquer que, sous le double rapport hydrologique et thérapeutique, les eaux sulfurées et les eaux sulfatées sont aussi distantes les unes des autres que d'aucune autre classe d'eaux minérales.

(2) *Annuaire des eaux de la France.*

(3) C'est pour obéir à ces principes que j'ai entièrement banni les termes d'eaux minérales *alcalines*, *acidules*, *salines*, que quelques auteurs persistent encore à employer, bien qu'ils n'offrent qu'inexactitude et confusion. Toutes les eaux miné.

les applications se trouvent le plus circonscrites. Cependant je pense que l'intérêt pratique, qui s'attache à la distinction des *eaux ferrugineuses*, l'emporte sur l'intérêt dogmatique de la classification.

La qualité ferrugineuse est un apanage d'un grand nombre de sources thermales qui appartiennent à des familles différentes. Le principe particulier sur lequel doit être établie la classe des ferrugineuses est le suivant :

On ne doit admettre, dans la classe des *ferrugineuses*, que les eaux minérales où, tandis que le fer y existe lui-même en proportion thérapeutique, les autres principes se trouvent en proportion trop faible pour imprimer à ces eaux des caractères spéciaux.

Nous attribuons une autre application de ce principe à une question relative à l'arsenic, à la lithine, au brome, à l'iode.

On a admis quelque part une classe d'eaux arsenicales (1). On a proposé de faire des classes d'eaux lithinées, bromurées, même iodurées. Ceci ne me paraît pas acceptable. Ces classes n'ont pas de raison d'être, parce qu'il n'y a pas d'eau minérale, au moins déterminée actuellement, dans laquelle — tandis que l'arsenic, la lithine, etc., existeraient en proportion thérapeutique, — le reste de sa constitution ne serait pas de nature à imprimer à ces eaux des caractères spéciaux.

Il ne faut pas confondre une qualité avec une caractéristique. La Bourboule a une qualité arsenicale, mais ce n'est qu'une qualité secondaire, car, supprimez par la pensée l'arsenic que renferment ces eaux, celles-ci n'en conserveront pas moins leurs attributions maîtresses à la scrofule, au rhumatisme, avec leurs dérivés. Plombières, si peu minéralisé du reste, est arsenical; mais, retranchez cet arsenic, il n'en aura pas moins toutes les appropriations communes aux indéterminées. Royat est lithiné, mais l'absence de la lithine ne lui retirerait pas ses attributions générales.

Ici, l'arsenic, la lithine, peuvent ajouter quelque chose, ou prêter à des applications particulières, mais ne sont pas les déterminantes

rales sont plus ou moins *alcalines*; toutes sont *salines* à un degré quelconque; et la dénomination d'*acidules* fait un contraste inutile et choquant avec celle d'*alcalines*. (Durand Fardel, *note sur la nomenclature des eaux minérales, in Annales de la Société d'hydrologie médicale de Paris*, t. IV, p. 34. — Durand Fardel. Le Bret et Lefort, *des principes de la classification des eaux minérales*, cod. loc. t. v. p. 437.)

(1) Le Bret, *Manuel médical des eaux minérales*, 1874.

des actions thérapeutiques essentielles à ces eaux. Ce sont des eaux chlorurées, bicarbonatées, ou des eaux indéterminées, avec de l'arsenic, comme les eaux de Vichy sont des bicarbonatées sodiques avec de l'arsenic aussi, comme les sources *Lardy* et de *Mesdames* de Vichy sont des bicarbonatées sodiques avec du fer, Salins une chlorurée sodique avec du brome.

Les bases prédominantes sont toujours exclusivement ou alcalines ou terreuses, suivant l'ancienne nomenclature, c'est-à-dire ou sodiques ou calciques. Mais si, le plus souvent, elles sont nettement l'un ou l'autre, il peut arriver que leur chiffre respectif ne diffère pas suffisamment pour leur fournir, sous ce rapport, une caractéristique suffisante, ainsi pour les eaux de Pougues où l'on trouve : chaux 0,64 et soude 0,47. J'ai pensé utile d'établir des divisions d'eaux mixtes, c'est-à-dire à bases sodiques et calciques, sensiblement égales.

Mais une circonstance analogue se remarque pour les acides. Il est certaines eaux minérales qui présentent en même temps plusieurs acides assez prédominants pour qu'il y ait lieu d'en tenir compte : ainsi la Bourboule avec chlorure de sodium 2,84, et bicarbonate de soude 2,89; Royat avec bicarbonate de soude et de chaux 2,12, et chlorure de sodium 1,70. Ces acides constituant la caractéristique formelle des eaux minérales, j'ai considéré ces rapprochements d'acides multiples comme propres à constituer des classes distinctes. J'ai donc attribué la dénomination de *familles* aux grandes divisions des sulfurées, chlorurées, etc., et conservé la dénomination de *classes* aux groupes formés par la prédominance unique ou simultanée des acides; ainsi : dans la famille des chlorurées, classe de chlorurées sulfurées, ou bicarbonatées, etc.; dans la famille des bicarbonatées, classe des bicarbonatées sodiques, des bicarbonatées calciques, des bicarbonatées sulfatées, etc.

Ces divisions ont l'avantage, comme on pourra le reconnaître en se reportant au *tableau* de la classification, d'offrir un cadre où il est facile d'introduire chaque eau minérale à la place qui lui convient, et de la rapprocher de ses plus analogues, en n'employant qu'une nomenclature peu compliquée, et qui, grâce à ces distinctions multipliées, fournit un guide utile aux applications thérapeutiques.

Il est une autre addition importante que j'ai introduite dans la nomenclature et la classification. Il existe un certain nombre d'eaux minérales si faiblement minéralisées qu'elles n'offrent aucun principe prédominant d'une manière suffisamment significative, et que l'on ne sait à quelle classe les rattacher, ainsi Plombières, Bains, Dax, etc. Ce n'est que par des procédés arbitraires et des vues toutes de convention qu'on était parvenu à les faire entrer dans telle ou telle classe déterminée. Les Allemands en avaient tenu compte plus que nous, et les avaient désignées du nom d'eaux *indifférentes*, dénomination impropre, puisqu'elles sont loin d'être indifférentes dans leurs applications.

J'en dirai autant du mot *inermes* proposé par Gubler. Quant à celui d'*amétalliques* employé par Rotureau, on doit lui objecter qu'il n'y a que l'eau distillée qui soit amétallique.

J'ai formé de ces eaux une famille particulière portant la dénomination d'eaux *indéterminées*; qui exprime un fait vrai au point de vue chimique, puisqu'il est impossible de les rattacher à aucune des classes chimiques déterminées, et au point de vue thérapeutique, puisqu'il est impossible de déduire de leur constitution aucune application déterminée. Et cependant la spécialisation des eaux de cette classe est assez étendue et très formelle.

Cette famille des indéterminées comprend elle-même deux classes : 1° les eaux *thermales simples*, qui la représentent essentiellement; 2° les eaux *faiblement minéralisées*; celles-ci sont des eaux douées de propriétés toutes spéciales, et de circonstances de constitution lesquelles, quelque peu accusées qu'elles soient, suffisent pour les distinguer des précédentes, sans être propres cependant à les rattacher aux autres familles d'eaux minérales : ainsi les eaux du Mont-Dore, d'Evian, etc.

Tels sont les principes qui ont présidé à la *classification* dont je reproduis le tableau.

## Classification des eaux minérales.

### FAMILLE DES SULFURÉES

*(Une classe)*

Sulfurées. — 1re division, sulfurées sodiques.
— 2e — sulfurées calciques ou sulfhydriquées.

### FAMILLE DES CHLORURÉES

*(Quatre classes)*

1re classe. — chlorurées sodiques.
2e — chlorurées sulfurées.
3e — chlorurées bicarbonatées.
4e — chlorurées sulfatées.

### FAMILLE DES BICARBONATÉES

*(Quatre classes)*

1re classe. — Bicarbonatées simples 1re division, sodiques.
2e — calciques.
3e — mixtes.
2e — Bicarbonatées chlorurées.
3e — Bicarbonatées sulfatées.
4e — Bicarbonatées sulfatées, chlorurées.

### FAMILLE DES SULFATÉES

*(Une classe)*

Sulfatées. — 1re division, sulfatées sodiques.
— 2e — sulfatées calciques.
— 3e — sulfatées mixtes.
— 4e — sulfatées magnésiques.

### FAMILLE DES INDÉTERMINÉES

*(Deux classes)*

1re classe. — Eaux thermales simples.
2e — Eaux faiblement minéralisées.

*(Classe supplémentaire)*

Eaux ferrugineuses (1).

(1) Cette classification, ou du moins les nombreuses modifications que j'ai introduites dans l'ancienne classification, n'avait pas encore été exposée dans la 2e édition de ce traité. C'est celle que j'ai suivie dans mon cours sur *les eaux minérales* et qui se trouve exposée dans la rédaction de ce cours, publiée sous ce titre : *Les eaux minérales et les maladies chroniques, leçons professées à l'école pratique*, 1874.

J'ai dit que la classification qui vient d'être exposée était une classification thérapeutique. C'est sur elle qu'est basée la *spécialisation* des eaux minérales, laquelle sera exposée plus loin, et me paraît représenter, dans l'état actuel de nos connaissances en hydrologie, la méthode la plus propre à servir de guide aux applications médicales. Il y a en effet une connexion directe entre ces applications et la nature des principes dominants, des acides d'abord, et ensuite des bases. Toutes les eaux minérales que rapprochent ces prédominances se rapprochent également dans leurs applications.

La présence du gaz acide carbonique libre ou dégagé des bicarbonates, ou celle de l'hydrogène sulfuré, est nécessaire à l'usage interne : ou du moins celui-ci se trouve-t-il fort réduit près des eaux dépourvues de tout gaz libre. L'azote prend-il une part effective à l'action interne des sulfurées sodiques qu'il accompagne toujours, comme l'acide carbonique les sulfurées calciques? On ne saurait le dire. Au dégagement du gaz carbonique répond une action digestive, au dégagement de l'hydrogène sulfuré une modification des membranes muqueuses respiratoires.

Le chlorure de sodium présente une appropriation directe au traitement de la scrofule et de ses dérivés; de telle sorte que toute eau minérale qui en posséde une proportion notable, fût-elle même inférieure à d'autres principes acides, peut être assurée de rencontrer des appropriations quelconques à cet état diathésique.

De la présence du bicarbonate de soude, ou de la lithine, on peut déduire des applications spéciales à l'uricémie, et en particulier à ses deux déterminations les plus précises, la goutte et la gravelle urique.

Les bases sodiques prédominantes témoignent d'actions diathésiques et reconstituantes prononcées.

Aux bases calciques appartiennent plutôt des actions sédatives, et très secondairement reconstituantes.

La présence notable du fer ou de l'arsenic dégage nettement les propriétés qui leur sont attribuées.

Je me contenterai de ces exemples, le chapitre de la *spécialisation* devant compléter ce qui a trait à ce sujet.

A la classification des eaux minérales, telle qu'elle vient d'être exposée, et à l'arrangement méthodique des eaux minérales tel qu'il y est représenté, se rattache un ordre de considérations très important. C'est que, à mesure que l'on descend de la première famille, les sulfurées, à la dernière, indéterminées, on voit leur caractérisation s'amoindrir et leur portée thérapeutique s'affaiblir. De même, à mesure que, dans chaque classe, on va des divisions sodiques aux divisions calciques ou mixtes, on voit leurs applications obéir à des indications moins déterminées, et présenter des actions moins énergiques.

J'ajouterai encore que les actions les plus considérables des eaux minérales, c'est-à-dire les actions altérantes, reconstituantes et résolutives, se trouvent, dans chaque classe, d'autant plus prononcées que les eaux sont plus minéralisées. Mais il importe de remarquer que cette dernière considération s'applique spécialement aux principes fixes; car, pour les autres, il faut beaucoup moins envisager leur proportion effective que leur degré d'altérabilité. Ceci s'applique tout particulièrement aux eaux sulfurées.

---

## II

# STATIONS THERMALES

On ne doit pas s'attendre à rencontrer ici l'histoire de toutes les eaux minérales : c'est l'œuvre d'un dictionnaire. J'ai dû m'en tenir aux eaux thermales proprement dites, ne faisant exception que pour certaines eaux hygiéniques ou médicamenteuses, dont il est fait usage seulement à distance.

Parmi les stations de l'étranger, je n'ai donné place qu'à celles auxquelles leur notoriété et leur individualité assurent une importance qui ne permettait pas de les passer sous silence.

Je me suis attaché à marquer chacune de ces stations des caractères qui les distinguent des autres, autant que j'en possédais les éléments, en négligeant les caractères communs qu'elles partagent avec leurs congénères, ou ceux qui n'ont trait qu'à des applications de localité ou decirconstance. Tout ce qui est du ressort de la monographie a dû être laissé de côté. L'histoire médicale des stations se retrouvera, et pourra se compléter ainsi, dans la seconde partie de ce livre.

Je n'ai reproduit les analyses, dites *réelles*, que lorsque je n'ai pu faire autrement. Les raisons en ont été exposées plus haut (1).

L'ordre de la classification, tel qu'il se trouve établi précédemment (2), sera suivi dans l'étude des familles et des classes. Quant à l'arrangement des stations elles-mêmes, dans chacune des classes, j'ai renoncé à la considération géographique qui avait été suivie dans les éditions précédentes. J'aurais pu avoir égard au degré d'importance qui résulte de leur notoriété, ou que pourrait leur assigner leur degré relatif de minéralisation. Mais il m'a paru que l'ordre alphabétique, tout en me dispensant d'appréciations contestables, se prêterait mieux aux recherches.

(1) Voyez page 13.
(2) Voyez page 60.

## FAMILLE DES SULFURÉES.

### UNE CLASSE.

Deux divisions : Sulfurées sodiques. — Sulfurées calciques ou sulfhydriquées.

---

#### 1re division. — *Sulfurées sodiques.*

Ce sont les plus importantes des eaux sulfurées et les plus nombreuses, comprenant presque toutes les sources de la région pyrénéenne.

Ces sources sont thermales, en général, à un haut degré, et leur sulfuration est ordinairement en raison de leur température. La plupart ont de 30° à 45°; quelques-unes atteignent ou dépassent 70°. Elles sont généralement très abondantes, et groupent dans quelques stations des sources très multipliées.

La plupart sont très riches en matières organiques. Elles n'exhalent d'odeur sulfureuse que par suite de leur décomposition par l'air ou les acides. A leur émergence même, elles ne dégagent guère que de l'azote, et il est encore difficile de déterminer la part que ce gaz prend à leurs propriétés thérapeutiques. Celui-ci n'est accompagné que d'une très faible quantité de gaz carbonique. L'intensité de leur odeur sulfureuse n'est pas en rapport avec leur richesse en soufre, mais avec la rapidité suivant laquelle elles se décomposent. Limpides à leur origine, elles ne tardent pas à se troubler.

Il est des eaux fixes et des eaux altérables. Les sulfurées sodiques offrent le type des eaux altérables. Elles s'altèrent au contact de l'air avec une telle rapidité qu'elles ne peuvent être saisies dans leur intégrité. Elles rencontrent des éléments d'altération en elles-mêmes, (eau et silice), et dans l'air (oxygène et acide carbonique).

La constitution propre des sulfurées sodiques et les phénomènes auxquels elles donnent lieu soulèvent des problèmes de chimie qui ont exercé la sagacité des chimistes les plus autorisés, sans être résolus, et dont on ne rencontre pas les analogues dans les autres familles d'eaux minérales. Je m'efforcerai de donner une idée aussi claire que possible de cette constitution singulière, véritablement protéique, qui change à chaque instant le médicament qu'on a sous les yeux, et qui diffère, non seulement d'une station à l'autre, mais, dans une même station, d'une source à la source la plus rapprochée.

Ce sont des eaux très alcalines. A côté des sulfures, dont le chiffre est quelquefois inférieur, on y rencontre des chlorures, des silicates, des sulfates, des carbonates; à côté de la soude, on y rencontre de la chaux, de la magnésie, du fer, de la potasse et de l'alumine; tous ces corps, naturellement, en très faible proportion.

Parmi eux, l'attention doit se porter spécialement : 1° sur le principe essentiel de ces eaux, le sulfure de sodium; 2° sur la silice empruntée aux terrains primitifs, dont elles émanent; 3° sur le carbonate de soude; 4° en outre, sur l'oxygène, et 5° l'acide carbonique qu'elles rencontrent dès leur émergence, et quelquefois dans les régions superficielles du sol.

Le principe essentiel de ces eaux (Longchamps croyait que la soude y existait à l'état simple) a été considéré par Anglada, et aujourd'hui par Filhol, comme un monosulfure de sodium, par Fontan, Boullay et O. Henri, et aujourd'hui par Garrigou, comme un sulfhydrate de sulfure de sodium, ou, en d'autres termes, comme un sulfure avec excès d'hydrogène sulfuré. Cette divergence, très intéressante pour les chimistes, peut être considérée par les médecins comme purement spéculative.

Ce qu'il faut savoir surtout, c'est que l'altération du principe sulfureux commence dès le premier contact avec l'air, et probablement avant, alors que la température et surtout la pression subie dans le parcours viennent à diminuer.

Alors les éléments de l'eau elle-même commencent à réagir sur le sulfure, l'oxygène se portant sur le sodium, l'hydrogène sur le soufre, — d'où résultent soude et hydrogène sulfuré. La soude saisie par l'acide silicique, toujours présent, forme un silicate de soude. — Au contact de l'air, l'oxygène active la formation de la soude, reprend l'hydrogène sulfuré et refait de l'eau ; — et le sulfure isolé se combine avec le monosulfure encore intact pour former un polysulfure, puis l'abandonne et dépose du soufre pur ; tandis que l'acide carbonique s'empare de la soude à mesure de sa formation, et même de la soude du silicate sodique, en formant des dépôts de silice. Ce n'est pas seulement ainsi que le soufre s'isole et se dépose. Dès que le monosulfure se trouve en contact avec l'oxygène et un acide (silicique ou carbonique), il se forme d'abord de l'acide hyposulfureux et un hyposulfite de soude. Mais l'acide hyposulfureux ne pouvant exister à l'état libre et se trouvant en contact avec l'hydrogène sulfuré, il en résulte de l'eau et du soufre qui se dépose.

Tous ces phénomènes s'accomplissent et se succèdent sans interruption; car il s'agit de la formation de corps instables, dont les éléments sont saisis incessamment par des principes qui en sont plus avides les uns que les autres. Je résume ce qui précède.

Le monosulfure tend à disparaître dès qu'il rencontre de l'oxygène, pour faire de la soude et de l'acide hyposulfureux, — de l'hydrogène pour faire de l'hydrogène sulfuré; — la soude ne peut rester isolée en présence de la silice qui s'en empare, et surtout de l'acide carbonique qui chasse cette dernière; — enfin l'hydrogène de l'acide sulfhydrique tend à l'abandonner pour l'oxygène qu'il rencontre, et qu'il prend à l'acide hyposulfureux à mesure de sa formation; — et le soufre mis à nu forme un polysulfure plus ou moins stable, puis se dépose à son tour comme s'était déposée la silice remplacée par l'acide carbonique.

Mais tel n'est pas encore le terme de ces opérations spontanées. Si le soufre isolé se dépose par masses, une grande partie se combine avec l'oxygène, lequel en fait successivement de l'acide hyposulfureux, puis sulfureux, puis sulfurique, c'est-à-dire de l'hyposulfite, du sulfite et finalement du sulfate de soude. Tel est donc l'état final des eaux sulfurées sodiques abandonnées à l'action de l'air. Le sulfure de l'origine est devenu un sulfite. Ces eaux alors ont cessé d'être sulfureuses. Elles ne dégagent plus d'hydrogène sulfuré perceptible à l'odorat; elles ne décèlent plus trace de soufre au sulfhydromètre. Ce sont des eaux sulfitées, ce qu'on appelle en hydrologie des *sulfurées dégénérées*.

J'ai suivi jusqu'ici les données fournies par M. Filhol. Sont-elles applicables à l'ensemble des eaux sulfurées sodiques, et une même théorie doit-elle concerner tous ces produits du sol dont les transformations successives présentent tant de variétés? Je ne le pense pas, et un chimiste distingué qui a beaucoup étudié les eaux des Pyrénées, le docteur Byasson, ne le pense pas non plus. Il a bien voulu me communiquer les remarques qui suivent, et qu'il a déduites des travaux de Filhol, de Garrigou, de Willm, de Berthelot (*Recherches thermo-chimiques*), et de ses propres observations.

Il existerait trois variétés des sulfurées sodiques, dont les types seraient fournis par *Cauterets*, *Bonnes* et *Luchon*.

1° A *Cauterets (La Raillère, César, Mauhourat)*, l'existence du *monosulfure de sodium* est incontestable. S'il y a dissociation du monosulfure par l'action seule de l'eau distillée (Berthelot), cette dissociation est entravée ou fort limitée par la présence simultanée de sels à réaction alcaline (sulfates et silicates), qui se rencontrent dans ces mêmes eaux.

2° A *Bonnes*, où les sels à base de chaux sont en proportion notable en même temps que les sels de soude, il paraît hors de doute que l'eau sulfureuse est minéralisée par le sulfure de sodium avec excès d'acide sulfhydrique. Les Eaux-Bonnes contiendraient donc à la fois du monosulfure de sodium et du sulfhydrate de sulfure de sodium, dégageant facilement de l'acide sulfhydrique libre en petite quantité.

3° A *Luchon* (sources *Bayen, Bordeu*), les expériences de Garrigou paraissent plus probantes que celles de Filhol, et démontrer que ces eaux contiennent du sulfhydrate de sulfure de sodium. Le dépôt de soufre dans les conduites au contact de l'air, en proportion notable et bien caractéristique, est dû au dégagement d'acide sulfhydrique et à la réaction de ce gaz en partie transformé en acide sulfureux au contact de l'air humide. Quant au blanchiment, on peut le produire à volonté par le mélange d'une eau à base de sulfhydrate de sulfure et d'une autre contenant des hyposulfites et du gaz carbonique, ce qui est le cas à Luchon. L'action de la silice est nulle, comme Filhol l'a d'ailleurs reconnu depuis.

A *Barèges*, le principe sulfuré est le monosulfure de sodium; et, à cause de sa proportion relative plus grande qu'à Cauterets, ces eaux se polysulfurent avec plus de facilité. En même temps, l'absence d'acide carbonique et leur plus forte alcalinité empêchent le blanchiment, c'est-à-dire le dépôt de soufre.

On voit combien est complexe l'idée que l'on peut se faire de l'ensemble des eaux sulfurées sodiques.

De toute cette succession assez confuse de transformations qui viennent d'être signalées, il importe de retenir les suivantes : hydrogène sulfuré, polysulfures, soufre et sulfites, en remarquant qu'elles présentent d'infinies variétés dans les sources diverses d'une région, même les plus rapprochées.

Le dégagement d'hydrogène sulfuré est le phénomène le plus saillant et le plus constant. Il se produit dès l'émergence de l'eau sulfurée et ne cesse que lorsqu'elle a cessé elle-même d'être sulfurée pour devenir sulfitée. Cet hydrogène sulfuré est un des éléments importants de l'action thérapeutique des eaux de cette classe.

La polysulfuration n'est souvent qu'un phénomène transitoire. Mais elle est quelquefois persistante : ainsi à *Barèges*, dont les eaux lui empruntent une teinte jaune verdâtre et une activité thérapeutique toute particulière. A *Cadéac*, les eaux jaillissent à l'état de polysulfure, sans doute par suite de modifications subies dans les couches superficielles du sol (Fontan).

Le soufre qui se dépose en masse n'intéresse pas la thérapeutique. Mais quelquefois il se suspend dans l'eau à l'état de grande division, et forme ainsi des eaux *blanches* dans certaines sources de *Luchon*, des eaux *bleues* à *Ax*, lesquelles jouissent de propriétés particulières (sédatives).

Enfin, si la dégénérescence est le terme commun de toutes les eaux sulfurées, il est certaines sources où elle s'opère avec une rapidité et une netteté qui en font une médication toute spéciale. Telles sont certaines sources de *Cauterets*, et la plupart de celles des Pyrénées-Orientales, comme *Amélie*, *la Preste*, *Molitg*, etc.

Je mentionnerai pour mémoire la production d'acide sulfurique libre, qui s'observe spécialement à *Aix* (Savoie).

Si nous envisageons l'ensemble de ces phénomènes, nous devons considérer qu'ils sont inhérents à la nature des sulfurées sodiques, et que le parti qu'on en doit tirer appartient à la pratique même des eaux et regarde la direction du traitement thermal. Cependant il importe de savoir que, si l'on trouve partout (ou à peu près) de l'hydrogène sulfuré, il est des stations où l'on rencontre spécialement des polysulfures (*Barèges*), des eaux à lait de soufre (*Luchon*, *Ax*), des eaux dégénérées (*Cauterets* et stations des Pyrénées-Orientales).

Enfin, et je ne saurais trop marquer ce point, il résulte encore de tout ceci que, au point de vue de l'action thérapeutique d'une eau sulfurée, il importe beaucoup plus de considérer le degré et surtout le caractère de son altérabilité que sa propre teneur en principe sulfureux, telle que la sulfhydrométrie nous permet de la mesurer.

## STATIONS SULFURÉES SODIQUES.

---

### AMÉLIE (Pyrénées-Orientales).

Altitude, 276m. — Température de 31 à 63°.

*Grand Escaldadou (61°,6).*

| | gr. |
|---|---|
| Sulfure de sodium | 0.012 |
| Chlorure de sodium | 0.044 |
| Carbonate de soude | 0.071 |
| — de potasse | 0.010 |
| Sulfate de soude | 0.049 |
| Silicate de soude | 0.118 |
| Alumine et oxyde de fer | 0.004 |
| Chaux et magnésie | traces |
| Glairine | 0.009 |
| | 0.317 |

(Poggiale, 1858.)

La sulfuration des sources principales varie entre 0g,011 et 0g,013.

Les sources, au nombre de seize, se partagent entre trois établissements : les *thermes Romains*, les *thermes Pujade* et l'*hôpital militaire.*

L'inhalation tient une grande place dans la pratique d'Amélie. Elle se fait à l'aide des émanations spontanées des sources, inhalation humide, dans des salles particulières où la température s'élève en moyenne de 18 à 24° (Labat).

Les eaux d'Amélie, comme toutes celles du groupe des Pyrénées-Orientales, sont facilement désulfurées et appartiennent à la série des eaux sulfurées douces. On a surtout développé, près de cette station, le traitement des maladies de l'appareil respiratoire, catarrhes et phthisie pulmonaire, qui y est fort bien entendu. On y trouve également une médication bien appropriée aux divers sujets d'application des eaux sulfureuses, dermatoses, rhumatismes, syphilis, ainsi qu'aux suites des blessures de guerre ou autres. Le séjour d'Amélie paraît avoir été très salutaire à un grand nombre de malades affectés de dysenterie, ou convalescents d'affections diverses, à la suite de la campagne de Crimée.

Amélie est un séjour d'hiver, ce qui permet de suivre en toute saison un traitement sulfureux.

### AX (Ariège).

Altitude, 711m. — Température, de 24 à 77°

| Sources. | Source *Viguerie* | *Camus* | *Bain-Fort ancien.* |
|---|---|---|---|
| Sulfure de sodium . . . . | 0.0200 | 0.0210 | 0.1480 |
| Chlorure de sodium . . . | 0.0350 | 0.0265 | 0.0230 |
| Sulfate de soude. . . . . | 0.0318 | 0.0509 | 0.0675 |
| Silicate de soude. . . . . | 0.1102 | 0.1127 | 0.0967 |
| — de chaux. . . . . | 0.0185 | 0.0166 | 0.0167 |
| — de magnésie . . . | 0.0006 | 0.0006 | 0.0030 |
| Silice en excès. . . . . . | — | — | 0.0008 |
| Matière organique . . . . | 0.0450 | 0.0360 | 0.0500 |
| Oxyde de fer. . . . . . . | 0.0002 | 0.0007 | 0.0002 |
| Alumine. . . . . . . . . . | 0.0001 | 0.0003 | 0.0001 |
| Acide phosphorique . . <br> — borique . . . . . <br> Iode . . . . . . . . . <br> Sulfure de potassium . <br> Lithium. . . . . . . . | traces. | traces. | traces. |
| | 0.2614 | 0.2653 | 0.2728 |

(Garrigou, 1862.)

La station d'Ax peut être rapprochée de celle de Luchon par la multiplicité de ses sources et par leur variété de température et de constitution. M. Alibert en porte le nombre à 58, réparties entre plusieurs établissements, le *Couloubret*, le *Teich* et le *Breilh*. Un petit nombre seulement ont été analysées. Comme à Luchon, il y a des sources émulsionnées par du soufre divisé, qui leur communique ici une teinte bleuâtre.

Astrié et Filhol classent les bains et les buvettes en trois groupes : 1° eaux douces, sédatives sans effet débilitant ; 2° sources moyennes, applicables chez des sujets dont le système nerveux ou circulatoire demande beaucoup de ménagements ; 3° sources fortes, convenant aux constitutions molles, lymphatiques, sans réaction.

La station d'Ax, parfaitement aménagée en vue de l'emploi distinct des différents groupes de sources qu'elle possède, s'adresse, comme Luchon, à la généralité des applications de la médication sulfureuse.

### BAGNÈRES-DE-BIGORRE (Hautes-Pyrénées).

La station de Bagnères-de-Bigorre est une station *sulfatée calcique* (voir cette classe dans la famille des *sulfatées*) ; cependant on y rencontre aussi des sources *sulfurées*, que nous ne pouvons nous dispenser de mentionner ici.

Ces sources sont au nombre de deux, *Pinac*, 18°,7 ; et *Labassère*, 13°,8, située à 8 kilomètres de Bagnères. La première de ces sources est considérée comme sulfurée *calcique*, la seconde comme sulfurée *sodique*. Nous donnons les deux analyses.

Source de *Pinac*.

| | |
|---|---|
| Acide carbonique | q. ind. |
| — sulfhydrique | q. ind. |
| | gr. |
| Carbonate de chaux | 0.448 |
| — de magnésie | 0.068 |
| Sulfate de chaux | 0.796 |
| — de magnésie | 0.228 |
| Chlorure de sodium | 0.136 |
| — de magnésium | 0.172 |
| Acide silicique | 0.036 |
| Matière extractive végétale | 0.007 |
| — gomme résineuse | 0.010 |
| Perte | 0.044 |
| | 1.945 |

(FILHOL.)

Source de *Labassère*.

| | |
|---|---|
| | gr. |
| Carbonate de soude | 0.0232 |
| Sulfure de sodium | 0.0464 |
| — de fer, de cuivre et de manganèse | traces |
| Sulfate de soude | traces |
| — de potasse | traces |
| — de chaux | traces |
| Chlorure de sodium | 0.2058 |
| — de potassium | 0.0036 |
| Silicate de chaux | 0.0452 |
| — d'alumine | 0.0007 |
| — de magnésie | 0.0096 |
| Alumine | 0.0018 |
| Soude | traces |
| Matière organique | 0.1450 |
| | 0.4813 |

(FILHOL.)

Cette source est très usitée pour la transportation, et conserve effectivement son principe sulfureux d'une manière remarquable. On la transporte en outre à Bagnères-de-Bigorre, où elle est artificiellement échauffée à l'abri du contact de l'air.

BARÈGES (HAUTES-PYRÉNÉES)

Altitude 1280m. — Température de 18 à 44°,25.

| Sources | *Tambour.* | *Entrée.* |
|---|---|---|
| | gr. | gr. |
| Sulfure de sodium | 0.0408 | 0.0344 |
| Chlorure de sodium | 0.0984 | 0.0544 |
| Silicate de soude | 0.0720 | 0.0974 |
| — de chaux | 0.0161 | 0.0091 |
| — de magnésie | 0.0016 | 0.0022 |
| Sulfate de soude | traces. | 0.0169 |
| Iodure de sodium | — | traces. |
| Borate de soude | — | — |
| Phosphate de soude | — | — |
| Oxyde de fer | 0.0008 | — |
| Matière organique | 0.0660 | 0.0510 |
| | 0.2957 | 0.2654 |

(FILHOL, 1860).

L'établissement thermal, jusqu'alors très insuffisant, a été restauré et complété dans ces dernières années, et le volume d'eau augmenté.

*Barèges* présente de frappants contrastes avec *Luchon.*

Autant les eaux de *Luchon* sont altérables et changeantes, perdant incessamment leur soufre en hydrogène sulfuré, déposant une couche épaisse de soufre sur ce qui les environne, blanchissant quelquefois sous l'influence du lait de soufre qui s'y suspend, autant *Barèges* est fixe.

L'hydrogène sulfuré s'en dégage lentement ; il ne s'y dépose pas de soufre ; il ne s'y fait pas de blanchîment.

Aussi, bien que moins sulfureux que Luchon, les bains y sont presque aussi riches en sulfure de sodium ; et les piscines, même après avoir été alimentées par l'eau qui a servi aux bains, renferment encore, sous forme de polysulfure, presque autant de soufre que les bains.

Filhol attribue cela au peu de silice que renferment les eaux de *Barèges*.

Aussi à *Barèges*, où il n'y a que huit ou neuf sources, point de ces variétés de température et de composition qui rendent si facile de modifier le traitement de *Luchon*.

L'emploi des eaux de *Barèges* est donc plus uniforme et plus restreint.

Filhol suppose qu'à cette fixité s'attache une action plus directement externe, ne s'y trouvant pas d'ailleurs autant de principes sulfureux à absorber par la respiration, et le bain étant plus constant dans sa durée.

Aussi *Barèges* est une eau à bains de piscine prolongés ; *Luchon*, à bains de baignoire plus courts.

Ceci n'explique-t-il pas la spécialité de Barèges pour les blessures, les corps étrangers?

Fontan a prétendu que *Luchon* ne convenait pas aux blessures, parce qu'il est bien plus alcalin et plus caustique que *Barèges* (1); mais Filhol soutient, au contraire, que *Barèges* est plus alcalin que *Luchon* (2).

Le traitement est principalement externe : bains de piscines surtout, et douches.

Cependant on boit l'eau de la source du *Tambour* (43°,5).

Les eaux de Barèges doivent être considérées comme des eaux très fortes, c'est-à-dire très actives, et dont les applications, si elles présentent dans certains cas une efficacité toute particulière, se trouvent par la même raison plus restreintes que celles d'une partie des sources des Pyrénées. Elles sont certainement, de toutes les eaux sulfureuses que nous connaissons, les mieux appropriées au traitement de la scrofule. « Les eaux de Barèges, avons-nous dit ailleurs, possèdent des propriétés excitantes que l'on peut mettre à profit avec avantage dans la scrofule très torpide. Elles nous semblent représenter à un haut degré l'excitation physiologique qui est un des premiers effets des eaux sulfureuses. Elles agissent sur le système nerveux, et sur la circulation surtout, en y développant une activité comparée par Bordeu à l'effet du café, mais allant facilement, chez les individus bien portants, comme chez les malades, jusqu'à l'état fébrile. Cette excitation est plus vive que celle produite par les chlorurées sodiques fortes ; mais l'action spéciale, intime, nous paraît s'adresser beaucoup moins que chez ces dernières à l'état scrofuleux (3). » C'est particulièrement à certaines formes externes de la scrofule, surtout les maladies des os et des articulations, que ces eaux s'approprient. Barèges est une des stations les plus réputées dans le traitement des blessures de guerre. Cela nous paraît dû principa-

(1) *Recherches sur les eaux minérales des Pyrénées*, p. 68.

(2) *Eaux minérales des Pyrénées*, p. 543.

(3) *Dictionnaire général des eaux minérales*, etc., art. BARÈGES.

lement à la puissante modification qu'en subissent, dans leur vitalité, les plaies.

En résumé, Barèges tient une place à part, et unique, parmi les sulfurées de la région pyrénéenne. Ses eaux possèdent sur les altérations osseuses, soit dépendant directement de la scrofule, soit d'origine traumatique, des actions très spéciales, et que l'on ne retrouve pas chez ses congénères. J'ajouterai que, chez les scrofuleux, son indication se rapporte surtout aux altérations, osseuses et articulaires, des époques avancées, où la diathèse a perdu de sa puissance, mais a laissé de ces lésions profondes et si difficilement réductibles.

## BARZUN-BARÈGES.

Température, 29°.

A environ 800 mètres des sources de Barèges, se trouve la source *Barzun*, qui avait été considérée jusqu'alors comme un accessoire du traitement thermal de Barèges. Le fait d'une caractéristique thérapeutique assez particulière, les conditions d'altitude et de climat de la station de Barèges qui entraînent certaines contre-indications, ont déterminé une opération assez délicate, c'est la descente de cette source Barzun à Luz, où se trouvent réunies des conditions de milieu tout autres. La distance atteinte est de 7 kilomètres, et la différence de niveau de 600 mètres. Il y a une perte de température de 4 à 5°; mais, grâce aux excellents procédés mis en œuvre, l'eau « de la source *Barzun*, a pu dire M. Filhol, a été conduite à Luz sans éprouver une altération sensible, ce qui me paraît autoriser à penser qu'elle aura conservé toutes ses propriétés au point de vue thérapeutique (1) ».

Voici les deux analyses faites par M. Filhol avant et après le déplacement de la source *Barzun* :

A Barèges en 1860

| | gr. |
|---|---|
| Sulfure de sodium | 0.0291 |
| Chlorure de sodium | 0.0520 |
| Silicate de soude | 0.1074 |
| — de chaux | 0.0082 |
| — de magnésie | 0.0034 |
| Sulfate de soude | 0.0212 |
| Iodure de sodium | traces |
| Borate et phosphate de soude | traces |
| Oxyde de fer | traces |
| Matière organique | 0.0500 |
| | 0.2713 |

(1) *Bulletin de l'Académie de médecine,* 1882, t. X, p. 1246.

A Luz en 1881

| | gr. |
|---|---|
| Sulfhydrate de sodium | 0.0185 |
| Soude hydratée | 0.0132 |
| Chlorure de sodium | 0.0410 |
| Silicate de soude | 0.0910 |
| Carbonate de soude, de chaux, de magnésie | 0.0350 |
| Sulfate de soude | 0.0997 |
| — de potasse | 0.1056 |
| Iodure de sodium | traces |
| Phosphate de chaux | traces |
| Acide borique | traces |
| Carbonate de lithine | traces |
| Baryte, strontiane | traces |
| Fer, manganèse et cuivre | traces |
| | 0.3043 |

La source *Barzun* n'a donc rien perdu par suite de son déplacement. Les différences présentées par ces deux analyses ne peuvent être attribuées qu'à l'emploi de procédés analytiques supérieurs, puisque le chiffre total de la dernière est plus élevé. Quant au principe sulfuré, si, dans la première, il est figuré par du sulfure de sodium, il est considéré, dans la seconde, conformément aux vues actuelles de quelques chimistes, comme s'étant dédoublé en sulfhydrate et en soude hydratée.

Un établissement thermal très complet a été installé à Luz.

Les eaux de Barzun présentent l'ensemble des appropriations communes aux eaux sulfurées sodiques, mais leur emploi révèle une caractéristique particulière. M. Le Bret, ancien inspecteur de Barèges, dit que : « la source Barzun, dont les propriétés se rapprochent beaucoup de celles de Saint-Sauveur, sert comme un correctif de l'emploi des eaux de Barèges (*le Tambour*) » (1). Celles-ci se distinguent en effet parmi leurs congénères par l'énergie de leurs actions. D'un autre côté, Barzun possède à un degré plus déterminé que Saint-Sauveur les appropriations générales de la médication sulfureuse. Suivant M. Armieux, la source *Barzun* exerce une action générale tonique et sédative à un haut degré du système nerveux ; son action élective locale se porte principalement sur la peau et les muqueuses, et plus spécialement sur les altérations des voies respiratoires et des organes génito-urinaires. Et c'est à sa richesse en azote qu'elle devrait ses propriétés sédatives (2).

(1) Le Bret, *Manuel médical des eaux minérales*, 1874.
(2) Armieux, *Annales de la Société d'hydrologie médicale de Paris*. 1882, t. XXVII.

## EAUX-BONNES (BASSES-PYRÉNÉES).

Altitude, 748m. — Température, de 22 à 32°.

### *Analyse de Filhol.*

| | gr. |
|---|---|
| Sulfure de sodium | 0.0214 |
| — de calcium | traces |
| Chlorure de sodium | 0.2640 |
| Sulfate de soude | 0.0277 |
| — de chaux | 0.1644 |
| — de magnésie | traces |
| Silicate de soude | traces |
| Borate de soude | traces |
| Ammoniaque | 0.0005 |
| Iodure de sodium | traces |
| Phosphate de chaux | traces |
| — de magnésie | traces |
| Fer | traces |
| Matière organique | 0.0480 |
| Silice | 0.0500 |
| Fluorure de calcium | traces |
| | 05760 |

### *Analyse de Garrigou.*

| | gr. |
|---|---|
| Soufre à l'état d'acide hydrosulfurique libre | 0.0017 |
| — — et formant un sulfhydrate de sulfure de calcium | 0.0025 |
| Soufre à l'état d'hyposulfite | 0.0003 |
| — — de monosulfure alcalin | 0.0012 |
| — — de bisulfure alcalin | 0.0066 |

| | gr. |
|---|---|
| Soufre total par la sulfhydrométrie | 0.008 |
| — par la pesée directe | 0.012 |

| | |
|---|---|
| Acide carbonique | 0.0027 |
| — sulfurique | 0.1087 |
| — silicique | 0.0471 |
| — phosphorique | 0.0005 |
| — nitrique | quantité sensible |
| — borique | id. |
| Chlore | 0.1067 |
| Iode | 0.0007 |
| Sodium | 0.1295 |
| Potassium | 0.0063 |
| Lithium | 0.0086 |
| Cœsium | traces douteuses |
| Rubidium | traces |
| Ammoniaque | 0.0003 |
| Calcium | 0.0297 |
| Strontium | traces sensibles |
| Barium | id. |
| Magnésium | 0.00026 |
| Aluminium | 0.00002 |
| Glucine | traces distinctes |
| Fer | 0.0002 |
| Manganèse | 0.0002 |
| Nickel | traces |
| Cobalt | id. |
| Zinc | 0.0003 |
| Cuivre | 0.0002 |
| Plomb | 0.0002 |
| Antimoine | traces |
| Étain | id. |
| Arsenic | 0.0001 |
| Matière organique dyalisable | 0.01575 |
| Matière non dyalisable | 0.04131 |
| Eaux d'hydratation des sels (oxygène, uni aux métaux) | 0.07865 |
| | 059020 |

*Analyse de Willm, 1879.*

| | S. *Vieile.* | S. d'*Orlech.* |
|---|---|---|
| | gr. | gr. |
| Hyposulfite de soude | 0.0080 | |
| Sulfhydrate d'ammonium | 0.0054 | 0.0015.5 |
| — et sulfure de sodium | 0.0098 | 0.0141 |
| Carbonate de calcium | 0.0120 | 0.0072 |
| Silice | 0.0625 | 0.0670 |
| Sulfate calcique | 0.1401 | 0.1568 |
| — sodique | 0.0479 | 0.0421 |
| Chlorure de sodium | 0.2665 | 0.2775 |
| — de potassium | 0.0216 | 0.0222 |
| — de lithium | 0.0005 | 0.0007 |
| — de magnésium | 0.0012 | 0.0020 |
| Bromure de sodium | 0.0040 | 0.0031 |
| Matière organique | 0.0210 | 0.0220 |
| | 0.6005 | 0.6162.5 |
| Résidu observé | 0.5990 | 0.6210 |

On ne prend presque pas de bains aux Eaux-Bonnes, ce qui paraît tenir à la fois et au genre d'affections que l'on traite spécialement près de cette station, et à la faible quantité d'eau minérale dont on a disposé jusqu'ici. Nous devons ajouter qu'un plan général d'amélioration est arrêté et actuellement en cours d'exécution.

La spécialité thérapeutique des Eaux-Bonnes se concentre presque entièrement aujourd'hui dans le traitement des maladies de l'appareil respiratoire. Elle se rattachait non moins exclusivement, avant Bordeu, au traitement des plaies d'armes à feu, *eau d'arquebusade*.

Les développements dans lesquels j'entrerai au chapitre consacré au traitement de la phthisie pulmonaire s'appliquent spécialement aux Eaux-Bonnes. J'insisterai seulement sur leurs propriétés excitantes parfaitement exposées par Andrieu (1), et qui rapportent très directement leur indication aux individus de constitution molle, lymphatique, atonique, et aux cas où la marche ou les circonstances de la maladie n'ont rien à redouter de pareilles qualités.

L'altitude élevée de cette station, et le contraste qui en résulte pour un grand nombre d'individus habitant des régions basses et humides, séjour habituel de la phthisie, doivent encore être pris en considération, et nous paraissent une condition peu favorable à la grande majorité des phthisiques.

C'est parce que l'on néglige trop souvent ce point de vue, pour

(1) *Essai sur les Eaux-Bonnes*, 1847.

s'en tenir à la préoccupation exclusive de la *période* de la tuberculose, que l'on voit si souvent le traitement thermal suivi aux Eaux-Bonnes déterminer une aggravation de la maladie et une accélération frappante dans sa marche. C'est également faute de porter une attention suffisante à l'indication dominante, et par suite aux contre-indications qui en découlent, que l'on observe souvent aux Eaux-Bonnes des hémoptysies, auxquelles je ne crois pas que ces eaux, lorsqu'elles sont appliquées opportunément, disposent plus que d'autres.

Quant à la portée curative des Eaux-Bonnes dans la phthisie, je n'ai pas à m'expliquer ici à ce sujet. Ce serait seulement le lieu de rechercher si elles sont réellement plus efficaces que d'autres dans le traitement de cette maladie. Il serait difficile de répondre à cette question, aucun travail comparatif n'étant venu confirmer ce qui n'est peut-être qu'une affaire de tradition. Mais j'ajouterai qu'il faut se garder de confondre de bonnes conditions d'application, certainement inhérentes à ces eaux, avec une spécialité d'action qui les ferait exclusivement dominer dans les traitements de ce genre.

Il ne faut pas non plus concentrer dans le traitement de la phthisie les applications utiles des Eaux-Bonnes. Toutes les affections catarrhales de l'appareil respiratoire, lorsque surtout elles se rattachent aux circonstances constitutionnelles que nous avons définies, trouvent dans ces eaux un traitement salutaire.

Il me paraît certain aussi qu'un plus grand développement donné aux modes d'administration externe ramènerait près de ces eaux l'ancienne pratique qui les faisait rechercher dans les affections chirurgicales et dans certaines dermatoses. Si Barèges les a remplacées à ce sujet, ne trouverait-on pas des cas où les Eaux-Bonnes conviendraient aussi bien, ou mieux encore ?

## CADÉAC (Hautes-Pyrénées).

Température, de 12 à 15°,55

Ces eaux, dépourvues de thermalité et dont le débit n'est pas très considérable, présentent une particularité, au moins la source *Principale* : c'est qu'au sortir du griffon elle montre une teinte jaunâtre prononcée qui ne tarde pas à devenir lactescente, ce qui doit être attribuée à la présence d'un polysulfure et de soufre divisé.

La sulfuration des quatre sources de cette station est de 0 gr. 0237 à 0,0772 (Gintrac). On y a reconnu qualitativement la présence de sulfure de sodium, de sulfate de soude, de chlorure sodique et de silice.

Il y a deux établissements convenablement installés.

## CAUTERETS (Hautes Pyrénées).

Altitude, de 932 à 1147m. — Température, de 24 à 56°.

On compte 24 sources que l'on peut diviser ainsi qu'il suit, pour ne mentionner que les principales.

*Sources de l'est ou du nord.*

| | Température. |
|---|---|
| César nouveau | 59°50 |
| Espagnols | 48°00 |
| Pauze vieux | 45°00 |
| Bruzaud | » |
| Rieumizet | 24°, 30 et 25°35 |
| César vieux | » |

*Sources de l'ouest et du centre.*

| | |
|---|---|
| La Raillère | 35 à 38°00 |

*Sources du midi.*

| | |
|---|---|
| Petit-Saint-Sauveur | 33°75 |
| Source du Pré | 47°70 |
| Source du Bois | 40°80 et 47°10 |
| Mauhourat | 49°80 |
| Source aux Yeux | 31° |
| Source des Œufs | de 45 à 60° |

Ces sources se partagent en plusieurs établissements qui sont :

1° Les *thermes des Œufs*; 2° le *grand établissement* (sources de *César* et des *Espagnols*); 3° *le Rocher-Rieumizet; 4° Pauze vieux; 5° Pauze nouveau; 6° la Raillère; 7° le Petit-Saint-Sauveur; 8° le Pré; 9° le Bois.*

Cette multiplicité de sources, toutes douées d'une constitution et de propriétés de nuances variées, assigne à la station de Cauterets un caractère particulier, qu'elle partage seulement avec Luchon. Je ne pourrai que résumer les particularités, soit hydrologiques, soit médicales, qui permettent d'y réaliser presque toutes les applications de la médication sulfureuse.

Voici les analyses les plus récentes des principales sources :

| | *César.* | *La Raillère.* | *Mauhourat.* | *Les Œufs.* | *Pet S. Sauveur* |
|---|---|---|---|---|---|
| | gr. | gr. | gr. | gr. | gr. |
| Soufre | 0.0099 | 0.0072 | 0.0057 | 0.00456 | 0.0060 |
| Chlore | 0.0436 | 0.0365 | 0.0484 | 0.0522 | 0.0225 |
| Iode | traces | traces | traces | traces | — |
| Fluor | — | — | — | — | — |
| Acide carbonique | — | — | — | — | 0.0002 |
| — sulfurique | 0.0050 | 0.0260 | 0.0089 | 0.0062 | 0.0098 |
| — silicique | 0.0581 | 0.0655 | 0.0571 | 0.0585 | 0.0562 |
| — borique | traces | traces | traces | traces | — |
| — phosphorique | — | — | — | — | — |
| Potasse | — | — | — | — | 0.0022 |
| Soude | 0.0882 | 0.0693 | 0.0826 | 0.0873 | 0.0629 |
| Chaux | 0.0152 | 0.0124 | 0.0159 | 0.0112 | 0.0061 |
| Magnésie | 0.0021 | 0.0002 | 0.0003 | traces | traces |
| Oxyde de fer | 0.0002 | traces | 0.0002 | 0.0004 | traces |
| Matière organique | 0.0450 | 0.0350 | 0.0460 | 0.0432 | sensible |
| Lithine, ammoniaque, alumine, cuivre, manganèse, nickel, cobalt, zinc, plomb, arsenic | | | | — | traces |
| | gr. | gr. | gr. | gr. | gr. |
| | 0.2672 | 0.2521 | 0.2621 | 0.2685 | 0.1635 |
| | (Filhol) | (Filhol) | (Filhol) | (Filhol) | (Garrigou) |

Le docteur Duhourcau a dressé le tableau suivant exprimant, pour quelques sources prises au griffon, la quantité de sulfure de sodium et de sel alcalin représentée en carbonate de soude.

| | Sulfure de sodium | Carbonate de soude |
|---|---|---|
| | gr. | gr. |
| César | 0.02310 | 0.0398 |
| Les Espagnols | 0.02090 | 0.0423 |
| Pauze vieux | 0.01300 | 0.0450 |
| Le Rocher | 0.01460 | 0.0424 |
| La Raillère (buvette) | 0.01695 | 0.0390 |
| Petit Saint-Sauveur | 0.01302 | 0.0370 |
| Le Pré | 0.01280 | 0.0411 |
| Mauhourat | 0.01050 | 0.0380 |
| Le Bois | 0.01050 | 0.0451 |
| Les Œufs | 0.01490 | 0.0387 |

Les eaux de Cauterets, eaux riches en silice, s'altèrent assez rapidement. Elles dégagent peu d'hydrogène sulfuré, leur altération consistant dans la transformation du sulfure en sulfite et en hyposulfite. Elles diffèrent beaucoup entre elles : mais leur facilité respective d'altération est plus importante à considérer que les nuances diverses de leur constitution.

Les eaux de Cauterets peuvent être considérées comme plus sédatives ou moins excitantes que la généralité des sulfurées sodiques de la région, en laissant de côté les sources des Pyrénées-Orientales.

*César* et *les Espagnols* sont les plus sulfureuses et les moins altérables; ce sont elles qui présentent les actions les plus excitantes et les propriétés les plus altérantes.

*Bruzaud* et le *Petit-Saint-Sauveur* sont plus sulfitées que sulfurées.

La *Raillère* contient plus de silice, de sulfate de soude, et moins de sels alcalins que les autres sources.

Grâce à la multiplicité et à la variété de ses sources, Cauterets paraît répondre à toutes les indications de la médication sulfureuse. On connaît l'appropriation spéciale de la *Raillère* aux affections de l'appareil respiratoire. Les *Espagnols* et *César* conviennent aux sujets lymphatiques ou scrofuleux, comme aux formes torpides du rhumatisme. *Mauhourat* est très salutaire aux dyspeptiques. Les sources *désulfurées* sont sédatives. Il y a donc là les éléments d'une vaste médication, qui résume en réalité la médication sulfureuse par la combinaison des éléments dont elle se compose.

## CHALLES (SAVOIE.)

Altitude, 270m. — Température, 10°5.

| | | Source *Principale*. | *Petite source*. |
|---|---|---|---|
| Titre sulfhydrométrique | | 0,2054 à 0,2127 (soufre) | 0,00337 |
| Gaz carbonique (par ébullition pendant le dépôt des carbonates) | | 0gr.0675 | » |
| Azote | | 124cc | » |
| Dépôt | Carbonate de calcium | 0gr.0772 | 0gr.1325 |
| | Carbonate de magnésie | 0.0496 | 0.0206 |
| Principes restés dissous | Silice | 0.0227 | 0.0232 |
| | Alumine | 0.0059 | |
| | Sulfhydrate de sodium | 0.3594 | 0.0059 |
| | Carbonate de sodium | 0.5952 | 0.1146 |
| | Sulfate de sodium | 0.0638 | 0.1557 |
| | Chlorure de sodium | 0.1554 | 0.0232 |
| | Bromure de sodium | 0.00376 | » |
| | Iodure de sodium | 0.01235 | 0.0080 |
| | Total par litre | 1.21851 | 0.3306 |
| | Total général | 1.34531 | 0.4837 |

(WILLM, 1878.)

Ces eaux présentent une constitution toute particulière. Leur richesse en soufre et en iode, la proportion du bicarbonate de soude et le chiffre de leur minéralisation totale les distinguent de toutes les autres sulfurées sodiques.

L'absence de thermalité et surtout leur faible débit (4,800 litres pour la *source Principale*) ne permettent guère de les employer en bains; mais elles constituent une médication interne d'une grande énergie. Elles possèdent en outre une stabilité remarquable, pourvu qu'elles soient maintenues à l'abri du contact de l'air. M. Willm a retrouvé, dans des bouteilles fermées par un liège et conservées depuis vingt ans, 0 gr. 203 et 0 gr. 185 de soufre, et très peu d'hyposulfite. Elles représentent donc, après la transportation, une médication sulfureuse et iodée très active. On a coutume de combiner leur usage interne avec l'emploi balnéothérapique des eaux d'Aix. Mais ceci ne saurait précisément remplacer leur usage sur place. Elles résument d'une manière toute spéciale les indications combinées du soufre et de l'iode.

### EAUX-CHAUDES (Basses-Pyrénées).

Altitude, 680m. — Température de 10,5 à 36°,4.

| | Sources *Clot* | *Esquirette* |
|---|---|---|
| | gr. | gr. |
| Soufre | 0.003325 | 0.003753 |
| Acide chlorhydrique | 0.0561 | 0.0556 |
| — sulfurique | 0.0811 | 0.0807 |
| — silicique | 0.0550 | 0.0546 |
| — carbonique | 0.0048 | 0.0048 |
| — iodhydrique | traces | traces |
| — borique | douteux | douteux |
| Potasse | 0.0079 | 0.0071 |
| Soude | 0.0922 | 0.0920 |
| Chaux | 0.0284 | 0.0280 |
| Ammoniaque et lithine | indices | indices |
| Magnésie et alumine | — | — |
| Oxyde de fer | — | — |
| Matière organique | indiquée | indiquée |
| | 0.329125 | 0.326553 |

(Mialhe et Lefort, 1866.)

Ces eaux qui, malgré leur nom, n'offrent qu'une température moyenne, sont abondantes et situées dans une gorge sauvage et retirée, et possèdent un très bel établissement thermal, où l'on trouve une vaste piscine et un aménagement complet en douches, bains de vapeur, etc. La proximité des Eaux-Bonnes (elles en sont distantes de 3 kilomètres) permet de combiner ensemble la médication surtout interne de ces dernières, avec les agents balnéothérapiques multipliés aux *Eaux-Chaudes*.

Ces eaux semblent se rapprocher de celles de Saint-Sauveur, pour la manière dont elles sont tolérées par les personnes très excitables, et dans les maladies nerveuses et utérines. Ces dernières trouvent en effet dans les *Eaux-Chaudes*, alors qu'elles réclament les eaux sulfureuses, une médication très appropriée et plus active peut-être qu'à *Saint-Sauveur*.

Il y a sept sources. Les plus employées en boisson sont celles de *Baudot*, de l'*Esquirette* et du *Rey*. L'*Esquirette*, le *Clot* et le *Rey* alimentent spécialement les bains et les douches.

Les rhumatismes chroniques, les dermatoses, les accidents attribués à la syphilis larvée, aux empoisonnements métalliques, peuvent être traités avec succès (Izarié). C'est surtout, d'après Astrié, aux rhumatismes nerveux et aux affections dartreuses facilement excitables qu'elles conviennent.

## LES ESCALDAS (Pyrénées-Orientales).

Température de 17,15 à 42°,5

| | *Source Colomer* (46°) | *Source Merlat* |
|---|---|---|
| | gr. | gr. |
| Carbonate de soude | 0.0274 | 0.0479 |
| — de potasse | 0.0117 | — |
| — de chaux | 0.0013 | 0.0064 |
| — de magnésie | 0.0005 | — |
| Sulfure de sodium | 0.0333 | indét. |
| Sulfate de soude | 0.0181 | 0.0945 |
| — de chaux | 0.0003 | — |
| Chlorure de sodium | 0.0364 | 0.0218 |
| Acide silicique | 0.0390 | 0.0261 |
| Glairine ou Barégine | 0.0075 | 0.0261 |
| Perte | — | 0.0070 |
| | 0.1445 | 0.2298 |

(Anglada.)

D'après M. Roux, la source *Colomer* contiendrait 0 gr. 0186, et la source *Merlat* 0 gr. 155 de sulfure de sodium.

Dix sources. Eaux très abondantes, comme dans la plupart des sources de cette région. Installation thermale très complète; applications communes des eaux sulfureuses.

### GUAGNO (SAINT-ANTOINE DE) (Corse).

Température de 37 et 50 à 52°.

Deux sources : *Grande* et *Petite source*.

| | |
|---|---|
| | lit. |
| Acide carbonique | 0.033 |
| | gr. |
| Carbonate de soude | 0.087 |
| — de chaux | 0.043 |
| — de magnésie | 0.033 |
| Sulfure de sodium | 0.106 |
| Sulfate de soude | 0.113 |
| Sulfate de chaux | 0.148 |
| — d'alumine | 0.023 |
| Azotate de potasse | 0.019 |
| Chlorure de sodium | 0.242 |
| Acide silicique | 0.048 |
| Glairine | 0.072 |
| Perte | 0.027 |
| (Poggiale.) | 0.961 |

Hôpital thermal militaire, destiné aux malades de l'Algérie et des divisions militaires les plus rapprochées.

Les eaux de Guagno sont surtout usitées dans les maladies de la peau et les suites de blessure. Elles ne sont point recommandées dans la scrofule et dans la syphilis (Collin).

### LUCHON (Haute-Garonne).

Altitude, 628m. — Température de 17 à 66°.

| | *Grotte supérieure* | *La Reine* | *Blanche* |
|---|---|---|---|
| Acide sulfhydrique libre | traces | traces | traces |
| Carbonate de soude | — | — | — |
| Sulfure de sodium | 0gr.0314 | 0gr.0550 | 0gr.0338 |
| — de fer | 0.0027 | 0.0028 | 0.0011 |
| — de manganèse | 0.0013 | 0.0033 | traces |
| — de cuivre | traces | traces | — |
| Sulfate de potasse | 0.0059 | 0.0087 | 0.0038 |
| — de soude | 0.6082 | 0.0222 | 0.0610 |
| — de chaux | — | 0.0323 | traces |
| Hyposulfite de soude | traces | traces | — |
| Chlorure de sodium | 0.0723 | 0.0674 | 0.0500 |
| Iodure de sodium | traces | traces | traces |
| Acide silicique | 0.0103 | — | 0.0105 |
| Silicate de soude | 0.0094 | — | traces |
| — de chaux | 0.0376 | 0.0118 | 0.0759 |
| — de magnésie | 0.0057 | 0.0083 | 0.0067 |
| — d'alumine | 0.0109 | 0.0274 | 0.0101 |
| Alumine | — | traces | — |
| Phosphate | traces | — | — |
| Matière organique | indét. | — | indét. |
| | 0.2557 | 0.2671 | 0.2529 |

(Filhol, 1853.)

Ces trois analyses suffisent pour donner une idée générale de la constitution des eaux de Luchon.

Il ne m'est pas permis de les multiplier davantage. Soixante dix-sept griffons d'eau sulfureuse forment, par leur groupement en neuf sources principales, dit M. Filhol, la série d'eaux de ce genre la plus belle et la plus complète qui soit connue.

J'indique la température et la teneur en soufre des principales sources ou des groupes dans lesquels elles se réunissent.

| Sources. | Température. | Sulfure de sodium. | Carbonates et silicates alcalins. |
|---|---|---|---|
| Richard inférieure | 31° | 0.546 | 0.0350 |
| Grotte inférieure | 52°2 | 0.0522 | 0.0315 |
| Source des Romains | 49°2 | 0.0588 | — |
| Ferras inférieure (2 griffons) | 34°8 et 37°8 | — | — |
| Richard supérieure | 50°4 | 0.0475 | 0.0417 |
| Azemar | 53°1 | 0.0497 | 0.0379 |
| Reine | 55°8 | 0.0567 | 0.0284 |
| Bayen | 65° | 0.0770 | 0.0308 |
| Grotte supérieure | 57° | 0.0465 | 0.0255 |
| Blanche (2 griffons) | 39°1 et 47°2 | 0.0368 | 0.0168 |
| Ferras supérieure | 34° | — | — |
| Etigny (2 griffons) | 48°3 et 30° | 0.0356 | — |
| Froide | 17°1 | — | — |
| La Chapelle | 38°7 | 0.0521 | 0.0160 |
| Bosquet | 36°8 à 44° | 0.0521 | 0.0346 |
| Sengez | 42° | 0.0690 | 0.0323 |
| Bordeu | 53°6 | 0.0715 | 0.0209 |
| Pré griffon n° 1 | 62°9 | 0.0491 | — |
| — n° 2 | — | 0.0356 | — |
| — n° 3 | — | 0.0588 | — (1) |

L'extrême variété de ces sources permet d'imprimer au traitement les formes et les applications les plus variées. Certaines sources jaunissent par la transformation du sulfure de sodium en polysulfure; d'autres voient le soufre s'y précipiter sous une forme émulsive et les blanchir. Quelques-unes, exposées à l'air limité (dans des espaces qu'elles remplissent incomplètement), laissent volatiliser le soufre. Elles diffèrent non seulement pour la forme d'altération, mais pour le degré de stabilité du principe sulfureux. Mais la dégénérescence sulfitée s'y observe peu.

Les eaux de Luchon renferment en outre de la matière organique,

(1) Les températures sont empruntées à Rotureau *(Diction. encycl. des science médicales)*; les autres renseignements, à Candellé *(Manuel pratique de médecine thermale)*.

*la sulfuraire* de Fontan, une matière onctueuse en dissolution, *sulfurose* de Lambron, une substance organique concretée, *barégine* de Longchamps, *sulfurine* de Lambron.

L'établissement thermal est installé sur un mode grandiose et d'une façon très complète. Outre des buvettes multipliées, on y trouve des piscines, un bassin de natation, et tous les appareils de la balnéothérapie. Les installations d'inhalation y laissent seules quelque chose à désirer.

Il paraît difficile d'assigner une caractéristique particulière à la station de Luchon, comme à celle de Cauterets. Elle représente précisément à un trop haut degré toutes les applications de la médication sulfureuse pour qu'il y ait lieu de lui attribuer des spécialisations très précises sur ce terrain. Les applications les plus énergiques lui appartiennent, et en même temps les moyens de les atténuer. Cependant on n'y retrouve pas de représentations précises, ni des eaux polysulfurées de Barèges, ni de la source *vieille* de Bonnes, ni de la *Raillère* de Cauterets. Mais on y rencontre des eaux *blanches*, dont on ne retrouve guère les analogues qu'à Ax et à Cadéac.

C'est surtout dans les dermatoses, les rhumatismes, la syphilis, que les eaux de Luchon doivent être recherchées. On peut y ajouter une foule d'états de santé vagues, entés sur un lymphatisme constitutionnel ou une débilité acquise. Bien que les affections des voies respiratoires rencontrent à Luchon toutes les ressources inhérentes à la médication sulfureuse, il faut reconnaître cependant que cette spécialisation est, à tort ou à raison, attirée davantage vers d'autres stations.

Lambron a exposé de la manière suivante la part que les différentes sources de Luchon ont à prendre dans les différentes formes de la médication qu'elles fournissent :

A. *Ferras* et *Bosquet*, sources *douces* et à *sulfuration légère*. Leur action douce les fait plus particulièrement employer au début du traitement balnéaire.

B. La *Blanche*, source *douce* avec du *soufre en suspension*. L'eau des bains est laiteuse : c'est une véritable émulsion de soufre en nature. Cet état particulier du principe sulfureux est souvent très utile chez certaines personnes nerveuses, et dans quelques affections de la peau.

C. *Bosquet* et *Bordeu*, sources *douces* et à *sulfuration moyenne*. Par suite de la décomposition de leur monosulfure de sodium, elles renferment beaucoup d'acide sulfhydrique qui leur donne une action calmante et sédative.

D. *Richard supérieure* et *Richard inférieure*, sources à *sulfuration forte sans action excitante* marquée. Plus particulièrement appliquées aux affections rhumatismales et aux maladies de la peau.

E. *Grotte supérieure* et *Grotte inférieure*, sources *légèrement excitantes* et à *sulfuration forte*. Les deux actions principales des eaux sulfureuses, *excitation* et *sulfuration*, se trouvent ici réunies.

F. La *Reine*, source *très excitante*, quoique à *sulfuration moyenne*. Cette source est très énergique.

On peut dire que c'est l'herpétisme qui est l'action dominante des eaux de Luchon, en ajoutant qu'elles sont d'autant plus indiquées que la constitution se rapproche davantage du lymphatisme et de la scrofule. Il faut signaler principalement l'ecthyma, l'impétigo, l'acné, lorsqu'il n'est pas trop ancien, l'eczéma et l'herpés très chroniques, et le psoriasis.

## MARLIOZ (SAVOIE).

Altitude, 250m. — Température, 14°.

| | gr. |
|---|---|
| Carbonate de soude | 0.1923 |
| Sulfhydrite de sodium | 0.0295 |
| Sulfate de soude | 0.2031 |
| — de chaux | 0.0605 |
| Chlorure de magnésium | 0.0640 |
| Iodure de sodium | 0.0015 |
| Silice | 0.0260 |
| Alumine | 0.0024 |
| | 0.6393 |

(WILLM, 1879.)

Il y a un établissement balnéaire; mais cette station peut être considérée comme une dépendance d'Aix, dont elle n'est distante que de deux kilomètres. Elle prête à la vaste balnéothérapie d'Aix une médication sulfureuse plus effective pour l'usage interne et pour l'inhalation. Celle-ci a été instituée, comme à Allevard, d'après le principe de la désulfuration de l'eau minérale par la division.

## MOLITG (Pyrénées-Orientales).

Température de 21 à 37°,9.

| Sources | Llupia | Barrère | Mamet |
|---|---|---|---|
| | gr. | gr. | gr. |
| Soufre | 0.0062 | 0.0062 | traces |
| Acide sulfurique | 0.0216 | 0.0243 | 0.0299 |
| — carbonique | 0.0369 | 0.0209 | 0.0528 |
| — phosphorique | traces | traces | 0.0001 |
| — silicique | 0.0474 | 0.0167 | 0.0501 |
| — nitrique | abondant | 0.0151 | abondant |
| Chlore | 0.0128 | 0.0143 | 0.0120 |
| Soude | 0.1034 | 0.0733 | 0.0926 |
| Potasse | 0.0041 | 0.0048 | 0.0044 |
| Lithine | tr. nettes | tr. nettes | 0.00018 |
| Ammoniaque | traces | traces | traces |
| Chaux | 0.0013 | 0.0067 | 0.0010 |
| Strontiane | traces | traces | traces |
| Magnésie | 0.00029 | 0.0055 | 0.00024 |
| Fer | traces | 0.0008 | traces |
| Alumine, Zinc, Manganèse, Cuivre, Plomb, Arsenic | traces | traces | traces |
| Matière organique | abondante | | |

Le soufre est à l'état de monosulfure alcalin et d'acide sulfhydrique.

(Garrigou, 1877.)

Ces eaux contiennent en outre une grande proportion de matière organique (Baré), à laquelle elles doivent une onctuosité particulière et sans doute le nom de *Bains de délices*, dont on les a gratifiées.

L'établissement thermal est bien installé, et de manière à se prêter à toutes les applications de la médication sulfureuse, douches et inhalations.

Ce qu'il importe cependant de faire ressortir, c'est la spécialisation de ces eaux dans le traitement des dermatoses. Elles sont, propres à répondre aux indications générales de la médication sulfureuse dans les maladies de la peau. Mais elles se prêtent, dans les dermatoses irritatives, secrétantes en particulier, à des tolérances que l'on ne peut guère s'attendre à rencontrer dans la généralité des stations sulfurées. C'est là le sujet le plus intéressant des applications des eaux de Molitg. Il est, en particulier, un grand nombre d'eczémas qui, ou par leur rapprochement de l'acuité ou par leur imminence habituelle d'acuité, paraissent ne pouvoir trouver que là le moyen de réaliser une médication sulfureuse.

## OLETTE (Pyrénées-Orientales)

Altitude, 584m. — Température de 17 à 18°.

| | Sources d'André | Cascade | Saint-Louis | Buvette |
|---|---|---|---|---|
| | gr. | gr. | gr. | gr. |
| Sulfure de sodium | 0.02829 | 0.03010 | — | 0.012 |
| Potasse | 0.00821 | 0.00940 | 0.007 | 0.006 |
| Soude | 0.03542 | 0.03841 | — | 0.030 |
| Chaux | 0.00813 | 0.00733 | — | 0.011 |
| Carbonate de soude | 0.04785 | 0.03842 | 0.032 | 0.031 |
| — de chaux | — | — | 0.020 | — |
| Sulfate de soude | 0.06500 | 0.06200 | 0.070 | 0.068 |
| — de magnésie | — | — | 0.008 | — |
| — de chaux | — | — | 0 019 | 0.007 |
| Chlorure de sodium | 0.03160 | 0.03200 | 0.036 | 0.033 |
| Silice | 0.14300 | 0.16400 | 0.078 | 0.100 |
| Alumine, fer, magnésie, iode | 0.03000 | 0.04200 | — | — |
| Alumine, iode, acide borique, fer, manganèse, cuivre | — | — | 0.030 | 0.030 |
| Composé azoté | 0.03400 | 0.03600 | 0.010 | 0.022 |
| | 0.43150 | 0.45966 | 0.310 | 0.350 |

(Bouis, 1852-1857.)

Cette station est tout à fait remarquable par l'extrême abondance de ses eaux et la thermalité considérable de la plupart de ses émergences.

On y compte 38 sources principales fournissant plus de 1 million 772,000 litres, outre un grand nombre de griffons négligés. On les a divisées en trois groupes : de *Saint-André*, de *l'Excalada* et de *la Cascade*.

Ces eaux sont très riches en silice, et aussi en matières organiques. Très altérables, elles déposent du soufre, et les sources qu'elles alimentent subissent différemment la dégénérescence sulfitée. Il y a donc là tous les éléments d'une médication très développée et très variée. Il s'en faut que les installations balnéothérapiques répondent encore à cette richesse thermale incomparable.

M. Puig a publié des observations intéressantes sur la médication d'Olette. Ces observations portent spécialement sur des rhumatismes nerveux, gastralgies, névroses générales, ophthalmies scrofuleuses, affections dartreuses et catarrhes urinaires.

### PIETRAPOLA (Corse)

Température de 43 à 57°.

| | gr. |
|---|---|
| Bicarbonate de chaux ou de magnésie | 0.200 |
| Carbonate, silicate et sulfate de soude | 0.080 |
| Sulfure de sodium | 0.021 |
| Chlorure de sodium | 0.060 |
| Sel de potasse | traces sensibles |
| Acide silicique et glairine | 0.020 |
| | 0.381 |

(O. Henri.)

Dix sources rapprochées, abondantes et variées. Ces eaux paraissent appartenir à la catégorie des eaux sulfureuses peu excitantes. Elles sont recommandées en effet dans les états névropathiques, l'hystérie, le rhumatisme nerveux, les manifestations éréthiques de la scrofule (Carlotti).

### LA PRESTE (Pyrénées-Orientales)

Température de 37 à 44°,60.

Quatre sources.

Source d'*Apollon*. — Température, 44°,60.

| | gr. |
|---|---|
| Sulfure de sodium | 0.0127 |
| Glairine | 0.0103 |
| Carbonate de soude | 0.0397 |
| — de potasse | traces |
| — de chaux | 0.0009 |
| — de magnésie | 0.0002 |
| Sulfate de soude | 0.0206 |
| — de chaux | 0.0007 |
| Silice | 0.0014 |
| Chlorure de sodium | 0.0421 |
| Perte | 0.0051 |
| | 0.1337 |

(Anglada.)

Il y a un établissement thermal.

Ces eaux offrent une onctuosité remarquable.

M. Filhol fait remarquer que « telle que les malades l'emploient, l'eau de la Preste est fortement dégénérée, et plutôt alcaline que sulfureuse. »

Est-ce à cette circonstance qu'il faut attribuer la notoriété de ces eaux dans le traitement des affections catarrhales des voies urinaires? Ce qu'il y a de certain, c'est qu'elles paraissent réussir parfaitement dans les catarrhes douloureux de la vessie, dans les névroses de cet organe, dans les néphrites chroniques douloureuses. On les emploie, en outre, dans les affections catarrhales de l'appareil pulmonaire, dans les dermatoses, sèches en particulier, dans le rhumatisme. Cependant il faut savoir que l'appropriation des eaux de la Preste aux affections urinaires repose plutôt sur une ancienne notoriété que sur des déterminations cliniques très précises.

## SAINT-SAUVEUR (Hautes-Pyrénées)

Altitude, 770m. — Température, 22 et 34°.

| | Sources *des Dames* (34°) | *Hontalade* (22°) |
|---|---|---|
| | gr. | gr. |
| Sulfure de sodium | 0.0218 | 0.0199 |
| Chlorure de sodium | 0.0695 | 0.0780 |
| Sulfate de soude | 0.0400 | 0.0430 |
| Silicate de soude | 0.0704 | 0.0701 |
| — de chaux | 0.0062 | 0.0054 |
| — de magnésie | 0.0031 | 0.0028 |
| — d'alumine | 0.0070 | 0.0060 |
| Matière organique | 0.0320 | 0.0310 |
| Acide borique et iode | traces | traces |
| | 0.2500 | 0.2562 |

(Filhol, 1855.)

Le traitement de Saint-Sauveur est surtout un traitement balnéothérapique; bains et douches, locales ou générales, en sont la partie essentielle. La source des *Dames*, ou des *Bains*, y est spécialement consacrée, comme la source de *Hontalade*, à l'usage interne, bien que celle-ci alimente aussi un établissement balnéaire.

Ces eaux, comparées à celles qui les environnent, présentent une physionomie très particulière. Douces, peu excitantes, elles se prêtent surtout aux constitutions excitables, aux névroses et aux affections utérines. Leur constitution chimique ne saurait en rendre compte, car elles contiennent autant de sulfure que les bains moyens de Luchon, et le double de chlorures et de carbonates alcalins. Elles ne sont même pas riches en matières organiques onctueuses.

M. Caulet signale les témoignages d'une action élective très marquée des bains de Saint-Sauveur sur l'appareil utérin, dans l'apparition constante d'un écoulement hydrorrhéique tout particulier, et d'une dysmenorrhée spéciale, qui nécessite quelquefois l'interruption du traitement et l'emploi d'antiphlogistiques énergiques. La cure de Saint-Sauveur, dit-il, exerce dans l'appareil utéro-ovarien une action spéciale, organique, élective, action excitante à l'état normal et secondairement fluxionnante, qui justifie l'expression d'*utérine imprégnadère*, par laquelle Bordeu cherchait à la caractériser (1).

### LE VERNET (PYRÉNÉES-ORIENTALES).

Altitude, 620m. — Température de 34 à 57°,80.

Dix sources.

Source n° 2 du *Petit-Saint-Sauveur*

| | gr. |
|---|---|
| Sulfure de sodium | 0.0406 |
| Carbonate de soude | 0.0730 |
| — de potasse | traces |
| Sulfate de soude | 0.0270 |
| Chlorure de sodium | 0.0120 |
| Carbonate de chaux } | |
| — de magnésie } | 0.0040 |
| Sulfate de chaux } | |
| Silice | 0.0600 |
| Glairine ou barégine | 0.0110 |
| | 0.2276 |

(BOUIS, 1836.)

Source du *Torrent* ou de *la Providence*

| | gr. |
|---|---|
| Sulfure de sodium | 0.0420 |
| Sulfite de soude | 0.0050 |
| Sulfate de soude | 0.0225 |
| — de magnésie | 0.0035 |
| — de chaux | 0.0010 |
| Silicate de chaux | 0.0628 |
| Carbonate de soude | 0.0910 |
| — de potasse | 0.0100 |
| Carbonate de magnésie | 0.0020 |
| — de chaux | 0.0015 |
| Chlorure de sodium | 0.0160 |
| Fer et brome | traces |
| Alumine | 9.0010 |
| Glairine | 0.0150 |
| Iodure de potassium | 0.0001 |
| | 0,2734 |

(BURAN, 1853.)

Les sources dégagent de l'azote en quantité considérable. Elles ne sont pas également chargées de matière organique, et cette circonstance influe, dans une certaine mesure, sur leurs applications théra-

(1) *Annales de la Société d'hydrologie médicale de Paris*, t. XXIV, 1878-1879.

peutiques; les plus riches en ce sens (source *Eliza*) se trouvent moins excitantes et mieux tolérées que les autres (1).

Placée au pied du mont Canigou, et dominant une grande et fertile vallée, la station du *Vernet* est surtout remarquable par l'installation d'un séjour et d'un traitement d'hiver.

Il y a deux établissements distincts : celui des *Commandants*, et l'établissement *Mercader*.

Les eaux y sont très employées en inhalations. Outre les étuves isolées où les malades reçoivent directement les vapeurs provenant de la source sur laquelle est construit le *vaporarium*, on trouve des appartements où l'on peut respirer d'une manière habituelle une atmosphère douce et légèrement sulfureuse. Des conduits parcourus par l'eau thermale y entretiennent, l'hiver, une température égale.

Les eaux du Vernet se rapprochent beaucoup de celles d'Amélie pour les pratiques qui y sont usitées, et pour les applications que l'on en fait au traitement des affections de l'appareil respiratoire, catarrhales ou tuberculeuses. Nous ne sommes pas en mesure d'établir la distinction entre ces deux stations thermales, sous le rapport de cette thérapeutique spéciale, non plus que sous le rapport des autres médications qu'elles fournissent aux dermatoses, au rhumatisme, à la syphilis.

---

### 2e division. — *Eaux sulfurées calciques ou sulfhydriquées.*

L'origine de ces eaux paraît être la suivante : ce sont des eaux sulfatées calciques qui, passant à travers des terrains chargés de matières organiques, de la tourbe par exemple, s'y décomposent. L'oxygène des sulfates se combine avec les matières organiques, pour faire de l'acide carbonique et de l'eau. Il reste du sulfure de calcium. Une partie de l'acide carbonique formé déplace du sulfure, en formant du carbonate de chaux, et laisse en dissolution ou déplace l'hydrogène sulfuré. Il en résulte que ces eaux renferment habituellement de l'hydrogène sulfuré libre.

(1) Piglowski, *Quelques considérations sur l'emploi des eaux minérales du Vernet.* (*Moniteur des hôpitaux*, 1856, p. 806.)

Elles se distinguent donc des eaux sulfurées sodiques :

En ce que les bases, au lieu d'être de la soude, sont de la chaux;

En ce qu'elles renferment de l'hydrogène sulfuré libre, tandis que dans les autres, celui-ci ne se dégage qu'au contact de l'air.

Thérapeutiquement parlant, la différence paraît consister surtout dans la différence des bases; car les eaux sulfurées sodiques ne pouvant être utilisées hors du contact de l'air, on se trouve, dans ces deux cas, en présence d'hydrogène sulfuré libre.

Les autres différences sont celles-ci :

Que les eaux sulfurées calciques sont plus minéralisées, surtout en chlorure de sodium; — qu'elles renferment plus d'acide carbonique, et moins d'azote; — qu'elles sont généralement froides; — qu'elles renferment moins constamment et quelquefois pas de matières organiques.

Le mode de formation qui a été exposé plus haut se reproduit souvent artificiellement.

On sait qu'il suffit, dans une bouteille d'une eau sulfatée douce ou minérale, d'un fétu de paille pour dégager de l'hydrogène sulfuré. Il y a encore les eaux ou les sources qui deviennent passagèrement sulfureuses, au contact de l'air, par suite de la présence accidentelle de matières organiques.

La classe des eaux sulfurées sodiques est naturelle et formelle. Celle-ci ne l'est plus. Ce sont des eaux salines, *terreuses*, qui deviennent accidentellement sulfureuses.

La place que tiennent, dans l'histoire des eaux sulfurées, les travaux de Fontan, nous fait un devoir d'exposer ses principales opinions sur ce sujet.

La théorie de Fontan suppose que :

Dans les eaux sulfureuses *naturelles (sulfurées sodiques)*, le principe sulfureux se forme par composition ou réunion de ses éléments, dans la roche primitive où il n'existe pas de matières organiques.

Dans les eaux sulfureuses *accidentelles (sulfurées calciques)*, ce sont des sources d'origine saline (sulfatées) qui deviennent sulfureuses par leur décomposition, en passant au travers de substances organiques en putréfaction ou en décomposition, en général des tourbes.

Voici le tableau des caractères distinctifs de ces deux sortes d'eaux sulfureuses, tel qu'il a été dressé par Fontan (1) :

| *Eaux sulfureuses naturelles (sulfurées sodiques).* | *Eaux sulfureuses accidentelles (sulfurées calciques).* |
|---|---|
| 1. Terrains primitifs, ou limite des terrains primitifs et de transition. | 1. Terrains de transition, secondaires ou tertiaires. |
| 2. Isolées. | 2. Voisines de sources salines. |
| 3. Très peu de substances salines. | 3. Quantité notable de substances salines. |
| 4. Gaz azoté pur. | 4. Acide carbonique. Hydrogène sulfuré. Traces d'azote. |
| 5. Grande quantité de substances azotées en dissolution. | 5. Pas de substances azotées, ou à peine. |
| 6. A peine de sels calcaires ou magnésiens. | 6. Sels calcaires ou magnésiens, et chlorures. |
| 7. Sulfure ou sulfhydrate sodique. | 7. Sulfure de calcium ou sulfhydrate de chaux. |
| 8. Thermales, à moins que refroidies par des mélanges ou des circuits. | 8. Froides, à moins que réchauffées par des sources voisines. |

Pris dans leur ensemble, ces caractères distinctifs sont exacts : mais ils ont été trop systématisés par Fontan, et l'exactitude de ses assertions sur le voisinage constant de sources salines ou de dépôts organiques, et sur leur origine constante, paraît avoir été justement contestée. Ce que l'on a contesté surtout, c'est qu'il n'y ait, comme l'avait prétendu Fontan, d'eaux sulfurées sodiques que dans les Pyrénées; c'est sur ce point en particulier que l'on peu reprocher à cet habile observateur de s'être montré trop systématique.

Faut-il admettre une division distincte d'eaux *sulfhydriquées*, c'est-à-dire renfermant de l'acide sulfhydrique en dissolution, sans qu'on y ait rencontré de sulfures?

Je ne le pense pas. Il faut toujours que l'hydrogène sulfuré tenu en dissolution dans une eau minérale vienne de quelque part, d'un sulfure ou d'un sulfate. Mais il ne peut provenir d'emblée d'un sulfate, c'est-à-dire, sans que celui-ci se soit transformé en sulfure.

D'un autre côté, le sulfure de calcium n'existe en dissolution dans l'eau qu'hypothétiquement. Il n'est pas possible de l'y saisir : à mesure de sa formation, il se dissocie pour former de l'hydrogène sulfuré et du carbonate de chaux, à l'aide des éléments qu'il rencontre en contact avec lui.

Les sulfurées calciques sont donc toutes des sulfhydriquées, — et

(1) Fontan, *Recherches sur les eaux minérales des Pyrénées*, 2e édition, 1853.

les eaux sulfhydriquées sont toutes des sulfurées calciques qui ne doivent leur qualité qu'à la production transitoire, et jusqu'à un certain point théorique, de sulfure de calcium.

Les eaux que nous étudions en ce moment sont donc en même temps sulfurées calciques et sulfhydriquées.

## STATIONS SULFURÉES CALCIQUES

### AIX (SAVOIE)

Altitude, 250m. — Température, 45 et 46° 5.

| | | Source de *soufre* | Source *d'alun* |
|---|---|---|---|
| Hydrogène sulfuré libre | | 3mgr.37 | 3mgr.74 |
| Soufre à l'état d'hyposulfite | | 3mgr.84 à 4mgr.13 | 3mgr6.0 |
| Gaz acide carbonique | | 47cc.15 | 44cc.58 |
| Azote | | 13cc.03 | 12cc.5 |
| Carbonate calcique | 0.1894 | 0.1623 | |
| — magnésique | 0.0105 | 0.0176 | |
| — ferreux | 0.0010 | 0.0008 | |
| Silice | — | 0.0175 | |
| Total du dépôt par ébullition | | 0.2009 | 0.1983 |
| Silice | 0.0479 | 0.0365 | |
| Sulfate de chaux | 0.0928 | 0.0810 | |
| — de magnésie | 0.0735 | 0.0493 | |
| — de soude | 0.0327 | 0.0545 | |
| — d'alumine | 0.0081 | 0.0003 | |
| Chlorure de sodium | 0.0300 | 0.0274 | |
| Phosphate de chaux | 0.0076 | traces | |
| Total des principes restés dissous | | 0.2916 | 0.2461 |
| Total des principes fixes dosés | | 0.4925 | 0.4444 |

Matières organiques très variables.

| | | | | |
|---|---|---|---|---|
| Lithine | traces | 0.0050 | douteux | 0.0095 |
| Potassium | douteux | | traces | |
| Strontium | douteux | | douteux | |
| Iode | douteux | | traces | |

(WILLM.)

Cette station thermale est d'une grande importance, moins peut-être pour la qualité intrinsèque de ses eaux, que pour leur extrême abondance (1), leur température dont on y sait tirer un excellent parti, et le perfectionnement de leur aménagement et de leurs modes d'administration. Tel est même le développement donné à cette partie du traitement, qui comprend les douches, les étuves, le massage.

(1) Elles fournissent près de 3,000,000 de litres par 24 heures.

etc., que les qualités chimiques ou médicamenteuses de l'eau minérale semblent disparaître en grande partie devant un ordre tout différent de moyens d'action.

Les eaux d'*Aix* sont peu sulfurées. Il serait peut-être plus vrai de dire qu'elles perdent très rapidement leur principe sulfureux. Aussi déposent-elles beaucoup de soufre, et de l'acide sulfurique en quantité, lequel va se déposer en formant des sulfates sur les murailles, le fer, le bois qu'il rencontre, rongeant les étoffes.

L'établissement thermal est richement pourvu de douches et d'étuves de toute espèce. L'application de ces agents balnéothérapiques, usités à des températures élevées et sous des formes très énergiques, et maniés avec une grande habileté, caractérise surtout la médication représentée par les eaux d'Aix. On y a installé récemment des appareils d'inhalation et de humage. Mais on ne fait que très secondairement usage des eaux en boisson, et la station d'Aix pourrait être considérée jusqu'à un certain point comme fournissant surtout une médication hydrothérapique thermale. Ce qui veut dire que les propriétés médicamenteuses inhérentes à la constitution propre de ces eaux n'y joueraient qu'un rôle secondaire.

Il résulte de là que, lorsqu'on recherche une médication diathésique proprement dite, au sujet des affections catarrhales, dépendantes d'une disposition constitutionnelle, ou au sujet des dartres, ou de la scrofule, ce n'est pas en général aux eaux d'Aix, à titre d'eaux sulfureuses, qu'il conviendra de recourir.

Mais dans les rhumatismes de toutes sortes, dans les paraplégies rhumatismales, dans la syphilis, dans certaines formes purement externes de la scrofule, les eaux d'Aix conviennent parfaitement, du moment qu'elles ne sont pas appelées à fournir une médication précisément reconstituante.

Il convient de se tenir en garde au sujet de l'usage abusif que l'on fait souvent à Aix des températures élevées, dans l'administration des douches ou étuves; on peut en dire autant de l'emploi excessif ou inopportun que l'on fait quelquefois des douches elles-mêmes. Il ne faut pas attribuer à autre chose les résultats imparfaits ou même fâcheux de traitements qui auraient mieux réussi, si une direction effective y avait toujours présidé.

## ALLEVARD (Isère.)

Altitude, 470m. — Température froide.

| | Sels anhydres. | Sels cristallisés. |
|---|---|---|
| | gr. | gr. |
| Carbonate de chaux | 0.305 | 0.305 |
| — de magnésie | .010 | 0.015 |
| — de fer | traces | traces |
| Sulfate de soude | 0.535 | 1.211 |
| — de magnésie | 0.523 | 1.065 |
| — de chaux | 0.298 | 0.374 |
| — d'alumine | traces | traces |
| Chlorure de sodium | 0.503 | 0.503 |
| — de magnésium | 0.061 | 0.061 |
| — d'aluminium | traces | traces |
| Acide silicique | 0.005 | 0.005 |
| Matière bitumineuse | traces | traces |
| Glairine | Quantité indéterminée. | |
| | 2.240 | 3.539 |

*Produits gazeux*

| | centim. cubes |
|---|---|
| Acide sulfhydrique libre | 24.75 |
| — carbonique (1) | 97.00 |
| Azote | 41.00 |

(Dupasquier, 1850.)

Le docteur Kastus a reconnu qualitativement la présence dans ces eaux de trois substances qui n'avaient pas été signalées par Dupasquier : l'iode, la lithine et des phosphates.

Les eaux d'Allevard, auxquelles il parait difficile d'assigner une détermination formelle, se rapprochent beaucoup plus des sulfurées calciques que des sodiques. Ce qui les distingue de l'ensemble de ces dernières, c'est leur basse température, leur minéralisation plus considérable, leur chiffre beaucoup plus élevé en sulfates et en chlorures, en bases calciques et magnésiques, et leur moindre teneur en silice. A côté de l'hydrogène sulfuré, l'azote s'y rencontre comme dans les sulfurées sodiques, l'acide carbonique comme dans les sulfurées calciques.

Les eaux d'Allevard conviennent à l'ensemble des applications

(1) Ce chiffre indique non seulement l'acide carbonique libre, mais encore celui qui servait à constituer les carbonates à l'état de bicarbonates.

propres à la médication sulfureuse. Cependant elles tiennent une place à part dans cette médication, et elles le doivent à la fois à leur propre constitution et au caractère des inhalations qui y sont pratiquées.

On sait que l'atmosphère des salles d'inhalation d'Allevard (1), dont je viens de signaler la composition complexe, est fournie par le dégagement des gaz, par brisement de l'eau minérale froide; c'est-à-dire qu'elle est dépourvue de vapeur d'eau.

Le traitement, ici, est surtout interne et d'inhalation. Il est appliqué spécialement dans la phthisie, ou mieux la tuberculose pulmonaire, dans l'engouement pulmonaire ou congestion chronique, l'asthme et la bronchite chronique. Ce qui lui est particulier, c'est d'être moins irritatif que près de la plupart des sulfurées sodiques, et de permettre de diriger avec plus de sûreté les actions pathogénétiques propres à cette médication.

## BAGNOLS (Lozère).

Altitude, 860 mètres. — Température, 42°.

| | gr. |
|---|---|
| Bicarbonate de chaux | 0.0684 |
| — de magnésie | traces |
| — de soude anhydre | 0.2265 |
| Sulfate de chaux | 0.0148 |
| — de soude anhydre | 0.0890 |
| Chlorure de sodium | 0.1428 |
| — de potassium | 0.0030 |
| Silice, alumine, oxyde de fer | 0.0329 |
| Arsenic | traces |
| Glairine? | 0.0358 |
| | 0.6132 |
| Azote | quant. ind. |
| Acide carbonique | 1cc. 7 |

(O. Henri.)

Ces eaux sont usitées en boisson, en bains, de piscine surtout, en douches, étuves et inhalation.

Les bains de piscine sont pris à une température élevée et d'une courte durée, médication généralement peu usitée près des stations sulfureuses. Il en résulte des effets physiologiques assez prononcés et appropriés surtout au traitement des rhumatismes.

(1) Voyez page 36.

### LA CAILLE (Savoie).

Altitude, 600 mètres. — Température, 30°.

| | gr |
|---|---|
| Acide carbonique | 0.0160 |
| — sulfhydrique | 0.0071 |
| Azote | 0.0320 |
| Bicarbonate de potasse | 0.0039 |
| — de soude | 0.0636 |
| — de magnésie | 0.0188 |
| Carbonate de chaux | 0.1040 |
| Sulfure de calcium | 0.0052 |
| Chlorure de calcium | 0,0050 |
| Sulfate de chaux | 0.0120 |
| — de magnésie | 0.0512 |
| — d'alumine | 0.0046 |
| Silicate d'alumine | 0.0052 |
| — de magnésie | 0.0215 |
| Glairine | q. ind. |
| | 0.3501 |

(P. Morin.)

Établissement thermal, avec vaste piscine à natation.

### CAMBO (Basses-Pyrénées).

Altitude, 62m. — Température, 15° et 21°

| | S. sulfurée 21° | S. ferrugineuse 15° |
|---|---|---|
| | gr. | |
| Soufre de l'acide sulfhydrique | 0.0010 | — |
| Soufre des hyposulfites | 0.0007 | — |
| Acide carbonique libre | 0.3756 | 0gr.1254 |
| Acide carbonique combiné | 0.0150 | traces |
| — sulfurique | 1.3010 | — |
| — silicique | 0.0016 | — |
| — phosphorique | traces | acide borique, très net. |
| Chlore | 0.0461 | 0.0094 |
| Soude | 0.1511 | 0.0206 |
| Potasse | 0.0172 | 0.0017 |
| Chaux | 0.7339 | 0.0157 |
| Magnésie | 0.1739 | 0.0013 |
| Alumine | 0.0010 | 0.0017 |
| Fer | 0.0060 | 0.0827 |
| Manganèse | 0.0024 | traces |
| Cobalt, nickel et zinc | traces | — |
| Cuivre et plomb | — | — |
| Arsenic | — | — |
| Matières organiques | très sensible | — |
| | 2.8265 | 0.2585 |

(Garrigou, 1878.)

La station de Cambo est située dans une vallée riante, fraîche et paisible, qui offre un contraste marqué avec la plupart des stations sulfurées des Pyrénées. C'était une sulfurée sodique pour Gintrac. C'est une sulfurée calcique pour Filhol. Les caractères n'en sont donc pas très déterminés. L'analyse de Garrigou, que je reproduis comme la plus récente, montre que les bases calciques y sont très prédominantes.

L'établissement thermal y a été récemment restauré et convenablement aménagé. Le rapprochement d'une source fraîchement ferrugineuse étend les applications des eaux de Cambo. Elles sont employées dans le traitement des maladies de la peau, des engorgements des viscères abdominaux, des scrofules, des catarrhes, des ulcères atoniques.

## CASTERA-VERDUZAN (GERS)

Température, 25 .

Une source sulfureuse.

| | gr. |
|---|---|
| Acide sulfhydrique | 0.0003 |
| Sulfure de calcium | 0.0006 |
| Sulfate de soude | 0.1070 |
| — de potasse | traces |
| — de chaux | 0.5163 |
| — de magnésie | 0.2420 |
| Carbonate de chaux | 0.2300 |
| — de magnésie | 0.1920 |
| Chlorure de sodium | 0.0302 |
| Oxyde de fer | 0.0015 |
| Silice | 0.0130 |
| Matière organique | 0.0180 |
| Ammoniaque | 0.0018 |
| Borate de soude | traces |
| Soude | traces |
| | 1.3527 |

(FILHOL, 1859.)

Il y a en outre une source sulfatée et *ferrugineuse bicarbonatée* froide.

Ces eaux ont joui autrefois d'une grande réputation. Elles sont moins fréquentées aujourd'hui, bien que, grâce à de récents travaux, elles possèdent un établissement thermal assez complet.

Le rapprochement d'une source *ferrugineuse* et d'une source *sulfureuse* rend les applications fort analogues à celles de Cambo.

### CAUVALAT-LÈS-LE-VIGAN (GARD).

Altitude, 260m. — Température, 15°.

| | gr. |
|---|---|
| Bicarbonate de soude | 0.080 |
| — de chaux } — de magnésie } | 0.400 |
| Sulfate de chaux | 0.760 |
| — de soude } — de magnésie } | 0.120 |
| Sulfure de calcium | 0.019 |
| Chlorure de calcium | 0.060 |
| Silicate alcalin | 0.260 |
| Matière organique brune | 0.100 |
| | 1.799 |
| Acide sulfhydrique libre | 0.014 |
| — carbonique libre | 1/6 du volume. |
| Azote | inappréciée. |

(O. HENRI.)

Établissement thermal dans un site très agréable des Cévennes

### ENGHIEN (SEINE-ET-OISE).

Altitude, 48m. — Température froide.

Six sources : *Cotte, Deyeux, Peligot* ou de *la Rotonde, Nouvelle* ou source *Bouland*, de *la Pêcherie*.

Source *Cotte*.

| | |
|---|---|
| Azote | 0,019560 |
| Acide carbonique libre | 0,119580 |
| — sulfhydrique libre | 0,025541 |
| | 0,264681 |

| | gr. |
|---|---|
| Carbonate de chaux | 0.217850 |
| — de magnésie | 0.016766 |
| Sulfate de potasse | 0.008903 |
| — de soude | 0.050310 |
| Sulfate de chaux | 0.319093 |
| — de magnésie | 0.090514 |
| — d'alumine | 0.039045 |
| Chlorure de sodium | 0.039237 |
| Acide silicique | 0.028782 |
| Oxyde de fer | traces |
| Matière organique azotée | indéterm. |
| | 0,510500 |

(DE PUISAYE ET LECONTE, 1853.)

*Enghien* est la plus considérable de toutes les stations thermales sulfurées calciques, en France.

La proximité de Paris, l'agrément du séjour, l'installation très complète de l'établissement thermal, expliquent et justifient l'importance des eaux d'Enghien, plus peut-être que leur composition, qui n'offre par elle-même rien de très remarquable.

Les applications des eaux d'Enghien, étudiées avec beaucoup de soin par de Puisaye et Leconte, sont très étendues (1) ; elles embrassent tout le champ des applications des eaux sulfureuses. Mais il convient de faire la part d'eaux minérales froides, médiocrement sulfurées, et éloignées de certaines conditions hygiéniques qui jouent certainement un rôle dans l'action thérapeutique d'autres eaux sulfureuses, aux Pyrénées par exemple.

De Puisaye a étudié les effets des eaux d'Enghien dans la scrofule, la tuberculisation, la syphilis, l'herpétisme, le rhumatisme. Mais la véritable spécialisation de ces eaux me paraît se concentrer dans les affections catarrhales et herpétiques. Elles conviennent surtout aux catarrhes lymphatiques et scrofuleux. Il ne faut pas que la bronchite s'accompagne d'une irritabilité nerveuse ou fluxionnaire trop prononcée. Des applications utiles ont été faites à la phthisie ; mais nous devons renvoyer au chapitre spécialement consacré au traitement de cette maladie.

Les eaux d'Enghien, dans les exanthèmes, seront appliquées de préférence aux formes vésiculeuses et pustuleuses, avec d'autant plus d'avantage dans les affections herpétiques, qu'elles sont administrées après la période aigue.

## EUZET et LES FUMADES (GARD).

Altitude, 130m. — Température froide.

Je réunis ces deux stations très voisines, par ce qu'elles présentent de grandes analogies, et une circonstance particulière et commune, c'est que leurs eaux sont bitumineuses, ou pétroliennes, provenant des couches de calcaire marneux éocène, imprégnées de bitume, dans le terrain lacustre. Les différences qui les distinguent seront signalées.

(1) *Des eaux d'Enghien, au point de vue chimique et médical*, 1853.

EUZET (source *Lavalette*)

| | gr. |
|---|---|
| Acide sulfhydrique | 0.00022 |
| Sulfate de potasse | 0.02171 |
| — de soude | 0.37019 |
| — de chaux | 2.59075 |
| — de magnésie | 0.39604 |
| Hyposulfite de soude | 0.05269 |
| Bicarbonate de magnésie | 0.22368 |
| Acétate de soude crist. et butyrate | 0.00308 |
| Chlorure de sodium | 0.02060 |
| Alumine | 0.00218 |
| Protoxyde de fer | 0.00316 |
| — de manganèse | traces |
| Oxyde de cuivre | traces |
| Matière organique | traces |
| Bitume | 0.02512 |
| | 3.79559 |

| | | |
|---|---|---|
| Azote | 20.6 | |
| Oxygène | 00.14 | |
| Acide carbonique | | non dosé (Auphan. |

(BÉCHAMP.)

LES FUMADES.

| | Source *Thérèse* | Source *Étienne* |
|---|---|---|
| | gr. | gr. |
| Acide carbonique libre | | 0.0359 |
| Acide sulfhydrique | 0.0415 | 0.0973 |
| Azote | 13 cc. | 18 cc. |
| Bicarbonate de magnésie | 0.4883 | 0.5472 |
| Sulfate de chaux | 2.1722 | 1.7838 |
| — de potasse | 0.0019 | 0.0030 |
| — d'alumine | 0.0173 | 0.0213 |
| — de glucine | traces | traces |
| — de soude | 0.0140 | 0.0226 |
| — d'ammoniaque | traces | traces |
| Hyposulfite de soude | 0.0143 | 0.0084 |
| — de protoxyde de fer | 0.0014 | 0.0028 |
| — de manganèse | traces | traces |
| — de cuivre | traces | traces |
| Chlorure de sodium | 0.0074 | 0.0063 |
| Acide silicique | 0.0337 | 0.0460 |
| Matière organique bitumineuse | indét. | indét. |
| | 2.7505 | 2.4414 |

(BÉCHAMP.)

Les eaux d'*Euzet* et des *Fumades* contiennent les mêmes principes minéralisateurs et sont toutes deux bitumineuses. Mais les eaux des *Fumades* sont beaucoup plus sulfureuses. Les eaux d'*Euzet* laissent dégager une plus grande quantité d'acide carbonique et contiennent une plus grande proportion de sels sodiques et magnésiens, ce qui leur communique des propriétés laxatives et les rend facilement digestives. Au contraire, celles des *Fumades*, moins chargées d'acide carbonique et de sels alcalins, ne peuvent être bues qu'à faibles doses, et ne purgent que par indigestion (1).

Les eaux des Fumades et d'Euzet forment donc un groupe des plus intéressants, unissant des qualités bitumineuses aux qualités sulfureuses, ce qui leur assigne une place à part en hydrologie et dans la riche famille des eaux sulfureuses.

Il en résulte beaucoup d'applications communes entre elles, et parmi lesquelles les plus notables sont celles relatives au traitement des affections catarrhales des voies respiratoires. Je signalerai particulièrement l'excellente application de ces eaux aux catarrhes des vieillards.

La constitution particulière des eaux d'Euzet, le rapprochement des sulfates et du bicarbonate magnésique, leurs propriétés légèrement laxatives, et encore ici leur qualité bitumineuse, les rendent également très salutaires aux dyspeptiques.

Mais il ne faut pas s'attendre à y retrouver ici d'utiles applications aux déterminations scrofuleuses, non plus qu'aux affections rhumatismales.

## GUILLON (Doubs).

Température 13°.

| | gr. |
|---|---|
| Sulfure calcique | 0.01540 |
| — magnésique | Indices |
| Bicarbonate de chaux | 0.18100 |
| — de magnésie | 0.07400 |
| Sulfate de chaux et de soude | 0.02000 |
| Chlorure de sodium | 0.31900 |
| — de potassium | sensible |
| Silicate terreux | 0.03000 |
| Matière organique | indèt. |
| Fer, phosphate de chaux | indiqué |
| Lithine et iodure | 0.00000 |
| Bromure alcalin | traces sens. |
| Eau pure | 999.34277 |
| | 1000.00000 |
| Principes minéralisateurs | 0gr.65723 |
| Principes volatils | |
| Azote | 0gr.00200 |
| Acide carbonique libre | 0.01100 |
| — sulfhydrique, libre | 0.00283 |

(O. Henri, 1871.)

(1) Auphan, *Les Eaux minérales du Midi de la France*, 1868.

Le docteur Chapoy répartit en trois groupes les applications des eaux de Guillon.

Maladies internes : la dyspepsie atonique, la gastro-entérite chronique et quelquefois des diarrhées rebelles, les engorgements abdominaux; le diathèse urique (?), la scrofule, la chlorose, certaines névralgies.

Maladies chirurgicales et suites de traumatisme.

Maladies de la peau : la teigne, le prurigo, surtout l'eczéma, l'impetigo et l'ecthyma (1).

## MONTMIRAIL (VAUCLUSE).

Altitude, 100m. — Température, 16°.

| | gr. |
|---|---|
| Acide sulfhydrique libre | 0.0067 |
| Azote | indét. |
| | gr. |
| Sulfure de calcium | 0.040 |
| — de magnésium } — de sodium } | 0.007 |
| Sulfates supposés *anhydres* de chaux | 1.670 |
| Sulfates supposés *anhydres* de magnésie } de soude } | 0.523 |
| Chlorure de magnésium | 0.304 |
| — de sodium } — de calcium } | 0.096 |
| Bicarbonate de chaux } — de magnésie } | 0.440 |
| Iodure | indic. lég. |
| Matière organique de l'humus | très not. |
| Phosphate terreux } Silicate et alumine } Fer sulfuré sans doute } Principe arsenical } Sels de potasse et ammoniacal } | 0.150 |
| | 3,230 |

(O. HENRI.

On trouve en outre à Montmirail (appelé aussi *Vacqueras-Montmirail*) une source *sulfatée sodique et magnésique*, dont il sera question à propos des eaux de ce genre.

Il y a un établissement thermal complet. La source sulfureuse est utilisée, suivant M. Bourbousson, dans les affections de la peau, le

(1) Chapoy, Guillon, 1878.

catarrhe pulmonaire et la dysménorrhée. On combine l'usage de cette eau avec celui de l'eau sulfatée, purgative, appelée encore *eau verte*.

### PIERREFONDS (OISE)

Altitude, 84m. — Température froide.

| | gr. |
|---|---|
| Sulfhydrate de chaux | 0.0156 |
| Sulfate de chaux<br>— de soude | 0.0260 |
| Bicarbonate de chaux<br>— de magnésie | 0.2100 |
| Chlorure de sodium et de magnésie | 0.0220 |
| Silice et alumine<br>Sels de potasse<br>Matière organique | 0.0500 |
| | 0,3336 |
| Azote<br>Gaz carbonique libre | fort peu |
| — — sulfhydrique libre | 1cc. 4 |

(O. HENRI, 1846.)

Établissement thermal où a été mise en pratique pour la première fois la *pulvérisation* des eaux minérales.

Ces eaux, analogues à celles d'Enghien, ne sauraient être considérées comme des sulfurées très actives. Elles ont été employées surtout dans les maladies de l'appareil respiratoire.

### PUZZICHELLO (CORSE.)

Altitude, niveau de la mer. — Température, 16° 8.

| | gr. |
|---|---|
| Carbonate de chaux | 0,2175 |
| — de magnésie | 0,1010 |
| Sulfate de chaux | 0,0999 |
| — de magnésie | 0,0407 |
| — de soude | 0,1314 |
| Chlorure de sodium | 0,0692 |
| — de magnésium | 0,0124 |
| Acide silicique | 0,00999 |
| Matière bitumineuse | 0,0045 |
| Glairine | quant. ind. |
| | 0,68659 |
| Gaz azoté | quant ind. |
| — acide sulfhydrique | 30cc. 93 |

(LOETSCHER, 1842.)

Établissement thermal. Bains de limon.

## SAINT-HONORÉ (NIÈVRE).

Altitude, 272 m. — Température, de 16 à 31°

Cinq sources, dont le débit total est de 970,000 hectolitres.

| | |
|---|---|
| La Marquise | 31° |
| Les anciens Puits romains | 31 |
| La Crevasse | 26 |
| L'Acacia | 26 |
| La Grotte | |

| | lit. |
|---|---|
| Acide sulfhydrique libre | 0.070 |
| — carbonique libre | 1/9 du vol. |
| Azote | indét. |
| Trace d'oxygène | |

| | gr. |
|---|---|
| Bicarbonate de chaux | 0.098 |
| — de magnésie | |
| — de soude et de potasse | 0.040 |
| Silicate de potasse | 0.034 |
| — de soude | |
| — d'alumine | 0.023 |
| Sulfate alcalin | 0.003 |
| Sulfate de soude | 0.132 |
| — de chaux | 0.032 |
| Chlorure de sodium | 0.300 |
| — de potassium évalué | 0.005 |
| Iodure alcalin | traces |
| Lithine | |
| Oxyde de fer et matière organique | 0.007 |
| Manganèse | indices |
| Matière organique | indét. |
| Glairine rudimentaire | |
| | 0,674 |

(O. HENRI, 1851.)

Ces eaux paraissent se rapprocher des sulfurées calciques, par la présence d'une proportion notable d'acide carbonique, la prédominance de chlorure de sodium et leur situation géographique. D'un autre côté, « la prédominance des bases sodiques, la présence des silicates en notable quantité et de sulfate de soude, portent à penser qu'elles sont plutôt sodiques que calciques. L'étude des conferves thermales qui y vivent tend à confirmer encore cette opinion (1). »

Retrouvées récemment, après avoir été exploitées par les Romains sur une assez grande échelle, les eaux de Saint-Honoré méritent de

(1) *Dictionnaire général des eaux minérales*, art. SAINT-HONORÉ.

fixer l'attention par leur situation au centre de la France, et loin de toute autre station thermale de même nature.

Elles sont aménagées avec beaucoup de soin. Il y a une *salle d'inhalation* froide, c'est-à-dire alimentée par les émanations naturelles des eaux, multipliées par le battage.

Ce sont des eaux sulfurées faibles. Cependant M. Allard les a fort recommandées dans les formes scrofuleuses des diverses affections qui peuvent les réclamer : catarrhes laryngés, bronchiques, utérins, vaginaux, scrofulides, phthisie scrofuleuse. Mais je ne pense pas qu'il faille s'adresser aux eaux de Saint-Honoré, alors que l'on voudra recourir à une médication sulfureuse énergique, M. Allard ne conseille les eaux de Saint-Honoré que dans les affections séro-purulentes de la peau ; il ne les a point vues réussir dans les affections sèches ou herpétiques.

M. Collin a publié des observations intéressantes de congestion pulmonaire, c'est-à-dire de bronchites, quelquefois hémoptoïques, considérées comme de nature arthritique, et traitées avantageusement à Saint-Honoré. Il n'en faudrait pas conclure, avec ce médecin distingué, que les eaux sulfureuses constituent une médication spéciale de l'arthritis. Il est vrai que c'est le rhumatisme qu'il paraît entendre par l'expression d'arthritis. Mais les eaux thermales des Pyrénées conviennent mieux au rhumatisme que les eaux froides de Saint-Honoré, ce qui ne contredit pas l'action résolutive obtenue près de cette station dans des déterminations bronchiques.

## Stations étrangères.

### ACQUI.

Bains d'outre Bormida (39 à 51°).

| | gr. |
|---|---|
| Gaz acide carbonique | 0.0535 |
| Hydrogène sulfuré | 0.0350 |
| Chlorure de sodium | 0.6025 |
| — de magnésium | 0.1150 |
| — de calcium | 0.1025 |
| Acide silicique | 0.1600 |
| Sulfate de soude | 0.1535 |
| — de magnésie | 0.1750 |
| — de chaux | 0.0725 |
| Hydrosulfate de chaux | 0.0825 |
| Bicarbonate de prot. de fer | 0.0850 |
| Matière organique | 0.2525 |
| | 1.3784 |

*Boues.*

| | gr. |
|---|---|
| Matière organique bitumineuse soluble dans l'éther et l'alcool | 17.25 |
| Matière organique de nature extractive soluble dans l'eau | 15.50 |
| Acide silicique | 425.30 |
| Oxyde d'alumine | 240.25 |
| — de fer | 45.50 |
| Bicarbonate de magnésie | 16.25 |
| — de chaux | 115.55 |
| Sulfate de chaux | 95.15 |
| Soufre | 5 |
| Chlorure de sodium et perte | 24.50 |
| | 1000 (1) |

(PERRARIO.)

CARRATRACA (ESPAGNE, PROVINCE DE MALAGA).

Température, 18°,75.

| | gr. |
|---|---|
| Sulfate de potasse | 0.02918 |
| — de soude | 0.04076 |
| — de magnésie | 0.11247 |
| Chlorure de calcium | 0.03378 |
| Carbonate de chaux | 0.21060 |
| — de magnésie | 0.03541 |
| Acide arsénieux | 0.00035 |
| Oxyde de fer | 0.00179 |
| — de manganèse | 0.00011 |
| Acide silicique | 0.00279 |
| Alumine et glucine | 0.00057 |
| Yttria | 0.00011 |
| Iode et nickel | traces |
| Matière organique | quant. ind. |
| Perte | 0.02408 |
| | 0.50000 |
| Gaz acide sulfhydrique | 10 cc. 35 |
| — carbonique libre | 104 00 |
| Azote | 61 00 |
| | 175 35 |

(SALGADO, 1860.)

Installation complète, piscines, inhalation, etc.

(1) Dujardin Beaumetz, *Dictionnaire de thérapeutique*, 1882.

## SCHINZNACH (Suisse, Argovie).

Altitude, 350m. — Température, 36°

| | gr. |
|---|---|
| Sulfate de chaux | 1.091 |
| — de magnésie | 0.120 |
| Chlorure de sodium | 0.585 |
| — de potassium | 0.086 |
| Carbonate de chaux | 0.250 |
| Alumine | 0.010 |
| Acide silicique | 0.011 |
| Sesquioxyde de fer | 0.005 |
| Sulfure de calcium | 0.008 |
| | 2.166 |
| Gaz acide carbon. libre et combiné | 90cc.8 |
| — Sulfhydrique | 37cc.8 |

(Grandeau, 1865.)

Établissement thermal considérable. Les baignoires sont de véritables piscines. Les appareils de douches sont très bien installés.

La température et la sulfuration de ces eaux varient suivant les saisons, et paraissent être un peu plus élevées l'hiver que l'été (1).

Les eaux de Schinznach sont considérées comme très actives, et employées surtout en bains. Ceux-ci sont souvent prolongés très graduellement jusqu'à près de deux heures, et déterminent plus fréquemment qu'ailleurs l'apparition d'un exanthème particulier, ou d'une *poussée*. Elles réaliseraient ainsi le type d'une médication thermale substitutive. Aussi sont-elles employées surtout dans les maladies de la peau, dans les dermatoses de forme humide, dans le lichen, le pityriasis et les autres affections sèches. On y traite également les manifestations superficielles du lymphatisme et de la scrofule nasales ou oculaires. Il est à remarquer qu'elles paraissent beaucoup moins applicables aux maladies de l'appareil respiratoire. Ces eaux sont absolument contre-indiquées chez les névrosiques, les pléthoriques et à tous les degrés de la tuberculose. Leur activité et leur mode d'emploi doivent nécessairement circonscrire les cas dans lesquels elles peuvent être usitées sans inconvénient.

(1) *Les Bains d'Europe*, par A. Joanne et le docteur Le Pileur.

### VITERBE (ITALIE, PROVINCE DE ROME).

Altitude, 380m. — Température, de 13,75 à 61°,5

| | *Dulicame.* 61°,5 | S. de *Crocciata.* 59° | S. de *la Grotte.* 45° |
|---|---|---|---|
| | gr. | gr. | gr. |
| Carbonate de chaux | 0.946 | 0.7320 | 0.778 |
| — de magnésie | 0.268 | 0.0140 | 0.009 |
| Sulfate de chaux | 1.160 | 1.2440 | 1.178 |
| — de magnésie | 0.513 | 0.1470 | 0.102 |
| — de soude | 0.447 | — | — |
| — d'alumine et potasse | 0.100 | — | — |
| Chlorure de sodium | 0.040 | — | — |
| — de calcium | — | 0.0290 | 0.019 |
| — de magnésium | — | 0.0070 | 0.008 |
| Iode | traces | — | — |
| Iodure de sodium | — | 0.0130 | 0.010 |
| Bromure de sodium | — | traces | traces |
| Alumine | — | 0.0150 | 0.018 |
| Acide silicique | 0.070 | — | 0.089 |
| Acide arsénique | — | — | très sensible |
| Carbonate de fer | 0.321 | 0.0200 | 0.073 |
| Sulfate de fer | 0.855 | — | — |
| Chlorure de calcium | — | traces | — |
| Matières organiques | — | 0.1980 | 0.021 |
| Perte | 0.130 | — | — |
| Acide carbonique libre ou des bicarbonatés | — | 0.4520 | 0.248 |
| Acide sulfhydrique | — | 0.0097 | 0.004 |
| | 4.850 | 2.8897 | 2 757 |
| Gaz en volume : acide carbonique | | 228 cc. 1 | 125 cc. 1 |
| — sulfhydrique | | 6 2 | 2 5 |

(GILET, DUSSEUIL MONSEL, POGGIALE, 1852.)

D'après M. Cozzi, la source du *Dulicame* contient :

| | |
|---|---|
| Gaz acide carbonique libre | 13 cc. |
| — sulfhydrique | 19 |
| — azote | 58 |
| — oxygène | 48 (1) |

Sept sources sont utilisées, et l'abondance des plus chaudes est extrême. On fait usage, outre la boisson, des bains, douches, étuves et boues.

Ces eaux, dont *la Dulicame* est la représentation la plus remarquable, sont remarquablement ferrugineuses.

Il y a là des éléments de médication très énergiques que l'on utilise

(1) Joanne et le Pileur, *Les Bains d'Europe*, 1880.)

dans les rhumatismes, les névralgies, les dermatoses, la cachexie syphilitique ou mercurielle, l'anémie et le lymphatisme.

### Action thérapeutique des eaux sulfurées.

Le premier effet d'une médication par les eaux sulfurées, considérée dans ses conditions les plus habituelles et les plus simples d'administration, est une double excitation ; une qui s'exerce sur les organes et les fonctions à l'état physiologique et en accroît l'activité, ainsi : augmentation de l'appétit, rapidité de la digestion, accroissement des sécrétions, rénale et cutanée particulièrement, etc. ; l'autre qui se porte sur les phénomènes morbides et tend à les accroître, ainsi, pour la bronchite en particulier, augmente la toux et les sécrétions catarrhales. Ceci ne se fait pas sentir seulement sur les états morbides actuels, mais encore sur les états morbides qui n'existent qu'en puissance. C'est ainsi que se réveillent les douleurs nerveuses, goutteuses, les manifestations herpétiques ou syphilitiques.

Nous trouvons dans l'excitation physiologique les éléments d'une action reconstituante, et dans l'excitation pathologique les éléments d'une action substitutive. La première paraît se faire sentir spécialement sur le système nerveux, la seconde principalement sur les téguments internes et externes, avec une tendance précise à se marquer vers la périphérie. Il y a, dans l'action des sulfurées, quelque chose de superficiel, à quoi nous ne saurions limiter leur portée, mais que nous devons retenir, pour y opposer ce que nous aurons à remarquer près d'auters familles d'eaux minérales.

Ceci nous conduit à l'opportunité des eaux sulfurées chez tous les organismes affaiblis, torpides, lymphatiques, scrofuleux, et à leur contre-indication chez les organismes excitables et particulièrement névropathiques. Ces éléments d'indication et de contre-indication ne seront jamais oubliés.

Il semble que nous trouvions également, dans leur action substitutive, une indication de leur opportunité d'application aux maladies des surfaces tégumentaires, de la peau et des muqueuses, mais des muqueuses les plus superficielles, ainsi des voies respiratoires et des organes génitaux : mais ici des explications sont nécessaires.

Que l'irritation substitutive soit un des éléments d'action des sulfurées dans les inflammations chroniques, ou catarrhales, des muqueuses auxquelles elles sont appropriées, il n'y a pas à en douter.

Mais en est-ce un élément nécessaire? Je ne crois pas. Dans certaines circonstances, je pense que c'est un procédé que l'art emploie, ou même la nature à son insu : mais dans beaucoup d'autres il ne se fait pas sentir, et même doit être évité. Je considère qu'il faut admettre une action spéciale des eaux sulfurées sur les catarrhes des membranes muqueuses, très-spécialement de l'appareil respiratoire. Il faut remarquer à ce sujet que la muqueuse bronchique est touchée par la médication des deux côtés à la fois, sur sa face libre par l'inhalation spontanée, inséparable de l'administration des sulfurées, et sur sa face profonde, en raison de l'élimination par l'appareil respiratoire de l'hydrogène sulfuré existant dans l'économie.

Quelle peut être cette action spéciale? Les thérapeutistes attribuent à l'hydrogène sulfuré une action hyposthénisante. D'un autre côté les observateurs spéciaux déclarent que les eaux sulfurées, si elles sont excitantes de l'innervation, sont sédatives de la circulation sanguine qu'elles ralentissent. Je ne sais trop quel profit nous pourrons tirer de ces observations. Quelle part attribuer à l'action sédative dans des maladies anciennes, torpides, et qui ont souvent besoin de retrouver une certaine acuité? Quant à la sédation particulière de la circulation, il faut qu'elle ne se trouve pas incompatible avec l'excitation du système nerveux, l'irritation substitutive, quelquefois avec la fièvre thermale? Un mot sur la *fièvre thermale*. La fièvre thermale passe pour être un des termes naturels de l'action curative des eaux minérales. C'est une erreur. La fièvre thermale, même prise dans l'acception la plus réduite, n'est qu'un accident qui peut survenir après la première période du traitement thermal, mais qui manque le plus souvent, et qu'on doit toujours chercher à éviter.

Il convient d'en rapprocher la *poussée*, à laquelle les médecins souvent, et les malades toujours, ont attaché une grande importance. Il s'agit de manifestations cutanées ou sous-cutanées, éruptions, furoncles, qui surviennent pendant le cours ou à la suite du traitement thermal. La poussée, dans certaines dermatoses, peut représenter une irritation substitutive. Dans d'autres cas, elle peut exercer le rôle d'une révulsion cutanée. Ces effets varient beaucoup, suivant la qualité de l'eau minérale, surtout la température des bains, et suivant la disposition du sujet. Si elle est excessive, c'est un accident. Dans tous les cas, c'est une conséquence du traitement qui faut accepter, et qui pourra n'être pas toujours par elle-même sans utilité, surtout dans les cas où elle viendrait à revêtir effectivement un caractère éliminateur. Il est certain du reste que c'est près des eaux sulfurées que la fièvre thermale et la poussée s'observent plus communément, si l'on excepte, pour cette dernière, les eaux chlorurées fortes, et surtout les eaux mères.

Ces eaux ne sont pas seulement sulfureuses; elles sont sodiques aussi, ou, si l'on veut, alcalines. Tant qu'elles conservent le degré de stabilité qu'il leur est possible d'affecter, cette qualité alcaline est dominée par la qualité sulfurée, et je crois que quelques observateurs se sont singulièrement exagéré la part qui lui revient dans leurs attributions thérapeutiques. Mais nous savons que les sulfurées sodiques, quelques-unes surtout, s'altèrent avec une extrême facilité, et que le résultat de cette altération est la disparition de l'élément sulfureux et la mise en saillie de l'élément alcalin, ou sodique.

Ce sont donc alors des eaux sodiques, et dont les applications tendent à se rapprocher de celles des eaux essentiellement sodiques, des bicarbonatées. Mais ce serait une erreur de les identifier avec ces dernières. En effet, ce sont encore des eaux sulfurées, car l'introduction des sulfites et des hyposulfites permet de retrouver le soufre, dans l'économie, sous le même état qu'après celle des sulfures, ce qui résulte de l'altérabilité des sulfites et des hyposulfites eux-mêmes, et n'a pas lieu après l'introduction des sulfates. Ceci vient à l'appui des objections que j'ai opposées plus haut au rapprochement des eaux *sulfurées* et des eaux *sulfatées*, proposé par les auteurs de l'*Annuaire général des eaux de la France*.

J'ai signalé les qualités reconstituantes et substitutives des eaux sulfurées, parce que tels me paraissent être les caractères dominants de la médication qu'elles représentent, et je n'ai point encore fait allusion à leur qualité altérante.

La faiblesse de leur minéralisation ne permet pas de leur supposer des propriétés altérantes bien prononcées, et il en est de même de leurs effets cliniques. Si elles sont d'une appropriation très efficace aux constitutions lymphatiques, elles sont, chez les scrofuleux, très inférieures aux chlorurées, type des eaux altérantes, et la part respective des unes et des autres peut être exprimée ainsi : les eaux chlorurées sont les eaux spéciales de la scrofule; les sulfurées sont les eaux spéciales de certaines déterminations de la scrofule.

les scrofulides muqueuses et cutanées, c'est-à-dire les catarrhes et les dermatoses engendrés ou entretenus par la scrofule. Mais s'il s'agit des écrouelles, des lésions osseuses ou articulaires, on ne saurait plus les comparer aux chlorurées. Elles acquièrent au contraire une appropriation très directe à ces mêmes lésions lorsque celles-ci se montrent, non plus comme la manifestation d'une scrofule en puissance, dans l'enfance et la jeunesse, mais, à une époque plus avancée dans la vie, comme reliquats d'une scrofule éteinte. C'est ainsi que Barèges est la plus puissante médication des arthrites et des ostéites scrofuleuses chez les adultes, comme Salins, Bourbonne ou Balaruc de ces mêmes lésions chez les jeunes sujets.

L'action altérante des eaux sulfurées pourrait être rapportée à l'herpétisme. Mais, pour arriver à la définir, il faudrait avoir déterminé ce qu'est l'herpétisme lui-même. C'est là précisément un des sujets les plus obscurs de la pathologie. Sans doute, il faut reconnaître que, dans certains cas d'herpétisme, l'action élective des sulfurées sur la peau parvient à supprimer des actes pathologiques internes, en ramenant des manifestations périphériques. Mais il y a dans la médication sulfureuse une action plus directe sur l'herpétisme lui-même. Contentons-nous pour le moment de rappeler l'affinité thérapeutique du soufre pour les dermatoses.

Les eaux sulfurées sodiques ne sont que très secondairement résolutives, si ce n'est peut-être pour ce qui concerne les engorgements pulmonaires. Les actions directement résolutives n'appartiennent qu'aux eaux fortement minéralisées.

Il est remarquable de rencontrer dans la classe des eaux sulfurées sodiques des actions sédatives. Celles-ci appartiennent aux sources à précipitation de soufre de Luchon et d'Ax, et aux eaux de Saint-Sauveur, sans que nous puissions déterminer les conditions particulières qui assignent à ces dernières un semblable caractère. Il faut remarquer encore que les qualités excitantes des sulfurées sodiques s'affaiblissent d'autant plus que celles-ci ont subi davantage le phénomène de la dégénérescence.

Il reste à exposer les caractères communs et différentiels des sulfurées sodiques et des calciques.

Pour ce qui revient à leur qualité sulfureuse, les appropriations des unes et des autres sont fort rapprochées, sauf que les sulfurées calciques fournissent en général des médications, peut-être plus actives quant à l'action directe du principe sulfureux en tant que le représente l'hydrogène sulfuré, puisqu'elles sont plus sulfhydriquées, mais beaucoup moins énergiques que les sulfurées sodiques au point de vue de leur action générale, ce qui est dû précisément à leur qualité calcique, le degré d'activité thérapeutique des eaux minérales se trouvant partout relatif à leur qualité sodique; ce qui est dû également à leur faible thermalité, laquelle amoindrit singulièrement leurs applications au rhumatisme, à la syphilis, à la scrofule, aux traumatismes, ce qui est dû encore aux conditions topographiques moins favorables que possèdent la plupart d'entre elles.

Mais ce qui distingue encore ces deux divisions des sulfurées, ce sont les qualités sodiques ou alcalines que la dégénérescence développe dans les sodiques, et dont les calciques sont totalement dépourvues.

---

## FAMILLE DES CHLORURÉES

### 4 CLASSES

Chlorurées sodiques simples, — chlorurées sulfurées, — chlorurées bicarbonatées, — chlorurées sulfatées.

Toutes les eaux chlorurées sont des chlorurées sodiques. Les diverses classes de la famille des chlorurées sont établies sur l'existence, à côté des chlorures, de principes autres, tels que sulfures, bicarbonates ou sulfates, qui s'y rencontrent en proportion assez notable pour ajouter une détermination nouvelle à la détermination essentielle de la famille.

Les chlorurées sodiques simples doivent être considérées comme le type de toutes les autres, et leur étude résumera celle des diverses classes que réunit une caractéristique commune.

Les chlorurées sodiques simples proviennent de dépôts houillers profonds ou d'amas de sel gemme superficiels, lesquels servent encore, près de quelques-unes, à l'exploitation de salines industrielles. Telles sont les eaux de Salins, de Salies, et de Creuznach (Allemagne), toutes froides, très chargées en sel et très peu carboniques, et les eaux thermales de Moutiers.

Les eaux chlorurées présentent des contrastes frappants avec celles qui viennent d'être étudiées. Autant nous avons vu les sulfurées altérables et variables, autant les chlorurées sont stables et uniformes. Autant les sources sulfurées se multiplient autour d'un même point, autant celles-ci sont rares; et, si les premières nous ont offert les exemples des plus faibles minéralisations, ici au contraire nous rencontrons des minéralisations massives et exceptionnelles.

La constitution chimique des chlorurées est très simple. Auprès des chlorures presque exclusivement sodiques, habituellement en grande prédominance, quelques sulfates et bicarbonates; auprès des bases sodiques toujours très prédominantes, un peu de chaux et de magnésie, que les analyses partagent entre les chlorures, les sulfates et les bicarbonates. L'iode est à peine indiqué. Le brome lui-même n'est signalé, dans une très faible proportion, que dans un petit nombre d'analyses. La plupart de celles-ci auraient du reste besoin d'être révisées. Presque toutes les chlorurées sont légèrement ferrugineuses. Quelques-unes renferment du gaz carbonique dans des proportions extraordinaires, d'autres en sont presque totalement dépourvues.

Les chlorurées ne sauraient être distinguées entre elles que suivant leur température, leur degré de minéralisation et leur qualité carbonique.

Il en est d'absolument froides, comme Salins et Salies; mais beaucoup ont de hautes thermalités, Bourbonne 59°, Lamotte 60, Balaruc de 40 à 50.

Leur minéralisation ne varie pas moins : de moins de 2gr en chlorures Bourbon-Lancy, à 6gr Bourbonne, 8gr Balaruc, près de 30gr Salins, plus de 200gr Salies.

La présence du gaz carbonique offre ceci d'intéressant qu'elle facilite l'usage interne de ces eaux. Les eaux de salines froides de Salins et de Salies en contiennent fort peu, Creuznach un peu davantage. Bourbonne, Lamotte, Balaruc sont suffisamment gazeuses, comme Wiesbaden et Baden-Baden. Mais il est encore en Allemagne des chlorurées froides, Kissingen, Hombourg, ou thermales, Nauheim, qui renferment des quantités extraordinaires de ce gaz, à l'état libre, et en partie à l'état de bicarbonate de chaux, sel très altérable, et qui peut être considéré comme un générateur de gaz carbonique. Il ne faut pas confondre ces eaux avec les *chlorurées bicarbonatées*, qui forment la 3e classe : elles ont de commun avec elles la qualité carbonique; mais la qualité bicarbonatée des premières, exclusivement calcique, est trop faible et fugace pour être mise en ligne de compte.

### EAUX DE LA MER.

Les *eaux de la mer* sont toutes semblables aux eaux que nous venons d'étudier.

Voici leurs principaux caractères :

Froides.
Minéralisation considérable (plus de 30 grammes).
Chlorure de sodium très prédominant.
A peine de carbonates.
Sulfates, notablement (3,5) (Figuier, dans la Manche).
Point gazeuses.

Après la soude, c'est la magnésie qui fait la base prédominante (chlorure et sulfates). C'est cette même base, la magnésie, qui distingue le plus l'eau de mer.

Il y a des bromures assez notablement (0,123) (Figuier).

Voici la composition comparée des eaux de la mer, des rivières et des eaux minérales chlorurées.

| | Rivières. | Mer. | Eaux chlorurées. |
|---|---|---|---|
| Carbonates | 63 | 0.6 | 13 |
| Sulfates | 10 | 12 | 14 |
| Chlorures et bromures | 7 | 86 | 69 |
| Silicates et autres | 18 | 0.001 | 2 |
| | sur 100 | | |

### EAUX MÈRES.

A l'emploi thérapeutique des eaux chlorurées sodiques se rattache celui des *eaux mères des salines*, lequel constitue une médication depuis fort longtemps usitée en Allemagne, et qui n'est pas encore connue et employée en France comme elle le mérite.

On désigne sous le nom *d'eau mère (mutter lauge* en allemand) le résidu d'évaporation des salines où l'on exploite le chlorure de sodium pour la consommation générale. Ce résidu renferme, à un degré de concentration considérable, les principes solubles dont le chlorure de sodium s'est séparé en se cristallisant, sels que l'on peut, par de nouvelles préparations, isoler dans un but industriel, mais dont le rapprochement donne aux eaux mères les propriétés thérapeutiques qui leur sont attribuées.

L'extraction du sel s'opère, soit des bancs de sel gemme, qui existent à un haut degré de puissance vers notre frontière de l'Est, soit de terrains porphyritiques et houillers qui paraissent alimenter la plupart des salines de la vallée rhénane, soit de l'eau de mer.

Les eaux mères ne se trouvent donc qu'auprès des établissements thermaux formés par les salines industrielles, ou près de la mer. Elles ne peuvent être utilisées, près de la plupart des eaux chlorurées sodiques, qu'au moyen d'une importation, comme on fait à *Lavey* (Suisse), des eaux mères des salines voisines de Bex, et à *Hombourg*, des salines de Nauheim ou de Bocklet.

Les eaux mères se présentent sous l'apparence d'un liquide sirupeux, de couleur fauve ou brunâtre, d'une densité considérable, sans odeur, d'une saveur âcre et très salée.

Les analyses de ces eaux mères offrent, comme celles des eaux salées elles-mêmes d'où elles proviennent, certaines dissemblances. Ainsi le chlorure de sodium domine dans l'eau mère de *Salins* (157gr,980, sur 317gr,720 de matières solubles, par litre) (1); le chlorure de magnésium dans celles de *Bex* (142gr,80 sur 292gr,49) (2), et dans celles de *Nauheim* (249gr,0303, sur 4685gr,8686 d'eaux mères (3); tandis que le chlorure de calcium n'est pas moins abondant dans celles de *Creuznach* (205gr4300), alors que l'on n'y rencontre plus que 7gr,8567 de chlorure de sodium et 5gr,0042 de chlorure de magnésium (4).

Il y a également quelques différences pour les bromures. Constatons encore une fois que l'iode peut être considéré, d'après ces analyses, comme à peu près nul dans les composés de ce genre. Ozann indique des traces d'iode dans l'eau mère de *Creuznach*, Broméis dans celle de *Nauheim*; l'eau mère de *Bex* nous présente seule une proportion dosée, 0gr,08 d'iodure de magnésium.

Si les bromures tiennent une place bien autrement importante dans les eaux mères, nous devons signaler quelques divergences

(1) *Sources minérales, eaux mères sodo-bromurées de la saline de Salins (Jura)*, par le docteur Germain. Paris, 1854.

(2) *Compte rendu des eaux de Lavey pendant la saison de* 1841, par H. Lebert Lausanne, 1842, p. 6.

(3) *Études sur les eaux minérales de Nauheim*, par le docteur Rotureau, Paris, 1856, p. 6.

(4) *Observations pratiques sur les eaux minérales de Kreuznach*, par le docteur Prieger, 1847, p. 2.

dans les analyses : je veux parler surtout des analyses de la même eau mère. Celle de *Bex* nous offre la moindre proportion, 0gr,65, accompagnée, il est vrai, comme nous venons de le dire, de 0gr,08 d'iodure de magnésium. Les analyses de Dumas, Favre et Pelouze accordent 2gr,700 à celle de *Salins*; celles de Buquet, 0gr,55 aux eaux mères de *Montmorot*; les analyses de Figuier et Mialhe, 2gr,33 à celles de *Salies* en Béarn (1). Mais voici ce que nous rencontrons de bromures dans les eaux mères de *Creuznach*, d'après Ozann : bromure de calcium, 44 grammes; bromure de magnésium, 12 grammes. Il est vrai que Figuier et Mialhe réduisent ces chiffres, dans leurs propres recherches, à 11gr,3 : bromure de magnésium, 2gr,6, et bromure de sodium 8gr,7.

Quant à *Nauheim*, tandis que Figuier et Mialhe accordent 4gr,04 à ses eaux mères, par litre, Broméis, dans 7680 grammes de ces mêmes eaux mères, contenant 2794 grammes de matières solubles, ne rencontre que 6gr,7584 de bromure de potassium.

Ajoutons enfin que, tandis que Figuier et Mialhe signalent seulement des bromures de magnésium et de sodium dans les eaux mères de *Creuznach*, de *Nauheim*, et de *Salies*, Ozann trouve des bromures de magnésium, de sodium et de calcium dans les eaux mères de *Creuznach*; Broméis, du bromure de potassium (traces) dans celles de *Nauheim*; Dumas, Favre et Pelouze, du bromure de potassium également dans celles de *Salins*, ainsi que Buquet dans celles de *Montmorot*; enfin Pyrame Morin, du bromure de magnésium seulement dans celles de *Bex* (2).

L'étude thérapeutique de ces eaux mères trouvera sa place quand nous parlerons du traitement des scrofules auquel elle se rapporte directement.

On ne les utilise que fort peu pour l'usage interne. Elles sont mélangées aux bains minéraux, par proportion de 4 à 10 ou 30 grammes, avec les précautions que nécessite tout agent médicamenteux énergique.

Voici l'analyse des eaux mères les plus usitées.

(1) *Examen comparatif des principales eaux minérales de l'Allemagne et de la France*, par MM. Figuier et Mialhe, 1848.

(2) *Annales de la Société d'hydrologie médicale de Paris*, t. II, 1856, p. 28. — *Dictionnaire général des eaux minérales*, art. EAUX MÈRES. — Roturcau, *Sur les principales eaux minérales de l'Europe : Allemagne et Hongrie.*

*Eaux mères des salines* DE SALINS (JURA).

| | gr. |
|---|---|
| Chlorure de sodium | 168.0400 |
| — de magnésium | 60.9084 |
| Sulfate de potasse | 68.5856 |
| — de soude | 22.0600 |
| Bromure de potassium | 2.8420 |
| Iodure de sodium | traces |
| Peroxyde de fer | traces |
| Eau par différence | 680.5640 |
| | 1000.0000 |

(RÉVEIL, 1863).

*Eaux mères des salines* DE BEX (PRÈS LAVEY).

Sur 1000 grammes.

| | |
|---|---|
| Chlorure de magnésium | 142.80 |
| — de calcium | 40.39 |
| — de potassium | 38.62 |
| — de sodium | 33.92 |
| Bromure de magnésium | 0.65 |
| Iodure de magnésium | 0.08 |
| Sulfate de soude | 35.49 |
| Silice | 0.15 |
| Alumine | 0.39 |
| Carbonate de chaux | traces |
| Fer | traces |
| Matière organique | indét. |
| | 292.94 |

(Pyrame MORIN, 1851).

*Eaux mères* DE CREUZNACH.

Sur 1000 grammes.

| | |
|---|---|
| Chlorure de sodium | 7.8567 |
| — de magnésium | 5.0052 |
| — de potassium | 2.2525 |
| — de calcium | 205.4300 |
| Bromure de magnésium | 2.6000 |
| — de sodium | 8.7000 |
| | 316.6000 |

(OZANN.)

*Eaux mères* DE NAUHEIM.

| | |
|---|---|
| Chlorure de soude | 72.11 |
| — de chaux | 132.6333 |
| — de calcium | 2302.2263 |
| — de magnésie | 260.0303 |
| — de fer | traces |
| — de manganèse | traces |
| — d'alumine | traces |
| Sulfate de chaux | 5.7600 |
| Bromure de magnésium | 9.7584 |
| Substances organiques | 5.6080 |
| Résidu insoluble | 0.0000 |
| Total des substances solides | 2794.1314 |
| Eau | 4885.8686 |
| | 7680.0000 |

(BROMÉIS.)

En faisant subir à l'eau mère une nouvelle évaporation, on obtient une substance à cristallisation irrégulière et incomplète, que l'on appelle *sel de Nauheim* (1), et dont voici l'analyse :

| | |
|---|---|
| Chlorure de soude | 140.8509 |
| — de chaux | 206.5919 |
| — de calcium | 3150.7101 |
| — de magnéste | 318.8000 |
| — de fer | peu de trac. |
| — de manganèse | |
| — d'alumine | |
| Sulfate de chaux | 8.9856 |
| Bromure de magnésium | 0.9984 |
| Substances organiques | 0.0000 |
| Résidu insoluble | 18.6624 |
| Total des subst. solides | 3845.5993 |
| Eau | 3834.4700 |
| | 7680.0000 |

(BROMÉIS.)

1re CLASSE.

## STATIONS CHLORURÉES SODIQUES.

### BALARUC (HÉRAULT).

*Au bord de l'étang de Thau : climat marin.*

Température : 47,5 à 48°.

| | gr. |
|---|---|
| Chlorure de sodium | 7.0451 |
| — de lithium | 0.0072 |
| — de cuivre | 0.0007 |
| — de magnésium | 0.8890 |
| Bromure de sodium | traces |
| Sulfate de potasse | 0.1459 |
| — de chaux | 0.9960 |
| Bicarbonate de chaux | 0.8350 |
| — de magnèsie | 0.2167 |
| Nitrates | traces |
| Acide silicique | 0.0228 |
| — borique | 0.0080 |
| Alumine | 0.0011 |
| Manganèse | |
| Acide phosphorique | |
| Oxyde de fer | 0.0012 |
| Acide carbonique | 0.0984 |
| | 10.2671 |
| Azote et oxygène | 55 cc. |

(BECHAMP et GAUTIER, 1861.)

(1) Rotureau, *Études sur les eaux minérales de Nauheim*, p. 86.

On n'a pu constater la présence de l'arsenic.

L'installation thermale ne répond pas suffisamment à la valeur thérapeutique de la médication de Balaruc. Mais ces eaux sont assez actives pour ne pas nécessiter l'adjonction d'une balnéothérapie compliquée. Elles sont facilement laxatives, même à dose modérée; les gens du pays l'utilisent volontiers, en se les administrant à des doses considérables. Mais ce n'est pas là ce qu'il faut y rechercher. Leur action altérante en est la qualité essentielle.

Il s'est attaché à la station de Balaruc une notoriété fort ancienne, relative au traitement des paralysies. Le docteur Planche, médecin inspecteur, a étudié ce sujet avec beaucoup de soins, et a fait ressortir la double action révulsive et stimulante du traitement thermal (1). Il paraît difficile d'aller au delà dans l'interprétation des faits de cette catégorie, qui sont particulièrement relatifs aux paralysies cérébrales. Bien qu'il n'y ait pas lieu d'attribuer sous ce rapport aux eaux de Balaruc des appropriations très distinctes de celles des autres chlorurées sodiques, cependant on peut admettre que la grande notoriété qu'elles avaient acquises à ce sujet suppose au moins une excellente appropriation. Il serait intéressant de comparer les résultats obtenus dans le traitement des paralysies cérébrales à Balaruc avec ceux que l'on obtient à Bourbonne et à Bourbon l'Archambault. Mais des rapprochements de ce genre sont toujours très difficiles à réaliser.

Un sujet non moins intéressant, et sur lequel j'ai depuis longtemps insisté, alors qu'il avait été masqué par la spécialisation attribuée à Balaruc dans les paralysies, est le traitement de la scrofule auquel ces eaux sont parfaitement appropriées. Les observations de M. Le Bret et de M. Planche sont venues corroborer mes prévisions sur ce sujet. Il serait à souhaiter que l'on pût ajouter au traitement thermal les eaux mères des salines marines des bords de la Méditerranée. On fait usage à Balaruc, sous forme topique sur les engorgements ganglionaires et articulaires, de *boues* imprégnées des principes de l'eau minérale. L'analyse de ces boues n'a point été faite : mais elles paraissent se rapprocher des eaux mères par leurs propriétés résolutives.

(1) Planche, *Balaruc au point de vue de ses indications thérapeutiques.*

## BOURBON-LANCY (Saône-et-Loire).

Altitude, 240m. — Température, de 46,3 à 56°.

| | *Limbe* 56° gr. | *St. Léger* 46° gr. | *Valois* 46° gr. | *Reine* 50° gr. | *Descures* 49° gr. |
|---|---|---|---|---|---|
| Chlorure de sodium . . | 1.2919 | 1.3116 | 1.1317 | 1.2960 | 1.2935 |
| Iodure. . . . . . . . . | appréciable | — | — | — | — |
| Sulfate de potasse . . . | 0.0746 | 0.0785 | 0.0783 | 0.0767 | 0.0777 |
| — de soude. . . . | 0.0528 | 0.0592 | 0.0550 | 0.0628 | 0.0583 |
| Bicarbonate de soude. . | 0.0094 | 0.0024 | 0.0070 | 0.0180 | 0.0137 |
| — de lithine. . | appréciable | — | — | — | — |
| — de chaux. . | 0.2802 | 0.2948 | 0.2905 | 0.2776 | 0.2828 |
| — de magnésie | 0.0166 | 0.0144 | 0.0144 | 0.0172 | 0.0144 |
| — de fer et manganèse | 0.0020 | 0.0017 | 0.0018 | 0.0017 | 0.0020 |
| — d'ammoniaque. . | 0.0008 | 0.0003 | 0.0016 | 0.0008 | 0.0003 |
| Silice . . . . . . . . . | 0.0732 | 0.0670 | 0.0718 | 0.0708 | 0.0670 |
| Phosphate . . . . . . . | appréciable | — | — | — | — |
| Arsenic . . . . . . . . | 0.0001 | — | — | — | — |
| Matières organiques . . | traces | — | — | — | — |
| | 1.8016 | 1.8299 | 1.8221 | 1.8216 | 1.8097 |
| Gaz dissous : azote . . . | 11 cc. | 11 cc. 5 | 11 cc. 5 | 11 cc. 5 | 12 cc. |
| — oxygène. . . | 2 | 2 5 | 3 | 2 4 | 1 |

(Glenard, 1881.)

M. Glenard fait des réserves au sujet de l'iode, de la lithine et de l'acide phosphorique, dont il a laissé de côté le dosage.

4 autres sources ont une composition identique :

| | | |
|---|---|---|
| *Limbe* | température . . . . . . . . . . . . . | 55°.8 |
| *Saint-Léger* | — . . . . . . . . . . . . | 48°.8 |
| *Valois* ou *Marguerite* | — . . . . . . . . . . . . | 46°.3 |
| *Descures* | — . . . . . . . . . . . . | 53°.6 |

La source *Limbe* a l'énorme débit de 313,387 litres.

De l'arsenic et de l'iode ont été rencontrés dans les conferves vertes qui se développent en quantité dans les bassins.

Les eaux de Bourbon-Lancy sont, comme on le voit, des chlorurées sodiques *faibles*. Par leur faible minéralisation et leur haute thermalité, elles pourraient être rangées parmi les *indéterminées*, dont elles partagent l'ensemble des applications. Mais elles offrent une prédominance relative de chlorure sodique qui, quelque faible qu'elle soit. suffit pour leur communiquer une caractéristique dont il faut tenir compte.

L'installation thermale est, sinon luxueuse, du moins très complète. On y remarque une série de petites piscines creusées dans le roc, et une magnifique piscine à natation.

Les eaux de Bourbon-Lancy ont spécialement trait au rhumatisme, et en particulier au rhumatisme nerveux, aux névralgies rhumatismales. Elles se rapprochent singulièrement du cercle d'application des eaux de Néris. Mais elles sont plus efficacement actives, plus stimulantes que ces dernières, et par suite sont plus employées dans la scrofule, la chlorose, la paralysie, la syphilis.

Nous ne pensons pas qu'il y ait à les rechercher, dans ces derniers ordres de faits, en dehors des cas où une constitution excitable ou névropathique contre-indiquerait des eaux plus excitantes.

### BOURBON-L'ARCHAMBAULT (Allier).

Altitude, 270m. — Température, 52°.

| | |
|---|---|
| Acide carbonique | environ 1/6 du vol. |
| | gr. |
| Bicarbonate de chaux | 0.507 |
| — de magnésie | 0.470 |
| — de soude | 0.367 |
| Sulfate de chaux } | 0.220 |
| — de soude } | |
| — de potasse | 0.011 |
| Chlorure de calcium } | 0.070 |
| — de magnésium } | |
| Chlorure de sodium | 2.240 |
| — de potassium | trace |
| Bromure alcalin | 0,025 |
| Silicate de chaux et d'alumine | 0,370 |
| — de soude | 0,060 |
| Crénate de fer | 0,017 |
| | 4,357 |

(O. Henri, 1842.)

M. Boursier a trouvé en outre dans ces eaux une très faible quantité d'iode, et du manganèse dans leurs concrétions.

A peu de distance se trouve une source *ferrugineuse bicarbonatée*, appelée source *Jonas*, dont on fait un grand usage dans le cours du traitement thermal.

Bourbon est une station thermale militaire, mais n'a pas d'établissement particulier pour cet objet.

A *Bourbon* comme à Bourbonne, le traitement est surtout externe: bains de piscine et douches. On y fait un grand usage de ventouses que l'on appelle *cornets*, parce qu'on se sert de cornes percées d'un petit trou à leur pointe, et où le vide s'opère par aspiration. On s'en sert toutes les fois que la réaction générale ou locale est trop prononcée, et quelquefois on les scarifie.

Cette station est surtout consacrée au traitement des paralysies cérébrales, du rhumatisme et de la scrofule.

Les paralysies sont généralement traitées par les bains et douches à température élevée. Comme à Bourbonne, les rhumatismes articulaires avec engorgement, surtout chez les sujets lymphatiques, trouvent à Bourbon une excellente médication.

Le traitement de la scrofule se fait d'une manière très active, en employant les bains et les douches à une température élevée, et pendant une durée de temps qui ne dépasse pas vingt ou vingt-cinq jours (Regnault).

Une méthode différente, qui mettrait en jeu les propriétés altérantes de ces eaux, ne serait-elle pas préférable à cette méthode, en quelque sorte perturbatrice ?

## BOURBONNE (HAUTE-MARNE).

Altitude, 272m. — Température, de 50 à 58°,75.

| | gr. |
|---|---|
| Chlorure de sodium | 5.800 |
| — de magnésium | 0.400 |
| Carbonate de chaux | 0.100 |
| Sulfate de chaux | 0.880 |
| — de potasse | 0.130 |
| Bromure de sodium | 0.065 |
| Silicate de soude | 0.120 |
| Alumine | 0.130 |
| Iode | traces |
| Arsenic | traces |
| Protoxyde de fer | 0.003 |
| Oxyde mangano-manganique | 0.002 |
| | 7.630 |

(PRESSOIR, 1860).

M. Bechamp a signalé l'existence du cuivre dans l'eau minérale et M. Pressoir dans les boues. M. Grandeau a reconnu, par l'analyse spectrale, la présence du cœsium, du rubidium, du lithium et du strontium.

Le traitement externe (bains et douches) a été longtemps la forme dominante de l'administration des eaux de Bourbonne. L'établissement thermal, qui renferme de grandes piscines, répond par son installation à une semblable destination. Le traitement des paralysies, des rhumatismes articulaires, des arthrites avec tuméfaction et déformation, des suites de blessures par armes à feu, de fractures ou de luxations, représente la spécialisation de ces eaux.

Mais leur parfaite appropriation au traitement de la scrofule et de ses déterminations les plus directes a été mis plus récemment en lumière (1), et l'on sait mieux aujourd'hui tirer parti des propriétés altérantes de ces eaux. Par leurs qualités essentielles, comme par leur thermalité, elles doivent être rapprochées des eaux de Balaruc.

## LAMOTTE-LES-BAINS (ISÈRE).

Altitude, 475m. — Température, de 58 à 60°.

Trois sources, dont deux seules utilisées.

Source du *Puits*.

| | |
|---|---|
| Acide carbonique | indét. |
| | gr. |
| Carbonates de chaux et de magnésie primitivement à l'état de bisels | 0.80 |
| Crénate ou carbonate de fer<br>Traces de magnésie | 0.02 |
| Sulfate de chaux | 1.65 |
| — de magnésie | 0.12 |
| — de soude | 0.77 |
| Chlorure de sodium | 3.80 |
| — de magnésium | 0.14 |
| — de potassium | 0.06 |
| Bromure alcalin | 0.02 |
| Silicate d'alumine | 0.06 |
| | 7.44 |

(O. HENRI, 1842.)

MM. Breton et Buissard ont trouvé de l'iode et de l'arsenic dans les dépôts.

Les sources sont assez éloignées de l'établissement thermal pour ne présenter à leur arrivée dans ce dernier que 37 degrés. L'installation est du reste assez complète.

Les eaux de Lamotte exercent une action purgative, mais assez infidèle. On recherche auprès d'elles une action diaphorétique, et l'on a souvent recours à l'emmaillotement à la suite des douches.

Les rhumatismes, et spécialement les rhumatismes articulaires,

(1) Bougard, *Annales de la Société d'hydrologie médicale de Paris*.

avec gonflement des jointures, surtout chez les personnes lymphatiques; quelquefois les tumeurs blanches; les hémiplégies, traitées comme à Bourbon par les bains chauds et courts, et les douches à haute température; certaines myélites (Buissard); les scrofules avec engorgements ganglionnaires, surtout; les engorgements utérins atoniques, les engorgements ovariques : tels sont les sujets des applications les plus salutaires des eaux de Lamotte.

## SALINS (JURA).

Altitude, 330m. — Température, 12°.

*Analyse réelle.*

| | gr. |
|---|---|
| Chlore | 13.97202 |
| Soude | 11.21701 |
| Chaux | 0.58333 |
| Potasse | 0.53065 |
| Magnésie | 0.36637 |
| Acide sulfurique | 1.14560 |
| Acide carbonique | traces |
| Brome | 0.02055 |
| Iode | traces |
| | 27.83553 |

*Analyse hypothétique.*

| | gr. |
|---|---|
| Chlorure de sodium | 22.74515 |
| — de magnésium | 0.87012 |
| — de potassium | 0.25662 |
| Sulfate de chaux | 1.41666 |
| — de potasse | 0.68080 |
| Bromure de potassium | 0.03065 |
| Iodure de sodium | traces |
| Carbonate de chaux | traces |
| — de magnésie | traces |
| | 26.00000 |

(REVEIL, 1863.)

Les résultats de cette analyse diffèrent surtout de ceux obtenus par M. Desfosses de Besançon, dont l'analyse était seule connue jusqu'alors (1), par la constatation de la présence de l'iode. Quant à l'arrangement différent des acides et des bases, tout en donnant

(1) *Etudes de chimie, de matière médicale et de thérapeutique sur les eaux minérales de Salins* (Jura), par MM. Reveil et Dumoulin, 1863.

d'autres chiffres il ne paraît propre à modifier en rien le caractère que l'on peut assigner aux eaux de Salins.

L'établissement thermal est parfaitement installé. Les engins les plus perfectionnés de la balnéothérapie s'y trouvent réunis. Une piscine à natation, une des plus vastes qui existent, contient 86,000 litres d'eau minérale.

Le traitement est à peu près exclusivement externe, circonstance remarquable, alors qu'il représente essentiellement une médication altérante. Les eaux, à peu près dépourvues de gaz carbonique, avec leur forte minéralisation, sont difficiles à tolérer : on a essayé de parer à cet inconvénient en y introduisant du gaz carbonique, pratique sur la valeur de laquelle je ne saurais me prononcer. Je pense du reste qu'on pourrait les utiliser, telles qu'elles sont, au moyen de doses très fractionnées. On y fait un grand usage des eaux mères, dont j'ai donné plus haut l'analyse.

La spécialisation de Salins est très précise : elle concerne le traitement de la scrofule, et très particulièrement des manifestations profondes de cette diathèse, glanduleuses, celluleuses, osseuses et articulaires. La médication de Salins agit ici comme altérante, reconstituante et résolutive. Elle paraît représenter absolument les attributions de Creuznach, qui était demeurée si longtemps en possession exclusive de ces attributions importantes.

## SALIES DE BÉARN (BASSES-PYRÉNÉES.)

Altitude, 30m. — Température froide.

| | gr. |
|---|---|
| Chlorure de sodium | 229.254 |
| — de potassium | 0.354 |
| — de lithium | traces |
| — de calcium | 6.495 |
| — de magnésium | 6.792 |
| Sulfate de soude | 9.094 |
| — de potasse | 0.212 |
| — de lithine | traces |
| — de magnésie | 3.750 |
| — de chaux | 0.797 |
| Silicate de soude | 0.254 |
| Iodure de sodium | 0.005 |
| Bromure de magnésium | 0.473 |
| Alumine et fer | 0.460 |
| | 257.938 |

(GARRIGOU.)

Les eaux de Salies fournissent à la scrofule une médication très énergique. Leurs applications paraissent devoir être identiques à celles de Salins du Jura Je doute qu'il y ait un parti spécial à tirer de leur minéralisation excessive.

### SALINS-MOUTIERS (Savoie)

Altitude, 492m. — Température, 35°

| | gr. |
|---|---|
| Clhorure de sodium | 11.317 |
| Sulfate de chaux | 1.392 |
| — de magnésie | 0.752 |
| — de soude | 0.641 |
| Carbonate de chaux | 0.005 |
| Iode, fer, arsenic, matières organiques | traces |
| Résidu insoluble | 0.036 |
| | 15.143 |

(Bouis, 1863.)

Ce sont des eaux de salines, qui se distinguent des autres eaux de cette catégorie par leur thermalité et leur qualité gazeuse, et se trouvent ainsi mieux appropriées à l'usage interne. L'établissement thermal possède une installation complète. On emploie les *boues minérales* en applications locales.

La scrofule, dans ses manifestations les plus profondes, les rhumatismes chroniques, les paralysies non cérébrales, les anémies et atonies de la chlorose, des convalescents, représentent les applications spéciales de ces eaux (1).

### HAMMAM MELOUANE (Algérie, province d'Alger.)

Température, de 39 à 40°

| | gr. |
|---|---|
| Chlorure de sodium | 26.0690 |
| — de magnésium | 0.4350 |
| — de potassium | 0.2438 |
| — de calcium | traces |
| — d'ammonique | traces |
| Carbonate de chaux | 0.1350 |
| — de magnésie | traces |
| — de fer | 0.0025 |
| Sulfate de chaux | 3.1260 |
| Matière organique azotée | traces |
| Silice et arsenic | traces |
| | 30.0113 |

(Tripier.)

(1) Laissus, *Les Eaux thermales de Brides-les-Bains et de Salins-Moutiers*, 1881.

Ces eaux ont été employées surtout dans le rhumatisme articulaire chronique, les ostéites, suites de plaies d'armes à feu, et les engorgements abdominaux.

## Stations étrangères.

---

### CREUZNACH (PRUSSE).

Altitude, 112m. — Température, de 10 à 30°.

Source *Elize* (12°).

| | |
|---|---|
| Acide carbonique | faible prop. |
| | gr. |
| Chlorure de sodium | 9.4672 |
| — de potassium | 0.0805 |
| — de silicium | 0.0792 |
| — de calcium | 1.7382 |
| — de magnésium | 0.5287 |
| Bromure de magnésium | 0.0350 |
| Iodure de magnésium | 0.0038 |
| Carbonate de chaux | 0.2194 |
| — de baryte | 0.0012 |
| Magnésium | 0.0129 |
| Oxyde de fer | 0.0163 |
| Phosphate d'alumine | 0.0005 |
| Oxyde de magnésium | 0 0077 |
| Silicium | 1.0155 |
| | 12,1819 |

(LIEBIG.)

A Creuznach, l'établissement thermal n'est qu'un accessoire d'un vaste établissement industriel, consacré à l'exploitation du chlorure de sodium.

L'eau salée, obtenue au moyen de forages artésiens, est élevée, par des appareils hydrauliques d'une grande simplicité, jusqu'au faîte de bâtiments de graduation qu'elle parcourt pendant la longueur de 100 ou 200 mètres, s'épanchant des rigoles horizontales où elle s'écoule, à travers des amas de fascines, dans des réservoirs d'où elle est reprise et d'où elle retombe successivement goutte à goutte, gagnant, par cette division infinie et cette migration continuelle, le degré de concentration voulu.

Après avoir parcouru ces différents degrés d'évaporation, l'eau saline est soumise, dans de vastes chaudières, à une ébullition réitérée à plusieurs reprises, et durant laquelle le sel se dépose au fond des chaudières en cristaux que l'on retire incessamment. Le résidu de cette évaporation, alors que l'eau a rendu la plus grande partie du sel qu'elle renfermait, est l'*eau mère*.

Les eaux de Creuznach sont très peu usitées à l'intérieur : la source *Elize* est la seule que l'on emploie sous cette forme. Le traitement consiste donc à peu près exclusivement en bains, additionnés ou non d'eaux mères.

La spécialisation formelle de Creuznach est le traitement de la scrofule, dans toutes ses formes. Cette médication peut être considérée comme à très peu de chose près identique avec celle de Salins du Jura.

### HOMBOURG (ALLEMAGNE, HESSE-HOMBOURG.)

Altitude, 200m. — Température froide (de 10 à 11°).

| | *Élisabethbrunnen* | *Stahlbrunnen* |
|---|---|---|
| | gr. | gr. |
| Chlorure de sodium | 9.86090 | 10.399 |
| — de potassium | 0.34627 | 0.023 |
| — de lithium | 0.02163 | traces |
| — d'ammonium | 0.02189 | traces |
| — de calcium | 0.68737 | 1.389 |
| — de magnésium | 0.72886 | 0.694 |
| Iodure de magnésium | 0.00003 | |
| Bromure de magnésium | 0.00286 | |
| Sulfate de chaux | 0.01680 | 0.019 |
| — de baryte | 0.00100 | |
| — de strontiane | 0.01776 | |
| Bicarbonate de chaux | 2.17672 | 0.981 |
| — de manganèse | 0.04320 | |
| — de fer | 0.03196 | 0.12 |
| — de magnésie | 0.00210 | |
| Phosphate de chaux | 0.00094 | |
| Acide silicique | 0.02635 | 0.041 |
| Total des matières fixes | 13.98664 | 13.268 |
| Acide carbonique libre | 1.95059 | 2.769 |
| Total | 15.93623 | 16.437 |

(FRESENIUS ET WILL.)

Ces eaux présentent une constitution assez particulière. Elles se rapprochent des eaux de salines par leur prédominance en chlorure sodique et leur température froide, tout en s'en distinguant par leur qualité gazeuse, ou carbonique, D'un autre côté, elles ne sauraient être rapprochées des eaux chlorurées bicarbonatées dont il sera question plus loin, vu le caractère nettement calcique de leurs bases, en dehors du chlorure sodique. Il faut ajouter leur qualité ferrugineuse prononcée. Cet ensemble de caractères est certainement fort remarquable: mais leur défaut de thermalité, ou plutôt leur température très basse, parait devoir amoindrir leur importance thérapeutique.

Quoi qu'il en soit, elles sont très employées dans les affections catarrhales de l'appareil digestif, et dans cet ensemble de troubles fonctionnels, et même organiques, assez difficile à caractériser, que l'on rapporte à la pléthore abdominale. Elles sont particulièrement appropriées aux constitutions lymphatiques ou anémiques.

Les eaux d'Hombourg sont employées surtout à l'intérieur. Pour les bains, qui ne tiennent qu'une place très secondaire dans la médication, l'eau minérale est chauffée directement, et on y ajoute quelquefois des eaux mères de Nauheim.

### KISSINGEN (ALLEMAGNE, BAVIÈRE).

Altitude, 197m. — Température, de 11 à 17°.

Source du *Rakoczy*.

| | gr. |
|---|---|
| Chlorure de sodium | 5.82200 |
| — de potassium | 0.28600 |
| Bromure de sodium | 0.00840 |
| Nitrate de soude | 0.00930 |
| Chlorure de lithium | 0.02000 |
| — de magnésium | 0.34240 |
| Sulfate de magnésie | 0.58710 |
| Carbonate de magnésie | 0.01704 |
| Sulfate de chaux | 0.38937 |
| Phosphate de chaux | 0.00561 |
| Carbonate de chaux | 1.06096 |
| — de protoxyde de fer | 0.03157 |
| Acide silicique | 0.01290 |
| Ammoniaque | 0.00091 |
| Iodure de sodium | traces |
| Borate de soude | traces |
| Sulfate de soude | traces |
| Fluorure de calcium | traces |
| Phosphate d'alumine | traces |
| Carbonate de protoxyde de manganèse | traces |
| | 8.59446 |

(LIEBIG, 1856.)

Il y a à Kissingen trois sources principales : le *Rakoczy*, le *Pandur*, lesquelles ne diffèrent que très peu, et le *Maxbrünnen*, celle-ci plus faiblement minéralisée, 2gr,5 de chlorures sur 3gr,6 de minéralisation.

La médication de Kissingen présente trois caractères : 1° altérante, 2° purgative, et 3° tonique.

On a fort développé et varié à Kissingen la médication balnéaire (1). Il y a le *Wellenbad*, ou bain froid effervescent ; le *Wannen*, ou bain tranquille. L'acide carbonique paraît jouer un très grand rôle dans ces bains, qui ont la prétention d'imiter les bains de mer. Il y a le *Dampfald*, ou bain de vapeur chlorique, vapeur d'eau salée à laquelle on a ajouté du chlore et de l'iode ; et enfin des bains de *gaz carbonique*.

Ces eaux, très utiles chez les sujets lymphatiques et scrofuleux, chez ceux affectés de congestions veineuses abdominales et hémorroïdaires très atoniques, doivent être redoutées chez tous ceux qui présentent quelques dispositions aux congestions actives ou aux accidents névropathiques. Ce sont des eaux reconstituantes, mais très excitantes.

A défaut de sources mieux appropriées, les médecins allemands prescrivent communément Kissingen dans les dyspepsies, comme nous faisons de Vichy ; mais les cas où ces eaux conviennent sont beaucoup plus restreints que près des eaux bicarbonatées sodiques.

MONTECATINI (ITALIE, PROVINCE DE LUCQUES).

Altitude, 280m. — Température, 21 à 29°,75.

| | *Terme Léopold* | *Testuccio* | *Rinfresco* |
|---|---|---|---|
| | gr. | gr. | gr. |
| Chlorure de sodium . . . . . . . . | 18.5454 | 4.6076 | 4.0036 |
| — de magnésium . . . . . . | 0.7328 | 0.4508 | 0.1748 |
| Sulfate de chaux . . . . . . . . . | 2.1996 | 0.5219 | 0.5185 |
| — de potasse . . . . . . . . | 0.3719 | 0.0585 | 0.0924 |
| — de soude . . . . . . . . . | 0.0831 | 0.3087 | |
| Bicarbonate de chaux . . . . . . . | 0.5639 | 0.0241 | 0.2583 |
| — de magnésie . . . . . | 0.0071 | 0.0736 | 0.0271 |
| Bromures . . . . . . . . . . . . | traces | | |
| Iodures . . . . . . . . . . . . | traces | | |
| Fluorures . . . . . . . . . . . | | | |
| Phosphate de fer . . . . . . . . } | | | |
| — d'alumine . . . . . . . } | 0.0196 | 0.0087 | 0.0027 |
| — de chaux . . . . . . . . } | | | |
| Sels de manganèse . . . . . . . } | | | |
| Nitrate . . . . . . . . . . . . | traces | traces | traces |
| Oxygène . . . . . . . . . . . . | 0.0133 | 0.0652 | 0.1039 |
| Azote . . . . . . . . . . . . . | 0.1734 | 0.1922 | 0.1482 |
| | 22.5225 | 6.0539 | 5.0774 |
| Acide carbonique libre, en volume. | 267 cc. 2 | 144 cc. 4 | 117 cc. 7 |

(PIRIA, TARGIONI, TAZZETTI, TADDEI 1853.)

(1) Granville, *Traitement par les nouveaux bains minéraux à Kissingen*, 1855, traduit de l'anglais.

Les sources de Montecatini sont nombreuses, et fournissent à quatre établissements balnéaires. L'usage interne est le mode de traitement qui prédomine.

Ces eaux sont très recommandées, et usitées par les Italiens, pour les maladies de foie, engorgements, calculs biliaires. Leur spécialisation paraît plutôt en rapport avec la scrofule (1).

## NAUHEIM (HESSE ÉLECTORALE).

Altitude, 150m. — Température, de 21 à 39°.

Source *Kurbrunnen* (31°).

| | |
|---|---|
| Acide carbonique | prop. consid. |
| | gr. |
| Chlorure de sodium | 14.2000 |
| — de calcium | 1.3000 |
| — de magnésium | 0.3900 |
| Bromure de magnésium | 0.0050 |
| Iode (libre?) | traces |
| Carbonate de chaux | 1.4000 |
| — de fer | 0.0260 |
| Carbonate de magnésie | 0.0050 |
| Sulfate de chaux | 0.1000 |
| Silice et traces d'alumine | 0.1080 |
| Arséniate de fer? | 0.0002 |
| Nitrates alcalins | traces |
| Sels de potasse | traces |
| — d'ammoniaquae | traces |
| Matière organique | fortes traces |
| | 17.4382 |

(CHATIN.)

Il y a, outre cette source de *Kurbrunnen*, spécialement consacrée à l'usage interne, les suivantes :

| | Tempér. | Minéralisation. |
|---|---|---|
| | | gr. |
| *Salzbrunnen* | 24° | 25,0 |
| *Grosser-Sprudel* | 35 | 28,4 |
| *Friedrich-Wilhem* | 39 | 40,3 |
| *Kleiner-Sprudel* | 17 | 26,7 |
| *Schwalheim* | 10 | 18,6 |
| *Alkalischer* | 19 | 1,2 |

Toutes ces sources renferment une énorme proportion de gaz acide carbonique, lequel est utilisé d'une manière spéciale en bains et en

(1) Voir une étude intéressante de cette station par M. Labat, in *Annales de la Société d'hydrologie médicale de Paris*, t. XXI, 1875-76.

douches. On trouvera sur cette médication et sur les eaux de *Nauheim* d'intéressants détails dans un excellent travail de M. Rotureau (1).

*Nauheim* est comme Creuznach une *saline*. On y fait également un grand usage des eaux mères.

Ces eaux sont surtout utiles dans le lymphatisme et la scrofule, et la plupart des maladies qui s'y rattachent. Elles paraissent douées de propriétés reconstituantes prononcées, aussi rendent-elles de grands services dans les cachexies consécutives à la syphilis ou aux excès vénériens. Mais elles déterminent une suractivité de la circulation qui les contre-indique toutes les fois qu'on aura à craindre quelque appel fluxionnaire. Il faut donc les employer avec ménagement chez les femmes. Elles se rapprochent des eaux d'Hombourg par leur action particulière sur la circulation abdominale et les accidents hémorrhoïdaires. C'est une des premières stations où l'on ait fait usage du gaz carbonique en bains.

## NIEDERBRONN (ALSACE)

Altitude, 192m. — Température, 17°, 5.

| | gr. |
|---|---|
| Chlorure de sodium | 3.08857 |
| — de calcium | 0.79445 |
| — de magnésium | 0.31171 |
| — de potassium | 0.13198 |
| — de lithium | 0.00433 |
| — d'ammonium | traces |
| Carbonate de chaux | 0.17912 |
| — de magnésie | 0.00653 |
| — de protoxyde de fer | 0.01035 |
| Sulfate de chaux | 0.07417 |
| Bromure de sodium | 0.01072 |
| Iodure de sodium | traces |
| Silicate de fer avec traces d'oxyde de manganèse | 0.01502 |
| Silice pure | 0.00100 |
| Alumine | traces |
| Acide arsénieux | t. lég. tr. |
| | 4.62795 |

(KOSMAN, 1850.)

| | |
|---|---|
| Azote | 17.66 |
| Acide carbonique | 10.64 |
| | 8.30 |

(ROBIN.)

(1) Rotureau, *Études sur les eaux minérales de Nauheim*, 1856.

Il n'y a pas, à proprement parler, d'établissement thermal. Les baignoires, en très grand nombre, sont disséminées dans les hôtels particuliers, et, dans quelques-uns, accompagnées d'appareils de douches.

Ces eaux sont administrées de manière à fournir une médication tantôt purgative, tantôt altérante, et tantôt tonique (Kuhn).

Elles sont mieux applicables aux maladies de l'appareil digestif que la plupart des eaux de cette classe. C'est dans la dyspepsie muqueuse ou pituiteuse que Kuhn les recommande très spécialement. Elles nous paraissent également bien indiquées chez les scrofuleux qui ont les voies digestives en mauvais état. Elles peuvent être très salutaires dans les hémorrhoïdes internes, ou la plethore abdominale. Enfin, Kuhn en a obtenu de très bons effets dans l'eczéma, surtout chez les individus à prédominance lymphatique ou scrofuleuse.

Le docteur Klein a publié des observations recueillies à Niederbronn, ayant trait à la péritonite chronique exsudative avec adhérences troublant les fonctions abdominales (1).

## SODEN (ALLEMAGNE, NASSAU)

Altitude, 145m. — Température, de 15 à 31°.

Un grand nombre de sources désiguées par des numéros

| | *Wilhemsbrunnen* (18°). | *Milchbrunnen* (25°). |
|---|---|---|
| | gr. | gr. |
| Chlorure de sodium | 11.034 | 2.3029 |
| — de potassium | 0.268 | 0.0218 |
| Sulfate de chaux | 0.104 | 0.0259 |
| Carbonate de chaux | 0.888 | 0.3566 |
| — de magnésie | 0.136 | 0.1780 |
| — de fer | 0.032 | 0.0209 |
| Silice | 0.031 | 0.0218 |
| Alumine | 0.006 | 0.0022 |
| Acide carbonique libre | 2.310 | 47cc. |
| | 14.800 | 2.9310 |

(LIEBIG, 1839.)

On a attribué aux eaux de Soden (Thilenius) des appropriations aux affections catarrhales des bronches et tuberculeuses de l'appareil pulmonaire, qui ne sauraient être acceptées qu'avec beaucoup de réserve.

(1) *Revue d'hydrologie*. 1873.

## WIESBADEN (NASSAU)

Altitude, 100m. — Température, 67°,5.

Source *Kochbrunnen.*

Gaz :

*Acide carbonique combiné avec les carbonates simples de manière à former des :*

| | gr. |
|---|---|
| Bicarbonates | 0,1916 |
| Acide carbonique libre | 0,3165 |
| Acide carbonique supposé libre | 0,5082 |
| Azote | 0,0020 |
| | 0,5102 |

*Parties solides solubles par l'eau pure.*

| | gr. |
|---|---|
| Chlorure de sodium | 6,8356 |
| — de potassium | 0,1458 |
| — de silicium | 0,0001 |
| — d'ammonium | 0,0167 |
| — de calcium | 0,4709 |
| — de magnésium | 0,2039 |
| Bromure de magnésium | vestiges |
| Sulfate de chaux | 0,0902 |
| Acide silicique | 0,0599 |
| Substances organiques | faibles traces |

*Parties solides insolubles par l'eau pure, solubles par l'acide carbonique.*

| | gr. |
|---|---|
| Carbonate de chaux | 0,4180 |
| — de magnésie | 0,0105 |
| — de baryte | traces |
| — de strontiane | traces |
| — ferreux | 0,0056 |
| — de cuivre | faibles traces |
| — manganeux | 0,0005 |
| Phosphate de chaux | 0,0003 |
| Arséniate de chaux | 0,0001 |
| Azote contenant de l'acide silicique | 0,0005 |
| Substances organiques | traces |
| | 8,26266 |

(FRESENIUS.) (1)

Les dépôts des eaux de *Wiesbaden* contiennent de l'*arsenic* (Walchner).

(1) *Monographie des eaux minérales de Wiesbaden*, par le docteur Charles Braun

M. Ch. Braun compte à *Wiesbaden* 13 sources, dont la température est de 37 à 67 degrés. Une seule est froide (*Faulbrunnen*), et ne renferme guère que la moitié des principes minéralisateurs du *Kochbrunnen*.

Les eaux de *Wiesbaden* sont légèrement purgatives, à la dose de 1 à 2 litres dans l'espace d'une heure. On les fait refroidir en les tenant dès la veille dans des cruchons. Du reste, cet effet n'est pas toujours recherché. M. Braun entend opérer à volonté, d'après le mode d'emploi des eaux à l'intérieur, un traitement digestif, un traitement résolutif ou un traitement purgatif (1) ; par les moyens externes, un traitement calmant et résorbant, ou un traitement excitant et sudorifique.

Dans la cure de *Wiesbaden*, les bains jouent le premier rôle (2). On emploie les bains généraux et partiels, et l'on fait aussi un grand usage de douches d'eau et de vapeur, et de bains d'étuve partiels ou généraux. On ajoute souvent, à l'eau du bain, de l'eau mère des salines de Creuznach. Il n'y a cependant pas d'établissement thermal à proprement parler. Les appareils balnéothérapiques sont disséminés dans les hôtels, et assez vicieusement installés.

Le climat de *Wiesbaden* passe pour un des plus tempérés de l'Allemagne.

Ces eaux trouvent leurs applications spéciales dans le lymphatisme et dans le rhumatisme. Elles représentent, dans ce cercle étendu une médication active et pleine de ressources. Elles sont aussi très employées dans la goutte. C'est même là le principal sujet de leur notoriété.

La part qui revient aux eaux de Wiesbaden dans le traitement de la goutte est très précise. Ce n'est pas à l'état diathésique qu'on les oppose, c'est aux lésions qui en sont la conséquence, aux lésions articulaires. Elles conviennent donc à la goutte chronique avec faible tendance à l'acuité, et aux altérations intra ou extra-articulaires que les accès de goutte, incomplètement résolus, laissent quelquefois après eux. Ce sont donc leurs propriétés résolutives qui sont alors mises en jeu. Elles rendent de grands services sur ce terrain mais à condition de ne s'adresser qu'à des états torpides.

(1) Rotureau, *Des principales eaux de l'Europe : Allemagne, Hongrie*, 1858, p. 215. Wiesbaden (publié en 1853 ou 1854).

(2) *Eod. loc.*, p. 90.

2e CLASSE.

## STATIONS CHLORURÉES SULFURÉES.

### GRÉOULX (BASSES-ALPES).

Altitude, 350m. — Température, de 20 à 38°,7.

Deux sources, *ancienne* et *nouvelle*.

Source *Ancienne*, ou *Gravier* (38°,7).

| | gr. |
|---|---|
| Carbonate de chaux | 0.155 |
| — de magnésie | 0.059 |
| Sulfure de calcium | 0.059 |
| Sulfate de soude | 0.150 |
| — de chaux | 0.156 |
| Chlorure de sodium | 1.541 |
| Chlorure de magnésium | 0.195 |
| Iodure et bromure | 0.064 |
| Acide silicique | 0.120 |
| Alumine | 0.049 |
| Matière organique | 0.029 |
| | 2.629 |

(GRANGE.)

La proportion des iodure et bromure, signalés pour la première fois dans cette analyse, rend celle-ci remarquable.

Les eaux minérales sont assez abondantes pour se renouveler incessamment dans les baignoires.

La source *Nouvelle* est également sulfurée calcique.

La source *Ancienne* dépose dans son parcours une matière glairiforme que l'on emploie en cataplasmes.

Les applications de ces eaux sont mal définies. Elles paraissent être usitées plus généralement à titre d'eaux à la fois résolutives et sédatives, que d'eaux sulfureuses. C'est ainsi qu'elles fournissent d'excellentes applications dans les vieilles plaies, les scrofules externes, les catarrhes utérins et vaginaux. Elles ont également donné de bons résultats dans les névralgies et les rhumatismes nerveux, plutôt, si l'on s'en rapporte à des relevés d'observations publiés par M. Doux, chez les individus à forte constitution et à tempérament sanguin, que chez les sujets faibles et lymphatiques. Il y a là matière à de nouvelles et intéressantes observations.

### URIAGE (Isère).

Altitude, 414m. — Température, 17°,3.

| | gr. |
|---|---|
| Acide carbonique libre | 0.0062 |
| — sulfhydrique | 0.0113 |
| Chlorure de sodium | 6.0369 |
| — de potassium | 0.4088 |
| — de lithium | 0.0078 |
| — de rubidium | impondérable |
| Iodure de sodium | |
| Sulfate de chaux | 1.5205 |
| — de magnésie | 0.6048 |
| — de soude | 1.1875 |
| Bicarbonate de soude | 0.5555 |
| Hyposulfite de soude | indices. |
| Arseniate de soude | 0.0021 |
| Sulfure de fer | impondérable |
| Silice | 0.0790 |
| Matière organique | indices |
| | 10.4262 |
| Azote | 19 cc.5 |

(Lefort, 1865.)

Il y a en outre à *Uriage* des sources ferrugineuses crénatées, qui ont été de la part de V. Gerdy l'objet d'un travail approfondi (1). Elles sont *arsenicales*.

On comprend, en jetant les yeux sur cette analyse, que nous n'ayons pas hésité à ranger *Uriage* parmi les eaux chlorurées sodiques. Ici la qualité sulfureuse s'efface, pour la classification, devant la qualité chlorurée sodique, bien que dans la pratique elle se combine très utilement avec cette dernière.

L'établissement d'*Uriage*, parfaitement installé, comprend, outre les bains et les douches, des bains de vapeur et des bains russes. On combine le massage et les frictions avec les douches. On y fait également usage du dépôt ou boue minérale, qui se compose en grande partie de soufre hydraté (2).

L'eau d'Uriage s'administre sous toutes les formes. Bue à jeun, à la dose de quatre ou six verres, convenablement espacés, elle est assez fortement purgative et détermine des évacuations faciles et

(1) V. Gerdy, *Études sur les eaux minérales d'Uriage*, 1849, p. I.
(2) V. Gerdy, *eod. loc.*, p. 171.

abondantes. A dose plus faible, pure ou mélangée, elle stimule l'appétit, accroît les fonctions nutritives et exerce une action altérante. A l'extérieur, en bains et en douches, elle exerce une double influence, topique et générale, modificatrice de l'état de la peau, d'une part, en vertu de ses éléments salins et du soufre qu'elle dépose, reconstituante et tonique de l'autre, à la manière des eaux les plus fortement minéralisées (1).

La scrofule, en particulier la scrofule cutanée ou muqueuse (catarrhale), tel est l'objet le plus légitime et le plus habituel des applications des eaux d'*Uriage*. On en a surtout obtenu d'excellents effets chez de jeunes sujets dont la constitution avait besoin d'être profondément modifiée.

### TERCIS (LANDES)

Altitude, 15m. — Température, 37°.

| | gr. |
|---|---|
| Chlorure de sodium | 2.1652 |
| — de magnésium | 0.1127 |
| — de calcium | 0.0172 |
| Silicate de soude | 0.0290 |
| Sulfate de chaux | 0.0935 |
| — de magnésie | 0.0085 |
| Bicarbonate de chaux | 0.1357 |
| — de magnésie | 0 0123 |
| — d'ammoniaque | 0.000813 |
| — de lithine | Traces. |
| — de fer | |
| Borates | |
| Phosphates | |
| Alumine | |
| Iodure alcalin | |
| Matière organique | 0.1030 |
| | 2.577913 |
| Acide sulfhydrique | 1 cc. |

(COUDANNE, 1866)

Les précédentes analyses n'avaient point signalé la présence de l'hydrogène sulfuré.

Établissement bien installé.

(1) *Dictionnaire général des eaux minérales.*

## Stations étrangères.

### AIX-LA-CHAPELLE (ALLEMAGNE, PRUSSE)

Altitude, 173m. — Température, de 45,5 à 55°

| | gr. |
|---|---|
| Chlorure de sodium | 2.63940 |
| Sulfure de sodium | 0.00950 |
| Bromure de sodium | 0.00360 |
| Iodure de sodium | 0.00051 |
| Carbonate de soude | 0.65040 |
| Sulfate de soude | 0.28272 |
| — de potasse | 0.15445 |
| Carbonate de chaux | 0.15851 |
| — de magnésie | 0.05147 |
| — de protoxyde de fer | 0.00955 |
| — de lithine | 0.00029 |
| — de strontiane | 0.00022 |
| Silice | 0.06611 |
| Matière organique | 0.07517 |
| Carbonate de magnésie | Traces. |
| Phosphate d'alumine | Traces. |
| Fluorure de calcium et d'ammoniaque | Traces. |
| | 4.10190 |
| Gaz azote | 66.98 |
| Acide carbonique | 30.89 |
| — sulfhydrique | 0.31 |
| Hydrogène protocarboné | 1.82 |
| | 100.00 |

(LIEBIG, 1851)

Les eaux d'*Uriage* sont sulfurées par le sulfure de chaux. Fontan considérait également celles d'*Aix* comme des eaux sulfureuses accidentelles, et devant cette qualité à la décomposition de sulfate de chaux. Mais Liebig (1851) leur attribue du sulfure de sodium. Cette circonstance est fort remarquable, et leur minéralisation générale, leur proportion en chlorure de sodium, en sulfates et en carbonates, leur feraient une place tout à fait à part parmi les eaux sulfurées sodiques. Nous avons trouvé là une raison de plus de profiter de leur prédominance en chlorure de sodium pour les classer ici.

Elles perdent rapidement leur principe sulfureux. Cependant Fontan a exagéré, lorsqu'il a dit qu'il n'en restait point de traces dans l'eau minérale parvenue dans les baignoires.

La température trop élevée de l'eau minérale est mitigée, pour les bains, avec de l'eau minérale refroidie dans des réservoirs particuliers. Les douches sont administrées avec beaucoup de soin (de 32° à 38°) et combinées avec le massage et les frictions. Les vapeurs sont employées en étuves, avec ou sans inhalation. On fait usage à l'intérieur presque exclusivement de l'eau de la fontaine *Élise*, fournie par la source de l'*Empereur*.

On traite surtout à *Aix-la-Chapelle* les rhumatismes, les paralysies, les maladies de peau et les scrofules.

La prédominance lymphatique déterminera l'indication de ces eaux. M. Wetzlar a publié d'intéressantes observations de traitements de l'atrophie musculaire progressive par les eaux d'*Aix-la-Chapelle*, observations qui méritent de fixer l'attention.

Parmi les dermatoses, ce sont surtout les dartres humides qui fournissent des résultats avantageux.

### ARCHENA (ESPAGNE, PROVINCE DE MURCIE).

Altitude, 130m. — Température, 52°,5.

| | gr. |
|---|---|
| Chlorure de sodium | 2.5574 |
| — de calcium | 0.0655 |
| — de magnésium | 0.2103 |
| Iodure de magnésium | 0.0022 |
| Sulfate de chaux | 0.5030 |
| Carbonate de chaux | 0.2864 |
| — de magnésie | 0.0094 |
| — de manganèse et de fer, potasse, lithine, alumine, acide phosphorique et silice | 0.2394 |
| Matière organique | 0.2440 |
| | gr. 4.1176 |
| Gaz acide carbonique | 67 cc. 77 |
| — sulfhydrique | 3 39 |
| Oxygène | 0 85 |
| Azote | 14 41 |

(ZAVALA, 1877.)

L'établissement thermal est assez considérable, avec piscines, étuves, etc. Ces eaux sont très excitantes et congestives. Elles ne conviennent qu'à des constitutions et à des états plus ou moins torpides.

### ARROGATE (ANGLETERRE, YORKSHIRE).

Altitude, 55m. — Température froide.

| | Old sulphur well. |
|---|---|
| | gr. |
| Carbonate de chaux | 0.15039 |
| — de magnésie | 0.04084 |
| Chlorure de sodium | 1.18511 |
| — de potassium | 0.09770 |
| — de magnésium | 0.09346 |
| — de calcium | 0.11392 |
| — de baryum | 0.00066 |
| — de strontium | traces |
| — de lithium | traces |
| Sulfure de sodium | 0.02341 |
| Bromure de sodium | traces |
| Iodure de sodium | traces |
| Ammoniaque | traces |
| | 1.70549 |
| Gaz acide carbonique | 92 cc. 14 |
| — sulfhydrique | 25 28 |

(MUSPRATT, 1867.)

Vaste établissement thermal.

### LA PUDA (ESPAGNE, PROVINCE DE BARCELONE).

Altitude, 120m. — Température, de 28° à 29°.

| | gr. |
|---|---|
| Sulfure de sodium | 0.043 |
| Silicate de soude | 0.041 |
| Chlorure de magnésium | 0.052 |
| — de calcium | 0.346 |
| — de sodium | 1.023 |
| Sulfate de soude | 0.131 |
| — de chaux | 0.435 |
| Bicarbonate de chaux | 0.210 |
| — de magnésie | 0.035 |
| Alumine | 0.011 |
| Oxyde de fer | 0.004 |
| Matière organique azotée | 0.026 |
| Bromures, iodures | traces |
| Acide borique | traces |
| | 2.356 |
| Gaz acide carbonique libre | 122 cc. 98 |
| Azote | 21 35 |

(MUNNER Y VALLS, 1863.)

L'établissement thermal est un des plus beaux de l'Espagne (1).

(1) Joanne et le Pileur, *les bains d'Europe.*

Applications communes aux eaux de ce genre. Contre-indiquée chez les sujets pléthoriques ou excitables.

## 3e CLASSE.

## STATIONS CHLORURÉES BICARBONATÉES.

### LA BOURBOULE (Puy-de-Dôme).

Altitude, 846m. — Température, de 19,1 à 56°.

| | *Perrière, 56°,5* | *Sedaiges, 45°,5* | *La Plage, 27°,6* |
|---|---|---|---|
| | gr. | gr. | gr. |
| Arsenic métallique . . . . . | 0.00705 | 0.00689 | 0.00193 |
| ou acide arsénique . . . . . | 0.01081 | 0.01054 | 0.00295 |
| ou arseniate de soude . . . . | 0.02847 | 0.02776 | 0.00776 |
| Acide carbonique libre. . . . | 0.0518 | 0.1662 | 0.2660 |
| Chlorure de sodium. . . . . | 2.8406 | 2.6102 | 1.7011 |
| — de potassium. . . . | 0.1623 | 0.1427 | 0.1235 |
| — de lithium. . . . . | indiqué | indiqué | indiqué |
| — de magnésium . . . | 0.0320 | 0.0243 | 0.0180 |
| Bicarbonate de soude . . . . | 2.8920 | 2.1106 | 1·6265 |
| — de chaux . . . . | 0.1905 | 0.1501 | 0.1390 |
| Sulfate de soude . . . . . . | 0.2084 | 0.1780 | 0.1231 |
| Peroxyde de fer. . . . . . . | 0.0021 | 0.0018 | 0.0007 |
| Oxyde de manganèse . . . . | indices | indices | indices |
| Acide silicique . . . . . . . | 0.1200 | 0.1170 | 0.1000 |
| Alumine . . . . . . . . . . | indices | indices | indices |
| Matière organique. . . . . . | indices | indices | indices |
| | 6.4997 | 5.5009 | 4.0979 (1) |

(Bouis et Lefort, 1878.)

Il y a six sources à la Bourboule. L'installation thermale, très complète, comprend trois établissements distincts : *Mabru*, *Choussy* et les *Thermes*.

Ces eaux reproduisent une sorte de transition entre les bicarbonatées simples de Vichy et les bicarbonatées, chlorurées et sulfatées de

(1) Nicolas, *la Bourboule actuelle*, 1881.

Carlsbad. Cependant elles paraissent demeurer, dans leurs attributions, aussi distantes des unes que des autres; et, malgré que les bicarbonates et les chlorures s'y rencontrent dans des proportions sensiblement égales, il est certain que leurs appropriations thérapeutiques commandent de les rattacher sans hésitation aux chlorurées.

Elles fournissent, en effet, une médication très spéciale de la scrofule. Voici cependant quelques distinctions que l'on peut faire au sujet de leur action comparée avec celle des autres eaux spéciales dans le traitement de la scrofule; — en remarquant, toutefois, qu'il s'agit ici plutôt de nuances que de distinctions absolues.

Les eaux de la *Bourboule* sont moins résolutives des lésions de la scrofule en puissance que les eaux de salines telles que Salins du Jura. Elles le sont moins des lésions consécutives à la scrofule en puissance que Barèges. Mais elles modifient très activement la diathèse elle-même, et conviennent surtout aux jeunes enfants, et aux états scrofuleux dépourvus de déterminations très fixes.

Elles conviennent encore très spécialement aux déterminations superficielles de la scrofule, c'est-à-dire aux catarrhes et aux dermatoses chez les scrofuleux.

Les eaux de la *Bourboule* sont encore arsenicales. Quelque valeur que l'on doive attacher à cette qualité, je crois qu'elle a été exagérée: on s'est montré trop oublieux de l'ensemble remarquable de leur constitution, et l'on a trop méconnu la part qu'il y avait à faire à cet ensemble dans leurs applications les plus saillantes. En leur attribuant la dénomination exclusive d'eaux *arsenicales*, Bazin méconnaissait leur véritable caractère.

Ces eaux sont remarquablement efficaces dans plusieurs formes d'acné, dans les dermatoses congestives de la face, dans les eczémas lymphatiques et scrofuleux, dans le psoriasis, autant que celui-ci peut être atteint.

Les lésions et les cachexies de la malaria trouvent ici un puissant modificateur.

Il en est de même des arthrites chroniques dites rhumatismales. Quant à l'arthrite noueuse ou déformante, on obtient bien quelques résultats; mais ceux-ci ne sont jamais assurés, et demeurent le plus souvent trèsincomplets.

## SAINT-NECTAIRE (Puy-de-Dôme).

Altitude, 784m. — Température, de 10 à 46°.

| | *Source Boette* Saint-Nectaire le bas | *Source du Rocher* Saint-Nectaire le haut |
|---|---|---|
| | gr. | gr. |
| Acide carbonique libre . . . . | 0.8600 | 0.683 |
| Oxygène et azote . . . . . . . . | indét. | — |
| Chlorure de sodium. . . . . . | 2.7633 | 2.544 |
| — de rubidium et de cœsium | — | indices |
| Iodure de sodium . . . . . . . | traces | indices |
| Bicarbonate de soude . . . . . | 1.9511 | 2.127 |
| — de potasse . . . . | 0.0471 | 0.346 |
| — de lithine. . . . . | — | 0.057 |
| — de chaux . . . . . | 0.6599 | 0.582 |
| — de magnésie . . . | 0.4081 | 0.480 |
| — de fer . . . . . . | 0.0115 | 0.009 |
| — de manganèse. . . | — | traces |
| Sulfate de soude . . . . . . . | 0.1609 | 0.168 |
| — de strontiane . . . . . | 0.0080 | traces |
| Alumine. . . . . . . . . . . . . | 0.0230 | 0.018 |
| Arseniate de soude. . . . . . | indét. | traces |
| Phosphate de soude . . . . . | — | — |
| Silice . . . . . . . . . . . . . . | 0.1128 | 0.125 |
| Matière organique (bitume) . . | traces | traces |
| | 7.0649 | 7.139 |
| | (Lefort, 1859.) | (Lefort, 1875.) |

M. Garrigou paraît avoir constaté l'existence du mercure dans la source du *Rocher*. Je dis *paraît*, parce que cette assertion a été vivement contestée.

Les sources de Saint-Nectaire sont au nombre de dix, se partageant en deux groupes, lesquels appartiennent à Saint-Nectaire le haut et à Saint-Nectaire le bas, et alimentent deux établissements : *Boette* et *Mandon*, dans celui-ci, du *mont Cornador* dans le premier.

Ces eaux reproduisent très sensiblement la composition de celles de la Bourboule, si ce n'est pour ce qui concerne l'arsenic, en minime proportion à Saint-Nectaire. Il n'y a pas lieu de leur attribuer des appropriations générales différentes, à part ce que la Bourboule peut devoir à sa qualité arsenicale.

## 4e CLASSE.

## STATIONS CHLORURÉES SULFATÉES.

---

### BRIDES (Savoie)

Altitude, 550m. — Température, de 35 à 36°.

| | gr. |
|---|---|
| Chlorure de magnésium | 0.3071 |
| — de sodium | 1.3601 |
| — de potassium | 0.0670 |
| — de lithium | traces |
| Sulfate de soude | 1.6113 |
| — de chaux | 1.8200 |
| — de magnésie | 0.1941 |
| Bicarbonate de chaux | 0.4880 |
| — de protoxyde de fer | 0.0112 |
| Acide carbonique libre | 0.0837 |
| Matières organiques | 0.0145 |
| | 5.9076 |

(École des Mines, 1876.)

L'établissement thermal est suffisamment installé. Mais c'est surtout l'usage interne de ces eaux qui en marque la spécialisation. Elles sont diurétiques, et laxatives surtout à doses modérées, (de 4 à 5 verres), et cette action peut être prolongée sans aucune fatigue pour les organes digestifs. C'est cette action que M. Laissus appelle *la dominante* des eaux de Brides (1). C'est une médication très salutaire dans les états qui dépendent d'un ralentissement dans la circulation abdominale, vénosité, pléthore abdominale, et auxquels se rattachent tant de troubles digestifs et hépatiques, et même plus éloignés. Leur mode d'action est alors très différent de celui des bicarbonatées sodiques, telles que Vichy, lesquelles sont applicables au même ordre de faits, et agissent, on peut dire, par une autre méthode.

Une application très intéressante de ces eaux se rapporte au traitement de l'obésité. Le docteur Philbert a pu justement comparer les résultats qu'il obtient de Brides sur ce sujet à ceux de Marienbad.

(1) Laissus, *les Eaux thermales de Brides-les-Bains et de Salins-Moutiers*, 1881.

### SAINT-GERVAIS (Savoie)

Altitude, 856m.

| Sources | Gontard | de Mey | du Torrent |
|---|---|---|---|
| Température : | 39° | 42° | 39° |
| Azote | 21 cc. 18 | 21 cc 00 | 19 cc. 41 |
| Oxygène | 0 19 | 0 17 | » |
| Acide carbonique libre | 76 89 | 77 36 | 74 55 |
| Acide sulfhydrique | traces | traces | 3 04 |
| | gr. | gr. | gr. |
| Chlorure de sodium | 1.798134 | 1.817548 | 1.776295 |
| Sulfate de soude | 1.628045 | 1.635329 | 1.688089 |
| — de potasse | 0.087655 | 0.092599 | 0.090399 |
| — de lithine | 0.086038 | 0.086262 | 0.085943 |
| — de chaux | 1.146645 | 1.146021 | 1.100840 |
| Bicarbonate de chaux | 0.039732 | 0.016993 | 0.058852 |
| — de magnésie | 0.173004 | 0.172272 | 0.172292 |
| Silice | 0.045780 | 0.045700 | 0.055860 |
| | 5.005033 | 5.012724 | 5.029936 |

(Lossier, 1879.)

Les eaux de Saint-Gervais fournissent un exemple des difficultés que présente la classification méthodique des eaux minérales. Leur composition les rattache au groupe des chlorurées sulfatées ; et cependant il est impossible de ne pas tenir compte de la qualité sulfurée qui appartient à l'une des sources de cette station.

L'établissement thermal, assez négligé jusqu'ici, vient de subir une transformation complète. L'importance de la balnéation exigeait que celle-ci fût aménagée d'une manière absolument satisfaisante.

Suivant la détermination formulée par M, Billout, la spécialisation des eaux de Saint-Gervais s'adresse : 1° aux maladies de la peau ; 2° aux maladies de l'appareil digestif.

Ce qui caractérise exactement l'application de ces eaux au traitement des maladies de la peau, c'est qu'elles conviennent à des formes irritatives dans lesquelles la médication thermale est toujours d'une intervention difficile. Elles représentent par excellence la médication de l'eczéma subaigu, suintant, qui tolère parfaitement leur emploi balnéaire, auquel l'usage interne des eaux fournit un adjuvant salutaire.

Les eaux de Saint-Gervais, bicarbonatées calciques et magnésiques, conviennent très bien à la dyspepsie atonique simple, comme tant d'autres eaux minérales. Mais leur qualité sulfatée et chlorurée en fait une médication très spéciale de la dyspepsie saburrale, que caractérise une altération particulière des secrétions de la muqueuse des premières voies digestives, et qu'on pourrait appeler embarras gastrique chronique. Leur action légèrement laxative, soit sur place, soit transportées, est très salutaire dans beaucoup de constipations, et se prête à un usage continu et très prolongé.

## Stations étrangères.

### BADEN-BADEN (ALLEMAGNE).

Altitude, 305m. Température, de 47,5 à 68°,63.

| | S. Hauptquelle |
|---|---|
| | gr. |
| Bicarbonate d'oxyde de fer | 0.0049 |
| — de magnésie | 0.0115 |
| — de chaux | 0.1657 |
| Sulfate de chaux | 0.2036 |
| — de potasse | 0.0022 |
| Chlorure de potassium | 0.1638 |
| — d'ammonium | 0.0050 |
| — de sodium | 0.1511 |
| — de magnésium | 0.0082 |
| Phosphate de chaux | 0.0028 |
| Alumine | 0.1111 |
| Silice | 0.1190 |
| Acide carbonique (19 cc. 5) | 0.0389 |
| | 2.8768 |

(BUNSEN, 1871.)

Ces eaux, dont la notoriété a été plus mondaine que médicale, sont plus remarquables par leur température que par leur composition. Ce sont surtout des eaux de rhumatisants.

### BADEN (AUTRICHE).

Altitude, 212m. — Température, de 28 à 36°,5.

| | gr. |
|---|---|
| Chlorure de sodium | 0.25516 |
| — de magnésium | 0.23089 |
| Sulfate de chaux | 0.73493 |
| — de potasse | 0.07290 |
| — de soude | 0.30129 |
| Carbonate de chaux | 0.20538 |
| — de soude | 0.09367 |
| — de magnésie | 0.14297 |
| Sulfure de magnésium | 0.04603 |
| Silice | 0.03572 |
| Matière organique et perte | 0.04974 |
| | 2.16868 |
| | cc. |
| Gaz acide carbonique | 44.78 |
| — sulfhydrique | 2.56 |
| Azote | 14.53 |
| Oxygène | 1.62 |

(1862)

Ces eaux sont très difficiles à caractériser : faiblement minéralisées, plus sulfatées que chlorurées, plus riches en bases calciques qu'en bases sodiques, elles sont légèrement sulfureuses. A cette absence de caractéristique chimique prédominante correspond un défaut de caractéristique thérapeutique précise.

Elles sont utilisées en boisson dans les affections catarrhales des organes respiratoires. Mais elles sont surtout employées en bains, et en bains de piscine, dans toutes sortes d'états qui semblent réclamer une combinaison de reconstitution et de sédation. Les dermatoses lymphatiques y rencontrent en particulier une balnéation salutaire.

## BADEN (Suisse, Argovie).

Altitude, 360m. — Température, de 48,6 à 51°.

| | *Petite source du Staadhof (51°)* |
|---|---|
| | gr. |
| Sulfate de chaux | 1.41418 |
| — de magnésie | 0.31800 |
| — de soude | 0.29800 |
| Chlorure de sodium | 1.69820 |
| — de potassium | 0.09262 |
| — de magnésium | 0.07375 |
| — de calcium | 0.09362 |
| Fluorure de calcium | 0.00209 |
| Phosphate d'alumine | 0.00086 |
| Carbonate de chaux | 0.33854 |
| — de magnésie | 0.01992 |
| — de strontiane | 0.00066 |
| Silice | 0.00096 |
| Bromure de magnésium | Traces |
| Iodure de magnésium | Traces |
| Lithium | Traces |
| Matière organique | Traces |
| | 4.35140 |
| | cc. |
| Gaz acide carbonique | 33.33 |
| Azote | 66.35 |
| Oxygène | 00.32 |
| | 100. » |

(Löwig, 1877.)

Vingt et une sources alimentant plusieurs établissements.

Ces eaux sont usitées principalement sous forme de bains, et en général de bains prolongés, pris dans des baignoires ou dans de petites piscines. Il résulte de cette pratique une poussée à laquelle on attache une grande importance dans la pratique locale, et dont les effets se prolongent un temps assez long pour amener une lente desquamation. On emploie également les douches, les bains de vapeur, et des inspirations d'un mélange d'azote et d'acide carbonique.

On a étendu la pratique des eaux de Baden à toutes les applications auxquelles peut se prêter une température élevée. Leur véritable spécialité paraît être le rhumatisme, et les états névropathiques dans lesquels on recherche une action un peu vive sur la peau. Ces eaux sont autant sulfatées que chlorurées. Il semble que leur usage, sous la forme habituellement prescrite de bains prolongés, pourrait convenir à la plupart des dermatoses traitées à Loèche.

### CHELTENHAM (ANGLETERRE, GLOCESTERSHIRE).

Température, 7 et 19°,5.

| | *Montpellier* | *Pittville* |
|---|---|---|
| | gr. | gr. |
| Chlorure de sodium | 5.80 | 6.870 |
| Sulfate de soude | 1.96 | 1.600 |
| — de potasse | | 0.040 |
| — de magnésie | 1.62 | |
| — de chaux | 0.30 | |
| Bicarbonate de soude | 0.14 | |
| Carbonate terreux | 0.12 | |
| Carbonate de soude | | 0.300 |
| — de chaux | | 0.100 |
| — de magnésie | | 0.150 |
| Bromure de sodium | | 0.050 |
| Acide silicique | | 0.040 |
| — crénique | | 0.005 |
| Matière extractive | | 0.050 |
| | 9.94 | 9.205 |

Gaz acide carbonique libre 318 c. c. (1).

Les eaux de Cheltenham sont plus employées en boisson qu'en bains.

Cette station est bien installée et très fréquentée. Il paraît difficile de déterminer exactement sa caractéristique thérapeutique.

(1) Labat, *Annales de la Société d'hydrologie médicale de Paris.*

LAVEY (Suisse, canton de Vaud.)

Altitude, 375m. — Température, 46°.

| | |
|---|---|
| | cc |
| Acide sulfhydrique | 3.51 |
| — carbonique | 4 34 |
| Azote | 27.80 |
| | gr. |
| Chlorure de potassium | 0.0034 |
| — de sodium | 0.3633 |
| — de lithium | 0.0056 |
| — de calcium | 0.0015 |
| — de magnésium | 0.0048 |
| Sulfate de soude anhydre | 0.7033 |
| — de magnésie | 0.0068 |
| — de chaux | 0.0907 |
| — de strontiane | 0.0023 |
| Carbonate de chaux | 0.0730 |
| — de magnésie | 0.0018 |
| Silice | 0.0566 |
| | 1.3131 |

(Baup, 1833) (1).

| | |
|---|---|
| Bromure | traces ou indét. |
| Iodure | |
| Fluorure de calcium | |
| Phosphate de chaux | |
| Oxyde de fer | |
| — de magnésium | |
| Matière extractive | |

Le caractère sulfureux de ces eaux est trop peu prononcé et, l'on peut dire avec Fontan, paraît trop accidentel, pour qu'elles soient rangées parmi les sulfurées. Du reste, leurs applications thérapeutiques sont surtout empruntées à la combinaison que l'on fait de ces eaux et des eaux mères des salines voisines de Bex.

Cette combinaison assigne à la station thermale de *Lavey*, pour spécialisation très formelle, le traitement des scrofules.

### ACTION THÉRAPEUTIQUE DES EAUX CHLORURÉES

L'analyse thérapeutique des eaux chlorurées ne s'adresse qu'à des éléments assez simples. La constitution d'une eau chlorurée demeure toujours identique, grâce à sa stabilité, et la prédominance du chlorure de sodium se dégage très nettement. Nous ne pouvons nous arrêter, pour les rapprocher des applications essentielles de ces

(1) Cossy, *Bulletin clinique de l'hôpital des bains de Lavey.*

eaux, aux quelques sulfates, à la silice, au fer, à la magnésie, au bicarbonate calcique qui l'accompagnent. Quant au gaz carbonique, s'il mérite une attention plus spéciale, la grande activité thérapeutique des eaux qui en sont le plus dépourvues fait bien voir qu'il ne prend une part directe qu'à des applications secondaires. Cependant il faut admettre que ce n'est qu'à ces rapprochements, et peut-être à d'autres que nous ne soupçonnons pas, que ce chlorure doit de présider aux actions thérapeutiques qui vont être exposées, et qui sont telles, ceci est bien digne d'attention, qu'il semble que l'on ait affaire à une médication essentiellement iodurée ou bromurée, alors que l'iode et le brome, le premier surtout, s'y laissent à peine déceler.

L'administration banale, prise indépendamment des modes particuliers qu'elle peut affecter, des chlorurées, détermine, comme chez les sulfurées, des phénomènes d'excitation physiologique : l'appétit augmente, ainsi que les sécrétions cutanée et urinaire, l'activité musculaire est accrue, le sommeil est agité. Tels sont les premiers effets, à peu près communs à tous les traitements thermaux, d'autant plus prononcés qu'il s'agira de bains plus minéralisés et de températures plus élevées. Si cette excitation est poussée trop loin, la fièvre thermale des sulfurées sera plutôt remplacée par de l'embarras gastrique. Ici encore nous voyons se réveiller des déterminations éteintes ou larvées, des douleurs, des manifestations cutanées, etc.

L'excitation des sulfurées paraît se porter surtout sur l'innervation. Celle des chlorurées se porte surtout sur la circulation. Bien que certains observateurs croient en avoir reconnu un ralentissement comme quelques-uns l'ont signalé à propos des précédentes, les chlorurées sont en réalité un stimulant de la circulation, mais très spécialement de la circulation abdominale. Elles sont remarquablement tolérées par les apoplectiques, sous des formes et à des températures où les sulfurées seraient inapplicables ; mais ce sont des eaux ménorrhagiques et hémorroïdaires. Ce sont aussi des eaux laxatives, mais d'une manière très infidèle, car quelquefois elles constipent ; et l'action laxative appartient surtout aux chlorurées froides ou refroidies. Enfin ce sont des eaux résolutives et fondantes.

J'ai essayé de comparer l'action des chlorurées à celle des sulfurées, et de préparer ainsi aux applications qui leur sont communes, comme à celles qui leur sont distinctes. Mais elles s'en distinguent encore en ceci. Elles sont reconstituantes comme elles. Mais, dans l'action reconstituante des sulfurées, nous saisissons surtout l'excitation du système. Ici, il y a quelque chose de plus. Les chlorurées introduisent dans l'organisme un des éléments considérables de sa propre constitution, le chlorure de sodium. J'ignore quelle en est la véritable signification. Il serait incomplet de dice qu'elles introduisent un élément devenu insuffisant. C'est un fait que je constate. Or, les attributions spéciales des eaux de cette classe vont nous montrer, mieux que toute considération plus ou moins spéculative, dans quel sens s'opère cette reconstitution. Il semble qu'elle s'adresse spécialement aux systèmes lymphatique et glandulaire. Je dis *il semble*, parce que ceci peut se déduire plutôt de leurs applications cliniques que d'observations physiologiques directes. Cependant je crois qu'il y a là un point de vue qui ne doit pas être négligé.

Les eaux chlorurées sont des eaux altérantes, et altérantes de la scrofule. Voici une des spécialisations les plus formelles de la médication thermale.

J'ai dit précédemment que les sulfurées conviennent parfaitement à certaines déterminations de la scrofule, surtout les déterminations muqueuses et dermatosiques, mais qu'elles sont insuffisantes au sujet de la diathèse elle-même. C'est à celle-ci que s'attaquent les chlorurées, et aux déterminations profondes de la diathèse, à l'écrouelle, aux altérations du tissu cellulaire, des os et des articulations.

Leurs applications *communes* sont relatives au rhumatisme, pour celles de haute thermalité, avec les appropriations spéciales qui seront exposées plus loin ; aux maladies chirurgicales, comme les sulfurées, en vertu de leurs qualités reconstituantes et de propriétés cicatrisantes qu'elles partagent avec elles. Et, pour les blessures de guerre, si nous venons à comparer Bourbonne à Amélie, et à rapprocher la pratique de leurs établissements militaires, tout en reconnaissant qu'ils peuvent dans bien des cas se suppléer l'un l'autre, je ferai remarquer que Bourbonne convient beaucoup mieux qu'Amélie aux suites de fractures et de luxations, raideurs, empâtements, cals volumineux ; et qu'Amélie doit être plutôt adressée aux désordres fonctionnels qui suivent les traumatismes, Bourbonne aux altérations de tissu.

Les paralysies cérébrales, ou hémiplégies, trouvent ici une médication très appropriée. Il est assez difficile de l'expliquer. Ce n'est pas en raison de leurs propriétés purgatives, tégumentaires, ni de leur thermalité, car, à température égale, les sulfurées leur conviennent beaucoup moins, les bicarbonatées nullement, et les indéterminées sont insuffisantes. Enfin les chlorurées interviennent utilement dans l'état hémorroïdaire et la pléthore abdominale, ce qu'elles partagent avec les bicarbonatées sodiques.

Comme applications secondaires, nous noterons certaines dermatoses, l'hypochondrie qui se rattache à la pléthore abdominale, la syphilis, devant laquelle elles ne valent généralement pas les sulfurées, et enfin lés dyspepsies stomacales et intestinales, pour celles qui sont suffisamment riches en gaz carbonique, mais très spécialement les dyspepsies stomacales ou intestinales, pituiteuses ou catarrhales.

J'ai dû mentionner les stations chlorurées de l'Allemagne, en raison de leur notoriété assurément très légitime, bien qu'exagérée sur certains points, mais pour montrer surtout que nous possédons des équivalents très complets de la médication qu'elles représentent. Les Allemands en font, dans les maladies de l'appareil digestif, du foie et de la circulation abdominale, un grand usage, que permet leur richesse en gaz carbonique et auquel sont loin de se prêter nos sources chlorurées simples. Mais cela tient à ce que l'Allemagne est à peu près dépourvue des eaux bicarbonatées sodiques qui constituent, avec les sulfurées sodiques, la grande richesse thermale de la France, et auxquelles reviennent le plus directement de telles applications. Ce n'est donc pas, il faut bien le comprendre, un témoignage de la supériorité des sources allemandes sur les nôtres, mais plutôt de l'indigence de cette contrée au sujet d'une classe tout entière d'eaux minérales de la plus grande importance.

Les eaux chlorurées sodiques sont celles dans lesquelles les actions altérante, reconstituante et résolutive se confondent de la manière la plus complète, au moins sur le terrain spécial de leurs applications. Cependant leur action directement reconstituante se retrouve chez les individus affaiblis, plutôt dans les atonies, suites de circonstances hygiéniques particulières, comme une alimentation insuffisante ou des fatigues excessives, que dans les anémies constitutionnelles. Leur action résolutive s'exerce encore, en dehors de la scrofule, dans les arthrites déformantes, mais dans les limites généralement très restreintes que l'on peut atteindre, dans cette affection constitutionnelle dont la pathogénie est encore si obscure.

## Médication marine.

La médication marine, qui appartient en réalité aux eaux chlorurées, comporte trois termes très distincts dans ses applications :

L'inhalation de l'air marin.

Le bain de mer chaud ou médicamenteux.

Le bain de mer froid ou hydrothérapique.

Le séjour à la mer comporte l'inhalation spontanée d'une atmosphère chargée de molécules salines. Ce n'est pas le résultat d'une évaporation qui ne fournirait que des vapeurs dépouillées de qualités minérales. C'est un entraînement déterminé par la double agitation de la mer et de l'air, laquelle, même à une grande distance, charge l'atmosphère de particules minérales, reconnaissables à la saveur qu'elles communiquent à la salive. Il y a donc là une inhalation continue d'un air médicamenteux.

Le bain de mer chaud n'est autre chose qu'un bain chloruré sodique, tout semblable à ceux que l'on prend près des stations thermales chlorurées, sauf le degré et les particularités de la minéralisation.

Il n'en est pas de même du bain de mer froid. Celui-ci n'est autre chose qu'une pratique hydrothérapique. Il est vrai que la densité du liquide, le mouvement particulier de la mer et le contact d'une eau fortement chargée de principes actifs, impriment à l'hydrothérapie marine un caractère spécial ; mais l'action essentielle de ce bain de mer réside dans le froid et la réaction.

Mais ce qu'il importe surtout de savoir, c'est qu'il est des bains de mer chez lesquels domine l'action médicamenteuse du bain de mer chaud, et tend à disparaître l'action hydrothérapique du bain de mer froid. Ce sont les bains pris sur des plages calmes et tempérées, où la mer est immobile et tiède.

Le bain pris à mer pleine et sur nos côtes du nord, ou pris sur nos plages du midi, en saison appropriée, et surtout dans les bassins, les criques, orientés d'une manière particulière, sur nos côtes de l'ouest, à Arcachon, à Royan, le Croisic, les Sables-d'Olonne, etc., représente donc deux médications très différentes, dont l'une comporte le bain froid, court, à réaction vive, l'autre le bain tiède, prolongé, à propriétés altérantes.

Ces diversités de propriétés et d'applications du bain de mer, que je crois avoir le premier nettement déterminées, et qui ne sont pas encore assez connues, offrent dans la pratique une importance facile à concevoir.

## FAMILLE DES BICARBONATÉES.

### 4 CLASSES.

Bicarbonatées simples, — bicarbonatées chlorurées, — bicarbonatées sulfatées, — bicarbonatées sulfatées chlorurées.

La famille des bicarbonatées comprend 4 classes, suivant que la prédominance des bicarbonatées est exclusive, ou se partage avec les chlorures, ou les sulfates, ou les uns et les autres simultanément.

Cette famille appartient presque exclusivement à la France, sauf, pour ce qui concerne la dernière classe, les bicarbonatées sulfatées et chlorurées, eaux minérales de la Bohême, et elle se groupe en sources innombrables dans le massif central de la France, l'Auvergne, d'où elle s'étend dans le département de la Loire.

### 1re CLASSE.

**Bicarbonatées simples.**

3 Divisions : Bicarbonatées sodiques, bicarbonatées calciques, bicarbonatées sulfatées.

1re division. — *Stations bicarbonatées sodiques.*

Bien que les bicarbonatées sodiques tiennent une grande place en thérapeutique thermale, elles ne sont représentées que par un très petit nombre de stations. Presque toutes les bicarbonatées, même celles qui offrent à l'analyse un chiffre prédominant de bicarbonate sodique, renferment encore une proportion trop considérable de sels calciques ou magnésiques pour ne pas être attribuées à la division des bicarbonates mixtes, qui comprend en réalité la majeure partie des eaux de la classe des bicarbonatées simples. *Le Boulou* lui-même, station très intéressante, ne fût-ce que par sa situation dans la région sulfurée des Pyrénées, offre une assez forte proportion de bases terreuses.

Mais Vichy et Vals, par le caractère et la franchise de leur minéraisation, comme par leur valeur thérapeutique, suffisent pour marquer un groupe hydrologique de premier ordre.

Les bicarbonatées ne sont point des eaux fixes comme les chlorurées; elles sont altérables comme les sulfurées. Seulement les sulfurées s'altèrent par action chimique, et les bicarbonatées s'altèrent par action physique, la cessation de la pression; les unes et les autres au contact de l'air atmosphérique. De la cessation de la pression résultent le dégagement du gaz carbonique en excès, la transformation des bicarbonates en carbonates neutres, la séparation des principes qui ne devaient leur dissolution qu'à la présence du gaz carbonique en excès, c'est-à-dire la presque totalité de la chaux, une portion de la magnésie, l'acide phosphorique, une partie de l'arsenic et du fer : ce dernier se dépose en outre en partie en raison de sa transformation en peroxyde, en partie par suite du contact de l'oxygène atmosphérique. C'est ainsi que se forment les cheminées qui, dès que commence à se faire sentir la diminution de la pression, garnissent le trajet souterrain suivi par les eaux, et, à leur émergence, de vastes travertins, ou au moins des dépôts, dont l'accumulation finit souvent par amoindrir ou même complètement obstruer leur issue. C'est encore ainsi que s'obtiennent ces incrustations si curieuses qu'exploite l'industrie.

Le fait capital de la constitution de ces eaux est donc la présence du gaz carbonique en excès, qui tient la totalité de leurs principes en dissolution. A côté des bicarbonates, on trouve, dans les bicarbonatées sodiques, des sulfates et des chlorures en faible proportion, quelques phosphates, de la chaux et de la magnésie en proportion très secondaire, du fer, de l'arsenic, de la lithine.

La constitution chimique de ces eaux peut être comprise dans la formule suivante : que toutes les bases seraient combinées avec l'acide carbonique (bicarbonates), et tous les acides combinés avec la soude (sels sodiques). (Bouquet.)

Leur température offre de nombreuses variétés. Vichy possède des sources froides, chaudes et très chaudes (43°). Toutes les sources de Vals sont froides, ainsi que le Boulou.

Les sources de Vichy possèdent une composition à peu près identique, sauf des nuances plus sensibles à l'application thérapeutique qu'à l'analyse chimique, et, dans quelques-unes, l'existence saillante du fer. Celles de Vals présentent des variétés plus considérables, dont il sera question plus loin.

## ANDABRE (AVEYRON).

Altitude, 407m. — Température, 10°,5.

*Source de la Buvette.*

| | gr. |
|---|---|
| Bicarbonate de soude | 1.8288 |
| — de chaux | 0.2850 |
| — de magnésie | 0.2345 |
| Protoxyde de fer | 0.0652 |
| Silice ou alumine | 0.0005 |
| Chlorure de sodium | 0.0990 |
| — de magnésium | 0.0150 |
| — de calcium | 0.0150 |
| Sulfate de soude | 0.0176 |
| Matière organique et perte | 0.0200 |
| | 2.5806 |
| Gaz acide carbonique libre | 1.1388 |

(LIMOUSIN-LAMOTHE, 1852.)

M. Moitessier a reconnu des traces de lithine et de cuivre.

*Source du Bosc.*

| | gr. |
|---|---|
| Acide carboniqne libre | 0.1250 |
| Acide carbonique des bicarbonates | 0.3530 |
| — chlorhydrique | 2.3052 |
| — sulfurique | 0.6025 |
| Silice | 0.0350 |
| Oxyde de fer | 0.0070 |
| Chaux | 0.1480 |
| Magnésie | 0.0549 |
| Potasse | absence |
| Soude | 2.4247 |
| Matière organique | 0.0320 |
| | 6.0873 |

Des traces de lithine ont été reconnues dans les résidus par l'examen spectroscopique.

(ÉCOLE DES MINES, 1874.)

On utilise encore à Andabre les eaux du *Cayla*, très voisines, froides, bicarbonatées calciques et ferrugineuses, très gazeuzes, faiblement minéralisées, — et celles de *Sylvanès*, dont il sera question plus loin (*eaux ferrugineuses*). Il y a un établissement bien installé.

La source de la *Buvette* est très notablement ferrugineuse, et assez bicarbonatée sodique pour être rattachée à cette dernière classe. On peut la rapprocher, avec moins de bicarbonate de soude et davantage de fer, des sources ferrugineuses de Vichy. D'un autre côté, la source du *Bosc* est très nettement chlorurée sodique.

Ce sont donc là des eaux très médicamenteuses, où l'on trouve les éléments variés d'une médication reconstituante, grâce à l'utilisation distincte ou simultanée du bicarbonate de soude, du fer et du chlorure de sodium.

Les eaux d'Andabre sont surtout digestives et toniques. Mais leurs applications peuvent être multipliées en raison des nombreux éléments qu'y réunissent les sources même d'Andabre et les sources voisines.

### LE BOULOU (Pyrénées-Orientales).

Altitude, 84m. — Température, de 16 à 17°

| | *Saint-Martin* | *Le Boulou* |
|---|---|---|
| | gr. | gr. |
| Acide carbonique libre | 1.595 | 2.341 |
| Bicarbonate de soude hydraté | 5.978 | 3.720 |
| — de potasse | 0.208 | 0.089 |
| — de baryte | — | 0.003 |
| — de lithine | traces | traces |
| — de chaux | 0.941 | 1.475 |
| — de magnésie | 0.305 | 0.599 |
| — de manganèse | — | 0.002 |
| — de protoxyde de fer | 0.024 | 0.015 |
| Sulfate de soude anhydre | 0.006 | 0.00403 |
| Phosphate de soude | traces | 0.00114 |
| Arseniate de soude | traces | traces |
| Chlorure de sodium | 1.071 | 0.88063 |
| Alumine | 0.004 | 0.00130 |
| Glucine | 0.004 | — |
| Acide nitrique | — | traces |
| — borique | — | traces |
| — silicique | 0.052 | 0.0785 |
| Oxyde de cobalt, de nickel | traces | traces |
| — de cuivre | traces | 0.00015 |
| Matières organiques volatiles | traces | — |
| Matière organique fixe | traces | traces |
| | 10.188 | 9.20925 |

(Béchamp, 1869.)

Ces analyses diffèrent considérablement de celles d'Anglada, car elles donnent plus du double de minéralisation. C'est certainement une circonstance curieuse, de rencontrer, dans un coin des Pyrénées, des eaux d'une composition bicarbonatée sodique aussi rare, et qui ne trouvent d'analogues que parmi les sources de Vals et les sources froides de Vichy.

Il y a un établissement convenablement aménagé, et qui n'est guère fréquenté que par le voisinage. Ces eaux sont quelquefois employées comme adjuvant du traitement sulfureux d'Amélie.

### CHATEAUNEUF (Puy-de-Dôme).

Altitude, 382m. — Température, de 15,75 à 37°.

| | *Grand bain chaud* | *S. de la Chapelle* | *S. du Pavillon* | *S. de Saint-Cyr* |
|---|---|---|---|---|
| | gr. | gr. | gr. | gr. |
| Bicarbonate de soude . . | 1.296 | 2.080 | 1.620 | 1.327 |
| — de potasse . | 0.540 | 0.447 | 1.089 | 0.489 |
| — de chaux . . | 0.314 | 0.350 | 0.750 | 0.416 |
| — de magnésie. | 0.204 | 0.192 | 0.435 | 0.208 |
| — de fer. . . . | 0.034 | 0.026 | 0.016 | 0.057 |
| Sulfate de soude . . . . | 0.470 | 0.445 | 0.391 | 0.408 |
| Chlorure de sodium . . . | 0.395 | 0.437 | 0.377 | 0.173 |
| — de lithium . . . | — | 0.031 | — | 0.028 |
| Arséniate de soude . . . | Traces | Traces | Traces | Traces |
| Crénate de fer . . . . . | id. | id. | id. | id. |
| Lithine . . . . . . . . | id. | id. | id. | id. |
| Silice . . . . . . . . . | 0.101 | 0.135 | 0.092 | 0.110 |
| Matières organiques. . . | traces | traces | — | traces |
| Acide carbonique libre . | 1.295 | 1.050 | 1.986 | 1.754 |
| | 4.549 | 5.193 | 6.756 | 4.970 |
| | 600 cc. 3 | 509 cc. 8 | 1002 cc. | 885 cc.4 |
| | (Lefort, 1855) | (Truchot, 1878) | (Lefort, 1855) | (Truchot, 1878)(2) |

M. Boucaumont divise en trois groupes les quinze sources captées de Châteauneuf :

1° Les eaux froides, ferrugineuses gazeuses;

2° Les eaux thermales ou froides, bicarbonatées mixtes;

3° Les eaux bicarbonatées magnésiennes (1).

Ces eaux sont franchement bicarbonatées et bicarbonatées sodiques, avec une certaine proportion de sulfate de soude et de chlorure de sodium. Leur qualité ferrugineuse, toute sensible qu'elle soit, me paraît devoir être subordonnée à leur qualité bicarbonatée.

Voici comme s'exprime à leur sujet le docteur Boudet : « Toniques et dyalitiques par leurs sels alcalins et l'*énorme* dose de lithine qu'elles

(1) Lefort, Études physiques et chimiques, sur les eaux de Châteauneuf, in *Annales de la Société d'Hydrologie médicale de Paris*, t. 1.

(2) *Annales de la Société d'Hydrologie médicale de Paris*, t. XXI.

renferment (*sic*), elles réussissent admirablement dans le rhumatisme et la goutte, surtout dans celle des malades débilités. Ferrugineuses et riches en acide carbonique libre, elles donnent des résultats excellents dans l'anémie, la chloro-anémie, les affections des voies digestives et la plupart des dyspepsies. Les bains de piscine sont d'une grande ressource contre les métrites rebelles (1).

Cependant la caractéristique pratique de ces eaux n'est peut-être point là. Elles constituent une excellente médication du rhumatisme sous toutes ses formes douloureuses, spécialité d'action qu'il ne faudrait pas étendre aux arthrites proprement dites.

Le bain de piscine, agité par le bouillonnement qu'y produit le dégagement d'une quantité considérable de gaz carbonique, est le fond du traitement de Châteauneuf. Il est puissamment secondé par l'action reconstituante des eaux.

### SAIL-SOUS-COUZAN (Loire).

Altitude, 400$^{m}$. — Température froide.

| | gr. |
|---|---|
| Acide carbonique libre | 0.4317 |
| Bicarbonate de soude | 1.9509 |
| — de potasse | 0.3034 |
| — de chaux | 0.3870 |
| — de magnésie | 0.3436 |
| — de protoxyde de fer | 0.0177 |
| — de protoxyde de manganèse | indices |
| — de lithine | |
| Chlorure de sodium | 0.0876 |
| Iodure de sodium | indices |
| Arséniate de soude | |
| Sulfate de chaux | 0.0465 |
| Alumine | indices |
| Silice | 0.0410 |
| Matière organique | indices |
| | 3.6094 |

(Lefort, 1866.)

Bien que d'une minéralisation peu élevée, ces eaux sont des bicarbonatées sodiques franches. Une ancienne analyse de O. Henri leur avait attribué une minéralisation très inférieure, et une proportion sensiblement pareille en bases sodiques et calciques, ce qui en ferait des bicarbonatées mixtes. L'analyse de M. Lefort lui assigne une détermination autre et très précise.

(1) Joanne et Le Pileur. *Les bains d'Europe*, 1880.

Etablissement thermal bien installé pour tous les usages balnéothérapiques, et pour l'inhalation du gaz carbonique; celui-ci est également employé en douches locales dans les maladies utérines.

Ce sont des eaux digestives, notablement ferrugineuses, participant, dans une proportion tempérée, aux appropriations générales des bicarbonatées sodiques.

## VALS (ARDÈCHE).

Altitude, 260$^{m}$. — Température, de 13 à 16°.

La station de Vals est d'un haut intérêt hydrologique. Dans un espace relativement restreint, le sol est pour ainsi dire criblé de griffons, généralement d'un faible débit, et que la moindre recherche permet de multiplier avec une facilité dont on a abusé. La plupart possèdent une constitution à peu près identique, sauf pour le degré de minéralisation; et c'est presqu'exclusivement sur le bicarbonate de soude que portent ces différences. Il y a donc là des conditions qui paraissent très favorables aux applications thérapeutiques: mais le défaut absolu de thermalité des eaux de Vals amoindrit beaucoup la valeur de leur emploi sur place : ce sont essentiellement des eaux de transport.

Cependant il y a deux établissements balnéaires, complètement aménagés, où des installations spéciales ont été consacrées à l'emploi thérapeutique du gaz carbonique.

Il paraît assez difficile de déterminer en quoi Vals différerait de Vichy dans ses applications, sauf l'avantage de posséder une grande variété de minéralisation qui n'existe pas à Vichy, si ses eaux étaient pourvues de thermalité. Cette circonstance suffit pour restreindre beaucoup les cas où l'une ou l'autre station pourrait se trouver indifféremment indiquée. Ce qui appartient plus spécialement à Vals, c'est un groupe de sources très faiblement minéralisées, absolument dépourvues de bicarbonates, circonstance remarquable en une pareille région, mais sulfatées, et riches en arsenic et en fer.

Il n'est pas nécessaire de reproduire l'analyse de toutes les sources de Vals; les tableaux suivants suffiront pour donner une idée assez complète de l'hydrologie de cette station. Le défaut d'arsenic dans les sources du premier tableau est à remarquer : il est vraisemblable que des analyses faites sur des quantités d'eau plus élevées permettraient d'en retrouver au moins des traces.

Sources de l'*Établissement thermal*.

| | 1er degré de min. | 2e degré de min. | 3e degré de min. | 4e degré de min. |
|---|---|---|---|---|
| | *Pauline* | *Chloé* | *Souveraine* | *Marquise* |
| | gr. | gr. | gr. | gr. |
| Bicarbonate de soude . . | 1.61170 | 3.289 | 6.5150 | 7.154 |
| — de potasse . . | traces | 0.045 | 0.0690 | — |
| — de lithine . . | 0.01093 | 0.0264 | 0.0424 | 0.03304 |
| — de chaux . . | 0.02880 | 0.169 | 0.2700 | 0.180 |
| — de magnésie. | 0.00830 | 0.166 | 0.0090 | 0.125 |
| Carbonate de fer . . . . | 0.00907 | 0.021 | 0.0036 | 0.015 |
| — de manganèse. | sensible | traces | traces | traces |
| Silicate d'al. pot. et s. . | 0.18240 | 0.109 | 0.1020 | 0.116 |
| Chlorure de sodium. . . | 0.04140 | 0.189 | 0.3370 | 0.060 |
| Sulfate de soude . . . . | 0.16960 | 0.173 | 0.2610 | 0.953 |
| Phosphate de soude . . . | indiqué | — | — | — |
| Matières organiques. . . | indiquées | — | traces | traces |
| Matières fixes totales . . | 2.06220 | 4.1874 | 7.6090 | 8.63694 |
| Gaz acide carb. libre . . | 2.13869 | 1.626 | 2.200 | 2.600 |
| | (O. Henri et Lavigne.) | (Dupasquier) | (O. Henri et Lavigne.) | (Berthier) (1) |

Sources *Vivaraises*.

| | *Vivaraise* Nº 1 | *Vivaraise* Nº 3 | *Vivaraise* Nº 5 | *Vivaraise* Nº 7 | *Vivaraise* Nº 9 |
|---|---|---|---|---|---|
| | gr. | gr. | gr. | gr. | gr. |
| Bicarbonate de soude. . | 1.9760 | 3.1735 | 4.0767 | 6.3938 | 7.2237 |
| — de potasse . | — | 0.0110 | 0.1291 | 0.1900 | 0.2100 |
| — de chaux . . | 0.0676 | 0.1580 | 0.2020 | 0.2380 | 0.2915 |
| — de magnésie | 0.0595 | 0.1286 | 0.4260 | 0.2630 | 0.2584 |
| — de fer . . . | 0.0547 | 0.0048 | 0.0240 | 0.0112 | 0.0220 |
| — de lithine. . | 0.0106 | 0.0200 | 0.0175 | 0.0238 | 0.0190 |
| Chlorure de sodium. . . | 0.0656 | 0.1100 | 0.0436 | 0.0770 | 0.0916 |
| — de potassium . | — | 0.1400 | — | — | — |
| Sulfate de soude . . . . | 0.2701 | 0.0210 (2) | 0.0191 | 0.0298 | 0.0344 |
| — de chaux . . . . | 0.2157 | 0.0760 | 0.0231 | 0.0365 | — |
| Silicate et silice . . . . | 0.0700 | — | 0.0557 | 0.0866 | 0.1022 |
| Alumine phosph . . . . | — | — | — | 0.0996 | — |
| Iodure alcalin . . . . . | — | — | — | — | — |
| Arseniate de soude . . . | — | — | 0.820 | — | — |
| Acide carbonique. . . . | 1.2844 | 1.6041 | 1.6141 | 1.6771 | 1.4343 |
| | 4.0650 | 5.4647 | 6.4129 | 9.1256 | 9.8449 (3). |

(1) Chabannes, extrait du *Rapport officiel*, 1878.

(2) Lisez *sulfate de potasse*.

(3) Emprunté au *Petit Guide des Eaux minérales de Vals* par M. Champetier et le Dr Tourrette.

Source *sulfo-ferrugineuse arsenicale.*

| | *Saint-Louis.* |
|---|---|
| | gr. |
| Acide sulfurique libre | 0.09960 |
| Arséniates | 0.00100 |
| Sulfate de protoxyde de fer | 0.02822 |
| — de sesquioxyde de fer | 0.01165 |
| — de chaux | 0.03200 |
| — de potasse | 0.04797 |
| — de soude | 0.11250 |
| — de magnésie | traces |
| Silicate de fer | 0.00810 |
| — d'alumine | 0.04540 |
| — de manganèse | traces |
| — de chaux | 0.01780 |
| — de soude | 0.01850 |
| Chlorure de calcium | traces |
| Phosphate de chaux | traces |
| Iode | traces |
| Matières organiques | traces |
| | 0.42274 |

(O. Henri et Lavigne.)

## VICHY (Allier).

Altitude, 240m. — Température, de 14,3 à 43°,60.

Sources nombreuses appartenant les unes à l'État, les autres à des particuliers; quelques-unes sont distantes de Vichy, et n'appartiennent qu'à son régime hydrologique.

Sources appartenant à Vichy même:

| | | Température. |
|---|---|---|
| Appartenant à l'État. | Puits Carré (seulement utilisé pour l'usage externe) | 43°.60 |
| | Puits Chomel (dépendance du précédent, usage interne) | 43°.60 |
| | Grande-Grille | 42°.50 |
| | Lucas (ancienne source Lucas et des Acacias à l'émergence) | 28°.50 |
| | Hôpital | 31°.70 |
| | Célestins (usage interne) | 14°.30 |
| | Nouvelle source des Célestins (usage interne) | 15°.20 |
| | Source du Parc (ancienne source Brosson) | 22°.00 |
| | Source de Mesdames (conduite de deux kilomètres) | 17°.00 |
| | Source Lardy | 23°.90 |

Sources appartenant au régime de Vichy:

| | |
|---|---|
| Source d'Hauterive, à l'État (consacré à la transportation) | 15°.00 |
| — de Vaisse, à l'État (aucun usage; intermittent) | 27°.8 |
| — de Saint-Yorre (consacré à la transportation) | 12°.3 |
| — Larbaud | |
| — Sainte-Marie, — Elisabeth (alimentant un établissement à Cusset) | 16°.8 |

Toutes ces sources offrent une composition à peu près identique, sauf quelques-unes que l'addition d'une proportion notable de *fer* permet de ranger à part sous la dénomination de *sources ferrugineuses* de Vichy. C'est, à Vichy, les sources *Lardy* et de *Mesdames*; hors de Vichy, toutes celles mentionnées plus haut; toutes, circonstance notable, sont obtenues artificiellement de forages artésiens, excepté *Mesdames*.

La plupart des sources de Vichy exhalent une légère odeur d'hydrogène sulfuré due à la décomposition superficielle de quelques sulfates, ou une odeur légèrement bitumineuse. Cette circonstance, plus prononcée près des sources *Chomel*, du *Parc* et *Lucas*, a conduit à assigner à ces dernières sources certaines applications spéciales.

Nous donnons le tableau analytique des principales sources de Vichy. Il n'y aurait pas grand intérêt à multiplier davantage les citations.

| | *Grande grille.* | *Hôpital.* | *Célestins.* (source ancienne.) | *Lardy.* | *Mesdames.* | *Haute-Rive.* |
|---|---|---|---|---|---|---|
| | gr. | gr. | gr. | gr. | gr. | gr. |
| Acide carboniq. dissous | 0.908 | 1.067 | 1.049 | 1.750 | 1.908 | 2.183 |
| Bicarbonate de soude . | 4.883 | 5.029 | 5.103 | 4.910 | 4.016 | 4.687 |
| — de potasse . . | 0.352 | 0.440 | 0.315 | 0.527 | 0.189 | 0.189 |
| — de magnésie . | 0.303 | 0.200 | 0.328 | 0.238 | 0.425 | 0.501 |
| — de strontiane . | 0.003 | 0.005 | 0.005 | 0.005 | 0.003 | 0.003 |
| — de chaux . . . | 0.434 | 0.570 | 0.462 | 0.710 | 0.604 | 0.432 |
| Bicarbonate de protoxyde de fer . . . . . . | 0.004 | 0.004 | 0.004 | 0.028 | 0.026 | 0.017 |
| Bicarbonate de protoxyde de manganèse . . | traces | traces | traces | traces | traces | traces |
| Sulfate de soude . . . | 0.291 | 0.291 | 0.291 | 0.314 | 0.250 | 0.291 |
| Phosphate de soude. . | 0.130 | 0.046 | 0.091 | 0.081 | traces | 0.046 |
| Arséniate de soude . . | 0.002 | 0.002 | 0.002 | 0.003 | 0.003 | 0.002 |
| Borate de soude . . . | traces | traces | traces | traces | traces | traces |
| Chlorure de calcium. . | 0.534 | 0.518 | 0.534 | 0.534 | 0.355 | 0.534 |
| Silice . . . . . . . . . | 0.070 | 0.050 | 0.060 | 0.065 | 0.032 | 0.071 |
| Matière organique bitumineuse. . . . . . . . | traces | traces | traces | traces | traces | traces |
| TOTAUX . . . | 7.914 | 8.222 | 8.244 | 9.165 | 7.811 | 8.956 |

(BOUQUET, 1855.)

L'établissement thermal de Vichy, le plus considérable qui existe en Europe, est très complètement et remarquablement aménagé sous le rapport des divers agents balnéothérapiques. Les eaux de Vichy étaient, depuis longtemps, prises, dans la majorité des cas, exclusivement en bains et en boisson: mais on a compris, depuis quelques années, qu'il convenait de ne pas s'en rapporter exclusivement aux propriétés médicamenteuses très effectives de ces eaux, et que l'influence des divers agents balnéothérapiques n'était que propre à y ajouter des ressources importantes. Aussi cette partie de la médication a-t-elle reçu un grand développement, et n'a-t-elle rien à envier aux stations les mieux aménagées.

On trouve également à Vichy une installation spéciale pour le traitement par le *gaz acide carbonique*, aussi par les inhalations d'*oxygène*, et en outre plusieurs établissements *hydrothérapiques*, dépendants ou non de l'établissement thermal.

Il est facile de se convaincre, en jetant les yeux sur le tableau analytique des sources de Vichy, que, à part les différentes proportions de fer qu'elles renferment, et leur température propre, elles présentent toutes une composition assez semblable pour qu'on ne puisse en déduire des différences appréciables au sujet de leurs applications. En effet, les propriétés générales des eaux de Vichy sont communes à chacune d'entre elles; mais chacune présente en même temps des conditions particulières, plus ou moins faciles à définir, et qui dans la pratique leur assignent des appropriations spéciales. Ces appropriations sont moins en rapport avec la nature des maladies elles-mêmes qu'avec les conditions générales de la constitution des malades, et particulières de l'appareil digestif.

C'est ainsi que l'estomac réclame tantôt des eaux tièdes comme l'*Hôpital*, tantôt des eaux chaudes comme le *puits Chomel*, ou froides comme les *Célestins*; que les estomacs excitables exigent les eaux douces de l'*Hôpital*, les estomacs affaiblis les eaux ferrugineuses de *Lardy*. Les *Célestins* agissent plus spécialement sur les reins et conviennent dans beaucoup de cas de gravelle : mais en même temps ils favorisent les congestions actives, surtout vers la tête; et c'est à tort qu'on les considère comme particulièrement applicables aux goutteux. La *Grande-Grille* est indiquée toutes les fois qu'une médication active convient, qu'elle est bien supportée par l'estomac et que sa température élevée est sans inconvénient, etc., etc. En un mot, il y a là des agents multiples d'une médication identique, et dont le maniement présente dans la pratique une très grande importance.

Je viens de signaler l'action spéciale de la source des *Célestins* sur le rein; je dois ajouter sur toute l'étendue de l'appareil urinaire, car la vessie ne s'en ressent pas moins que le rein lui-même. L'eau de la *Grande-Grille*, de son côté, agit également d'une manière spéciale sur l'appareil hépatique. C'est l'observation clinique seule qui a pu mettre sur la voie de cette double spécialité d'action.

On est généralement porté à en conclure à l'indication de l'une de ces sources aux affections de l'appareil urinaire ou aux états dans lesquels il se trouve en jeu, et de l'autre aux états qui intéressent l'appareil hépatique. C'est précisément le contraire qui résulte des particularités que je viens de signaler. Il faut redouter l'emploi de ces sources, et les remplacer par leurs similaires, dans les affections relatives aux appareils qui en subissent le plus directement l'atteinte, toutes les fois que ces appareils se présentent dans des conditions d'excitabilité particulière, ce qui est le cas le plus ordinaire.

Il importe que les médecins soient éclairés sur le véritable caractère de cette notoriété trompeuse dont les malades ne font d'eux-mêmes que trop souvent des applications très nuisibles.

Ce qui a été dit, et ce qui va suivre, sur les propriétés générales des eaux bicarbonatées sodiques me dispense de m'arrêter ici, car ce sont les eaux de Vichy qui ont servi de type à ce propos. Je reproduirai seulement la proposition suivante : que, moins elles déterminent d'effets physiologiques appréciables, et plus leurs effets thérapeutiques sont tranchés.

Les eaux de Vichy résument, d'une manière très complète, les applications des eaux de la classe à laquelle elles appartiennent.

Les engorgements du foie, suites d'hépatite ou de fièvres intermittentes, les coliques hépatiques, calculeuses ou non, la gravelle et spécialement la gravelle urique, le diabète, les dyspepsies de toutes sortes y trouvent une médication très appropriée. Elles offrent également à la goutte une médication très salutaire, surtout à la goutte aiguë et régulière, pourvu que le traitement soit appliqué à une époque aussi éloignée que possible des accès de goutte.

Elles ne conviennent généralement pas dans les gastralgies avec douleurs habituelles, tandis qu'elles réussissent très bien dans les gastralgies avec accès éloignés de crampes d'estomac.

## Thérapeutique des bicarbonatées sodiques.

Je puis prendre pour sujet particulier de cette étude les eaux de Vichy, qui résument parfaitement la classe des bicarbonatées sodiques dont elles fournissent le type le plus complet. Toutes les considérations qui se rattachent à cette station se trouvent applicables à toutes les eaux où se détache le bicarbonate de soude, comme les considérations relatives aux chlorurées sodiques types sont également applicables à toutes les eaux où se détache le chlorure de sodium. Seulement il faut ici, comme là, avoir égard aux proportions dans lesquelles se montre le principe prédominant, et aux conditions que peut y ajouter l'adjonction de tels ou tels autres principes.

Nous voyons en effet ici, comme chez les chlorurées, prédominer un principe particulier, le bicarbonate de soude, à dose élevée, lequel, pour son degré relatif de fixité, peut encore en être rapproché, car son altération par déperdition de l'acide carbonique en excès ne se fait nullement sentir dans ses applications immédiates, l'altération primitive des bicarbonatées sodiques s'exerçant principalement sur les sels à bases moins solubles que la soude : chaux, magnésie, fer... Les chlorures et les sulfates, en proportion très inférieure, n'y jouent aucun rôle distinct. Les bases sodiques y sont également très prédominantes. Il y a seulement à tenir compte de quelques bases magnésiques dans certaines sources de Vals. Le fer commence à y apparaître en proportion thérapeutique dans quelques sources de Vichy et de Vals; et l'arsenic, en proportion considérable dans une source de Vals, tient une place importante dans toutes celles de Vichy. Enfin il n'y a pas à tenir compte des hautes thermalités, comme parmi la plupart des sulfurées et des chlorurées.

Bien que les bains fassent partie intégrante du traitement de Vichy, ils n'en font pas partie nécessaire. Les eaux de la famille des bicarbonatées représentent essentiellement un traitement interne, tandis que la balnéation représente presque toute la médication chlorurée, et également la médication sulfurée en dehors des applications aux maladies respiratoires.

Les actions physiologiques et pathogénétiques si prononcées des sulfurées et des chlorurées ne sont presque plus apparentes. Plus d'actions substitutives ni d'actions dérivatives. Rien qui représente la fièvre thermale. Sauf un peu de diurèse, quelques légères excitations de la peau, ce qu'il y a de plus remarquable dans les traitements de ce genre, c'est l'absence de ces diverses sortes de phénomènes. On n'observe que dans de très faibles proportions le réveil des déterminations herpétiques, ou syphilitiques, ou scrofuleuses, périphériques, des névroses ou des rhumatismes. On voit seulement, ce qui est dans un ordre très différent, réapparaître facilement les manifestations directes des maladies que l'on traite à Vichy, ainsi les accès de goutte, de coliques hépatiques ou de coliques néphrétiques.

Les bicarbonatées, en général, sont des eaux essentiellement digestives. Mais il en résulte plutôt une régularisation qu'une surexcitation des fonctions digestives. Les bicarbonatées sodiques possèdent, sur les autres divisions de cette classe, cet avantage que leur qualité sodique leur assure une activité particulière sur l'ensemble de la constitution, ce qui en fait une médication générale en même temps qu'une médication directement digestive.

Les bicarbonatées sodiques sont encore un puissant modificateur de la circulation abdominale, sujet sur lequel elles se rencontrent avec les chlorurées sodiques. C'est là que se porte en grande partie leur action physiologique insensible.

Prunelle leur attribuait une action élective sur la partie abdominale du grand sympathique. Ceci signifie plutôt un fait général d'observation qu'une explication physiologique. Il serait plus exact de dire qu'elles agissent particulièrement sur le système de la veine porte. Est-ce par l'entremise des nerfs vaso-moteurs? ceci se rapprocherait de l'interprétation de Prunelle. Quoi qu'il en soit, elles reproduisent parfaitement la médication désobstruante de l'ancienne médecine. Elles exercent une action résolutive ou fondante sur l'obésité abdominale : et celle-ci s'étend au sujet de tous les engorgements abdominaux, quel qu'en soit le siège, pourvu que leur caractère propre ne vienne pas à les soustraire à une action semblable. C'est ainsi, en raison de leur qualité sodique qui les adresse très directement au foie, qu'elles sont spéciales dans la généralité des maladies de l'appareil hépatique, les congestions et les hépatites chroniques, peut-être même les altérations cirrhotiques à leur début, et les calculs biliaires.

Quant aux dermatoses et au rhumatisme, elles répondent à des indications dérivées de la constitution arthritique, beaucoup plus que d'actions spéciales, qui appartiennent plus nettement à d'autres eaux minérales. Enfin, leurs propriétés résolutives et leur action reconstituante spéciale les rendent utiles dans la métrite chronique, alors que le caractère lymphatique ou scrofuleux de cette dernière ne fait pas dominer l'indication des sulfurées ou des chlorurées. Et je rappellerai qu'elles possèdent, dans beaucoup de circonstances, sur les chlorurées, cet avantage qu'elles sont beaucoup moins congestives et ménorrhagiques.

Les bicarbonatées sodiques sont des eaux reconstituantes. Leur action reconstituante est moindre que celle des sulfurées et des chlorurées; il faut plutôt dire qu'elle est autre. Les sulfurées et les chlorurées s'adressent aux constitutions originellement torpides, et plus spécialement les unes aux lymphatiques et les autres aux scrofuleuses. Ici, d'autres attributions. On a affaire à des constitutions plutôt sanguines, ou à des constitutions bilieuses, ou à des constitutions indifférentes, parce que les maladies qu'il s'agit de traiter ont plutôt un caractère accidentel et une origine hygiénique. En un mot, l'action reconstituante des sulfurées et des chlorurées s'adresse plutôt à des conditions innées (héréditaires ou non); celle des bicarbonatées sodiques à des conditions acquises. Ce sont donc d'autres modificateurs que l'on emploie ici, comme ce sont d'autres terrains que l'on trouve à modifier. Ce sont surtout des états anémiques ou atoniques que l'on a à relever près des eaux bicarbonatées sodiques. Ici l'action reconstituante revêt une physionomie particulière.

L'action reconstituante des eaux sulfurées paraît s'exprimer surtout par l'excitation générale du système. Celle des bicarbonatés sodiques paraît due principalement aux propriétés assimilatrices de ces eaux. Ceci ne veut pas dire que les premières ne doivent rien à leur influence sodique sur les phénomènes d'assimilation, ni les secondes à des stimulations fonctionnelles. Ces interprétations et ces comparaisons sont toujours incomplètes : mais ce qu'elles renferment de vrai n'en est pas moins important. Enfin les chlorurées et les bicarbonatées sodiques se rapprochent, et se distinguent en même temps, en ce que les premières paraissent plutôt s'adresser au système lymphatique et les secondes au système sanguin.

Les diathèses présentent un groupe très distinct, que j'ai appelé *diathèses par anomalie de l'assimilation des principes immédiats*, lesquels sont les principes azotés, féculents, sucrés et gras, d'où la diathèse urique, le diabète et l'obésité.

Tel est le principal sujet du livre si remarquable que Bouchard a publié récemment sous le titre de : *Maladies par ralentissement de la nutrition*. Ces diathèses représentent la spécialisation formelle des bicarbonatées sodiques.

Quel que soit le point de départ de ces anomalies de la nutrition, leur résultat tangible est que : les principes azotés, gras ou sucrés, introduits par l'alimentation, ou formés de toutes pièces dans l'économie, ne subissent qu'incomplètement les transformations qui doivent les assimiler à nos tissus, et ne sont brûlés qu'incomplètement; car c'est toujours à un phénomène d'oxydation que paraît, à nos yeux, aboutir leur assimilation.

Or, l'action spéciale des eaux de Vichy, et des autres eaux bicarbonatées sodiques franches, est de faciliter l'assimilation de ces principes. Ces eaux offrent bien le type de la médication altérante, médication intime, s'exerçant au sein de nos tissus, silencieuse, et qui ne se traduit que par ses effets curatifs propres, et non par des phénomènes objectifs saisissables, comme dans la substitution, la dérivation et la révulsion.

La médication de Vichy est une médication d'assimilation, comme l'a fort bien exprimé Gubler.

La qualité alcaline de ces eaux, qui n'est peut-être pas la cause même de leur action assimilatrice, en est sans doute la condition nécessaire, les phénomènes d'assimilation ne pouvant s'effectuer que dans un milieu alcalin.

C'est ce qu'a parfaitement exposé M. Souligoux (1), en montrant comment les alcalins sont l'élément indispensable des fonctions de nutrition, et en faisant observer qu'on ne saurait dire si leur action est hypersthénisante ou hyposthénisante, mais qu'elle est tout simplement liée à la conservation de l'individu, au même titre que la respiration, ce qui me paraît parfaitement exact.

Il y a là une action que la clinique démontre aussi sûrement que pourrait le faire la physiologie expérimentale : et c'est à ce titre que les bicarbonatées sodiques constituent une médication altérante. On peut admettre que c'est particulièrement à la soude qu'elles doivent ces propriétés spéciales. Mais, bien que les médicaments sodiques agissent manifestement dans le même sens, la portée de leur action ne peut être comparée à celle de la médication thermale bicarbonatée sodique.

On a attribué à la médication bicarbonatée sodique une action

(1) *Étude sur les alcalins et leur action physiologique sur les phénomènes de nutrition, et de leur application thérapeutique, 1878.*

dépressive, ou hyposthénisante, de laquelle on a déduit des contre-indications imaginaires. C'est là une profonde erreur. Comme je viens de le dire, les bicarbonatées sodiques, et Vichy en particulier, sont des eaux reconstituantes, comme les sulfurées et les chlorurées, mais elles le sont à leur manière. Elles sont reconstituantes spécialement pour les anémiques et les atoniques; elles ne le sont pas, ou ne le sont qu'à un très faible degré, pour les lymphatiques et les scrofuleux. Je ne saurais trop insister sur ces distinctions qui sont propres à prévenir beaucoup de confusions.

Je dois ajouter que ces mêmes eaux sont nuisibles précisément dans les états qui les réclament le plus directement, lorsque ceux-ci ont revêtu une forme cachectique : ainsi dans les cachexies goutteuses, diabétiques, ainsi dans les cachexies abdominales, lorsque ces dernières ont abouti à l'hydropisie, ce qui est leur caractère commun. Cependant, en l'absence d'état hydrémique, elles se retrouvent puissamment efficaces dans les cachexies paludéennes et intestinales des pays chauds.

L'observation clinique ne laisse du reste aucune incertitude sur ce sujet. On sait que les maladies du foie et de l'appareil digestif, et en général de toute la région sous-diaphragmatique, trouvent près des eaux de Vichy une médication trés effective, moins spéciale sans doute que dans les cas précédents, mais dont l'appropriation n'est pas moins notoire.

Ici dominent l'énervement et l'anémie.

Il a deux raisons pour qu'il en soit ainsi :

La première est que les affections de l'abdomen se montrent beaucoup plus souvent sous la dépendance de circonstances hygiéniques que de conditions diathésiques : et que ces circonstances hygiéniques sont généralement d'un ordre débilitant, dont le système sanguin et le système nerveux ont subi plus ou moins directement les atteintes.

La seconde raison est la solidarité de la circulation abdominale intra ou extra-viscérale et des phénomènes qui s'y rattachent, avec l'élaboration digestive, et, d'une manière plus obscure et plus indéterminée, avec la constitution du sang.

Il y a donc toujours, par le fait et des causes et des conséquences des affections abdominales fonctionnelles ou organiques, viscérales ou catarrhales, une tendance dépressive du système, qui est-elle même la conséquence d'altérations effectives de la crase du sang ou de l'innervation, et qui rentre dans la classe des anémies et des atonies.

Sur ce terrain se rencontrent, en outre de ces innombrables variétés d'état d'anémie et de dépression qui accompagnent les longues dyspepsies de l'estomac et de l'intestin et bien d'autres affections abdominales, les formes les plus prononcées d'anémie cachectisante, suite des maladies hépatiques et intestinales des pays chauds, et des infections paludéennes de nos propres climats.

Deux centres d'observation bien significatifs à ce sujet se rencontrent à Vichy.

A l'hôpital militaire affluent les victimes du climat de la Cochinchine, du Sénégal et de certaines parties de l'Algérie. Ici s'observent les cachexies les plus profondes de l'hépatite, de l'entérite et de la dysenterie qu'engendrent les pays chauds plus ou moins infectés d'impaludisme.

A l'hôpital civil s'observent en nombre non moins grand, outre toutes sortes de dyspepsies plus misérables les unes que les autres, les conséquences de l'impaludisme de nos pays, dont les déterminations hépatiques, et surtout intestinales, sont loin d'atteindre la même gravité, mais dont le caractère infectieux est le même.

Quels que puissent être les mécomptes de la thérapeutique thermale dans des cas d'un caractère insurmontable, ou son à impuissance réparer complètement des constitutions trop profondément délabrées, il n'en est pas moins certain que nulle part la médication dite reconstituante ne se montre plus puissante, et ne trouve à s'exercer dans des circonstances plus saisissantes par leur intensité et par les conditions défavorables inhérentes aux sujets.

Je puis ajouter à ces considérations certains résultats d'ordre expérimental, dont il ne faudrait peut-être pas trop se hâter de tirer des conclusions formelles, mais dont on doit reconnaître la concordance avec les résultats de l'observation clinique. Il ressort d'expériences de M. Pupier, présentées à l'Académie des sciences par Cl. Bernard, et d'autres, d'un caractère plus clinique, dues à M. de Lalaubie, que l'administration du bicarbonate de soude, comme celle de l'eau de Vichy, augmenterait le nombre des globules de sang. Des résultats analogues ont été plus récemment communiqués à l'Académie des sciences par MM. Martin Damourette et Jades. M. Coignard a communiqué à la société de Médecine de Paris des expériences ingénieusement conçues, d'après lesquelles : les alcalins favoriseraient l'oxygénation des tissus sous la forme de bicarbonate de soude, et, dans des proportions beaucoup plus marquées, sous la forme d'eaux minérales bicarbonatées sodiques, c'est-à-dire les bicarbonatées sodiques du bassin de Vichy.

Tous ces faits, d'ordre expérimental, tout en en admettant l'exactitude, ne peuvent être acceptés que sous le contrôle de la clinique, laquelle peut seule déterminer à quel ordre de faits pathologiques ils sont applicables (1).

2e division. — *Eaux bicarbonatées calciques.*

J'ai fait remarquer précédemment, en traitant de la classification, que, à mesure que l'on descend des eaux à prédominance sodique et à minéralisation accentuée aux eaux moins sodiques et moins minéralisées, on voit s'amoindrir les actions que j'appelle capitales, c'est-à-dire altérantes, reconstituantes et résolutives. J'ai signalé également la qualité carbonique des eaux comme un témoignage de leur activité digestive. Nous trouvons ici l'application précise de ce que l'on peut considérer comme des principes en hydrologie.

Les eaux bicarbonatées sodiques nettement minéralisées sont en même temps des eaux altérantes, reconstituantes et résolutives, et des eaux digestives. Ces premières qualités tendent à disparaître chez les bicarbonatées calciques et les mixtes, tandis que celles-ci conservent à un haut degré la qualité digestive. Et leur exposition nous amènera à d'autres eaux dites *de table*, qui cessent même d'offrir un caractère précisément médicamenteux, et qui appartiennent plutôt à l'hygiène qu'à la thérapeutique, de sorte qu'on peut dire que, étant donnée une bicarbonatée quelconque, on peut juger par sa teneur en bases sodiques de sa valeur altérante et reconstituante, de sa valeur digestive par sa teneur carbonique.

Je dois ajouter que ceci n'exprime en réalité que la note significative, et qu'il faut toujours tenir compte, à côté, des autres éléments constitutifs de l'eau minérale. Mais, dans la pratique, cette dernière considération ne change pas grand'chose aux données sur lesquelles sont établis les principes que je viens d'énoncer.

(1) Durand-Fardel, *De l'action reconstituante des eaux de Vichy*, in *Union médicale*, 1881.

## ALET (AUDE).

Altitude, 210m. — Température, 29°.

| | *Source des Bains.* | *Source Nouvelle.* |
|---|---|---|
| | gr. | gr. |
| Bicarbonate de chaux. . . . . . . . . | 0.2702 | 0.2206 |
| — de magnésie . . . . . . . | 0.1081 | 0.1052 |
| — d'ammoniaque . . . . . . | 0.0061 | 0.0054 |
| — de protoxyde de fer. . . . | 0.0050 | 0.0080 |
| — de manganèse . . . . . . | 0.0013 | 0.0011 |
| — de lithine . . . . . . . . | traces | traces |
| Chlorure de sodium . . . . . . . . . | 0.0423 | 0.0339 |
| Iodure . . . . . . . . . . . . . . . . | traces | traces |
| Sulfate de chaux. . . . . . . . . . . | 0.0292 | 8.0255 |
| Azotate de potasse . . . . . . . . . . | 0.0022 | 0.0019 |
| Silicate de potasse . . . . . . . . . . | 0.0072 | 0.0070 |
| — de chaux . . . . . . . . . . | 0.0255 | 0.0163 |
| Phosphate de chaux . . . . . . . . . | 0.0209 | 0.0185 |
| Arsenic . . . . . . . . . . . . . . . . | 0.0001 | 0.0001 |
| Cuivre . . . . . . . . . . . . . . . . | 0.0000 | traces |
| Matières organiques . . . . . . . . . | traces | traces |
| | 0.5161 | 0.4435 |
| Acide carbonique libre . . . . . . . . | 0.0589 | 0.0636 |

(FILHOL, 1877.)

Les eaux d'Alet sont des eaux digestives. Ce qui les distingue parmi les autres bicarbonatées calciques, c'est qu'elles ne sont point effervescentes. Ceci est dû sans doute et à la faible quantité de gaz carbonique libre qu'elles renferment, et à la fixité, soit d'une partie de ce gaz dissous, soit de leurs bicarbonates. Il en résulte qu'elles conviennent parfaitement aux personnes qui supportent mal l'introduction du gaz carbonique, comme il arrive en général dans les dyspepsies flatulentes, dans les gastralgies douloureuses, ou par suite de certaines idiosyncrasies de l'estomac. Elles ont une propriété qu'on pourrait appeler antiémétique, et qu'on utilise dans les vomissements dits essentiels et dans ceux des femmes enceintes. Elles sont salutaires dans les dyspepsies saburrales (embarras gastrique chronique.) Suivant le docteur Gorgues, elles rendent de grands services dans les diarrhées catarrhales, habituelles, avec alternances de constipation.

Leur usage est surtout interne et se combine avantageusement sur place avec des pratiques hydrothérapiques.

## BONDONNEAU (DROME)

Altitude, 140m. — Température froide.

| | |
|---|---|
| Acide sulfhydrique | très sensible à la source |
| — carbonique | 2/3 du volume de l'eau. |

| | gr. |
|---|---|
| Bicarbonate de chaux | 0.390 |
| — de magnésie | |
| — de soude | 0.006 |
| Sel de potasse | sensible |
| Sulfate de soude | 0.043 |
| — de chaux | |
| — de magnésie | |
| Chlorure de sodium | 0.030 |
| Bromure et iodure alcalins évalués | 0 003 |
| Principe arsenical | indiqué |
| Sesquioxyde de fer, avec manganèse | 0.003 |
| Silice et alumine | 0.128 |
| Phosphate terreux | indiqué |
| Matière organique azotée | indét. |
| | 0.603 |

(O. HENRI, 1855.)

Ces eaux, récemment connues, sont le siège d'un établissement thermal. On a beaucoup préconisé leur qualité iodurée et bromurée. Elles paraissent constituer une eau digestive d'un bon usage et d'une facile conservation.

## FONCAUDE (HÉRAULT).

Altitude, 40m. — Température, de 25 à 26°.

| | gr. |
|---|---|
| Carbonate de chaux | 0,1880 |
| — de magnésie | 0,0163 |
| Alumine et carbonate de fer | 0,0067 |
| Chlorure de magnésium | 0,0589 |
| — de sodium | 0.0163 |
| Sulfate de chaux | quantité très faible et indét. |
| Substance analogue à la barégine | |
| | 0,1861 |

(BÉRARD.)

Ces eaux ne renferment pas de bicarbonate de soude; elles sont donc, sauf un peu de fer et de chlorure de sodium, exclusivement calciques et magnésiques. Nous retrouvons quelques autres eaux minérales semblables, pour ce caractère de leurs bases, parmi les eaux sulfatées.

Il y a un établissement thermal bien installé.

Ces eaux sont très sédatives et toniques en même temps. M. Bertin a très bien fait ressortir cette double action, que l'on peut modifier suivant la direction du traitement (1). C'est dans les névralgies sciatiques en particulier, dans le rhumatisme nerveux, la gastralgie, les affections utérines surtout, avec excitabilité congestive ou névropathique, que ces eaux doivent être spécialement employées.

## ORIOL (Isère)

Température, 18°

| | gr. |
|---|---|
| Bicarbonate de chaux | 1.150 |
| — de magnésie | |
| — de soude | 0.100 |
| — de protoxyde de fer | 0.046 |
| Bicarbonate de manganèse | seul |
| Principe arsenical et iodé | non douteux |
| Sulfate de soude | 0.170 |
| — de chaux | |
| — de magnésie | |
| Chlorure de sodium | 0.014 |
| — de magnésium | |
| Silice, alumine | 0.020 |
| Matières organiques | |
| | 1.500 |
| Acide carbonique libre | 0.084 |

(O. Henri, 1859.)

Établissement thermal.

Ces eaux, très ferrugineuses, sont d'un excellent emploi dans la dyspepsie.

## ROUZAT (Puy-de-Dome)

| | |
|---|---|
| Oxygène et azote | 3 cent. cub. |
| | gr. |
| Acide carbonique libre | 0.724 |
| Bicarbonate de soude | 0.109 |
| — de chaux | 1.098 |
| — de magnésie | 0.756 |
| — de protoxyde de fer | 0.036 |
| Sulfate de soude | 0.303 |
| — de strontiane | 0.006 |
| Chlorure de sodium | 0.887 |
| — de potassium | 0.179 |
| Iodure de sodium | traces |
| Phosphate de soude | 0.019 |
| Arséniate de soude | traces |
| Silice | 0.106 |
| Alumine | traces |
| Matière organique | |
| (Lefort, 1859). | 4.223 |

(1) *Des eaux minérales acidules thermales de Foncaude,* 1855.

Il y a un établissement thermal, une source froide et une à 31°. Ces eaux sont notablement ferrugineuses. Elles sont usitées sur place dans les affections rhumatismales et scrofuleuses.

## Stations étrangères.

### SAXON (Suisse, Valais).

Altitude, 479m. — Température, de 24 à 25°.

| | gr. |
|---|---|
| Bicarbonate de chaux | 0.320 |
| — magnésie | 0.029 |
| Sesquioxyde de fer | 0.004 |
| Acide silicique, alumine | 0.050 |
| Sulfate de chaux (anhydre) | 0.020 |
| — de soude | 0.061 |
| — de magnésie | 0.290 |
| Iodure (calcique et magnésique) | 0.110 |
| Bromure | 0.041 |
| Chlorure de sodium | 0.019 |
| Matière organique azotée | tr. sensible |
| | 0.944 |

(O. Henri, 1855.)

Il est assez difficile de se prononcer sur le véritable caractère de cette eau. O. Henri a présenté à la *Société d'hydrologie médicale de Paris* des fragments de la roche *dolomitique iodo-bromurée calcaire* d'où elle provient; ces fragments dégageaient une odeur d'iode très prononcée (1).

Des doutes se sont élevés à cette époque au sujet de la sincérité des produits qui avaient été soumis aux analyses. Des recherches ultérieures ont démontré que les roches d'où émanaient la source de Saxon offraient effectivement une teneur notable en iode, mais en même temps que les fragments de la roche montraient de grandes irrégularités sous ce rapport, ainsi que l'eau elle-même suivant le moment où on la puisait.

(1) *Annales de la Société d'hydrologie médicale de Paris*, t. III, 1856.

3e division. — *Stations bicarbonatées mixtes.*

## AVESNE (HÉRAULT).

Altitude, 287m. — Température, 27°.

| | gr. |
|---|---|
| Bicarbonate de soude | 0.0721 |
| — de chaux | 0.1672 |
| — de magnésie | 0.0780 |
| Sulfate de soude | 0.0119 |
| — de potasse | 0.0011 |
| Chlorure de sodium, | 0.0085 |
| Arseniate de soude | 0.0002 |
| Silice, alumine, acide phosphorique | 0.0161 |
| | 0.3551 |

(CHANCEL, 1869.)

Ces eaux si faiblement minéralisées, et assez difficiles à classer, ne devraient être considérées que comme des eaux de table, sans leur thermalité effective, bien que peu élevée. Elles sont digestives, assez sédatives, et paraissent fournir une balnéation efficace dans des dermatoses, difficiles à déterminer avec précision, et dans les ulcères chroniques des membres inférieurs.

## CELLES (ARDÈCHE).

Température, de 15 à 25°.

| | *Puits artésien.* | *Bonne fontaine.* |
|---|---|---|
| | gr. | gr. |
| Carbonate de soude | 0.531 | 0.213 |
| — de potasse | 0.116 | 0.061 |
| — de chaux | 0.905 | 0.718 |
| — de magnésie | 0.061 | 0.054 |
| — de strontiane | traces | — |
| Oxyde de fer | 0.004 | 0.010 |
| Sulfate de soude | 0.037 | 0.086 |
| Chlorure de sodium | 0.208 | 0.147 |
| Phosphate de chaux et d'alumine | traces | — |
| Chlorure de calcium | traces | — |
| Silice | 0.053 | 0.007 |
| Acide carbonique | 1208 cc. | 578 cc. |
| Azote | — | 24 |

(BALARD.)

Établissement thermal confortablement aménagé, avec installation spéciale pour les applications du gaz carbonique.

Il paraît difficile de déduire d'une pareille minéralisation des indications bien déterminées, si ce n'est pour ce qui concerne la dyspepsie, et spécialement la dyspepsie atonique. Je me bornerai à mentionner des attributions très vagues à la diarrhée, encore plus vagues à la phthisie pulmonaire et au cancer, que l'on rencontre dans quelques écrits relatifs aux eaux de Celles. On aurait pu recueillir, près de cette station, des renseignements plus intéressants au sujet de l'emploi du gaz carbonique, qui y est recueilli en très grande quantité.

### LA MALOU (Hérault).

Altitude, 190 m. — Température, de 17,6 à 46°.

| | *La Malou-le-Bas S. chaude* | *La Malou-le-Centre S. Capus* | *La Malou-le-Haut (Petit-Vichy)* |
|---|---|---|---|
| | 46° | 21°,14 | 16,05 |
| | gr. | gr. | gr. |
| Silice | 0.0532 | 0.0590 | 0.0473 |
| Carbonate ferreux | 0.0100 | 0.0567 | 0.0052 |
| — de manganèse | 0.0013 | 0.0058 | traces |
| — de calcium | 0.4956 | 0.1135 | 0.3820 |
| — de magnésium | 0.2074 | 0.0603 | 0.1526 |
| — de sodium | 0.4714 | 0.0097 | 0.2939 |
| — de potassium | 0.1822 | — | 0.1044 |
| — de lithium | non doré | 0.0006 | 0.0016 |
| Sulfate de sodium | 0.0516 | 0.0787 | 0.8411 |
| — de potassium | — | 0.0535 | — |
| Chlorure de sodium | 0.0288 | 0.0173 | 0.0180 |
| Phosphate de sodium | 0.0009 | 0.0021 | — |
| Arseniate de sodium | 0.0008 | 0.0010 | 0.00010 |
| Acide carbonique libre | 0.6391 | 0.7315 | 1.6036 |
| | 1.5032 | 0.4560 | 1.04620 |
| Acide carbonique libre (en poids) | 323 cc. | 374 cc. | 809 cc. |

(Willm, 1879.)

Le caractère de ces eaux ne me paraît pas contestable, malgré leur faible minéralisation. Elles renferment 0 gr. 7 de carbonates terreux (calciques et magnésiques), et 0 gr. 6 de carbonates alcalins (sodiques et potassiques). Ce sont donc des bicarbonatées mixtes. Elles sont, il est vrai, nettement ferrugineuses. Mais leurs applications les éloignent des applications un peu étroites des ferrugineuses proprement dites, tout en bénéficiant sans doute de l'action reconstituante spéciale à cet élément.

Leur spécialisation paraît s'adresser aux maladies de la moelle épinière et aux névralgies.

De même que le centre céphalique peut être le point de départ de troubles intellectuels ou sensoriaux, sans qu'il y ait lieu de suspecter l'existence d'une lésion organique déterminée, le centre médullaire peut être le point de départ de troubles dans la coordination ou la tonicité des mouvements, sans qu'il existe de lésion effective de son tissu. Telle est la condition signalée par M. Belugou pour l'intervention efficace des eaux de la Malou dans les paralysies spinales (1). Cependant il faut encore compter sur une action salutaire dans l'ataxie locomotrice, dans les cas, bien entendu, où la la lésion est récente ou superficielle, c'est-à-dire ne se trouve pas absolument réfractaire ou à l'arrêt ou à la marche rétrograde de l'affection.

Les eaux de la Malou sont encore très indiquées dans les névralgies, surtout rhumatismales ou goutteuses, ou liées à l'anémie ou à l'épuisement, ou encore à l'existence d'une maladie de la matrice, mais formellement contre-indiquées dans les névralgies de l'herpétisme, surtout quand elles succèdent à une manifestation cutanée (2).

Je n'insisterai pas sur l'indication qui résulte de la constitution des eaux de la Malou dans la dyspepsie, la chlorose et l'anémie, ainsi que dans la métrite.

Les nombreux établissements que renferme la station de la Malou offrent toutes les ressources d'une installation balnéothérapique complète.

### POUGUES (Nièvre).

Altitude, 200 m. — Température, 12°.

Source *Saint-Léger*.

| | gr. |
|---|---|
| Acide carbonique libre | 1.3190 |
| — des bicarbonates | 1 6692 |
| — chlorhydrique | 0.1271 |
| — sulfurique | 0.1098 |
| Silice | 0.0250 |
| Oxyde de fer | 0.0120 |
| Chaux | 0.6400 |
| Magnésie | 0.1172 |
| Potasse | traces |
| Soude | 0.4776 |
| Matière organique | 0.0320 |
| Lithine | traces |
| | 4.5289 |

(Moissenet, 1874.)

Il y a deux autres sources, qui ne diffèrent de celle de Saint-Léger que par une minéralisation moindre. Établissement thermal complet.

Tout en laissant une prédominance notable aux bases terreuses, cette analyse indique une proportion de bases sodiques qui me

(1) *Annales de la Société d'Hydrologie médicale de Paris*, t. XXV.
(2) *Annales de la Société d'Hydrologie médicale de Paris*, t. XXVII.

paraît devoir rattacher ces eaux aux bicarbonatées mixtes plutôt qu'aux bicarbonatées calciques, comme je l'avais fait précédemment.

Les eaux de Pougues sont très digestives, notablement ferrugineuses, et cependant, en raison de leurs bases calciques, relativement sédatives : aussi sont-elles d'un usage salutaire dans les gastralgies douloureuses, en même temps que leur action légèrement laxative, surtout si elles sont prises à des doses un peu élevées auxquelles elles se prêtent facilement, les rend applicables aux dyspepsies gastriques et intestinales catarrhales.

Elles sont également bien tolérées dans les gravelles douloureuses, les pyélites et les catarrhes vésicaux, où elles fournissent des résultats très analogues à ceux de Contrexéville et de Vittel.

### OIOUN-SEKHAKHNA OU FRAIS-VALLON (Algérie).

Température, 17°.

| | gr. |
|---|---|
| Bicarbonate de soude | 0.061 |
| — de chaux | 0.099 |
| — de magnésie | 0.075 |
| — de fer | 0.007 |
| Chlorure de sodium | 0.314 |
| Sulfate de soude | 0.046 |
| Silicate de chaux | 0.020 |
| | gr. 0.632 |

(MILLON, 1855.)

Sources nombreuses, mais peu abondantes, à 3 kilomètres d'Alger. Ces eaux sont surtout usitées à distance, comme digestives.

### SAINT-ALBAN (LOIRE).

Altitude, 400m. — Température, 17°,2.

Quatre sources rapprochées et à peu près identiques.

Puits de *César*.

| | gr. |
|---|---|
| Acide carbonique libre | 1.9499 |
| Bicarbonate de soude | 0.8561 |
| — de potasse | 0.0834 |
| — de chaux | 0.9382 |
| — de magnésie | 0.4577 |
| — de protoxyde de fer | 0.0233 |
| Chlorure de sodium | 0.0301 |
| Iodure de sodium | traces |
| Arséniate de soude | traces |
| Silice | 0.0451 |
| Matière organique | traces |
| | 4.3838 |

(LEFORT, 1859.)

Les eaux de Saint-Alban fournissent d'excellentes eaux digestives et de table, et sont l'objet d'une exportation considérable.

Il y a un établissement thermal et surtout une installation très remarquable et très complète pour le traitement par le gaz acide carbonique, traitement qui, il y a une trentaine d'années, avait été mis en pratique, pour la première fois en France, près de cette station.

On emploie les eaux de Saint-Alban dans la dyspepsie, dans la gastralgie douloureuse, surtout chez les jeunes sujets chlorotiques, dans les néphrites calculeuses et les catarrhes vésicaux. Ces eaux réussissent très bien dans un certain nombre de dermatoses, impétigo, acné, eczéma, herpès, lorsque celles-ci se trouvent liées d'une manière un peu directe à un état dyspeptique ou anémique.

### SOULZMATT (Alsace).

Altitude, 275m. — Température, 12°,2.

| | gr. |
|---|---|
| Bicarbonate de soude | 0.95743 |
| — de chaux | 0.43115 |
| — de magnésie | 0.31326 |
| — de lithine | 0.01976 |
| Sulfate de potasse | 0.14773 |
| — de soude | 0.02271 |
| Chlorure de sodium | 0.07060 |
| Borate de soude | 0.06501 |
| Acide silicique | 0.06350 |
| — phosphorique } | |
| Alumine } | 0.00890 |
| Proxyde de fer } | |
| | 2.10005 |
| Gaz acide carbonique libre | 982 |

(Béchamp, 1851.)

Ce sont surtout des eaux digestives.

### Eaux digestives, ou de table.

Il me paraît utile de présenter quelques considérations pratiques sur un sujet qui me paraît très important sous le rapport de l'hygiène. Il s'agit de la comparaison des eaux gazeuses artificielles et des eaux gazeuses naturelles. L'usage excessif que l'on fait des premières offres des inconvénients sur lesquels il convient d'insister.

Le caractère respectif des unes et des autres, au point de vue du gaz carbonique qu'elles renferment, est le suivant : les eaux gazeuses artificielles sont des *véhicules* de gaz carbonique, tandis que les eaux gazeuses naturelles en sont des *générateurs :* c'est sur cette double considération que seront basées les observations que je me propose de présenter.

Ce que l'on recherche par l'introduction du gaz carbonique dans l'estomac n'est guère qu'une action topique, avec certaines réactions qui peuvent en dépendre.

L'effet le plus immédiat est un effet d'excitation. Le gaz carbonique est eupeptique et stimulant de l'activité digestive. Il procure en même temps une sensation de rafraîchissement qui diminue la soif, et il fournit ainsi des boissons particulièrement agréables et salutaires dans les saisons chaudes.

On peut remarquer que la réaction sur le système nerveux central, peut-être sur la circulation cérébrale, est beaucoup plus sensible par l'usage du vin de Champagne, boisson essentiellement carbonique, que par aucune eau gazeuse, bien que quelques personnes ressentent quelque chose d'analogue, mais beaucoup plus passager, près des sources minérales riches en gaz carbonique. Cela est dû sans doute au rapprochement de ce gaz et de l'alcool que contient le vin de Champagne.

La stimulation exercée ainsi sur l'estomac est momentanément effective et salutaire alors que l'on fait usage pendant quelque temps des eaux gazeuses artificielles. Mais ces effets bienfaisants cessent d'avoir lieu, et font place à des effets tout à fait opposés, si cet usage est prolongé.

J'insiste sur ceci, que je ne fais allusion ici qu'à l'usage habituel des eaux gazeuses artificielles, c'est-à-dire à leur usage hygiénique. Il est des actions thérapeutiques auxquelles elles conviennent parfaitement, et précisément pour les raisons qui doivent les faire écarter dans d'autres circonstances. C'est ainsi qu'on les emploie utilement dans certaines indigestions, dans les vomissements opiniâtres, par exemple ceux que provoque la morphine, dans le cours des fièvres, ou pendant la grossesse, etc. ; mais ce n'est pas à ce point de vue que je les apprécie en ce moment.

On sait ce qui a lieu lorsque le gaz carbonique, introduit et maintenu dans un liquide à l'aide de la pression, est rendu à la liberté ; on sait combien brusquement il s'en sépare dès que cette pression a cessé d'agir. Ce que nous voyons se produire dans le verre où nous versons un liquide rendu artificiellement gazeux, se produit également dans l'estomac qu'il distend alors avec violence. Celui-ci ne ressent d'abord que l'effet attendu et salutaire du contact du gaz carbonique. Mais la répétition de cette distension en amène la dilatation, et l'usage continu de semblables préparations, finissant par rendre les parois de l'estomac inhabiles à revenir sur elles-mêmes, ne manque guère de déterminer un effet tout à fait contraire à celui que l'on recherchait. L'estomac dilaté devient impropre à remplir ses fonctions, et il en résulte une des formes de la dyspepsie atonique les plus difficiles à guérir, la dyspepsie par dilatation de l'estomac.

Il n'en est pas de même pour les eaux minérales naturelles, bicarbonatées, lesquelles fournissent, à titre d'eaux de table ou d'eaux plus formellement médicamenteuses, des médications, à proprement parler, digestives.

Ces eaux minérales contiennent une proportion, plus ou moins grande, d'acide carbonique libre et de bicarbonates sodiques ou calciques.

Quelle parait être la principale condition qui a introduit dans ces eaux l'acide carbonique libre et qui y maintient les sels à l'état de bicarbonates? C'est encore la pression, mais une pression excessive, à laquelle on ne saurait comparer celle que nous avons la possibilité de produire artificiellement, parce qu'elle est durable.

Assurément, dès qu'elle a cessé, l'acide carbonique libre tend à se dégager, et les bicarbonates à se dépouiller de leur excès de gaz carbonique et à passer à l'état de carbonates simples. Mais, grâce sans doute à la nature et à la puissance de la pression qui les a introduits et à une incorporation moléculaire que nous ne pouvons reproduire, ces principes volatils conservent un degré relatif de fixité et ne s'en dégagent que lentement: l'acide libre d'abord, celui des bicarbonates calciques ensuite, et en dernier lieu, celui des bicarbonates sodiques, naturellement plus fixes que les précédents.

Lorsque les eaux de ce genre sortent de terre violemment et par une impulsion directe, l'agitation accélère ce dégagement gazeux. Si elles s'écoulent paisiblement, elles n'en perdent qu'une faible quantité, elles ne sont pas ou elles sont peu effervescentes. Recueillies dans un verre, elles peuvent n'en pas laisser apercevoir une seule bulle, alors que l'analyse ultérieure y fera reconnaître encore de l'acide carbonique libre et des bicarbonates.

Après avoir pénétré dans l'estomac, ces eaux, sous l'influence d'une température plus élevée (elles sont généralement froides), des mouvements de cet organe, des réactions qu'elles y rencontrent, ne laissent échapper leur gaz que peu à peu, et c'est, sans les offenser, que celui-ci vient se mettre en contact avec les parois de l'estomac et exercer sur elles les actions que j'ai signalées précédemment.

Je ne crois pas qu'il soit nécessaire d'insister sur la manière différente dont le gaz carbonique se comporte dans l'estomac, selon qu'il provient d'un liquide rendu gazeux artificiellement ou d'un liquide naturellement gazeux, pour que les conséquences pratiques en soient saisies ; j'ai rencontré trop souvent des estomacs délabrés à la suite d'un usage habituel, ou trop prolongé, d'eaux gazeuses artificielles, pour ne pas penser que tout le monde ait fait de semblables observations.

Est-ce à dire que les eaux minérales naturelles échappent, dans tous les cas, aux graves inconvénients que je viens de signaler ? Non, sans doute. Il est de ces eaux dont le gaz, dépourvu d'une suffisante fixité, s'échappe trop facilement encore, sans présenter cependant, je n'ai pas besoin de le faire remarquer, rien de semblable à ce qui sort des siphons, pour qu'il ne faille pas être également très ménager dans leur emploi.

On peut établir, comme règle générale, que moins une eau bicarbonatée est effervescente, plus son usage est salutaire et surtout pourra être continué impunément. C'est l'inverse qui est généralement proclamé. Plus une eau est effervescente, plus son mérite est acclamé. C'est là précisément ce qui a fait la fortune de cette eau d'Apollinaris, que l'on a eu l'audace de faire passer pour une eau gazeuse naturelle, et qui n'est, en réalité, comme M. Chatin le faisait observer récemment à l'Académie de médecine (1), qu'une eau artificielle, l'introduction du gaz carbonique par une pression artificielle lui assurant tous les désavantages propres à celles qu'elle avait la prétention de remplacer.

Il est un autre point de vue auquel il convient d'envisager la ques-

(1) *Bulletin de l'Académie de médecine,* séance du 31 janvier 1882, p. 82.

tion de l'introduction des eaux gazeuses naturelles ou artificielles dans l'estomac.

Le gaz carbonique possède des propriétés, sinon précisément anesthésiques, du moins sédatives de la douleur. Il n'est pas nécessaire de rappeler les diverses applications qui en ont été faites dans ce sens. Je signalerai seulement les résultats, moins connus peut-être, des bains et des douches de gaz carbonique qui sont employés près des sources fortement gazeuses, et qui ne peuvent guère être employés que là. Il ne conviendrait peut-être pas de dire que ce soit une médication très énergique par elle-même : mais c'est une médication très effective, et qui n'a souvent rendu dans ma pratique thermale de grands services dans les névralgies, surtout dans les névralgies voisines de la périphérie.

Il semblerait, en conséquence, que l'ingestion du gaz carbonique dans l'estomac dût exercer des effets sédatifs sur les états douloureux de cet organe, au moins sur les gastralgies, liées à la dyspepsie ou indépendantes d'aucun trouble de la digestion.

L'usage des eaux gazeuses artificielles ne manque pas au contraire de les exaspérer, Ceci s'explique aisément par la violence, je me sers exprès de ce mot, que le dégagement brusque du gaz doit opérer sur les parois de l'estomac. L'usage des eaux minérales très effervescentes n'est pas du reste mieux toléré. En outre, il n'est pas rare, en dehors de ces circonstances spéciales, de rencontrer des personnes qui tolèrent difficilement la présence du gaz carbonique dans l'estomac. On cherche à y parer en ne buvant l'eau minérale qu'après que toute bulle gazeuse a disparu du verre.

Il est clair que, dans toutes les gastralgies et dans les dyspepsies gastralgiques ou irritatives, il faut encore tenir compte de la minéralisation de l'eau, surtout de sa qualité sodique ou calcique. Les eaux sodiquess ont en général plus difficilement tolérées en pareil cas. Les eaux bicarbonatées calciques, toujours faiblement minéralisées d'ailleurs, et surtout si elles ne sont pas effervescentes, se trouvent, au contraire, alors d'un emploi facile et généralement salutaire. Il est à présumer, pour en revenir au gaz carbonique, que son dégagement lent et graduel lui permet d'exercer sur les parois de l'estomac l'action sédative que nous lui reconnaissons ailleurs.

Cependant, c'est surtout le côté hygiénique de la question des eaux gazeuses que j'ai eu en vue dans cette exposition.

Le monde est plein de gens qui se médicamentent et s'alimentent à leur fantaisie, et de la façon la plus déraisonnable.

Parmi les habitudes qu'ils s'imposent, l'usage des eaux gazeuses est une des plus communes.

C'est une habitude nuisible, qui transforme les conditions naturelles de la digestion stomacale, et qui ne tarde pas à se transformer elle-même en une nécessité. Car on sait combien d'artifices nous introduisons dans notre propre existence, qui finissent par nous créer une sorte de physiologie de convention, et nous assujettir à ses lois nouvelles.

Il est, il est vrai, des circonstances qui semblent légitimer l'emploi habituel des boissons gazeuses : ainsi lorsque les eaux potables salubres font défaut.

Quoi qu'il en soit, je n'ai pas la prétention de réformer de mauvaises habitudes, tâche beaucoup trop difficile à atteindre, mais je voudrais qu'on consentît à les atténuer. L'objet de cette étude a été de formuler quelques conseils dont j'ai cherché à faire ressortir l'utilité.

I. L'usage continu des boissons gazeuses doit être considéré d'une manière générale, comme préjudiciable à la santé.

II. Dans l'usage accidentel ou passager de ces sortes de boissons, on peut faire indifféremment usage des eaux gazeuses artificielles, ou des eaux minérales naturelles appropriées.

III. Dans l'usage habituel ou continu, les eaux gazeuses artificielles sont nuisibles et doivent être absolument écartées.

IV. Il faut également se garder d'un emploi trop habituel des eaux minérales naturelles très effervescentes.

V. L'usage des eaux minérales naturelles, bicarbonatées et digestives, pourra être continué avec d'autant moins d'inconvénients que ces eaux seront moins effervescentes.

## BUSSANG (Vosges).

Altitude, 624m. — Température froide

| | Sources de la Salmade. | d'en haut. | Marie. |
|---|---|---|---|
| | gr. | gr. | gr. |
| Acide carbonique | 1.7886 | 1.0952 | 1.4260 |
| Carbonate de calcium | 0.3798 | 0.3737 | 0.4700 |
| — de magnésium | 0.1771 | 0.1770 | 0.1890 |
| — ferreux | 0.0080 | 0.0029 | 0.0031 |
| — manganeux | 0.0029 | 0.0029 | 0.0037 |
| Arséniate de fer | 0.0012 | 0.0011 | 0.0007 |
| Phosphate, borate et fluorure calciques | traces | traces | traces |
| Silice | 0.0641 | 0.0634 | 0.0536 |
| Alumine | 0.0012 | 0.0011 | 0.0010 |
| Carbonate de sodium | 0.6285 | 0.6405 | 0.5023 |
| — de potassium | 0.0612 | 0.0637 | 0.0467 |
| — de lithium | 0.0061 | 0.0074 | 0.0051 |
| Sulfate de sodium | 0.1337 | 0.1327 | 0.1192 |
| Chlorure de sodium | 0.0836 | 0.0943 | 0.0821 |
| | 1.5474 | 1.5607 | 1.4765 |

(Willm, 1880.)

## CHATELDON (Puy-de-Dôme).

Altitude, 350m. — Température froide.

| | gr. |
|---|---|
| Bicarbonate de soude | 0.629 |
| — de potasse | 0.092 |
| — de magnésie | 0.367 |
| — de strontiane | ? |
| — de chaux | 1.427 |
| — de protoxyde de fer | 0.037 |
| — de manganèse | ? |
| Sulfate de soude | 0.035 |
| Phosphate de soude | 0.117 |
| Arseniate de soude | traces |
| Borate de soude | ? |
| Chlorure de sodium | 0.016 |
| Acide silicique | 0.100 |
| Matière organique | traces |
| | 2.820 |
| Gaz acide carbonique libre | 1165 cc. |

(Bouquet, 1854.)

## CONDILLAC (Drome).

Altitude, 100m. — Température froide

### Source *Anastasie*.

| | gr. |
|---|---|
| Acide carbonique libre | 0.748 |
| | gr. |
| Bicarbonate de chaux | 1.359 |
| — de magnésie | 0.035 |
| — de soude | 0.166 |
| Sulfate de soude | 0.175 |
| — de chaux | 0.053 |
| Chlorure de sodium<br>— de calcium | 0.150 |
| Sel de potasse<br>Azotate<br>Iodure | traces |
| Silicate de chaux et d'alumine | 0.245 |
| Oxyde de fer crénaté et carbonaté | 0.010 |
| Matière organique | traces |
| | 2.193 |

(O. Henri. 1852.)

## DESAIGNES (Ardèche).

Température froide.

| | Source de César. |
|---|---|
| | gr. |
| Acide carbonique libre | 3.026 |
| Bicarbonate de soude | 3.080 |
| — de potasse | 0.259 |
| — de chaux | 0.213 |
| — de magnésie | 0.149 |
| — de fer | 0.007 |
| Chlorure de sodium | 0.104 |
| Sulfate de soude | 0.005 |
| Résidu insoluble dans les acides (alumine, silice) | 0.042 |
| | 6.885 |

(Ferrand, 1881.)

Malgré sa minéralisation élevée, l'eau de Desaignes *(César)* constitue une eau de table d'un excellent usage.

## RENAISON (Loire).

Température froide.

| | gr. |
|---|---|
| Bicarbonate de chaux | 0.663 |
| — de magnésie | 0.135 |
| — de soude | 0.240 |
| — de potasse | 0.171 |
| Sulfate de soude. — de chaux. — de potasse | 0.020 |
| Chlorure de sodium — de potassium | 0.103 |
| Azotate | traces |
| Silicate alcalin et alumineux | 0.200 |
| Fer, manganèse et matière organique | 0.009 |
| | 1.541 |

(O. Henri, 1851.)

## SAINT-GALMIER (Loire).

Altitude, 400m. — Température, 8°.

| | Source *Badoit*. | Source *Remy*. |
|---|---|---|
| | gr. | gr. |
| Bicarbonate de chaux | 1.0200 | 0.780 |
| — de magnésie | 0.4200 | — |
| — de soude | 0.5600 | 0.089 |
| — de potasse | 0.0200 | — |
| — de strontiane | indiqué | — |
| Sulfate de soude. — de chaux | 0.2000 | — |
| — de magnésie | — | 0.741 |
| Chlorure de sodium | 0.4800 (avec chlorure de magnésium et de silicium) | 0.200 |
| — de magnésium | | — |
| — de silicium | | — |
| Azotate alcalin | 0.0550 | — |
| Silicate d'alumine | 0.1340 | — |
| Alumine et oxyde de fer | — | 0.020 |
| Fer et matière organique | insensible | — |
| Résidu insoluble | — | 0.020 |
| | 2.8890 | 1.850 |
| Gaz : air riche en oxygène — Acide carbonique libre | 1500 cc. | 1500 cc. |
| | (O. Henri, 1849.) | (Bouis, 1846.) |

## SAINT-PARDOUX (ALLIER).

Altitude, 603m. — Température froide.

| | gr. |
|---|---|
| Bicarbonate de chaux / — de magnésie | 0.0287 |
| — de soude anhydre | 0.0254 |
| Sulfate de soude / — de chaux | 0.0100 |
| Chlorure de sodium / — de magnésium | 0.0300 |
| Silicate de chaux / — de d'alumine | 0.0700 |
| Crénate de fer | 0.0200 |
| | 0.1841 |
| Gaz acide carbonique, libre ou des bicarbonates | 1248 cc. |
| Air atmosphérique | 11 |

(POGGIALE, 1853.)

## 2e CLASSE.

## STATIONS BICARBONATÉES CHLORURÉES.

Il importe de remarquer que les eaux à acides prédominants multiples, comme celles à bases prédominantes multiples, sont généralement dépourvues de caractères thérapeutiques aussi tranchés que les eaux à acides ou à bases formellement déterminées. Ceci est très frappant pour les eaux à bases mixtes, où l'on voit s'affaiblir les actions dévolues aux eaux franchement sodiques. Il en est de même, à peu d'exceptions près, des eaux à acides *mixtes*, expression que la nomenclature réserve aux bases simultanément sodiques et calciques, mais qui pourrait s'appliquer également aux prédominances d'acides multiples. Les chlorurées bicarbonatées fournissent une de ces exceptions, car la qualité chlorurée ne cesse pas d'y prédominer, peut-être en raison de la fixité des chlorures supérieure à celle des bicarbonates. Nous retrouverons une exception pareille dans la classe des bicarbonatées, chlorurées sulfatées, où l'on voit persister très nettement la prédominance bicarbonatée.

Pour les autres classes des bicarbonatées, dont les stations vont être passées en revue, les caractères thérapeutiques se ressentent par une certaine indécision de l'indécision que leur constitution imprime à leur caractère de minéralisation. Sans doute, ce sont encore, si l'on considère leurs applications, visiblement des bicarbonatées, mais des bicarbonatées affaiblies : et, d'un autre côté, leurs attributions sont en quelque sorte plus individuelles, et ressortent moins nettement de leur composition que pour celles qui se rapprochent davantage des types francs des familles.

### CHATEL-GUYON (Puy-de-Dôme).

Température, de 27,5 à 33°.

| | *Du Sopinet* | *Duval* | *du Sardon* | *de la Vernière.* |
|---|---|---|---|---|
| | 33° | 32°,1 | 32°,2 | 27°,5 |
| | gr. | gr. | gr. | gr. |
| Acide carbonique libre . . . | 0.396 | 0.258 | 0.340 | 0.519 |
| Bicarbonate de soude. . . . | 0.215 | 1.054 | 0.221 | 0.250 |
| — de chaux. . . . | 2.463 | 2.105 | 2.519 | 2.368 |
| — de magnésie . . | 0.240 | 0.440 | 0.256 | 0.186 |
| — de prot. de fer. | 0.048 | 0.054 | 0.055 | 0.044 |
| Chlorure de sodium . . . . | 1.674 | 1.617 | 1.656 | 1.615 |
| — de potassium. . . | 0.133 | 0.178 | 0.127 | 0.130 |
| — de magnésium . . | 1.347 | 1.218 | 1.326 | 1.383 |
| — de lithium. . . . | 0.208 | indices | 0.028 | 0.028 |
| Sulfate de soude. . . . . . | 0.582 | — | 0.518 | 0.532 |
| — de chaux. . . . . . | — | 0.498 | — | — |
| — de strontiane. . . . | — | indices | — | — |
| Arseniate de soude. . . . . | traces | indices | traces | traces |
| Alumine. . . . . . . . . . | — | 0.008 | — | — |
| Silice . . . . . . . . . . . | 0.108 | 0.126 | 0.124 | 0.010 |
| Matière organique . . . . . | traces | indices | traces | traces |
| | 7.556 | 7.184 | 7.170 | 7.165 |
| Acide carbonique en volume. | 199 cc. 8 | 130 cc. | 173 cc. | 261 cc. |
| | (Truchot, 1878.) | (Lefort, 1865.) | (Truchot, 1878.) | (Truchot, 1878.) |

Ces eaux sont prises en boisson, en bains et en douches.

Elles se trouvent appropriées à deux genres de médication distincts.

Leur minéralisation en chlorures et en bicarbonates, supérieure à celle de Royat, leur qualité ferrugineuse, leur thermalité moyenne, jointe à leur débit considérable qui permet les bains à eau courante, en font une médication tonique et reconstituante très efficace.

Mais ce que ces eaux offrent de plus intéressant, parce qu'il s'agit d'actions moins communes, c'est leur propriété laxative. Il ne faut pas s'attendre à trouver l'explication de cette dernière dans l'analyse. Leur composition générale les rapproche beaucoup d'eaux qui ne sont nullement laxatives ; et la proportion notable, il est vrai, des bases magnésiques, et faible du sulfate de soude, ne saurait en rendre compte. Il faut donc, suivant la remarque du docteur Huguet, admettre que les eaux de Chatelguyon doivent leur qualité laxative à des conditions autres, et qui appartiendraient à leur période de formation, d'autant qu'elles sont loin de la conserver au même degré, prises à distance.

Administrées à doses assez élevées, leur action laxative se fait sentir après trois ou quatre jours, et ne nécessite pas, comme il arrive si souvent à Kissingen et à Carlsbad, l'adjonction de laxatifs adjuvants. Cette action se prolonge pendant toute la durée du traitement sans fatigue, et avec accroissement de l'appétit.

Les dyspepsies saburrales, les catarrhes des voies digestives, la pléthore abdominale, les habitudes congestives de la tête et des organes thoraciques, sont les états auxquels convient par excellence cette médication laxative, dont il ne faut pas séparer les effets reconstituants dus à l'ensemble des principes minéralisateurs (1). J'insisterai particulièrement sur les excellents résultats fournis par le traitement de Châtelguyon, chez les individus qui se trouvent sous l'imminence d'un ramollissement cérébral, ou même qui en sont manifestement atteints, alors qu'il existe une dépression générale des fonctions du cerveau, sans symptômes de paralysie très déterminés.

M. Baraduc a fait ressortir, et je crois avec beaucoup de raison, les services que la médication balnéaire de Châtelguyon, unie aux actions laxative et reconstituante de l'eau minérale, peut rendre dans les métrites (2). Il faut bien remarquer qu'il s'agit ici d'une médication très différente de celle que fournissent les eaux minérales des autres familles, les plus communément appropriées au traitement des affections utérines.

L'action spoliatrice de ces eaux modifie quelquefois très efficacement l'obésité.

On paraît les avoir employées utilement chez les alcooliques. Elles exerceraient une action spoliatrice, en même temps qu'une action reconstituante. Ce serait très intéressant à vérifier, d'autant plus qu'on ne paraît pas encore avoir cherché à tirer partie des eaux minérales dans l'alcoolisme.

(1) Vorry, *les Eaux de Chatelguyon*, 1882.

(2) *Annales de la Société d'hydrologie médicale de Paris*, t. XXI.

ROYAT (Puy-de-Dome).

Altitude, 250m. — Température, de 20 à 35°,5.

| | *Grande Source* 35°,5 | *César* 29° | *Saint-Mart* 31° | *Saint-Victor* 20° |
|---|---|---|---|---|
| | gr. | gr. | gr. | gr. |
| Bicarbonate de soude . . | 1.128 | 0.392 | 0.8003 | 0.8886 |
| — de potasse. . | 0.381 | 0.286 | 0.1701 | 0.8886 |
| — de chaux . . | 1.005 | 0.686 | 0.9696 | 1.0121 |
| — de magnésie. | 0.374 | 0.397 | 0.6508 | 0.6464 |
| — de fer. . . . | 0.042 | 0.025 | 0.0230 | 0.0560 |
| — de manganèse | traces | traces | traces | traces |
| Chlorure de sodium. . . | 1.714 | 0.766 | 1.5655 | 1.6497 |
| — de lithium . . . | 0.035 | 0.009 | 0.0350 | 0.0350 |
| Iode et bromure de sodium | indice | traces | traces | traces |
| Sulfate de soude . . . . | 0.195 | 0.115 | 0.1463 | 0.1656 |
| Phosphate de soude . . . | 0.008 | 0.014 | traces | traces |
| Arseniate de soude . . . | traces | — | traces | traces |
| Silice. . . . . . . . . . . | 0.132 | 0.167 | 0.0945 | 0.0950 |
| Alumine et matière organique . . . . . . . . | traces | traces | traces | traces |
| | 5.623 | 2.857 | 4.4551 | 5.437 |
| Gaz acide carbonique libre | 0.645 | 1.229 | 1.709 | 1.492 |
| — en volume. . . | 325 cc.5 | 670 cc.7 | 862 cc.6 | 753 cc. |
| | (Lefort, 1857.) | | (Truchot, 1878.) (1) | |

Installation thermale très complète. Bains à eau courante, permis par l'extrême abondance des sources et la température de la *Grande Source*.

Les eaux de la Bourboule et de Saint-Nectaire ont été considérées comme des chlorurées bicarbonatées, parce que leurs indications spéciales partaient de leur qualité chlorurée. Royat est une bicarbonatée chlorurée, parce que ses indications partent de sa qualité bicarbonatée.

Ces eaux sont de celles que Gubler avait appelées *lymphe minérale*, parce qu'il y retrouvait presque tous les principes qui entrent dans la composition du sérum sanguin (2), rapprochement ingénieux et intéressant, mais qui me paraît tout spéculatif, car rien ne distingue, pour leurs actions physiologiques ou thérapeutiques appréciables, ces sortes d'eaux minérales de celles qui ne mériteraient pas une pareille appellation.

La composition des eaux de Royat rappelle celle des eaux d'Ems, et cette comparaison a été maintes fois reproduite. Elle n'est acceptable que comme rapprochement de classe, et d'attributions générales. Les eaux d'Ems sont bien moins minéralisées, avec des bicarbonates

(1) Joanne et Le Pileur, *les Bains d'Europe*, 1880.
(2) Boucaumont, *les Eaux minérales d'Auvergne*, 1879.

presque exclusivement sodiques, des bases calciques et magnésiques très inférieures, beaucoup moins de fer, et une température très supérieure. On voit qu'il y a plutôt analogie que ressemblance.

Il résulte de la composition mixte de Royat que ses eaux ne possèdent les attributions franches ni des chlorurées sodiques comme Bourbonne, ni des bicarbonatées comme Vichy. Aussi sont-elles moins applicables à des diathèses et à des affections déterminées qu'à des *états* — présentant un mélange de faiblesse, d'anémie et d'arthritis. Ces *états* se rencontrent surtout chez les jeunes sujets et les femmes.

Toutes sortes de névroses, de dyspepsies, de dermatoses même, de métrites, catarrhales ou parenchymateuses, trouvent là une médication salutaire. Il ne faut pas à Royat de sujets trop affaiblis, qui n'y trouveraient pas une reconstitution suffisante, ni trop névrosiques, qui n'y rencontreraient pas une sédation suffisante. Ce sont des états constitutionnels moyens qui conviennent ici, et il est plus facile d'en faire une appréciation clinique que dogmatique.

Il faut signaler encore l'adaptation de Royat au traitement des affections catarrhales de l'appareil respiratoire. M. Rotureau a judicieusement remarqué que c'est surtout dans les cas où il y a le moins possible d'altération organique que ces eaux sont salutaires, comme le sont de leur côté les eaux d'Ems. L'inhalation est un mode important de cette médication. Les salles d'inhalation sont humides, mais n'ont pas le caractère d'étuves, grâce à la thermalité tempérée des eaux. M. Boucaumont insiste avec raison sur la part sédative qu'y doit prendre le gaz acide carbonique qui accompagne les vapeurs des sources en grande proportion.

### SAINT-MAURICE OU VIC-LE-COMTE (PUY-DE-DOME).

Température de 16 à 34°

| | gr. |
|---|---|
| Bicarbonate de soude | 2.9699 |
| — de chaux | 0.9197 |
| — de magnésie | 0.3336 |
| — de fer | 0.0498 |
| Chlorure de sodium | 2.0300 |
| Sulfate de soude | 0.2010 |
| Sels de potasse | traces |
| Alumine | traces |
| Silice | 0.1600 |
| Matière organique | traces |
| Perte | 0.1230 |
| | 6.7870 |

(NIVET, 1854.)

Il est peu question de ces eaux, et cependant elles présentent une composition très remarquable, qu'il serait fort intéressant de voir contrôler par une analyse nouvelle. Elles se rapprochent certainement beaucoup plus de Royat que de Vichy. Il y a un petit établissement. Elles sont usitées dans la scrofule, le rachitisme, la chlorose et les fièvres intermittentes. Ces eaux paraissent surtout employées à titre de ferrugineuses, mais elles ont d'autres applications, particulièrement les dyspepsies pituiteuses ou saburrales, les gastralgies douloureuses. « Dans l'entérite chronique avec coliques et diarrhée glaireuse, alternant quelquefois avec la constipation, elles tonifient la muqueuse intestinale, arrêtent le flux catarrhal et régularisent les selles (1). »

## VIC-SUR-CÈRE (CANTAL).

Altitude, 670m. — Température, 12°.

| | gr. |
|---|---|
| Bicarbonate de soude | 1.8600 |
| — de potasse | 0.0040 |
| — de chaux | 0.6680 |
| — de magnésie | 0.6010 |
| — de fer | 0.0500 |
| Chlorure de sodium | 1.2370 |
| Sulfate de soude | 0.8600 |
| Arseniate de soude anhydre | 0.0085 |
| Phosphate de soude | 0.0600 |
| Iode | traces |
| Brome | — |
| Silice et alumine | 0.0540 |
| | 5.5675 |
| | cc. |
| Gaz acide carbonique libre | 766.» |
| Air atmosphérique | 18.4 |

(SOUBEIRAN, 1857.)

Il y a un établissement thermal, mais ces eaux ne sont guère usitées qu'en boisson. Comme celles de Saint-Maurice, elles ressemblent beaucoup à celles de Royat, et il est à supposer qu'elles posséderaient sensiblement les mêmes propriétés, si elles n'étaient absolument froides. Les eaux de Royat, de Saint-Maurice et de Vic-sur-Cère paraissent constituer un groupe particulier d'eaux minérales que rassemble une remarquable analogie de constitution.

(1) Boucaumont, *Les Eaux minérales d'Auvergne*, 1879.

BEN-HAROUN (ALGÉRIE, PROVINCE D'ALGER.)

Température, 18°.

| | gr. |
|---|---|
| Acide carbonique libre | 1.2512 |
| Carbonate de soude | 0.9040 |
| — de chaux | 1.2960 |
| — de magnésie | 0.2088 |
| Chlorure de sodium | 1.1608 |
| Sulfate de soude | 0.9562 |
| — de chaux | 0.0354 |
| — de magnésie | 0.1568 |
| Peroxyde de fer | 0.0160 |
| Silice gélatineuse libre | 0.0360 |
| Matière organique | quant. ind. |
| | 6.0212 |

(DE MARIGNY.)

Ces eaux sont employées surtout à distance, comme eaux de table. Elles paraissent assez médicamenteuses.

## Stations étrangères.

EMS (ALLEMAGNE, NASSAU).

Altitude, 94m. — Température, de 29,5 à 47°,5.

| | *Kranchen* 29°,5 | *Kesselbrunnen* 40°,2 | *Nouquelle* 47°,5 |
|---|---|---|---|
| | gr. | gr. | gr. |
| Bicarbonate de soude | 1.979016 | 1.989682 | 2.052761 |
| — d'ammoniaque | 0.002352 | 0.007104 | 0.008215 |
| — de lithine | 0.004047 | 0.005739 | 0.005536 |
| — de magnésie | 0.206985 | 0.182481 | 0.210350 |
| — de chaux | 0.216174 | 0.219605 | 0.220435 |
| — de strontiane | 0.002343 | 0.001815 | 0.001516 |
| — de baryte | 0.001626 | 0.001241 | 0.000981 |
| — d'oxyde de fer | 0.001989 | 0.003258 | 0.003985 |
| — de manganèse | 0.000173 | 0.000330 | 0.000334 |
| Chlorure de sodium | 0.983129 | 1.031306 | 0.927149 |
| Iodure de sodium | 0.000022 | 0.000035 | 0.000004 |
| Bromure de sodium | 0.000340 | 0.000454 | 0.000480 |
| Sulfate de soude | 0.033545 | 0.015554 | 0.041500 |
| — de potasse | 0.036773 | 0.043694 | 0.044151 |
| Phosphate de soude | 0.001459 | 0.000540 | 0.000368 |
| — d'alumine | 0.000116 | 0.000200 | 0.000209 |
| Acide silicique | 0.049742 | 0.048540 | 0.047472 |
| | 3.519531 | 3.551546 | 3.565446 |
| Gaz carbonique libre | 597 cc. 48 | 553 cc. 16 | 440 cc. 5 |

(FRESENIUS, 1872.)

Il y a une vingtaine de sources et un établissement thermal luxueux.

L'appropriation des eaux d'Ems répond à peu près à celle des eaux de Royat; mais il serait difficile d'établir un parallèle précis entre ces deux stations.

On traite à Ems les catarrhes de l'appareil digestif, et les névroses des sujets affaiblis, des femmes surtout. Ces eaux trouvent de nombreuses applications dans les maladies utérines. Elles conviennent aux femmes nerveuses et anémiques, surtout lorsque ces états ne sont pas trop prononcés. Une des sources, le *Bubenquelle*, a acquis une grande réputation par l'usage qu'on en faisait, comme d'une douche ascendante, chez les femmes. Il y avait là une pratique traditionnelle qui a dû occasionner beaucoup d'accidents, et qui paraît avoir été sagement enrayée.

Le traitement des affections catarrhales de l'appareil respiratoire constitue une des spécialisations des eaux d'Ems. Celles-ci conviennent dans les cas où la médication sulfureuse est mal applicable, c'est-à-dire se trouve contre-indiquée par des conditions générales ou locales d'irritabilité sanguine ou nerveuse.

## 3e CLASSE.

## STATIONS BICARBONATÉES SULFATÉES.

### CONTREXÉVILLE (Vosges).

Altitude, 350m. — Température, 11°,5.

| | gr. |
|---|---|
| Acide carbonique libre | 0.080 |
| Bicarbonate de chaux | 0.402 |
| — de magnésie | 0.035 |
| — de fer | 0.007 |
| — de lithine | 0.004 |
| Sulfate de chaux | 1.165 |
| — de soude | 0.236 |
| — de magnésie | 0.030 |
| Silice | 0.015 |
| Chlorure de potassium | 0.006 |
| — de sodium | 0.004 |
| Alumine de calcium | traces |
| Arsenic | — |
| | 2.384 |

(Debray, 1864.)

Il serait très difficile d'attribuer aux eaux de Contrexéville aucune spécialisation déterminée, d'après leur composition. Le principe dominant est le sulfate de chaux. Leurs bases sont presque exclusivement calciques. Elles renferment à peine de chlorures; mais elles sont notablement carboniques. Enfin, elles sont dépourvues de thermalité.

C'est donc uniquement sur les résultats cliniques qu'il est permis de les juger.

La source du *Pavillon* sert à l'usage interne, qui est le mode habituel d'administration des eaux de *Contrexéville*. Il y a une source *des Bains*, qui sert exclusivement aux bains et aux douches. La source *Leclerc*, récemment exploitée, n'est prise qu'en boisson.

Ces eaux sont utilisées très spécialement dans les maladies de l'appareil urinaire, affections catarrhales ou gravelle. Prises en général à doses élevées, elles paraissent agir autant mécaniquement que médicamenteusement sur les voies urinaires. Patissier a comparé leur action à un lessivage, Baud à un récurage, M. Treuille à l'action d'un irrigateur. Sans précisément recommander ces comparaisons un peu grossières, nous les reproduisons, parce qu'elles tendent à faire justice d'idées inexactes que l'on a souvent émises sur la portée curative des eaux de Contrexéville.

Cependant nous ne pensons pas que là se borne leur vertu. Elles possèdent certainement des propriétés spéciales vis-à-vis de l'état catarrhal de l'appareil urinaire, depuis les bassinets jusqu'au col de la vessie. C'est également de l'existence d'un état catarrhal que découlera leur indication dans la gravelle : aussi est-ce surtout dans les gravelles blanches ou phosphatiques que l'on devra y recourir. Cependant elles possèdent, et c'est là un de leurs caractères les plus intéressants, une propriété expultrice, qui paraît s'exercer aussi bien sur la vessie que sur les reins, c'est-à-dire les bassinets, laquelle est fort utilement mise à profit dans le traitement de la gravelle urique, comme dans celui de la gravelle phosphatique.

Les eaux de Contrexéville ont été vantées dans le traitement de la goutte. Nous ne saurions leur attribuer aucune action directe sur cet état diathésique ou sur ses manifestations directes; mais alors surtout qu'il existe un état morbide de l'appareil urinaire, elles pourront exercer par leur action spéciale une influence favorable sur la marche de la maladie.

Quelques auteurs ont attribué au rein un rôle certainement exagéré dans la pathogénie de la goutte. Mais il est possible qu'il prenne une part effective à l'évolution de la maladie. La néphrite goutteuse ou uratique n'est pas aussi commune que l'avait dit Rayer. Mais ce qui est plus commun, ce sont les reins uratiques, c'est-à-dire obstrués par des dépôts uratiques. Il n'est pas nécessaire d'insister sur les conséquences de cette obstruction dans un état qui réclame une liberté particulière d'excrétion des déchets organiques. Il est probable que c'est spécialement dans ce sens que les eaux de Contrexéville interviennent utilement dans le traitement de la goutte.

On a fait ressortir récemment les résultats favorables des eaux de Contrexéville dans les engorgements simples du foie et les coliques hépatiques (1). Leur mode d'action est évidemment tout autre que celui des eaux bicarbonatées sodiques. J'ai peine à croire que leur efficacité puisse entrer en parallèle avec ces dernières. Il est probable que leur action purgative, due peut-être surtout aux doses considérables où elles sont administrées, et leur action diurétique, sont les principaux éléments de leur utile intervention. C'est du moins tout ce que l'on peut saisir à ce sujet. Ce qu'il faudrait savoir, c'est s'il est des cas particuliers où elles se trouveraient indiquées de préférence aux eaux bicarbonatées sodiques, comme Vichy, dont l'appropriation formelle ne peut être contestée. C'est peut-être alors qu'un état irritable de l'appareil hépatique rend ces dernières difficiles à appliquer : mais ceci n'a point été suffisamment déterminé.

Il est à présumer que les résultats que l'on obtient des eaux de Contrexéville dans la goutte et dans les maladies de l'appareil hépatique doivent être rapportés à une action élective sur l'appareil rénal, action manifeste, mais qu'il serait important de définir.

### HEUCHELOUP (VOSGES).

Altitude, 277m. — Température froide.

| | gr. |
|---|---|
| Acide sulfurique | 1.339 |
| — carbonique | 0.078 |
| Chaux | 0.849 |
| Magnésie | 0.138 |
| Chlorure de sodium | 0.010 |
| Oxyde de fer | traces |
| | 2.414 |

(BOUIS.)

Cette analyse, insuffisamment significative, paraît rapprocher ces eaux de celles de Contrexéville, dont elles occupent la région. M. Lefort procède en ce moment à une analyse mieux déterminée.

(1) Debout, *Du Traitement des coliques hépatiques à Contrexéville*, in *Annales de la Société d'hydrologie médicale de Paris*, t. XXIII, 1878.

### SERMAIZE (Marne).

Température, froide.

| | gr. |
|---|---|
| Bicarbonate de chaux | 0.480 |
| — de strontiane | 0.020 |
| — de magnésie | 0.007 |
| — de fer | 0.010 |
| Chlorure de magnésium | 0.010 |
| Iodure alcalin | traces |
| Sulfate de magnésie | 0.700 |
| — de soude | 0.045 |
| — de chaux | 0.085 |
| Silice | 0.010 |
| Phosphate d'alumine | traces |
| Matière organique (environ) | 0.100 |
| | 1.557 |

Azote et oxygène indéterminés.
Acide carbonique libre inappréciable. (Calloud, 1851.)

On fait usage de ces eaux spécialement en boisson. Elles paraissent agir surtout comme les eaux ferrugineuses, et être de plus un peu laxatives. Elles se prennent à des doses élevées (1).

### VITTEL (Vosges).

Altitude, 336m. Température, 11° 5.

| | Grande source | Source Marie | Source des demoiselles | Source salée |
|---|---|---|---|---|
| | gr. | gr. | gr. | gr. |
| Bicarbonate de chaux | 0.185 | 0.310 | 0.730 | 0.120 |
| — de magnésie } — de soude } | 0.070 | — | — | 0.290 |
| — de protoxyde de fer avec indices de manganèse | 0.010 | — | — | — |
| — de protoxyde de fer avec crenate et manganèse | — | — | 0.041 | — |
| Sulfate (supposé anhydre) de chaux | 0.440 | 1.100 | 0.440 | 1.005 |
| — de magnésie | 0.432 | 1.020 | 0.610 (magnésie et soude) | 1.070 |
| — de soude | 0.326 | 0.350 | | |
| — de strontiane | traces | — | — | — |
| Chlorure de sodium et de magnésium | 0.220 | 0.100 | — | 0.640 |
| Oxyde de fer | — | traces | — | — |
| Silice, alumine, phosphate calcaire; Principe arsenical; Sels de potasse et d'ammoniaque; Iodure | 0.047 | 0.400 | 0.480 | 0.005 |
| Sels de potasse et d'ammoniaque | | | — | — |
| Iodure | | | — | — |
| Matière organique de l'humus | Indices | — | — | — |
| | 1.739 | 3.280 | 2.301 | 3.130 |
| Gaz acide carbonique | 100 cc. | fort peu | 400 cc. | 182 cc. |

(O. Henri. 1856).

(1) Chevillon et Calloud, *Notice sur les eaux minérales de Sermaize*, 1851.

Ces eaux sont prises en bains, en douches, et surtout en boisson.

Il résulte de cette analyse assez confuse que les sources de Vittel, rès inégalement minéralisées, offrent une prépondérance très marquée le sulfates, surtout calciques ou magnésiques. Cependant, la plupart, i elles ne sont pas très bicarbonatées, sont au moins très carboiques : c'est ce qui les attire dans cette famille, malgré l'infériorité les bicarbonates et la faiblesse des bases sodiques.

Il paraît difficile de séparer, sous le rapport de leurs attributions hérapeutiques, les eaux de Vittel de celles de Contrexéville. Elles ne ont pas administrées à doses élevées comme ces dernières : est-ce ne simple affaire de pratique, ou est-ce commandé par la nature les eaux? ce n'est pas le rapprochement des analyses qui pourrait éclairer sur ce point, si ce n'est cependant pour ce qui est des qualités arbonique et ferrugineuse, beaucoup plus prononcées à Vittel qu'à Contrexéville. Aussi les eaux de Vittel sont-elles employées utilement lans la dyspepsie atonique, gastrique et intestinale, dans la dyspepsie acide. Elles ne paraissent pas contre-indiquées par l'existence de louleurs cardialgiques.

Ce qui a été dit précédemment de la médication de Contrexéville ne pourrait qu'être répété à propos de celle de Vittel. Les médecins e cette dernière station ont peut-être insisté plus vivement encore ur l'utilité de leurs eaux dans la goutte et dans les coliques hépatiues (1). Il y a là une question essentiellement clinique, et que l'expéience saura bien juger : je ne veux exprimer sur ce sujet que de imples réserves. Il faudra seulement reconnaître, s'ils ne se sont as fait quelques illusions à ce propos, qu'il serait difficile de trouver illeurs des exemples plus frappants d'un désaccord complet entre analyse chimique et l'application thérapeutique, comme aussi de a nécessité d'interventions, encore tout hypothétiques, pour rendre ompte de certaines actions thermales.

M. Patézon a publié quelques observations sur le traitement, par a *source salée*, de la constipation idiopathique, ne se rattachant à ucune maladie aiguë ou chronique (2). Ces observations sont d'autant plus dignes d'attention que les eaux minérales directement fférentes au traitement de la constipation ne sont pas nombreuses.

(1) Bouloumié, *Vittel. Extrait du Guide*, etc. 1880.

(2) Patézon, *La constipation, son traitement par la source salée de Vittel*, 1882.

## Stations étrangères.

### RIPPOLDSAU (Allemagne, Bade).

Altitude, 470m. — Température, 10°.

| | *Wenzelsquelle* | *Josephsquelle* |
|---|---|---|
| | gr. | gr. |
| Bicarbonate de chaux | 1.4541 | 1.6848 |
| — de magnésie | 0.1042 | 0.0707 |
| — de fer | 0.1229 | 0.0514 |
| — de manganèse | 0.0030 | 0.0043 |
| Sulfate de chaux | 0.0576 | 0.0557 |
| — de magnésie | 0.1822 | 0.2430 |
| — de soude | 1.0588 | 1.2130 |
| — de potasse | 0.0464 | 0.0605 |
| Chlorure de magnésium | 0 0687 | 0.0847 |
| Alumine | 0.0173 | 0.0044 |
| Acide silicique | 0.0973 | 0.0572 |
| Arsenic, acide phosphorique, matières organiques | traces<br>traces | traces<br>traces |
| | 3.2125 | 3.5297 |
| Gaz acide carbonique à demi combiné | 261cc.71 | 281cc.90 |
| — à demi et entièrement | 523 .42 | 563.80 |
| — libre | 1006.56 | 988.86 |
| Azote libre | 2.12 | 0.34 |

(Bunsen).

Ces eaux sont prises en bains et en boisson. On a installé des bains de gaz carbonique, et la cure de petit lait.

Une grande richesse en gaz carbonique et en fer caractérise ces eaux, communément rangées parmi les ferrugineuses. Mais leur composition en principes fixes les attire dans la classe des bicarbonatées sulfatées.

La dyspepsie, la chlorose et l'anémie, les formes torpides du rhumatisme et de la goutte, les affections catarrhales des voies urinaires, sont les sujets les plus ordinaires de leurs applications. Ce sont des eaux médicamenteuses, et non point des eaux de table.

## 4e CLASSE

## STATIONS BICARBONATÉES, CHLORURÉES, SULFATÉES.

Nous rencontrons ici un groupe d'eaux minérales très remarquables, appartenant exclusivement à une région étrangère, et dont nous ne possédons pas les similaires. Je dois faire observer qu'il n'en faut

; déduire des spécialisations thérapeutiques dont nous nous uvions dépourvus. Les deux médications de Vichy et de Carlsbad ıt, non pas identiques, mais parallèles. Je ferai ressortir les carac- es qui les distinguent et les sujets qui les rapprochent. Il est fort ficile de pousser très avant l'étude comparative de deux médications nt le siège est aussi distant, et dont les applications sont communes. acune d'elles offre sans doute quelques ressources qui lui sont opres : mais je ne crois pas que nous ayons beaucoup à nous 5occuper de celles que les stations étrangères pourraient revendiquer ıne manière spéciale.

## Stations étrangères.

### CARLSBAD (Bohême).

Altitude, 384m. — Température, de 30,5 à 73°,15.

| | |
|---|---|
| Carbonate de soude | 1.3074 |
| — de chaux | 0.2859 |
| — de magnésie | 0.1190 |
| — de strontiame | 0.0008 |
| — d'oxyde de fer | 0.0027 |
| — — de manganèse | 0.0006 |
| Sulfate de soude | 2.2770 |
| — de potasse | 0.1570 |
| Chlorure de sodium | 0.9894 |
| — de calcium | 0.0034 |
| Phosphate d'alumine | 0.0004 |
| — de chaux | 0.0002 |
| Silice | 0.0699 |
| Bromure de sodium | traces |
| Iodure de sodium | traces |
| Acide borique | traces |
| Lithine, rubidium, cœsium | traces |
| | 5.2127 |
| Gaz acide carbonique | 370cc. |

(Ragsby, 1862.)

Les eaux de Carlsbad ont été pendant longtemps employées resque uniquement en bains. Aujourd'hui, elles sont surtout prises en oisson, aussi l'établissement thermal est-il loin de se trouver en apport avec la réputation de cette célèbre station.

Carlsbad est appelé en Allemagne le *roi* des eaux minérales. Il st certain qu'au premier abord on est frappé de la magnificence de cette source de 78°, *le Sprudel,* qui élève au milieu de la ville, avec un bruit imposant et au milieu d'un nuage de vapeur, son abondante cascade. Mais il est permis de contester à cette station un titre aussi ambitieux, sous le rapport thérapeutique, tout en lui attribuant une place considérable dans la médication thermale.

Les sources principales de Carlsbad sont au nombre de treize. Très incrustantes, comme toutes les bicarbonatées, elles ont recouvert tous leurs alentours d'énormes dépôts calcaires, pierre du *Sprudel,* au-dessous desquels se trouvent de vastes cavités remplies d'eau thermale, et dont le fond n'a pu être atteint. « Carlsbad serait bâti, suivant le docteur Granville, sur un volcan aquatique dont la croûte calcaire a crevé en plusieurs endroits, en particulier dans le lit même de la Teple, où il a fallu boucher avec d'énormes blocs de pierre liés par des barres de fer les trous qui s'étaient faits, de peur que l'eau minérale ne s'échappât de ce côté ». C'est ainsi qu'à Vichy l'ancienne ville se trouve assise sur les dépôts qui forment le *Rocher des Célestins.*

Les sources les plus fréquentées, après le *Sprudel,* sont le *Marktbrunnen* et le *Mühlbrunnen.*

La composition de ces eaux ne saurait rendre compte de la puissante médication qu'elles représentent. Elles sont moins riches en bicarbonate de soude et en chlorure de sodium que la plupart des bicarbonatées simples ou chlorurées de la France ; elles ne sont pas arsenicales ; l'addition du sulfate de soude ne paraît devoir y ajouter que quelques propriétés laxatives : et cependant elles possèdent des actions altérantes et perturbatrices d'une haute portée et qui en font une médication très puissante, et en même temps plus délicate que ne porte à le penser l'usage si étendu que l'on en fait.

Il est à remarquer que leurs attributions cliniques sont exactement celles qui appartiennent aux eaux de Vichy. Si l'on suppose Vichy dans les montagnes de la Bohême et Carlsbad sur les bords de l'Allier, il n'y aura rien à changer au sujet de la clinique qui se déroule dans ces deux stations.

Cependant elles constituent deux médications fort différentes.

Les eaux de Vichy, administrées méthodiquement, ne déterminent guère d'actions pathogénétiques appréciables ; ou du moins celles que l'on peut observer pendant leur usage dépendent presque toujours d'influences météorologiques ou d'écarts de régime.

M. Le Bret a très bien décrit les phénomènes qui s'observent pendant la cure de Carlsbad.

« Pendant les premiers jours, le malade accuse une espèce de remontement que produisent la thermalité et la richesse de l'eau minérale en gaz carbonique, augmentation de l'appétit, facilité des digestions, entrain pour l'exercice. Puis la scène change : au bien-être relatif succède l'abattement des forces. Les fonctions digestives deviennent le siège de désordres marqués, commençant par l'exagération des accidents locaux et sympathiques de la dyspepsie, et aboutissant aux phénomènes d'une vive irritation gastro-intestinale, où la constipation joue le principal rôle. En même temps il y a des troubles du côté du foie et de la sécrétion biliaire. La peau est sèche et chaude, les extrémités froides, les urines rares et sédimenteuses. Un malaise général et tous les symptômes nerveux et psychiques de l'hypochondrie se développent et s'ajoutent à l'aggravation croissante de l'état morbide antérieur. L'apparition d'évacuations alvines, d'un aspect spécial de poix fondue, dissipe bientôt ces accidents; chez quelques sujets ils persistent jusqu'à la fin du traitement, à quelques interruptions près dues à de nouvelles selles critiques (1). »

Ces troubles, qui naturellement varient d'intensité, laissent quelquefois une longue empreinte. Ils sont le témoignage d'une action perturbatrice qui n'est pas toujours sans dangers. Ils expliquent le régime rigoureux, et fort peu reconstituant, auquel sont soumis impérieusement les malades à Carlsbad. Mais il faut reconnaître qu'ils recouvrent des actions altérantes très puissantes. Et, si j'avais à établir un parallèle entre les deux médications de Carlsbad et de Vichy, je dirais : que, parmi les malades qui sont à Carlsbad, le plus grand nombre trouverait à Vichy une médication aussi efficace, beaucoup plus facile et plus inoffensive; et que, parmi les malades qui sont à Vichy, un petit nombre aurait trouvé à Carlsbad une médication plus radicale.

Mais il est une considération qu'il ne faut pas négliger : c'est que les eaux de Carlsbad s'adressent à des races auxquelles il se pourrait qu'un traitement de ce genre s'adaptât mieux qu'à celles qui forment la clientèle commune de Vichy.

(1) Le Bret, *Manuel médical des eaux minérales*, 1874.

FRANZESBAD (Bohême.)

Altitude, 510m. — Température froide.

| | gr. |
|---|---|
| Carbonate de soude | 0.6755 |
| — de chaux | 0.2344 |
| — de magnésie | 0.0875 |
| — de fer | 0.0307 |
| — de manganèse | 0.0056 |
| — de strontiane | 0.0004 |
| — de lithine | 0.0048 |
| Chlorure de sodium | 1.2019 |
| Sulfate de soude | 3.1907 |
| Phosphate de chaux | 0.0069 |
| Phosphate basique d'alumine | 0 0016 |
| Silice | 0.0606 |
| | 5.4976 |

(Berzélius.)

Gaz acide carbonique . . . . . 1540cc.

(Tromsdorff.)

Ici le sulfate de soude est très prédominant, comme à Marienbad; et, comme dans cette dernière station, nous trouvons une proportion notable de fer, et absence totale de thermalité.

Ces eaux sont prises en boisson et en bains, à titre de reconstituantes, et à peu près suivant les indications des eaux ferrugineuses. On y fait un assez grand usage des bains de boue dans les paralysies et les arthrites. Ces eaux sont souvent ordonnées comme complémentaires de la cure de Carlsbad, suivant la méthode allemande qui consiste à multiplier les cures thermales consécutives.

MARIENBAD (Bohême).

Altitude 644m. — Température de 7,5 à 11°,5.

| | gr. |
|---|---|
| Carbonate de soude | 4.7094 |
| — de lithine | 0.0649 |
| — de chaux | 1.4669 |
| — de strontiane | 0.0017 |
| — de magnésie | 0.4635 |
| — de fer | 0.0451 |
| — de manganèse | 0.0051 |
| Chlorure de sodium | 1.4669 |
| Sulfate de soude | 4.7094 |
| — de sodium | 0.0649 |
| Phosphate d'alumine | 0.0070 |
| — de chaux | 0.0023 |
| Silice | 0.0883 |
| | 8.6114 |
| Gaz acide carbonique libre et combiné | 983cc. |

(Kersten, 1843.) (1)

(1) Joanne et Le Pileur, *les Bains d'Europe*, 1880.

Il y a plusieurs sources à *Marienbad*, plus ou moins minéralisées. La source de *Ferdinand* contient plus de fer et d'acide carbonique; la source du *bois*, *Waldquelle*, beaucoup moins minéralisée, est considérée comme sédative.

La source de *Marie* est extrêmement gazeuse, et peu minéralisée. « D'innombrables courants de gaz acide carbonique s'échappent par mille endroits, en haut, sur les côtés, sifflent, éclatent dans toutes les directions, et donnent à la surface de ce large réservoir l'apparence d'une cuve immense en état de fermentation, dont le bruit s'entende à une distance considérable. Cette eau semble ne contenir comme élément étranger qu'une énorme quantité de gaz acide carbonique en solution. »

Les eaux de *Marienbad* sont employées surtout en boisson, mais aussi en bains. Elles sont laxatives et passent pour diurétiques. On en fait usage dans les maladies de l'appareil digestif. En faisant la part de différence de température, il faut admettre que les applications de ces eaux s'exercent dans le même cercle que celles de Carlsbad. Le gaz acide carbonique y est administré en bains et en douches. On emploie aussi les boues minérales en cataplasmes ou en bains.

Le traitement de l'obésité est une des spécialisations traditionnelles des eaux de Marienbad.

---

## FAMILLE DES SULFATÉES

UNE CLASSE.

4 divisions : sulfatées sodiques, sulfatées calciques, sulfatées mixtes, sulfatées magnésiques.

### Thérapeutique des eaux sulfatées.

La succession des familles d'eaux minérales qui viennent d'être passées en revue présente une circonstance digne de remarque. C'est que, à mesure que nous avançons, nous voyons s'amoindrir l'importance des acides qui en constituent cependant toujours la caractéristique, jusqu'à ce que nous voyons celle-ci s'éteindre en quelque sorte dans les indéterminées.

Dans les sulfurées, la considération de l'acide a une telle importance qu'elle annihile pour une grande partie celle des bases, et que les attributions les plus communes de ces eaux se trouvent à peu près indifférentes à la qualité sodique ou calcique de ces bases.

Dans les chlorurées, c'est la qualité de l'acide qui domine uniformément, les bases se trouvant à peu près exclusivement sodiques.

Dans la famille des bicarbonatées, la qualité carbonique établit, entre les diverses classes et leurs divisions respectives, certains caractères communs et indépendants des bases. Mais celles-ci commencent à acquérir une signification plus marquée, les qualités plutôt négatives, empruntées aux bases calciques, contrastant avec l'activité imprimée par les bases sodiques.

Ici, parmi les sulfatées, le caractère de l'acide le cède entièrement à celui des bases. Ce sont ces dernières qui leur assignent leurs applications. Si elles sont sodiques ou magnésiques, elles constituent simplement des médicaments laxatifs, assez peu distincts, malgré leur composition compliquée, des agents analogues de la matière médicale commune. Aussi la plupart de ces eaux n'appartiennent pas, à proprement parler, à la médication thermale. Si les bases des sulfatées sont calciques, ces eaux représentent alors une médication calcique, on peut dire la médication calcique des eaux minérales: car, dans les bicarbonatées calciques, ce n'est point la base que l'on recherche.

La médication calcique est assez difficile à définir en hydrologie.

Les applications de la chaux dans la médecine usuelle s'adressent à des circonstances qui ne sont guère du ressort de la médication thermale, et qui ne visent en général que le carbonate de chaux, et aussi le phosphate. C'est à ce dernier que sont exclusivement rapportées les actions altérantes et reconstituantes de la médication calcique. Or, le carbonate de chaux est surtout utilisé en hydrologie comme générateur de gaz carbonique, et constituant d'eaux digestives. Quant au phosphate de chaux, on l'entrevoit à peine dans les eaux minérales: et il faut dire encore que le phosphore prend peut-être une plus grande part que la chaux aux effets qu'on en obtient.

En thérapeutique, les sels de chaux se comportent plutôt comme un aliment plastique que comme un médicament proprement dit. Ils sont il est vrai employés, sous la forme de phosphates, pour faciliter le développement infantile, et très spécialement dans le rachitisme. L'idée qui domine est de fournir à l'économie un principe déficient, l'élément calcaire. C'est une idée semblable qui a présidé à l'administration du fer dans les anémies, et de la soude dans les dyscrasies acides. Mais il a bien fallu reconnaître que l'alimentation, à moins d'insuffisance notoire, introduit dans l'économie plus de fer, de soude et de chaux, que n'en réclament les éléments anatomiques, tant pour leur rénovation directe que pour leur milieu de réaction. Ce qui fait défaut alors, c'est la faculté d'assimilation. Et il paraît que celle-ci se trouve précisément sollicitée par la pénétration des principes identiques, agissant, suivant un processus inexpliqué, par leur qualité plutôt que par leur quantité, et par le fait de leur présence dans le système plutôt que par leur abord direct.

Mais tout ceci ne saurait s'appliquer au sulfate de chaux, qui n'est même pas un médicament, et dont la présence caractérise les eaux les moins potables : et ce n'est pas à titre de médicament altérant ou reconstituant que les eaux sulfatées calciques sont usitées.

Il ne s'ensuit pas que la chaux, que les eaux minérales renferment presque toujours en proportion quelconque, demeure étrangère aux proportions reconstituantes qui sont leur apanage inséparable. Mais la part qui peut lui revenir dans ce sens se trouve en quelque sorte absorbée dans l'ensemble. Les eaux minérales ne sont usitées qu'exceptionnellement dans les périodes infantiles, et je n'ai pas vu qu'on y ait eu recours spécialement dans le rachitisme.

Les eaux à base calcique semblent plutôt tendre à revêtir des propriétés sédatives qui atténuent les propriétés excitantes qui sont le propre des eaux à bases sodiques. Pour les sulfatées calciques, leurs actions, par cela même qu'elles sont peu déterminées, se prêtent à des applications plus étendues, grâce à cet ensemble de propriétés reconstituantes et résolutives qui se retrouvent, à un degré quelconque, à peu près dans toutes les formes de la médication thermale. Ces eaux, dont l'usage est surtout externe, se prêtent aux états irritables qui, en dépit d'indications réelles, ne permettent pas l'application d'eaux autrement minéralisées ; elles calment et régularisent les troubles nerveux. Leur spécialisation se confond avec celle des eaux indéterminées. Elles ne sont certainement pas identiques avec elles, et il semble que les eaux sulfatées calciques représentent des actions plus médicamenteuses : mais il est assez difficile *à priori* de différencier avec précision les indications qui réclament les unes plutôt que les autres ; c'est un travail comparatif qui n'a pas encore été fait.

Une dernière remarque résumera les considérations qui précèdent : c'est que, dans les familles des sulfurées, des chlorurées et des bicarbonatées, les indications gravitent en quelque sorte autour du principe dominant d'une manière significative, tandis qu'ici le principe dominant se trouve dépourvu par lui-même de signification thérapeutique.

1re division. *Stations sulfatées sodiques.*

MIERS (Lot).

Température 15°.

| | gr. |
|---|---|
| Sulfate de soude | 2.675 |
| — de chaux | 0.945 |
| Bicarbonate de chaux | 0.208 |
| — de magnésie | 0.120 |
| — de soude | 0.071 |
| Chlorure de magnésium | 0.750 |
| — de sodium | 0.020 |
| Acide silicique | 0.480 |
| Alumine | 0.037 |
| Oxyde de fer | 0.005 |
| Matière organique | 0.060 |
| | 5.371 |
| Acide carbonique | léger excès |

(Boullay et Henri.)

L'eau de Miers est la seule dans laquelle la prédominance du sulfate de soude se trouve nettement et thérapeutiquement accusée. A ce titre elle mérite une attention particulière. Il faut remarquer aussi que ses bases magnésiques sont assez prononcées. Suivant M. Labat, elles sont en même temps diurétiques, et modifient la nutrition sans provoquer de mouvements fluxionnaires ou de troubles nerveux. Leurs applications sont sous la dépendance spéciale de leur propriété laxative.

2e division. *Stations sulfatées calciques.*

AUDINAC (Ariège).

Température 22°

| | S. *des Bains* gr. | S. *Louise* gr. |
|---|---|---|
| Sulfure de calcium | traces | » » |
| Sulfate de chaux | 1.117 | 0.935 |
| — de magnésie | 0.496 | 0.464 |
| Carbonate de chaux | 0.200 | 0.150 |
| — de magnésie | 0.010 | 0.004 |
| Chlorure de magnésie | 0.008 | 0.016 |
| Iodure de magnésium | traces | traces |
| Oxyde de fer | 0.003 | 0.007 |
| — de manganèse | 0.008 | 0.005 |
| Crenate de fer | traces | 0,008 |
| Alumine | traces | traces |
| Silicate de soude | 0.020 | 0.012 |
| — de potasse | traces | traces |
| Matière organique | 0.042 | 0.058 |
| Gaz acide carbonique | 0.079 | 0.142 |
| | 1.983 | 1.801 |

(Filhol, 1849.)

Application en bains et en boisson aux dyspepsies, aux catarrhes urinaires; action légèrement laxative et diurétique.

AULUS (Ariège).

Température, 17,0 et 20°.

| | Source de *Bacque* | Source *Darmagnac* |
|---|---|---|
| | gr. | gr. |
| Sulfate de potasse | 0.0054 | 0.0060 |
| — de soude | 0.0085 | 0.0841 |
| — de lithine | 0.0015 | 0.0018 |
| — de rubidium | traces | traces |
| — d'ammoniaque | 0.0004 | 0.0004 |
| — de chaux et de strontiane | 1.7741 | 1.9140 |
| — de magnésie | 0.2160 | 0.2208 |
| — de fer | 0.0048 | 0.0059 |
| — d'alumine et de chrome | 0.0111 | assez abondants |
| Acide carbonique libre | 0.1982 | 0.1166 |
| — silicique | 0.0605? | 0.0940? |
| — phosphorique | traces | traces |
| — borique | id. | id. |
| — fluorhydrique | id. | id. |
| Chlorures | id. | id. |
| Chlorure de sodium | — | 0.0410 |
| Chlore d'autres chlorures | — | 0.0012 |
| Iodure | traces | traces |
| Sels de nickel | id. | id. |
| — de cobalt | traces pondérables | traces pondérables |
| — de manganèse | — — | — — |
| — de cuivre | 0.0001 | 0.0001 |
| — de bismuth | traces | traces |
| — de plomb | id. | id. |
| Combinaison de tellure | id. | id. |
| — d'arsenic | id. | id. |
| Matière organique | 0.0950 | 0.0950 |
| | 2.3756 | 2.5809 (1) |

M. Schlagdenhauffen, agrégé à la Faculté de médecine de Nancy, a recherché l'arsenic dans les eaux d'Aulus, et, opérant sur cinquante litres de la source Darmagnac, aurait évalué la quantité d'arsenic à $0^{mg},020$ par litre. Cet habile chimiste a toujours rencontré l'arsenic dans un certain nombre d'eaux sulfatées calciques qu'il a examinées (2).

Établissement thermal récemment et complètement installé.

M. Alriq expose ainsi les propriétés des eaux d'Aulus :

1° Elles sont laxatives ou purgatives, suivant la dose à laquelle on les administre; elles sont en outre diurétiques et dépuratives.

(1) Ce tableau interprétatif a été publié, sans nom d'auteur, d'après l'analyse de M. Garrigou.

(2) *Journal de Chimie et de Pharmacie*, décembre 1882.

2° Elles ont une action excitante générale sur le système ganglionnaire, et spéciale sur le système de la veine porte.

En régularisant la circulation veineuse abdominale, elles exercent une influence favorable sur les divers phénomènes morbides symptomatiques d'un trouble de cette circulation (hémorrhoïdes, constipation, dyspepsie, engorgement du foie ou de la rate, hypochondrie) (1).

Il est probable que les doses élevées auxquelles il est permis d'administrer les eaux d'Aulus facilitent beaucoup leurs actions laxative et diurétique. On avait attribué à ces eaux une appropriation spéciale à la syphilis, qui ne paraît pas suffisamment confirmée par observations des plus attentives. Elles paraissent cependant exercer une action cicatrisante prononcée sur les ulcères spécifiques.

### BAGNÈRES-DE-BIGORRE (HAUTES-PYRÉNÉES)

Altitude, 579m. — Température, de 18°,7 à 51°,2

| | *La Reine.* | *Lasserre* | *Le Foulon* | *Grand-Pré* |
|---|---|---|---|---|
| | gr. | gr. | gr. | gr. |
| Sulfate de chaux | 1.680 | 1.832 | 0.158 | 1.480 |
| — de soude | 0.396 (soude et magnésie) | — | — | — |
| — de magnésie | | 0.408 | 0.127 | 0.350 |
| Carbonate de chaux | 0.266 | 0.230 | 0.124 | 0.310 |
| — de magnésie | 0.044 | 0.062 | 0.072 | 0.032 |
| — de fer | 0.080 | 0.018 | — | 0.030 |
| Chlorure de magnésium | 0.130 | 0.172 | 0.142 | 0.250 (magnésium et sodium) |
| — de sodium | 0.062 | 0.046 | 0.376 | |
| Silice | 0.036 | 0.040 | 0.040 | 0.040 |
| Substance grasse résineuse | 0.006 | 0.004 | 0.012 | — |
| — extractive végétale | — | 0.007 | 0.005 | — |
| Perte ou matières non dosées | 0.054 | 0.021 | 0.034 | 0.012 |
| | 2.754 | 2.840 | 1.040 | 2.504 |
| Gaz acide carbonique | indét. | inappréc. | inappréc. | — |

(GANDERAX et ROZIÈRE.)

*Bagnères-de-Bigorre* est assurément une des stations thermales les plus riches en eaux minérales qui se puissent rencontrer. Plus de 50 sources s'y trouvent réunies, ayant presque toutes de 30 à 50 degrés, et offrant des nuances nombreuses et même des différences importantes de composition.

On doit les distinguer en sources séléniteuses simples, sources séléniteuses et ferrugineuses, et sources sulfureuses.

(1) *Annales de la Société d'hydrologie médicale de Paris*, t. XXI.

Sur 76 de ces sources que M. Ganderax a analysées, 7 n'offrent aucune trace de fer. Les sulfates de soude et de magnésie y sont inégalement partagés ; ce dernier paraît ne manquer que dans 4 sources, le sulfate de soude au contraire dans 18.

Plusieurs sources, le *Foulon* et les sources du bain de *Salut*, se distinguent par une faible minéralisation, n'atteignant pas 1 gramme de sulfate de chaux en particulier.

Deux sources, celles de *Pinac* et de *Labassère*, sont sulfureuses.

Les eaux de *Bagnères-de-Bigorre*, généralement laxatives, empruntent à leur variété de constitution une variété d'action qui est utilement mise à profit. Suivant M. Ganderax, les sources moins minéralisées et à température moyenne (*Foulon* et *Salut*, 31° à 35°) sont hyposthénisantes, et applicables aux névroses ; les sources très chaudes sont très excitantes (la *Reine*, le *Dauphin*, *Cazaux*) ; la *Reine* et *Lasserre*, les plus riches en sulfate de magnésie, sont les plus laxatives ; enfin la *Reine*, le *Dauphin*, *Théas*, *Cazaux*, sont les plus ferrugineuses (1). On voit que ces eaux constituent une médication fort compliquée, et qui a besoin d'une direction très rapprochée.

L'établissement thermal de *Bagnères-de-Bigorre* est remarquable par une installation et un aspect grandioses. Il y a autour de lui des établissements particuliers nombreux.

Sans fournir les éléments de médications très énergiques, les eaux de Bagnères permettent de combiner, avec une médication sédative qui leur appartient en propre, les ressources différentes que fournissent des sources laxatives, des sources sulfureuses, et surtout des sources ferrugineuses. C'est en particulier le rapprochement de ces sources ferrugineuses et des sources laxatives qui caractérise cette station. Aussi convient-elle très généralement aux femmes, et en particulier à cet ensemble composé de surexcitation nerveuse et d'affaiblissement anémique, qui accompagne si souvent les maladies de l'utérus.

L'eau de la source de *Labassère* est transportée à Bagnères, où on l'échauffe artificiellement dans un appareil chauffé lui-même avec l'eau de la source *Théas*, qui marque 51°,2. On en fait un grand usage à distance, et elle doit être considérée comme une des eaux sulfurées les moins atteintes par le transport.

(1) Filhol, *Eaux minérales des Pyrénées*, p. 491.

## CAPVERN (Hautes-Pyrénées)

Altitude, 400m. — Température, 19,3 et 24°,2.

| | *Hount-Caoudo* | *Bouridé* |
|---|---|---|
| | gr. | gr. |
| Acide carbonique | 0.1153 | 0.0850 |
| — sulfurique | 0.8580 | 0.4152 |
| — silicique | 0.0029 | 0.0058 |
| — azotique | 0.0056 | 0.00038 |
| — phosphorique | sensible | traces |
| Chlore | 0.0038 | 0.0040 |
| Soude | 0.0067 | 0.0048 |
| Potasse | 0.0016 | 0.0032 |
| Lithine | 0.0000026 | traces |
| Ammoniaque | 0.0018 | 0.0007 |
| Chaux, Strontiane | 0.3199 | 0.2652 |
| Magnésie | 0.08749 | 0.0696 |
| Alumine | traces | 0.00003 |
| Fer (sesquioxyde) | 0.00021 | 0.00036 |
| Manganèse (sesquioxyde) | 0.0000002 | 0.00003 |
| Cobalt | traces | — |
| Cuivre | très sensible | très sensible |
| Plomb | 0.000025 | id. |
| Arsenic | très sensible | id. |
| Tellure | sensible | id. |
| Matière organique dialysée | notable | notable |
| — — non dialysée | notable | notable |
| | 1.4033278 | 1.45367 |

(Garrigou, 1875.)

Cette analyse nous montre trois principes prédominants : l'acide sulfurique, l'acide carbonique et la chaux. Ce sont donc des eaux sulfatées, d'abord, et ensuite bicarbonatées calciques ; plus une certaine proportion de sulfate sodique et magnésique.

La station de Capvern est très bien aménagée. Les eaux, légèrement laxatives, diurétiques surtout, partagent les propriétés communes aux sulfatées calciques. Elles paraissent particulièrement appropriées aux affections des voies urinaires. Leurs applications se rapprochent de celles de la Preste et de Contrexéville, plus sédatives peut-être que ces dernières. Mais on ne saurait leur attribuer d'action diathésique dans la gravelle urique et la goutte. Leurs applications aux coliques hépatiques et aux engorgements du foie ne sauraient avoir une grande portée.

Telle est du moins la déduction qui semble pouvoir être tirée de la constitution apparente des eaux de Capvern. L'observation clinique vient-elle la corriger, et faut-il attribuer à la *Hount-Caoudo* des propriétés antidiathésiques, supérieures à celles des bicarbonatées sodiques, en ce sens que « contrairement à la dépression profonde qu'amènent si souvent les alcalins, on constate toujours à Capvern, dès les premiers jours de la cure, des effets puissamment reconstituants (1)? » Si les effets *puissamment reconstituants* des eaux de Capvern ne sont pas plus prononcés que les effets *profondément dépressifs* des bicarbonatées sodiques, il sera difficile d'admettre que le rapprochement que le docteur Delvau établit entre Capvern d'une part, Vichy, Contrexéville et Carlsbad d'autre part, soit bien exact.

L'eau de la *Hount-Caoudo* est plus excitante et celle du *Bouridé* plus sédative. Ce qui paraît ressortir le plus clairement des observations publiées sur Capvern, c'est que ce sont des eaux très digestives, et parfaitement appropriées aux affections catarrhales des voies urinaires, accompagnant ou non la gravelle, urique ou phosphatique (2).

### CRANSAC (AVEYRON).

Altitude, 300m. — Température, de 10 à 12°.

Source *Basse-Richard*.

| | gr. |
|---|---|
| Sulfate de calcium | 1.5623 |
| — de magnésium | 1.9985 |
| — d'aluminium | 0.1715 |
| — de manganèse | 0.0704 |
| — de potassium | 0.1446 |
| — de sodium | 0.0908 |
| — de nickel | 0.0008 |
| — de lithium | traces |
| Chlorure de sodium | 0.0161 |
| Silice | 0.0870 |
| Acide phosphorique, borique, zinc, rubidium | traces |
| | 4.1420 |
| Acide carbonique libre | 0.0175 |

(WILLM, 1879.)

Une particularité de cette station est l'existence d'étuves naturelles, formées par des excavations creusées dans une montagne renfermant de la houille en feu depuis longtemps. Ces excavations, ouvertes en pente douce, ont de 15 à 16 mètres en tous sens. Leurs parois ne

(1) *Revue d'hydrologie médicale française et étrangère*, juillet 1882.

(2) Docteur Ticier, Capvern, 1871.

présentent aucune fissure pouvant livrer passage à la fumée de la houille. L'air qu'on y respire a de 32 à 48° et est chargé de vapeurs sulfureuses.

O. Henri avait trouvé une proportion considérable de manganèse dans les sources de Cransac (1850). Plus tard (1855), M. Blondeau n'en retrouvait plus que des traces : mais il signalait dans la source *Haute-Richard* du protoxyde de fer (0,015), et du sulfure d'arsenic (0,009).

On attribue à la source *Basse-Richard* des qualités laxatives, tandis que la source *Haute* serait plutôt astringente. Cependant il me paraît très difficile de résumer les applications effectives des eaux de Cransac. Elles ont été utilement employées dans l'impaludisme.

### ENCAUSSE (Haute-Garonne).

Altitude, 362m. — Température, de 22 à 28°.

| | gr. |
|---|---|
| Sulfate de chaux | 2.1390 |
| — de magnésie | 0.5420 |
| — de soude | 0.0204 |
| — de potasse | traces |
| Chlorure de sodium | 0.3202 |
| Carbonate de chaux | 0.0270 |
| — de magnésie | 0.0155 |
| Oxyde de fer | traces |
| — de manganèse | |
| Silicate de soude | |
| Silice en excès | 0.0100 |
| Matière organique | traces |
| Arsenic | |
| | 3.0741 |
| Oxygène | 4 cc. 50 |
| Azote | 19 00 |
| Acide carbonique | 5 00 |

(Filhol.)

Établissement thermal récemment reconstruit.

Ces eaux sont légèrement laxatives et diurétiques (1), et résolutives des engorgements et congestions passives de l'abdomen. Elles sont également sédatives de l'innervation. Elles conviennent aux hystériques et aux femmes névropathiques, affectées de dermatoses ou de troubles fonctionnels des organes abdominaux, qui ne sauraient supporter des eaux plus spéciales, mais plus actives. On a également attribué aux eaux d'Encausse une appropriation particulière aux fièvres intermittentes opiniâtres.

(1) Camparan, *Thèse sur les eaux d'Encausse*, 1858.

### SAINT-AMAND (Nord).

Température, 19°5. — Des Boues, 25°.

| | gr. |
|---|---|
| Sulfate de chaux | 0.841 |
| — de magnésie | 0.128 |
| — de soude | 0.170 |
| Carbonate de chaux | 0.045 |
| — de magnésie | 0.101 |
| Chlorure de sodium | 0.018 |
| — de magnésium | 0.077 |
| Acide silicique | 0.028 |
| Matière organique et fer | traces |
| Acide sulfhydrique ou sulfure de sodium | |
| | 1.408 |

(Kuhlmann.)

La station de Saint-Amand est surtout connue par l'usage qu'on y fait des *boues* ou terres délayées par l'eau minérale.

Voici l'analyse de ces boues :

| | |
|---|---|
| Gaz acide carbonique | 0.010 |
| Acide hydrosulfurique | 0.003 |
| Eau | 55.000 |
| Matière extractive | 1.220 |
| — végéto-animale | 6.880 |
| Carbonate de chaux | 1.569 |
| Carbonate de magnésie | 0.568 |
| Fer | 1.450 |
| Soufre | 0.200 |
| Silice | 30.400 |
| Perte pendant l'opération | 2.700 |
| | 100.000 |

On voit que ces *boues* diffèrent très notablement des eaux dont elles proviennent. On n'y trouve plus de sulfate de chaux, mais du sulfate de fer et des matières extractives et végéto-animales dont les eaux contenaient à peine de vestiges.

L'une des extrémités de l'établissement thermal se relie à une rotonde vitrée dans laquelle se prennent les bains de *boues*. Elle renferme 70 loges pour les baigneurs, qui ont chacun la leur pendant toute la durée du traitement; plus, des cabinets de bains pour se laver en sortant des boues. La température de ces boues est élevée à un degré convenable au moyen d'appareils garnis de sable chaud, que l'on place dans le bain de chaque loge, une heure avant que le malade y entre.

Ce sont surtout les rhumatismes chroniques, avec leurs conséquences organiques, dans les muscles, ou les articulations elles-mêmes, qui réclament l'usage de cette médication (1).

## SIRADAN (Hautes-Pyrénées).

Altitude, 450m. — Température, 13°.

| | gr. |
|---|---|
| Acide carbonique libre | 0.1562 |
| — fixe | 0.0044 |
| — sulfurique | 0.1041 |
| — azotique | traces |
| — phosphorique | traces |
| — silicique | traces |
| Chlore | 0.00278 |
| Iode | traces |
| Soude | 0.0547 |
| Potasse | 0.0013 |
| Chaux | 0.6000 |
| Magnésie | 0.1049 |
| Ammoniaque | traces |
| Fer et alumine | 0.00044 |
| Chrome | traces |
| Manganèse | |
| Zinc | |
| Plomb | |
| Cuivre | |
| Arsenic | |
| Étain | |
| Antimoine | |
| Matière organique | à peine sens. |
| Lithine | à peine sens. |

(Garrigou, 1877.)

Une analyse plus ancienne de M. Filhol (1847) nous montre ces eaux minéralisées par les sulfates de chaux, très dominant, de magnésie et de soude, puis, en sous-ordre, le bicarbonate de chaux et le chlorure de calcium.

Il y a, en outre, des sources *ferrugineuses bicarbonatées*.

L'établissement thermal, récemment reconstruit, est très bien installé.

Ces eaux sont employées comme digestives et reconstituantes dans les dyspepsies, les états chloro-anémiques et le catarrhe vésical.

(1) Charpentier, *Traité des eaux et des boues thermo-minérales de Saint-Amand*, 1852.

### HAMMAM RHIRA (Alger.)

Altitude, 600m. — Température, de 47 à 67°

| | n° 1 | n° 5 | n° 4 |
|---|---|---|---|
| Température | 47° | 67° | froide. |
| | gr. | gr. | gr. |
| Résidu à 180° | 2.420 | 2.352 | 2.256 |
| — au rouge sombre | 2.230 | 2.184 | 2.044 |
| Acide carbonique | 0.213 | 0.300 | 1.292 |
| Bicarbonate de chaux | 0.306 | 0.276 | 0.468 |
| — de magnésie | 0.053 | 0.224 | 0.214 |
| — de fer | 0.019 | 0.008 | 0.024 |
| Chlorure de sodium | 0.519 | 0.506 | 0.393 |
| — de potassium | traces | traces | 0.079 |
| Sulfate de chaux | 1.429 | 1.365 | 1.085 |
| Alumine | 0.016 | 0.010 | 0.009 |
| Silice | 0.040 | 0.029 | 0.008 |
| Matière organique | indéterminé | | faible q. |
| Manganèse | | | indices |
| Acide phosphorique | | non dosé | a. abond. |

(Académie de médecine.)

Il y a un établissement militaire. Ces eaux sont principalement employées dans les affections rhumatismales, les suites de traumatisme, et les états anémiques.

## Stations étrangères.

### BATH (Angleterre.)

Altitude, 10m. — Température, de 43 à 47°.

Source du *King's bath.*

| | |
|---|---|
| | cc. |
| Acide carbonique libre | 95.64 |
| | gr. |
| Sulfate de chaux | 1.146 |
| — de soude | 0.274 |
| — de potasse | 0.066 |
| Carbonate de chaux | 0.126 |
| — de protoxyde de fer | 0.015 |
| — de magnésie | 0.004 |
| Chlorure de sodium | 0.180 |
| — de magnésium | 0.208 |
| Manganèse et iode | traces |
| Silice | 0.042 |
| | 2.061 |
| Azote | 91.9 |
| Oxygène | 3.8 |
| Acide carbonique | 4.3 |
| | 100.0 |

(Marcel de Serres et Galloway, 1847.)

Ces eaux sont les seules réellement thermales de l'Angleterre.

Il y a trois sources : le bain du *Roi*, le bain de la *Croix* et le bain *Chaud*. L'eau du bain du Roi *(King's bath)* est la plus usitée en boisson.

Le Dr Granville dit que ces sources sont inégalement chargées de magnésie (1). L'analyse de Murray, rapportée par Patissier, n'y signalait pas ce principe, que nous retrouvons dans des analyses plus récentes.

Les eaux de Bath, d'une extrême abondance, sont surtout usitées en bains, et en bains de piscine prolongés. Chacun des divers établissements que renferme cette station possède des étuves et des douches.

On les emploie particulièrement dans les affections goutteuses et rhumatismales. On les a conseillées aussi dans quelques états névropathiques, l'hystérie, l'hypochondrie, la chlorose.

Les médecins anglais prescrivent d'aller à Bath au printemps et en automne, même en hiver, de préférence à l'époque des chaleurs de l'été.

### LOÈCHE (Suisse, Valais.)

Altitude, 1415m. — Température, de 38,80 à 40°.

| | | gr. |
|---|---|---|
| Sulfate de chaux | | 1.5200 |
| — de magnésie | | 0.3084 |
| — de soude | | 0.0502 |
| — de potasse | | 0.0386 |
| — de strontiane | | 0.0048 |
| Carbonate de protoxyde de fer | | 0.0103 |
| — de magnésie | | 0.0096 |
| — de chaux | | 0.0053 |
| Chlorure de potassium | | 0.0065 |
| Iodure de potassium | | traces |
| Silice | | 0.0360 |
| Alumine | | trace |
| Phosphate, azotate | | trace |
| Sel d'ammoniaque | | trace |
| Glairine | | quant. ind. |
| | | 1.9897 |
| Gaz acide carbonique | (2cc. 38) | 0.0047 |
| — oxygène | (1cc. 05) | 0.0015 |
| — azote | (11cc. 51) | 0.0145 |

(Pyr. Morin, 1844.)

Cantù aurait reconnu, outre l'iode, la présence du brome en

(1) Docteur Granville, *Manuel du Voyageur aux Bains d'Europe.*

quantité notable (1). La prolongation du bain dans des piscines très peuplées explique la production adventive d'hydrogène sulfuré.

Les eaux de Loèche sont très spécialement employées dans le traitement des dermatoses. Cette spécialisation tient-elle à leur composition, ou à leur mode traditionnel d'administration? Je ne saurais le dire, d'autant que leur analyse, fort peu significative à ce sujet, est peut-être incomplète. Ce qu'il y a de certain, c'est qu'elles présentent un exemple assez caractéristique de médication substitutive.

Le bain se prend en grandes piscines ou en piscines de famille, dans cinq établissements distincts, alimentés par une vingtaine de sources. Il se prolongeait autrefois jusqu'à 10 ou 12 heures. Il ne dépasse guère aujourd'hui 5 ou 6 heures, pris en une ou deux fois.

L'effet de ces bains, constant, mais très variable en intensité, est de déterminer une *poussée*, consistant en un exanthène pointillés semblable au produit d'un sinapisme, quelquefois pustuleux, qui se termine après 10 ou 15 jours par desquamation.

Ce traitement s'adresse surtout aux dermatoses humides, eczéma, herpès, impetigo, ecthyma, acné, précisément celles auxquelles il est le plus difficile d'appliquer les eaux sulfureuses. Les dermatoses sèches (squameuses) sont moins sûrement modifiées.

Je n'insisterai pas sur d'autres applications que l'on fait des eaux de Loèche, dans les affections rhumatismales, dans la scrofule. M. Le Bret fait remarquer que ces immersions à longue portée pourraient être salutaires à des paralysies rhumatismales ou fonctionnelles. Une semblable méthode pourrait être réalisée près de bien d'autres stations (2).

Le docteur Reichenbach distingue deux méthodes dans le traitement de Loèche : la cure des *bains prolongés*, qui produit l'exanthème thermal, celui-ci plus ou moins prononcé, suivant les conditions anatomiques de la peau, quelquefois nul, chez les gens amaigris, à peau atrophiée; et la cure *hygiénique*, quand il y a indication d'agir sur le système nerveux par bains à température et à durée limitées.

(1) *Annales de thérapeutique de Rognetta*, 1845-46.

(2) Reichenbach, *contribution aux indications des cures d'eau thermale à Loèche*. in *Annales de la Société d'hydrologie médicale de Paris*, t. XXI.

### WEISSENBURG (Suisse, Berne.)

Altitude, 896m. — Température, de 25,5 à 26°

| | gr. |
|---|---|
| Sulfate de calcium | 0.95263 |
| — de magnésium | 0.29364 |
| — de sodium | 0.02991 |
| — de potassium | 0.02102 |
| — de strontium | 0.00208 |
| Phosphate de calcium | 0.00041 |
| Carbonate de calcium | 0.03927 |
| — de magnésium | 0.03083 |
| Oxyde de fer | 0.00045 |
| Protoxyde et peroxyde de manganèse | 0.00017 |
| Azotate de magnésium | 0.00603 |
| Chlorure de sodium | 0.00507 |
| — de lithium | 0.0:262 |
| Iodure de lithium | 0.00001 |
| Silice | 0.00316 |
| Produits résineux | 0.00009 |
| Matière extractive | 0.00356 |
| Acide crénique | 0.00005 |
| Acides butyrique et propionique ; graisse | 0.00026 |
| Cœsium et rubidium | traces |
| | 1.39206 |
| Gaz acide carbonique libre et combiné | 20cc.16 |
| — oxygène | 5cc.12 |
| — Azote | 12cc.02 |
| | 37cc.40 |

(Stierlin, 1875.)

Ces eaux sont prises surtout en boisson. Elles provoquent souvent au début un peu d'excitation fébrile et de l'embarras gastro-intestinal, avec diarrhée ou constipation.

Leur spécialisation est la même que celle du Mont-Dore, et s'adresse aux catarrhes respiratoires, et même aux premières périodes de la tuberculose. Elles sont indiquées de préférence chez les sujets irritables, à prédominance nerveuse ou disposés aux congestions sanguines, toutes circonstances qui tendent à contre-indiquer les eaux sulfurées.

Une sorte de notoriété relative à leur utile appropriation aux maladies organiques du cœur permet de penser qu'elles sont au moins facilement tolérées en pareil cas, et que l'existence d'une maladie du cœur ne les contredit pas absolument.

Ce sont des eaux franchement sulfatées, calciques surtout, dans leur faible minéralisation. Elles fournissent un exemple unique d'une telle spécialisation parmi les eaux de cette catégorie.

3e et 4e divisions. — *Eaux sulfatées magnésiques et mixtes.*

## MONTMIRAIL (VAUCLUSE).

Température froide.

Source *Eau-Verte.*

| | | gr. |
|---|---|---|
| Sulfates supposés anhydres . . . | de magnésie | 9.31 |
| | de soude | 5.06 |
| | de chaux | 1.00 |
| Chlorure de magnésium | | 0.83 |
| — de sodium | | 0.18 |
| — de calcium | | |
| Bicarbonate de chaux | | 0.53 |
| — de magnésie | | |
| Iodure | | traces |
| Sels de potasse et ammoniacal | | non appréc. |
| Phosphate terreux | | 0.39 |
| Silice et alumine | | |
| Sesquioxyde de fer | | |
| Principe arsenical | | indices |
| Matière organique de l'humus | | tr. sens. |
| | | 17.30 |

(O. HENRI) (1).

Cette source a été découverte auprès d'une source sulfureuse dont il a été question plus haut, et près de laquelle existe un établissement thermal.

D'après le docteur Millet, *l'eau verte* de Montmirail, à la dose de 3 à 4 verres (75 centilitres), est purgative et agit comme l'eau de Sedlitz factice à 45 grammes. Elle ne cause ni coliques, ni sécheresse à la bouche, ni constipation à la suite de son emploi. Son effet se manifeste de une demi-heure à une heure après son ingestion, et se continue de quatre à six heures. Elle est laxative à la dose d'un verre (2).

Les eaux minérales qui suivent n'appartiennent pas à des stations thermales, et ne font pas partie de la médication thermale proprement dite. Ce sont des eaux médicamenteuses purgatives dont on ne fait usage qu'à distance. Cependant leur origine me faisait un devoir de donner place ici à celles d'entre elles qui possèdent le plus de notoriété.

(1) Voyez page 106.
(2) Joanne et le Pileur, *les Bains d'Europe*, 1880.

## Stations étrangères.

### BIRMENSTORF (SUISSE, ARGOVIE).

Altitude, 539m. — Température, 10°.

| | gr. |
|---|---|
| Sulfate de potasse | 0.1042 |
| — de soude | 7.0356 |
| — de chaux | 1.2692 |
| — de magnésie | 22.0135 |
| Chlorure de magnésium | 0.4604 |
| Carbonate de chaux | 0.0133 |
| — de magnésie | 0.0324 |
| Crénate de magnésie | 0.1010 |
| Peroxyde de fer | 0.0107 |
| Alumine | 0.0277 |
| Silice | 0.0302 |
| Nitrate de magnésie | quant. ind. |
| Chlorure de sodium | |
| Phosphate de chaux et de magnésie | |
| Matière résineuse | |
| Humus | |
| | 31.0982 |

(BOLLEY, 1842.)

### FRIEDRICHSHALL (ALLEMAGNE).

Température froide.

| | gr. |
|---|---|
| Acide carbonique libre | 0.402 |
| Sulfate de soude | 6.056 |
| — de potasse | 0.198 |
| — de magnésie | 5.150 |
| — de chaux | 1.346 |
| Chlorure de sodium | 7.956 |
| — de magnésium | 3.939 |
| Bromure de magnésium | 0.114 |
| Carbonate de magnésie | 0.519 |
| — de chaux | 0.014 |
| Peroxyde de fer, alumine, silice, sels ammoniacaux | traces |
| | 25.694 |

(LIEBIG, 1847.)

### HUNYADI LAZLO (HONGRIE, BUDE).

Température froide.

| | gr. |
|---|---|
| Sulfate de magnésie | 24.2065 |
| — de soude | 22.7810 |
| — de potasse | 0.1592 |
| — de chaux | 1.6292 |
| Bicarbonate de soude | 0.6740 |
| Chlorure de magnésie | 1.5466 |
| Argile | 0.0140 |
| Bicarbonate d'oxyde de fer | 0.0026 |
| Silice | 0.0584 |
| | 51.0715 |

(ACADÉMIE DE MÉDECINE, 1882.)

Cette eau minérale paraît la mieux constituée, au point de vue de l'action laxative, de tout le groupe d'eaux *amères* qui occupe cette région.

### PULLNA (Bohême).

Température froide.

| | gr. |
|---|---|
| Sulfate de soude | 16.1197 |
| — de potasse | 0.6250 |
| — de chaux | 0,3384 |
| — de magnésie | 11.9903 |
| Chlorure de magnésium | 2.1700 |
| Carbonate de magnésie | 0.8341 |
| — de chaux | 0.1002 |
| Phosphate basique de chaux | 0.0903 |
| Silice | 0.0229 |
| | 32.2009 |
| Gaz acide carbonique | 69 cc. 39 (1) |

(Struve.)

### SEDLITZ (Bohême).

Température, 15°.

| | gr. |
|---|---|
| Sulfate de magnésie | 31.820 |
| — de soude | 0.730 |
| — de chaux | 0.531 |
| Carbonate de chaux | 0.220 |
| — de magnésie | 0.141 |
| Matière résineuse | 0.084 |
| | 33.576 |
| Gaz acide carbonique | 68 cc. |

(Bouillon Lagrange.)

## FAMILLE DES INDÉTERMINÉES

### 2 classes.

Eaux thermales simples. — Eaux faiblement minéralisées.

Les eaux de la première classe présentent seules des caractères communs qui permettent d'en former un groupe naturel, dans la classification et dans la spécialisation. Les secondes comprennent des eaux minérales d'applications diverses et plus individuelles, que l'absence d'une constitution chimique suffisamment déterminée, ou

(1) Joanne et le Pileur, *les Bains d'Europe*, 1880.

de propriétés thérapeutiques connexes, ne permet pas de rattacher aux familles que nous avons étudiées.

PREMIÈRE CLASSE

## STATIONS THERMALES SIMPLES.

On a vu que les eaux les mieux caractérisées par leur minéralisation sont en général, si nous exceptons les eaux de salines et les bicarbonatées de Vals, de haute thermalité et de grande abondance. Telles sont celles que l'on peut considérer comme occupant le haut de l'échelle des eaux minérales. Au bas de cette échelle, nous retrouvons des eaux dont la minéralisation est à peu près négative, moins par ses faibles proportions, inférieures quelquefois à celles des eaux douces, que par l'absence de toute minéralisation caractéristique, et qui cependant, par leurs thermalités considérables et par leur abondance, rivalisent avec les précédentes. J'ai exposé plus haut pourquoi j'ai cru devoir rassembler ces eaux dans une familles particulière, et attribuer à celle-ci la dénomination d'*indéterminée*.

C'est certainement là le côté le plus curieux et le plus inexploré de l'hydrologie médicale. Il a été abandonné jusqu'ici à la simple observation clinique, et je ne vois pas que les problèmes qui s'y rattachent aient été l'objet d'études précises. Si l'interprétation thérapeutique des eaux à minéralisation formelle laisse bien des inconnues à dégager, il en est encore bien autrement ici où la matière manque, et où l'on se trouve en quelque sorte face à face avec des actions, absolument indéterminables par les moyens que la chimie met à notre disposition, et qu'il faut bien cependant rattacher à quelque chose. C'est ce quelque chose qu'il faudrait définir, et que la théorie n'a même pas encore effleuré.

Nous retrouvons ici la composition commune et banale des eaux minérales, des bases sodiques et calciques, des bicarbonates, des chlorures, des sulfates, de la silice, quelquefois du fer en proportion inférieure, ou encore des traces d'arsenic, de lithine, d'iode : mais aucune prédominance, absolue ou relative, sur laquelle l'esprit puisse s'arrêter. La thermalité est le caractère le plus remarquable de ces eaux, et le plus frappant à rapprocher de leur faible et insignifiante minéralisation.

## AIX (Bouches-du-Rhone).

Altitude, 204m. — Température, de 20,6 à 36°,87.

| | gr. |
|---|---|
| Résidu fixe | 0.2540 |
| Acide carbonique des bicarbonates | 0.1346 |
| — chlorhydrique | 0.0142 |
| — sulfurique | 0.0274 |
| Silice | 0.0205 |
| Oxyde de fer | 0.0035 |
| Chaux | 0.0797 |
| Magnésie | 0.0183 |
| Potasse | traces |
| Soude | 0.0220 |
| Matières organiques | 0.0040 |
| | 0.5782 |

(École des Mines, 1878.)

Ces eaux sont, dans leurs faibles proportions, bicarbonatées calciques ou un peu magnésiques.

Elles ont joui, à certaines époques, d'une grande réputation : on y trouve encore des restes considérables de thermes romains. Elles sont peu recherchées aujourd'hui, bien que, sous le rapport de la température, elles se trouvent des mieux partagées. Les anciennes analyses ne leur attribuent aucune proportion de bicarbonate de soude. Il y a un établissement thermal bien installé, et l'abondance des eaux permet d'y prendre des bains à eau courante.

Les eaux d'Aix paraissent représenter une hydrothérapie tempérée et sédative, qui s'accommode parfaitement à certains cas de névrose générale, de rhumatisme nerveux, de convalescence et de vieilles plaies ou ulcères chroniques.

## BAINS (Vosges).

Altitude, 306m. — Température, de 30 à 50°.

| | *Grosse source*, 50° | S. *Savonneuse* 37 à 39° |
|---|---|---|
| | gr. | gr. |
| Sulfate de soude | 0.110 | 0.160 |
| Chlorure de sodium | 0.083 | 0.163 |
| Carbonate de soude | 0.010 | — |
| — de chaux | 0.028 | 0.045 |
| Silice | 0.069 | 0.121 |
| Oxyde de fer | 0.002 | 0.002 |
| Matière organique | traces | traces |
| | 0.302 | 0.491 |

(Poumarède, 1848.)

Sources assez nombreuses. Ces eaux sont surtout employées en bains de piscine et en douches.

Les eaux de Bains représentent surtout une hydrothérapie thermale, excitante ou sédative, suivant qu'on les emploie à une température élevée ou faible. On y traite surtout le rhumatisme nerveux. Ces eaux conviennent également aux individus affaiblis, convalescents, très excitables, aux formes externes de la scrofule, aux vieilles plaies.

### CHAUDESAIGUES (Puy-de-Dome.)

Altitude, 650m. — Température, de 57 à 81°,5.

| | S. du *Par* | S. *Felgère* |
|---|---|---|
| | gr. | gr. |
| Sulfhydrate formé à l'aide de la chaleur | — | traces |
| Carbonate de soude | 0.471 | 0.5915 |
| — de chaux | 0.050 | 0.0460 |
| — de magnésie | 0.010 | 0.0080 |
| Oxyde de fer | 0.001 | 0.6060 |
| Sulfate de soude | 0.045 | |
| — de chaux | 0.014 | |
| — de magnésie | 0.006 | |
| Sulfure d'arsenic | traces | |
| — de fer | trrces | |
| Chlorure de sodium | 0.063 | 0.1355 |
| — de magnésinum | 0.007 | 0.0069 |
| Bromure de sodium | 0.020 | |
| Iodure de sodium | 0.010 | |
| Silice | 0.113 | 0.1127 |
| Silicate de soude | 0.082 | |
| — de chaux | — | 0.0013 |
| Alumine | 0.001 | |
| Matière organique | 0.010 | traces |
| — bitumineuse | — | 0.0060 |
| Sels de potasse (traces et pertes) | — | 0.0310 |
| | 0.811 | 0.9449 |
| Acide carbonique | | 78 |
| Oxygène | | 5 |
| Azote | | 17 |
| | | 100 |

(Chevalier.)

Ce sont les eaux les plus chaudes de la France.

Elles sont été comparées à celles de *Plombières*. Elles s'en distinguent surtout par le bicarbonate de soude qu'elles contiennent et l'acide carbonique qu'elles dégagent, et aussi par leur minéralisation un peu plus élevée. Cette température extrême est, comme il arrive souvent en pareil cas, un embarras : ces eaux minérales, d'une grande abondance, seraient difficiles à utiliser sur une grande échelle, à moins d'appareils de réfrigération fort dispensieux, et d'ailleurs difficiles à mettre en usage sans altération des eaux elles-mêmes.

Il y a une source froide et ferrugineuse, *la Condamine.*

Plusieurs établissements très simplement aménagés.

La spécialité des eaux de Chaudesaigues est le traitement du rhumatisme, musculaire surtout, et des névralgies. Ces eaux sont encore salutaires pour les paralysies rhumatismales, les vieilles blessures et quelques manifestations extérieures de la scrofule.

### DAX (LANDES.)

Altitude, 40m. — Température, de 47 à 60°.

| | gr. |
|---|---|
| Sulfate de chaux | 0.35021 |
| — de magnésie | 0.16893 |
| — de soude | 8.04306 |
| — de potasse | traces |
| Chlorure de sodium | 0.30077 |
| Carbonate de chaux | 0.09151 |
| — de magnésie | 0.01558 |
| — de fer | traces |
| — de manganèse | traces |
| Silicate de chaux | 0.04318 |
| Phosphate de chaux | traces |
| Iode | traces |
| Brome | traces |
| Matière organique | traces |
| | 1.02224 |
| Gaz acide carbonique | 5cc.90 |
| — oxygène | 3cc.40 |
| — azote | 11cc.40 |

(SERRES, 1869.)

Le *grand établissement* est installé sur une grande échelle et dans les conditions les plus satisfaisantes. Six autres établissements balnéaires complètent la station. Toutes les ressources de la balnéothérapie s'y trouvent réunies, bains de vapeur, piscines à natation, enfin bains de *boues*, lesquels forment la partie la plus originale de la station de Dax.

Les eaux elles-mêmes sont, comme celles de Néris, légèrement excitantes d'abord et sédatives comme résultat, et ont toutes les applications des eaux à haute thermalité et à faible minéralisation. Quant aux boues, ce sont des dépôts limoneux de l'Adour, constituant des dépôts d'une grande épaisseur, que traversent des suintements ou des griffons d'eau minérale multipliés, et où se développent des conferves. D'après les analyses de M. Serres, on y trouve tous les éléments de l'eau minérale, de la silice en proportion prépondérante, de l'alumine, des sulfites, des hyposulfites, des sulfures, et, en quantité relativement considérable, du fer et de la matière organique (1).

Les applications de boues sont générales (bains ou piscine) ou partielles. Il ne faut pas seulement considérer la composition de ces boues, et leur température, que l'on maintient, à l'aide de courants d'eau minérale, de 35° à 45° : il faut aussi tenir compte de la pression qu'elles exercent sur les tissus. Ces applications déterminent des actions résolutives et reconstituantes locales, extrêmement énergiques, et qui peuvent rendre à la chirurgie de grands services. Il s'agit surtout des affections articulaires, hydarthroses, arthrites et ostéites, chez les scrofuleux et les cachectiques de toute espèce, contractures, atrophies musculaires, paralysies partielles. Il est probable qu'elles pourraient être utilisées dans certaines névralgies des membres; mais je ne crois pas que les indications en aient encore été déterminées.

### LUXEUIL (Haute-Loire.)

Altitude, 404m. — Température, de 27,9 à 51°,5.

| | S. des *Capucins* 34°,6 | S. des *Bénédictins* 42°,6 | S. *Gélatineuse* 33° | S. du *Temple* 28° |
|---|---|---|---|---|
| | gr. | gr. | gr. | gr. |
| Sesqui-carbonate de potasse | 0.01773 | 0.03084 | 0.02621 | 0.01551 |
| Chlorure de potassium | — | 0.01861 | 0.05175 | — |
| Sesqui-carbonate de soude | 0.00286 | — | — | — |
| Sulfate de soude | 0.10212 | 0.19206 | 0.14427 | 0.10826 |
| Chlorure de sodium | 0.30750 | 0.72957 | 0.73042 | 0.11122 |
| — de calcium | — | — | — | 0.02479 |
| — de magnésium | — | — | — | 0.02230 |
| Carbonate de chaux | 0.02127 | 0.04421 | 0.03276 | 0.15480 |
| — de magnésie | 0.00232 | 0..0215 | 0.00416 | 0.02428 |
| Bromure de calcium | — | — | — | 0.00359 |
| Alumine | — | — | — | 0.00479 |
| Oxyde rouge de manganèse | 0.01118 | 0.01145 | 0.01486 | 0.01220 |
| Sesqui-oxyde de fer | — | — | — | — |
| Acide silicique | 0.05404 | 0.08649 | 0.07982 | 0.03120 |
| Matières organiques | 0.02137 | 0.03019 | 0.01677 | 0.00405 |
| Iode | tr. faible | tr. faible | tr. faible | tr. faible |
| Arsenic | tr. faible | tr. faible | tr. faible | tr. faible |
| Perte résultant des calculs | 0.00001 | 0.00003 | 0.000002 | 0.000001 |
| | 0.54040 | 1.14560 | 1.10100 | 0.54200 |
| Gaz oxygène | non dét. | 0cc.32 | non dét. | — |
| — acide carbonique | non dét. | 4cc.44 | non dét. | 25cc.95 |
| — azote | non dét. | 20cc.84 | non dét. | 17cc.45 |

(Leconte, 1862.)

(1) Voyez page 41.

Quinze sources se partagent entre huit établissements, ou *bains*, contenant des piscines à eau courante, et offrant dans leur ensemble une installation balnéothérapique des mieux aménagées.

Voici une station qui, tout en ne disposant que d'eaux très faiblement minéralisées, trouve, dans leurs différences de température et de composition, les éléments d'une médication très variée. On distingue les sources chlorurées et les sources ferrugineuses, où le manganèse se rencontre dans des proportions peu communes. Celles-ci sont surtout dévolues à l'usage interne.

Tout cela constitue, pour les individus ou les constitutions névropathiques, atoniques ou anémiques, une médication pleine de ressources. Les paralysies fonctionnelles et les rhumatismes trouvent une balnéation, peut-être plus sédative et plus reconstituante qu'à Plombières : mais ces deux stations ne doivent pas différer beaucoup, quant aux résultats définitifs.

## NÉRIS (Allier).

Altitude, 260m. — Température de 48 à 52°.

*Puits de César* (52°).

| | |
|---|---|
| Acide carbonique libre | 0 cc. 049 |
| Azote | 13 000 |
| Oxygène | — |
| | gr. |
| Bicarbonate de soude | 0.4169 |
| — de potasse | 0.0129 |
| — de magnésie | 0.0057 |
| — de chaux | 0.1455 |
| — de fer | 0.0042 |
| — de manganèse | traces |
| Sulfate de soude | 0.3896 |
| Chlorure de sodium | 0.1788 |
| Iodure de sodium | traces |
| Fluorure de sodium | traces |
| Silice | 0.1121 |
| Matière organique azotée | traces |
| | 1.2657 |
| Azote | 80.55 |
| Oxygène | 18.64 |
| Acide carbonique | 0.81 |
| | 100.00 |

(Lefort, 1857.)

Néris possède une installation des plus complètes et des plus remarquables, sous le rapport du développement comme sous celui de l'aménagement. Les piscines, les douches et les appareils de vapeurs ne laissent rien à désirer. Il y a en outre une installation hydrothérapique complète.

Le traitement est exclusivement externe. On combine quelquefois avec lui l'usage des eaux minérales avoisinantes, ainsi Vichy ou Saint-Pardoux. La thermalité des eaux est utilisée pour les bains, les douches à haute température et les vapeurs.

Ces eaux doivent être considérées comme sédatives, propriétés que l'on modifie par un emploi judicieux de la thermalité et des agents balnéothérapiques, et qui n'exclue pas une action primitivement excitante (de Ranse).

C'est dans les névroses, et en particulier dans les névroses rhumatismales, qu'elles sont indiquées. Les névroses simples, comme l'hystérie, la paraplégie, rhumatismale surtout, sont souvent modifiées avantageusement par elles. De Laurès a obtenu par leur usage la guérison de névralgies intercostales et de névralgies plantaires opiniâtres. M. de Ranse a publié des renseignements intéressants sur le degré de sédation que l'on peut en obtenir au sujet des phénomènes convulsifs de l'hystérie et de la chorée. Si l'influence qu'elles peuvent exercer sur la marche de l'ataxie locomotrice n'est sans doute pas considérable, il paraît certain qu'elles calment immédiatement les douleurs fulgurantes, tout en améliorant l'état général (1).

La métrite chronique s'accompagnant souvent d'un appareil névropathique rentre dans les applications de ces eaux. Elle paraît y rencontrer des propriétés légèrement résolutives, et les cautérisations sont quelquefois combinées très opportunément au traitement thermal.

Dans certaines maladies de la peau, telles que l'urticaire, le lichen, le prurigo, l'eczéma, lorsqu'elles ne reconnaissent pas d'origine diathésique et ne peuvent être attribuées qu'à un mode vicieux d'organisation de la peau, ces eaux peuvent être très utiles.

On fait usage des conferves en applications ou en frictions. Suivant de Laurès, leur emploi exercerait plutôt une action résolutive que sédative, comme on l'avait prétendu jusqu'alors.

(1) De Ranse, *Annales de la Société d'Hydrologie medicale de Paris*. t. XXI et XXII.

## PLOMBIÈRES (Vosges).

Altitude, 421m. — Température, de 11,45 à 69°,67.

| | Source Vauquelin | S. n° 5 Aqueduc du Thalweg | S. n° 1 Aqueduc du Thalweg | Source des Dames | Source du Crucifix | Galerie des Savonneuses |
|---|---|---|---|---|---|---|
| Acide carbonique libre | 0.00688 | 0.00689 | 0.00879 | 0.01267 | 0.00825 | 0.00309 |
| Acide silicique | 0.02155 | 0.02517 | 0.00739 | 0.02731 | 0.00749 | 0.01589 |
| Sulfate de soude | 0.13564 | 0.11776 | 0.07534 | 0.09274 | 0.10670 | 0.04685 |
| — d'ammoniaque, Arseniate de soude | traces | traces | traces | traces | traces | traces |
| Silicate de soude | 0.12863 | 0.07998 | 0.07343 | 0.05788 | 0.1064 | 0.04209 |
| — de lithine, — d'alumine | traces | traces | traces | traces | traces | traces |
| Bicarb. de soude | 0.02288 | 0.01732 | 0.01426 | 0.01123 | 0.02902 | 0.00818 |
| — de potasse | 0.01673 | 0.00637 | 0.00125 | 0.00133 | 0.00233 | traces |
| — de chaux | 0.3778 | 0.03542 | 0.04665 | 0.03868 | 0.03639 | 0.04451 |
| — de magnésie | traces | tr. sens. | tr. tr. not. | 0.00670 | traces | 0.01253 |
| Chlorure de sodium | 0.01044 | 0.00892 | 0.00794 | 0.00927 | 0.01004 | 0.00651 |
| Fluorure de calcium, Oxyde de fer et de manganèse | traces | traces | traces | traces | traces | traces |
| Matières organiques azotées | indiq. | indiq. | indiq. | indiq. | indiq. | indiq. |
| | 0.37053 | 0.29783 | 0.22905 | 0.25281 | 0.29823 | 0.19965 |
| Oxygène, Azote | 2 cc. 72 | 2 cc. 00 | 2 cc. 53 | 1 cc. 77 | 2 cc. 50 | 4 cc. 75 |

(Lefort, 1862.)

Ces eaux sont surtout *silicatées*, à bases de soude, de potasse, de chaux et de magnésie.

Les carbonates trouvés dans les résidus fournis par l'évaporation de l'eau minérale à l'air libre (exception faite des sources *savonneuses* et *ferrugineuses*) ne préexistent pas, et ne sont que le résultat de l'altération progressive des silicates primitifs (1).

Les sources de *Plombières* offrent des températures variées.

Les sources chaudes sont au nombre de seize; toutes sont semblables entre elles.

Les sources froides sont les unes dites *savonneuses*, les autres *ferrugineuses*.

La matière savonneuse, savon minéral, est, suivant O. Henri et Lhéritier, principalement composée de silicate d'alumine.

(1) O. Henri et Lhéritier, *Hydrologie de Plombières*, 1855.

L'eau ferrugineuse renferme du carbonate et du crénate de fer.

Les auteurs à qui nous empruntons la plupart de ces renseignements sur la constitution des eaux de *Plombières* insistent surtout sur la qualité arsenicale de ces eaux, et lui attribuent *une partie* de leurs propriétés thérapeutiques.

La station de Plombières se compose de cinq établissements : le bain des *Dames*, *Romain*, *National* (ancien bain *Impérial*), *Tempéré*, des *Capucins*, et *Grand Bain* ou les *Thermes*.

L'installation est très complète en agents balnéothérapiques de toutes sortes. Malgré l'importance attachée à la présence de l'arsenic, et les qualités *altérantes* attribuées à cet agent, le traitement par les eaux de Plombières est surtout un traitement externe dans lequel on tire un parti très utile de leur température élevée.

On fait surtout usage à l'intérieur de l'eau des *Dames* et de celle du *Crucifix*. La source *ferrugineuse* sert à remplir les indications relatives à sa nature.

Les eaux de Plombières fournissent au rhumatisme et aux paralysies d'importantes médications. La possibilité de graduer leur température et leur faible minéralisation permettent de les adapter à peu près à toutes les formes du rhumatisme musculaire, aux rhumatismes névralgiques et aux rhumatismes viscéraux.

Quant aux paralysies, elles doivent être réservées aux paraplégies, rhumatismales surtout. Elles participent sous ce rapport aux propriétés de toutes les eaux très chaudes et faiblement minéralisées. M. Lhéritier paraît les avoir vues réussir dans des cas qu'il traite de *myélites*, c'est-à-dire dans lesquels il admet certaines altérations de tissu dans la moelle elle-même. Quant aux paralysies cérébrales ou hémiplégies, nous ne pensons pas que Plombières puisse suppléer aux eaux plus actives et mieux appropriées de Balaruc, de Bourbonne et de Bourbon-l'Archambault.

C'est surtout dans les gastralgies et les entéralgies que les eaux de Plombières bien administrées présentent des avantages particuliers. Il est probable que la plupart de ces cas rentrent dans les viscéralgies rhumatismales. Elles sont encore très recommandées dans l'entérite chronique, mais non pas dans les cas où prédomine la diarrhée : c'est plutôt quand prédominent les phénomènes douloureux, et ce qu'on peut appeler *dyspepsie intestinale* avec constipation ou alternatives de diarrhée et de constipation.

Biett, et après lui M. Lhéritier, ont vanté les eaux de Plombières dans les dermatoses sèches. On leur attribue également dans les fièvres intermittentes une efficacité qu'il ne faut admettre qu'avec réserve. Malgré leur minéralisation peu élevée, on voit quelquefois l'usage des eaux de Plombières aggraver l'état des individus névropathiques, surtout présentant des symptômes gastro-intestinaux. Cela dépend souvent de l'usage abusif de la thermalité et des douches.

## SAIL-LES-BAINS (Loire).

Altitude, 250m. — Température, de 10 à 34°.

| | Source *Duhamel* 34° | Source d'*Urfé* 26°,5 | Source des *Romains* 27° | Source *Sulfureuse* 23° |
|---|---|---|---|---|
| | gr. | gr. | gr. | gr. |
| Silicate de soude / — de potasse | 0.1032 | 0.1001 | 0.0816 | 0.0830 |
| Bicarbonate de soude / — de potasse | 0.0482 | 0.1357 | 0.0490 | 0.0360 |
| Sulfate de soude | 0.0800 | 0.1440 | 0.0460 | 0.1280 |
| Chlorure de sodium / — de magnésium | 0.0903 | 0.0400 | 0.0720 | 0.0950 |
| Bicarbonate de chaux / — de magnésie | 0.1122 | 0.0700 | 0.1830 | 0.1880 |
| Iodure alcalin . . . . éval. | 0.0030 | sensible | tr. sensible | 0.0020 |
| Alumine / Lithine } silicate . . éval. | 0.0100 | 0.0300 | 0.0300 | 0.0250 |
| Mat. org. azotée. . . éval. | 0.0070 | — | — | — |
| | 0.4539 | 0.5198 | 0.4616 | 0.5570 |
| Azote presque pur / Acide carbonique libre | pet. quant. | peu | peu | peu |
| — sulfhydrique | — | — | — | — |

(O. Henri, 1850.)

Cette station est intéressante par la multiplicité de ses sources, leur température variée et tout à fait propice à leur emploi, leur extrême abondance et le remarquable aménagement de l'établissement thermal. Il y a une grande piscine à natation.

On y traite la dyspepsie, les dermatoses, le rhumatisme, l'anémie. Ces eaux paraissent très appropriées au traitement des névroses générales.

## SAINT-LAURENT (Ardèche).

Altitude, 882 mètres. — Température, 53°,5.

| | gr. |
|---|---|
| Carbonate de soude | 0.505 |
| Sulfate de soude | 0.040 |
| Chlorure de sodium | 0.085 |
| Acide silicique et alumine | 0.052 |
| | 0.682 |

(Bérard.)

Attributions banales des indifférentes thermales, dans le sens simultané de la sédation et d'un certain degré de reconstitution, avec les avantages et les inconvénients d'une thermalité très élevée.

## USSAT (Ariège).

Altitude, 428 mètres. — Température, de 32,50 à 40°,20.

| | c.c |
|---|---|
| Acide carbonique | 16.57 |
| Azote | 20.38 |
| Oxygène | 1.05 |
| | 38.00 |

| | gr. |
|---|---|
| Carbonate de chaux | 0.6995 |
| — de soude | 0.0381 |
| — de magnésie | traces |
| — de fer | traces |
| Sulfate de magnésie | 0.1791 |
| — de soude | 0.0583 |
| — de potasse | 0.0200 |
| — de chaux | 0.1920 |
| Chlorure de magnésium | 0.0420 |
| Matière organique et perte | 0.0471 |
| | 1.2761 |

(Filhol, 1856.)

Les eaux d'*Ussat* sont fort intéressantes sous plus d'un rapport, comme installation et comme application thérapeutique.

Il y a un certain nombre d'années, des communications directes, qui s'étaient établies entre l'Ariège et les sources minérales, menaçaient ces dernières d'une destruction complète. Les travaux exécutés alors sous la direction de M. François, ingénieur en chef des mines, pour empêcher le retour d'un pareil accident, peuvent être présentés comme un modèle (1).

L'établissement d'*Ussat* offre cette particularité, que les baignoires, toutes à eau courante, sont chacune en communication directe avec une prise d'eau minérale de température différente, de manière à offrir une échelle de graduation entre 31°,55 et 36°,25 (2).

La spécialisation des eaux d'Ussat concerne d'une manière particulière les affections utérines. Voici dans quelles circonstances elles se trouvent particulièrement indiquées : la métrite chronique s'accompagne souvent d'un état névropathique général, de névralgies du

(1) Vergé, *Notice sur les eaux d'Ussat*, 1842.
(2) Dieulafoy, *Notice sur l'établissement des bains d'Ussat*, 1848, p. 16.

tronc ou de l'utérus, ou d'un simple état d'excitabilité, qui rendent difficile toute intervention thérapeutique et qui prolongent indéfiniment la maladie locale. Ces eaux réussissent parfaitement alors, à la faveur des propriétés sédatives qu'elles empruntent sans doute à leur propre constitution, mais qu'elles doivent aussi aux procédés auxquels se prête leur mode d'installation; elles peuvent exercer sur les organes malades une action modérément résolutive qui détermine, sinon toujours une guérison directe, du moins un retour vers la guérison, propre à rendre tolérables et efficaces les traitements vainement essayés jusqu'alors. L'existence d'un *état nerveux* rend donc formelle, en pareil cas, l'indication de ces eaux (1).

## HAMMAM-MESCOUTIN (CONSTANTINE).

Température, de 46 à 95°.

Sources nombreuses distinguées en plusieurs groupes, et fournissant une énorme quantité d'eau minérale. Les groupes de la *Cascade* et des *Bains*, les seuls utilisés pour l'établissement thermal, sont, après les Geysers d'Irlande, les eaux les plus chaudes de l'Europe.

### Source de la *Cascade*.

| | |
|---|---|
| Acide carbonique | 97 |
| — hydrosulfurique | 1 |
| Azote | 2 |
| | 100 |

| | gr. |
|---|---|
| Chlorure de calcium | 0.41560 |
| — de magnésium | 0.07864 |
| — de potassium | 0.01833 |
| — de calcium | 0.01085 |
| Sulfate anhydre de chaux | 0.38086 |
| — de soude | 0.17653 |
| — de magnésie | 0.00763 |
| Carbonate de chaux | 0.25722 |
| — de magnésie | 0.04235 |
| — de strontiane | 0.00150 |
| Arsenic dosé à l'état métallique | 0.00050 |
| Silice | 0.00700 |
| Matière organique, environ | 0.06000 |
| Fluorure | traces |
| Oxyde de fer | traces |
| | 1.45681 |

(TRIPIER.)

(1) *Dictionnaire généra des eaux minérales et d'hydrologie médicale*, article USSAT.

Ces eaux, qui sont à peu près autant sulfatées que chlorurées, sont les premières où la présence de l'arsenic ait été décelée. (Tripier.)

Les Arabes en faisaient usage depuis longtemps.

A 1 kilomètre de l'établissement jaillit une source *ferrugineuse sulfatée*, à peu près aussi chlorurée que les autres, et présentant 78°,5 de température.

Tous les points d'émergence de ces sources sont marqués par des dépôts ou incrustations qui revêtent les formes les plus bizarres et acquièrent souvent des dimensions considérables.

Il existe à Hammam-Mescoutin un établissement thermal militaire pour lequel on a utilisé d'anciennes piscines romaines (1).

Ces eaux sont des plus remarquables par leur abondance prodigieuse et leur extrême température; cependant on ne peut se dissimuler que cette dernière ne soit elle-même un embarras, vis-à-vis une aussi faible minéralisation.

D'après M. Hamel, c'est dans des cas de paralysies, de cachexies palustres, d'eczémas chroniques, de syphilis, de plaies d'armes à feu, de sciatiques et de rhumatismes, qu'elles ont été surtout employées avec avantage (2).

## Stations étrangères

### ALHAMA DE ARAGON (ESPAGNE, SARAGOSSE).

Altitude, 684 mètres. — Température, de 32 à 33° (3).

| | gr. |
|---|---|
| Carbonate de chaux | 0.135 |
| — de magnésie | 0.001 |
| — de fer | 0.001 |
| Phosphate d'alumine | 0.048 |
| Sulfate de chaux | 0.144 |
| — de soude | 0.133 |
| Chlorure de magnésium | 0.105 |
| Acide silicique | 0.010 |
| Matière organique | 0.033 |
| | 0.612 |
| Acide carbonique | 0.138cc |
| Azote | 2 à 3cc |

(MARZO ET BAZAN, 1865.)

Bel établissement thermal avec douches, bains à eau courante, salles d'inhalation.

(1) *Eaux thermales d'Hammam-Meskoutine.* Bone, 1858.
(2) Bertherand, *Études sur les eaux minérales de l'Algérie.*
(3) D'après M. Labat.

Le traitement est à peu près exclusivement balnéaire.

Ces eaux sont essentiellement sédatives. Les névroses et les douleurs quelconques revendiquant une origine rhumatismale représentent leur véritable spécialisation.

### GASTEIN (Autriche.)

Altitude, 1050m. — Température, de 31 à 71°,5.

| | gr. |
|---|---|
| Acide silicique | 0.0488 |
| Sulfate de soude | 0.1957 |
| Sulfate de potasse | 0.0129 |
| — de lithine | 0.0034 |
| Chlorure de sodium | 0.0447 |
| Carbonate de chaux | 0.0187 |
| — de magnésie | 0.0015 |
| — d'oxyde de fer | 0.0004 |
| Phosphate d'alumine | 0.0006 |
| Gaz carbonique des carbonates | 0.0064 |
| | 0.3331 |

(Redtenbacher, 1865.)

On n'emploie guère ces eaux qu'en bains, qu'on prend généralement à une température un peu élevée, 37° ou 38° (Granville). L'impression que l'on ressent n'est pas aussi agréable qu'à Wildbad, et les phénomènes d'excitation sont beaucoup plus prononcés ; ils finissent même par amener une sorte de fièvre thermale à la fin de la cure. Atonie générale, paraplégie, maladies de l'appareil utérin, hystérie, tels sont les états auxquels les eaux de Gastein seraient le mieux applicables.

### PFEFFERS (Suisse, saint-gall.)

Altitude, 681m. — Température, de 33,75 à 37°,5.

| | gr. |
|---|---|
| Sulfate de potasse | 0.0071 |
| — de soude | 0.0316 |
| Chlorure de lithium | 0.0002 |
| — de sodium | 0.0474 |
| Bromure de sodium | 0.00001 |
| Borate de soude | 0.0004 |
| Carbonate de soude | 0.0059 |
| — de chaux | 0.1254 |
| — de magnésie | 0.0509 |
| — de strontiane | 0.0014 |
| — de baryte | 0.0006 |
| — oxyde de fer | 0.0017 |
| Phosphate d'alumine | 0.0009 |
| Acide silicique | 0.0135 |
| Rubidium, cœsium, lithium | traces |
| | 0.28701 |

(Planta, 1868.)

Ces eaux, que l'on prend en bains, en piscines, en douches, peu en boisson, sont situées dans une région particulièrement sauvage et pittoresque. Ce sont des eaux de névroses, de rhumatismes viscéraux, et de dermatoses prurigineuses.

## SCHLANGENBAD (Nassau).

Altitude, 300m environ. — Température, de 26,8 à 30°,6 (1).

| | gr. |
|---|---|
| Carbonate de chaux | 0.0310 |
| — de soude | 0.0097 |
| — de magnésie | 0.0058 |
| Chlorure de sodium | 0.2263 |
| — de potassium | 0.0005 |
| Sulfate de potasse | 0.0112 |
| Phosphate de soude | 0.0005 |
| Silice | 0.0319 |
| | 0.3169 |
| Gaz acide carbonique | 26.0 |

(Fresenius, 1856.)

Il est fort difficile d'attribuer des propriétés formelles à des eaux aussi faiblement minéralisées, et d'une thermalité aussi peu élevée. Cependant les Allemands paraissent leur attacher une réelle importance, à titre d'agent hydrothérapique sédatif, dans les névroses générales, et en particulier dans l'hystérie (Seegen). D'après les auteurs allemands, Hufeland entr'autres, la sédation qu'elles exercent serait plutôt tonique que débilitante.

Elles sont surtout usitées en bains de piscine.

On les a recommandées : 1° dans les formes goutteuses du rhumatisme chronique, et dans la goutte atonique, avec déformation des articulations ; 2° dans les paralysies, même consécutives à des affections congestives ou hémorragiques des centres encéphalo-rachidiens, mais à la condition d'une date déjà ancienne ; 3° dans les cas de blessures de guerre ou d'accidents traumatiques, réclamant une action franchement résolutive ; 4° dans toutes les affections qui se rattachent à une constitution lymphatique ou à la diathèse scrofuleuse ; 5° contre la pléthore abdominale (2). Il est probable qu'il y a beaucoup à réduire sur de pareilles appropriations.

(1) Joanne et le Pileur, *les Bains d'Europe*.

(2) Rotureau, *Des principales eaux minérales de l'Europe, Allemagne et Hongrie*

TEPLITZ (Bohême.)

Altitude, 205m. — Température, de 28,45 à 48°

| | |
|---|---|
| Sulfate de potasse | 0.0228007 |
| — de chaux | 0.0560156 |
| Chlorure de sodium | 0.0629844 |
| Phosphate de soude | 0.0017971 |
| Carbonate de soude | 0.4143659 |
| — de lithine | 0.0005704 |
| — de chaux | 0.0691371 |
| — de strontiane | 0.0021407 |
| — de magnésie | 0.0114647 |
| — d'oxyde de manganèse | 0.0018145 |
| — d'oxyde de fer | 0.0155150 |
| Chlorure de calcium | 0.0017000 |
| Alumine | 0.0000500 |
| Acide silicique | 0.0475000 |
| Humine | 0.0102000 |
| Arsenic | traces |
| | 0.7181261 (1) |
| Gaz acide carbonique demi combiné | 111cc.047 |
| — libre | 3cc.412 |
| — azote | 5cc.094 |
| — oxygène | 1cc.836 |

(Sonnenschein, 1872.)

Il y a treize sources et de nombreux établissements balnéaires, où les eaux sont prises en bains, douches, bain de piscine et bain de boue. On n'en fait que peu d'usage à l'intérieur. On en obtient des effets excitants et sédatifs, suivant la température du bain.

Le rhumatisme et la paralysie font le sujet ordinaire des applications de ces eaux qu'Osann a comparées, au moins pour leurs applications, à celles de Néris et de Plombières.

WILDBAD (Wurtemberg.)

Altitude, 429m. — Température, de 32,5 à 39°,37.

| | gr. |
|---|---|
| Carbonate de chaux | 0.09614 |
| — de magnésie | 0.01011 |
| — de soude | 0.10908 |
| — de fer | 0.00037 |
| Alumine | 0.00035 |
| Sulfate de soude | 0.08802 |
| — de potasse | 0.01414 |
| Chlorure de sodium | 0.22543 |
| Acide silicique | 0.06252 |
| | 0.70616 |
| Gaz acide carbonique | 70cc |

(Fehling.)

(1) Cette analyse diffère singulièrement de celle reproduite dans la dernière édition de ce traité et dans le *Dictionnaire général des eaux minérales*. Celle-ci,

Il y a plusieurs établissements et de vastes piscines, dont plusieurs sont établies sur le griffon même des sources. L'usage de ces eaux est spécialement externe.

Voici comment sont décrits les effets du bain de piscine.

L'eau limpide et très onctueuse offre une température moyenne, ce qui permet de prendre les bains à la température native de l'eau minérale. Ces bains se prennent en commun ; le fond des piscines est garni d'un sable fin ; les sources minérales y coulent directement et y entretiennent un courant continu ; des milliers de petits globules gazeux (air atmosphérique ou acide carbonique) s'élèvent incessamment du sable et enveloppent le corps.

On comprend que des bains pris dans de telles conditions soient loin d'être dénués de toute activité thérapeutique, quand même ils ne devraient pas grand'chose à leur constitution minérale elle-même. On s'est étendu complaisamment sur l'état de bien-être voluptueux que l'on y ressent, et ils exercent sans doute une influence notable sur le système nerveux. C'est dans ce sens que les eaux de *Wildbad* sont surtout préconisées. On les prend aussi à l'intérieur, et on leur attribue une action diurétique.

Ces eaux ont une réputation de reconstitution qui les fait rechercher par les individus affaiblis, surtout au point de vue de l'innervation, par suite d'abus, de fatigues, ou d'excès de toutes sortes.

### Thérapeutique des eaux indéterminées.

Il serait impossible de déduire de la composition à peu près négative des *indéterminées* des applications thérapeutiques quelconques. Et cependant la spécialisation de cette famille d'eaux minérales se trouve aussi formellement établie que celle des familles les mieux caractérisées. Il serait plus facile de déduire de leur composition les applications auxquelles elles sont impropres. En effet, il ne faut pas s'attendre à rencontrer ici de ces actions altérantes ou résolutives, qui déterminent les indications et les applications des eaux nettement minéralisées à tant d'états constitutionnels et à tant d'états pathologiques particuliers.

empruntée pour les différentes sources à Fresénius et à Wolff, donnait 5 grammes environ de minéralisation. La différence portait surtout sur le carbonate de soude, près de 3 grammes.

Les eaux indéterminées sont essentiellement des eaux sédatives. On ne doit pas prendre cette idée de sédation dans le sens étroit des médicaments qui calment la douleur ou l'inflammation. Elles sont spécialement sédatives de l'innervation, ce qui comporte une idée d'équilibration autant que de sédation proprement dite. Les maladies nerveuses, les grandes névroses, le névrosisme en un mot, supposent plus souvent un désordre dans le fonctionnement qu'une véritable excitation. En attribuant de telles qualités aux eaux indéterminées, j'exprime des résultats plutôt que je ne donne une explication. Cette action sédative n'est pas aussi simple que sa dénomination. M. de Ranse a montré que les eaux de Néris sont elles-mêmes excitantes dans une certaine mesure (1). Aussi n'est-elle jamais affaiblissante, hyposthénisante à aucun degré. Elle est toujours jusqu'à un certain point reconstituante, ce qui est, pour ainsi dire, un privilège de la médication thermale.

Sans doute on n'obtient pas près de ces eaux les reconstitutions puissantes des lymphatiques et des scrofuleux, ni des anémiques, ni des syphilitiques, ni des extenués, ni des convalescents, que fournissent les sulfurées, les chlorurées, les bicarbonatées sodiques et les ferrugineuses. Les bains de mer et l'hydrothérapie ont des actions autrement tranchées ; mais elles trouvent précisément leurs applications spéciales dans des cas où l'état constitutionnel ne se prête pas facilement, ou ne se prête pas du tout, à l'emploi de ces médications énergiques.

Si donc il ne s'agit plus d'actions altérantes, ou substitutives, se rapportant ou à des états diathésiques déterminés ou à des lésions de tissu formelles, s'il ne s'agit plus de médications internes que nous puissions adresser à telle ou telle anomalie de la nutrition, à telle ou telle série d'altérations organiques, les eaux indéterminées fournissent une médication balnéaire, assez uniforme, d'un caractère sédatif, à laquelle vient toujours se joindre, et c'est cela seul qui rapproche ces indications indéterminées des précédentes, un certain degré d'action reconstituante, tout opposé à ce qui résulterait d'une simple application de la thermalité.

C'est à cette dernière que se rapportent spécialement les appropriations générales des indéterminées au traitement du rhumatisme. C'est aussi à cette balnéation d'un caractère indéfinissable que sont dues leurs actions salutaires dans beaucoup de dermatoses et de traumatismes, qui réclament plutôt une certaine action topique que des modificateurs profonds de l'organisme.

Mais ce qui appartient en propre à ces eaux indéterminées, c'est une médication des névralgies et des névroses généralisées, c'est-à-dire de la névropathie locale ou diffuse. Elles nous offrent de précieux adjuvants, soit prophylactiques, soit curatifs, soit simplement palliatifs, aux moyens si souvent insuffisants que nous possédons contre les névralgies opiniâtres, et contre cet état de l'organisme que l'on peut ranger parmi les diathèses, soit héréditaire, soit inné, soit acquis, lequel constitue le névrosisme. L'action reconstituante, insensible et indéfinissable, qui appartient à ces eaux minérales, se trouve parfaitement appropriée aux conditions générales qui accompagnent habituellement le névrosisme, et qui contribuent à l'entretenir autant qu'elles sont entretenues par lui. Enfin, tandis que les eaux chlorurées fournissent aux paralysies cérébrales, hémiplégies, paralysies avec matière, une médication spéciale, réellement efficace, mais bornée dans ses résultats par la lésion existante, les indéterminées fournissent une médication très appropriée, et souvent curative, aux paralysies spinales, paraplégies, ou paralysies généralisées, paralysies habituellement sans matière et souvent diathésiques, et qui appartiennent pour la plupart au rhumatisme ou à l'hystérie.

C'est ainsi encore que les maladies utérines trouvent près des indéterminées une médication pleine de ressources précieuses. Il est un ensemble d'anémie, de névrosisme, d'irritabilité, qui, dans bien des cas, en dehors de tout état diathésique déterminé, ou même en présence d'états diathésiques qui sembleraient devoir dominer l'indication, constitue le plus grand obstacle à leur traitement, et contre lequel la thérapeutique ordinaire ne fournit que des ressources bien insuffisantes. L'emploi d'eaux minérales plus actives, malgré d'apparentes indications, se heurte souvent contre des intolérances formelles.

C'est alors qu'on peut recourir avec sécurité aux indéterminées. On en obtient souvent un de ces résultats qui, à défaut d'intervention curative directe, sont le propre de la médication thermale : ramener l'organisme au point où peut s'opérer la guérison spontanée, — ou bien où les médications, demeurées impuissantes jusqu'alors, retrouvent une efficacité réelle.

Si les indéterminées se séparent très nettement des eaux franchement minéralisées, pour ce qui concerne leurs indications et leurs effets, elles se rapprochent de certaines eaux minérales auxquelles des caractères chimiques plus précis que les leur laissent cependant des attributions assez semblables à celles qui leur appartiennent.

J'ai déjà fait ressortir ce côté significatif de la classification : que, à mesure que l'on redescend l'échelle des familles, et que, dans chacune d'entre elles, on passe des plus minéralisées à celles qui le sont moins, et de celles où dominent les bases sodiques à celles où dominent les bases calciques, on voit s'affaiblir les actions thérapeutiques, les actions altérantes et résolutives céder à des actions moins définies, les actions reconstituantes changer de caractère, et de pures sédations prendre la place d'actions excitantes, lesquelles, alors qu'elles cessent d'être tolérées, risquent de devenir perturbatrices. C'est ainsi que les eaux calciques, et notamment les sulfatées calciques, se rapprochent assez des indéterminées dans leurs attributions, pour qu'il puisse être assez difficile de les séparer dans la pratique.

2e CLASSE

## Eaux faiblement minéralisées.

Il n'y a point lieu de présenter de considérations générales au sujet des eaux comprises dans cette classe. Toutes diffèrent entre elles comme constitution chimique, et la seule circonstance qui les rapproche est le défaut de caractéristique chimique suffisante, en même temps qu'une minéralisation absolument ou relativement faible, en présence de certaines spécialisations d'application que l'observation a déterminées.

Il faut reconnaître que la classification et les spécialisations qui s'y rattachent se trouvent en défaut pour ce qui concerne cette classe particulière que je n'ai fait rentrer, que d'une manière assez artificielle, dans la famille des *indéterminées*.

L'étude de ces eaux contribue à montrer combien la conception des eaux minérales, considérées comme agent thérapeutique, renferme d'inconnues. Sans doute, ce que nous ignorons ne doit pas nous faire méconnaître la valeur des notions qu'il nous est permis d'acquérir : cependant les plus précises parmi celles-ci laissent toujours quelque chose à désirer. N'en est-il pas de même du reste de tous les autres agents de la thérapeutique?

## BAGNOLES (Orne).

Altitude, 163m. — Température, 12°,4 et 26°.

| | gr. |
|---|---|
| Acide sulfhydrique libre et peut-être en même temps monosulfure | 0.0019 |
| Chlorure de sodium | 0.0600 |
| Sulfate de soude anhydre | 0.0020 |
| Arseniate de soude | traces |
| Phosphate de chaux | 0.0200 |
| Fer et manganèse | 0.0005 |
| Bicarbonate de chaux et de magnésie | 0.0150 |
| Silicate de lithine | 0.0020 |
| — de potasse et d'alumine | 0.0270 |
| Acide ulmique } | 0.0015 |
| — crénique } | |
| | 0.1309 |

Gaz recueilli à la source pour 100 parties :

| | |
|---|---|
| Acide carbonique | 5 à 6 |
| Azote | 94 à 95 |

(O. Henri, 1868.)

Avec cette minéralisation si inférieure, mais une légère thermalité, on ne saurait attribuer à ces eaux d'actions bien énergiques. Mais il paraît qu'elles exercent sur des constitutions déterminées une action doucement remontante, surtout au sujet des fonctions digestives, qui s'approprie très bien à des constitutions délicates et nerveuses, dépourvues d'état pathologique très déterminé.

L'eczéma subaigu s'y traite avec succès, comme à Saint-Gervais (1).

## EVAUX (Creuse).

Altitude, 460m. Température, de 28,8 à 57°.

| | *Puits de César* 57° gr. | *S. du Grand Carré* 40°,5 gr. | *Petit Cornet* 54°,5 gr. |
|---|---|---|---|
| Sulfate de soude | 0.717 } | 0.925 | 0.70790 |
| — de potasse | 0.005 } | | 0.00500 |
| Chlorure de sodium | 0.167 } | 0.238 | 0.17620 |
| — de potassium | 0.006 } | | 0.00860 |
| Silicate de soude | 0.017 | 0.192 | 0.13000 |
| Sulfhydrate de soude | — | — | 0.00789 |
| Bicarbonate de soude | 0.050 | 0·080 | 0.05500 |
| — de chaux | 0.152 } | .0141 | { 0.25800 |
| — de magnésie | 0.045 } | | { 0.10200 |
| — de fer | 0.004 } | | { 0.00050 |
| — de strontiane | — } | | { 0.00350 |
| Sulfate de chaux | 0.020 | 0.213 | 0.02000 |
| Silicate de lithine | — | — | 0.00110 |
| Phosphate de soude | — | — | traces |
| Silice, alumine (silicate ?) | — | — | 0.06400 |
| Matière organique azotée | — | — | sensible |
| Bromure. Iodure ? alcalins | — | — | sensible |
| | 1.408 | 1.789 | 1.53969 |

(Académie de médecine, 1879.) (O. Henri, 1834.)

(1) Labat, *Note médicale sur Bagnoles de l'Orne*, 1878.

| | | |
|---|---|---|
| Gaz acide carbonique | 3,5 | à 3,7 |
| Azote | 86,6 | à 87,3 |
| Oxygène | 9,9 | à 9,0 |
| | 100 | 100 |

(O. Henri.)

Dix-huit sources et deux établissements bien installés.

La source du *Petit Cornet* et celle du *Grand Mur* sont sulfureuses, On traite à Evaux le rhumatisme, surtout chez les lymphatiques et les scrofuleux, certaines dermatoses, les suites de traumatismes, articulaires ou autres. On emploie les conferves sous le nom de *limon*, lesquelles contiendraient un principe iodique.

## EVIAN (Haute-Savoie).

Altitude, 378m. — Température, 12°.

| | *S. Bonnevie* | *S. Cachat* |
|---|---|---|
| | gr. | gr. |
| Bicarbonate de soude | 0.01340 | 0.01401 |
| — de potasse | 0.00372 | 0.00388 |
| — d'ammoniaque | 0.00024 | 0.00028 |
| — de protoxyde de fer | 0.00280 | 0.00282 |
| — de chaux | 0.27878 | 0.27797 |
| — de magnésie | 8.12279 | 0.10640 |
| Chlorure de sodium | 0.00244 | 0.00104 |
| Acétate de chaux | 0.00386 | 0.00577 |
| Sulfate de magnésie | 0.00283 | 0.00810 |
| Alumine | 0.00360 | 0.00200 |
| Silice | 0.01312 | 0.01002 |
| Phosphate de soude | traces | 0.00060 |
| Glairine | 0.01520 | 0.01460 |
| Gaz oxygène | 0.00946 | 0.0788 |
| Azote | 0.02456 | 0.0200 |
| Acide carbonique libre | 0.03672 | 0.3538 |
| | 0.53352 | 0.51083 |

(Brun, 1869.)

On voit que les eaux d'Évian ne présentent guère qu'une minéralisation négative, avec un défaut absolu de thermalité. Elles sont administrées en bains, en douches et à l'intérieur. On leur a attribué une signification thérapeutique et une portée curative qu'il me paraît difficile d'admettre. On peut hésiter à voir, dans l'emploi des eaux d'Évian, autre chose qu'un traitement hydrothérapique administré dans des conditions spéciales. Quoi qu'il en soit, ce qui recommande réellement le traitement qu'on y fait, ce sont des propriétés sédatives qui trouvent particulièrement leurs applications dans la gastralgie et dans les affections catarrhales ou névropathiques de l'appareil urinaire. L'excellence des conditions hygiéniques qui s'y joignent ajoute à ce traitement des qualités toniques ou reconstituantes, dont il ne convient pas d'exagérer la portée.

## MONT-DORE (Puy-de-Dome).

Altitude, 1046 m.

| Sources : | *Bertrand* (1) | *du Pavillon n° 3* | *César* | *Ramond* |
|---|---|---|---|---|
| Température : | 45° | 44° | 43°,1 | 42°,4 |
| | gr. | gr. | gr. | gr. |
| Acide carbonique libre | 0.3522 | 0.3810 | 0.5967 | 0.4997 |
| Bicarbonate de soude | 0.5362 | 0.5432 | 0.5361 | 0.5362 |
| — de potasse | 0.0309 | 0.0309 | 0.0212 | 0.0212 |
| — de rubidium }<br>— de cæsium }<br>— de lithine } | indices | indices | indices | indices |
| — de chaux | 0.3423 | 0.3142 | 0.3209 | 0.2720 |
| — de manganèse | 0.1757 | 0.1676 | 0.1676 | 0.1647 |
| — de fer | 0.0207 | 0.0235 | 0.0258 | 0.0317 |
| — de magnésie | traces | traces | traces | traces |
| Chlorure de sodium | 0.3685 | 0.3630 | 0.3587 | 0.3578 |
| Sulfate de soude | 0.0661 | 0.0761 | 0.0756 | 0.0737 |
| Arseniate de soude | 0.0009 | 0.0009 | 0.0009 | 0.0009 |
| Borate de soude }<br>Iodure et chlorure de sodium } | traces | traces | traces | traces |
| Silice | 0.1654 | 0.1686 | 0.1552 | 0.1550 |
| Alumine | 0.0112 | 0.0094 | 0.0083 | 0.0065 |
| Matière organique | traces | traces | traces | traces |
| | 2.0801 | 2.0777 | 2.2673 | 2.1194 |
| Gaz acide carbonique | 177 cc. 69 | 192 cc. | 301 cc. | 452 cc. |

(Lefort, 1062.)

Plusieurs autres sources avec les températures suivantes :

| | |
|---|---|
| Boyer | 43° |
| Pigeon | 38° |
| Du Pavillon n° 1 | 44° |
| — nos 2, 4 et 5 | 42°.5 |
| Rigny | 43°.2 |
| Sainte-Marguerite | 10°.5 |

L'établissement thermal est considérable et très complet en aménagements de toutes sortes. On y fait un grand usage des inhalations, au moyen de vapeurs forcées qui font de la salle d'inhalation une véritable étuve de 18 à 45 degrés de température.

Le mode d'administration traditionnel des eaux du Mont-Dore est, sans contredit, un des éléments importants de leur activité thérapeutique. Ces eaux sont surtout employées à une haute température : bains avec l'eau du *Grand-Bain* ou de la *Madeleine* à peine refroidie, à 43°

(1) Ancienne source de la *Madeleine*.

environ, de très courte durée, par conséquent ; usage interne de ces mêmes sources à leur température native ; douches, et surtout étuves et inhalation, telle est la forme la plus habituelle du traitement. Un de ses effets les plus constants est, on le comprend, de produire des sueurs considérables (1). Ici la température de l'eau minérale est surtout mise en jeu. Un ensemble de soins particuliers, et une direction d'une remarquable habileté, ont permis de tirer un grand parti d'une telle médication et d'éluder les inconvénients qu'elle pourrait entraîner.

L'inhalation des vapeurs de l'eau minérale, chauffée jusqu'à l'ébullition dans une grande salle commune, est un des moyens qui appartiennent le plus spécialement à la médication du Mont-Dore.

Cette médication a été l'occasion d'une leçon instructive, à l'endroit des inhalations thermales et du mode d'installation qui leur convient.

Les chaudières dans lesquelles on élevait, jusqu'à l'ébullition, la température de l'eau minérale communiquaient directement avec la salle d'inhalation, et la vapeur entraînait aisément dans cette salle des molécules aqueuses qui, minéralisées comme l'eau dont elles provenaient, communiquaient aux vapeurs une composition identique avec celle de l'eau minérale elle-même.

De nouveaux appareils ont été depuis installés, de telle sorte que la vapeur n'arrivât qu'après un assez long trajet dans la salle d'inhalation. Mais alors elle s'était dépouillée de tout mélange minéral proprement dit, et ne fournissait plus que de l'eau et de l'acide carbonique (2) :

Toute médication appropriée au catarrhe bronchique peut fournir des applications utiles au traitement de la tuberculose pulmonaire. Le Mont-Dore tient une place importante dans ce dernier. Il répond à des indications très différentes de celles des eaux sulfureuses : je n'y insisterai pas ici, car c'est un sujet trop grave pour être traité incidemment, et je renvoie au chapitre du *Traitement de la phthisie pulmonaire*.

La pleurésie chronique, dans les circonstances où elle peut se prêter

(1) Bertrand, *Recherches sur les propriétés physiques, etc. des eaux du Mont-Dore*. Clermont-Ferrand, 1823, p. 123 et suiv.

(2) *Annales de la Société d'hydrologie médicale de Paris*, communication du docteur Bertrand fils, t. I, p. 58.

à un traitement thermal, trouverait peut-être dans les eaux du Mont-Dore la médication la mieux appropriée.

On traite beaucoup d'asthmes au Mont-Dore. Bertrand avait vu ces eaux réussir dans l'asthme humide succédant au catarrhe pulmonaire chronique ou à la rétrocession du principe rhumatismal ou dartreux. Des observateurs plus récents, Richelot, Boudant, Emond, voient dans les eaux du Mont-Dore une médication directe et comme élective des névroses de l'appareil de la respiration.

J'ajouterai qu'aujourd'hui l'on emploie également au Mont-Dore la balnéation tiède et prolongée, toute autre que les actions perturbatrices ou fortement révulsives de la méthode de Bertrand, qui mettait surtout en jeu la haute thermalité des bains pris à la température native des eaux. Je pense qu'il serait à regretter que l'on renonçât entièrement, dans cette station, à un mode d'application qui a fourni de brillants résultats, et auquel s'est attachée la spécialité du traitement du Mont-Dore.

SAINT-CHRISTAU (Basses-Pyrénées).

Altitude, 300m. — Température, de 13,5 à 15°.

| | S. de la *Rotonde* | S. des *Arceaux* | S. du *Pêcheur* |
|---|---|---|---|
| | gr. | gr. | gr. |
| Bicarbonate de chaux | 0.1578 | 0.1566 | 0.1905 |
| — de magnésie | 0.0339 | 0.0587 | 0.1033 |
| — de lithine | traces | traces | traces |
| Chlorure de sodium | 0.0272 | 0.0297 | 0.0227 |
| — de calcium | 0.0031 | 0.0230 | traces |
| — de magnésium | traces | traces | traces |
| Iodure de sodium | traces | traces | traces |
| Sulfure de calcium | — | — | 0.0103 |
| Hyposulfite de chaux | — | — | traces |
| Sulfate de chaux | 0.0175 | 0.0096 | 0.0777 |
| — de cuivre | 0.0002 | 0.00035 | traces |
| — de fer | 0.0032 | 0.0042 | traces |
| Carbonate de manganèse | traces | traces | — |
| Phosphate de chaux | 0.0007 | 0.0013 | 0.0026 |
| Arseniate de chaux | traces | traces | — |
| Silicate de chaux | 0.0104 | 0.0139 | 0.0339 |
| — de potasse | traces | traces | traces |
| Borate de soude | — | — | traces |
| Matière organique | traces | traces | traces |
| Acide carbonique libre | 0.0110 | 0.0004 | 0.0510 |
| | 0.2650 | 0.29775 | 0.4920 |
| Gaz oxygène | 8 cc. 10 | 7 cc. 40 | — |
| Azote | 25 20 | 24 60 | 24 cc. 80 |

(Filhol, 1862.)

Ces eaux sont à base à peu près exclusivement calcique. Une

seule source est légèrement sulfurée. L'interprétation thérapeutique s'est attachée au cuivre, dont la signification reste ici fort douteuse. Quoi qu'il en soit, M. Tillot en a obtenu des effets très salutaires dans certaines manifestations périphériques du lymphatisme et de la scrofule, ainsi l'eczéma, l'impétigo, l'acné, le sycosis et les scrofulides en général. Les douches d'eau pulvérisée lui ont donné d'excellents résultats dans la blépharite, la conjonctivite et la kératite, ainsi que dans l'angine granuleuse et la surdité provenant d'obstructions de la trompe d'Eustache.

A part ces applications d'administration directe, ce sont des eaux sédatives et légèrement reconstituantes.

## Stations étrangères.

### PANTICOSA (Espagne, Aragon).

Altitude 2830m.

| Sources | *fuente del higado* | *fuente de los herpes.* |
|---|---|---|
| Température | 27°.5 | 27°. |
| Gaz azote . . . . . . . . . . . . | 644 cc. 35 | 429 cc. 32 |
| | gr. | gr. |
| Sulfate de soude . . . . . . . . . . | 0.07475 | 0.0700 |
| Chlorure de sodium. . . . . . . . . | 0.02556 | 0.0289 |
| — de magnésie. . . . . . . | 0.00506 | 0.0072 |
| Carbonate de chaux . . . . . . . . | 0.00482 | 0.0137 |
| Silice . . . . . . . . . . . . . . . | 0.01928 | 0.0169 |
| | 0.12947 | 0.1367 |

*Fuente del Estomago.*

Température 29°.

(Analyse faite sur 28 litres.)

| | gr. |
|---|---|
| Sulfure de sodium . . . . . . . . . . . . . . . . . . . . . . . . . | 0.0435 |
| — de calcium . . . . . . . . . . . . . . . . . . . . . . . . . | 0.0630 |
| Chlorure de sodium. . . . . . . . . . . . . . . . . . . . . . . . | 0.0018 |
| Sulfate de soude . . . . . . . . . . . . . . . . . . . . . . . . . | 1.2241 |
| Carbonate de soude. . . . . . . . . . . . . . . . . . . . . . . . | 0.9630 |
| Silice . . . . . . . . . . . . . . . . . . . . . . . . . . . . . . | 0.0416 |
| Matières organiques . . . . . . . . . . . . . . . . . . . . . . . | 0.6110 |
| | 2.880 |

(Herrera, 1839.)

Ce n'est pas sur cette source sulfurée que doit se porter l'attention, mais sur les autres sources nitrogénées, lesquelles, aux yeux de beaucoup de médecins espagnols, déterminent la véritable spécialisation de ces eaux. L'azote, si abondant dans un certain nombre de leurs eaux minérales, joue un rôle important dans la thérapeutique hydrologique de l'autre côté des Pyrénées. Aussi, dans l'établissement de Panticosa, très complètement installé sous tous les rapports, l'inhalation des gaz, c'est-à-dire de l'azote, a-t-elle été l'objet d'un soin particulier, et un système spécial de pulvérisation assure l'entier dégagement de ce dernier.

Je m'arrêterai un instant sur ce sujet, qu'il serait difficile de poursuivre aujourd'hui chez nous, mais sur lequel il est bon de posséder quelques informations. J'emprunterai celles-ci à une intéressante communication de M. Raveau, qui a étudié sur place les eaux de Panticosa (1).

Suivant les médecins qui admettent une classe d'*eaux nitrogénées*, cette dénomination appartient seulement à celles qui : 1° possèdent l'azote comme facteur principal ; 2° déterminent certains effets constants et d'une nature particulière sur l'organisme sain ; 3° améliorent ou guérissent certains états pathologiques de diagnostic incertain, alors même que le mode d'action n'est pas entièrement connu.

Il paraît résulter des observations recueillies à Panticosa, et aussi dans les stations de Caldas de Oviedo et de Urberuaga de Ubilla, dans la Biscaye, que l'usage de ces eaux et des inhalations d'azote exercent une action sédative prononcée sur les catarrhes irritatifs des muqueuses oculaire, nasale, laryngée et bronchique. Elles seraient donc applicables à des conditions auxquelles se prête mal, ou difficilement, l'action substitutive des médications thermales sulfureuses. Elles seraient particulièrement applicables aux premières périodes de la tuberculose, alors surtout que l'évolution de l'altération pulmonaire s'accomplirait sans que l'ensemble de la constitution parût avoir encore subi des atteintes profondes. Enfin, circonstance fort rare dans les applications des eaux minérales, les inflammations catarrhales aiguës des muqueuses oculaire et nasale céderaient très rapidement à l'emploi de cette médication.

(1) Raveau, Étude sur la station thermale de Panticosa, *Annales de la société d'hydrologie médicale de Paris*, t. XXIV. Voir aussi un rapport de M. Cazeaux sur un mémoire de M. Zimenes de Pedro, de Madrid, sur l'*azote et les eaux minérales azotées*, mêmes annales, t. XXV.

## Classe des ferrugineuses.

J'appelle la classe des *ferrugineuses* une classe bâtarde, et on a vu qu'effectivement elle se trouvait en dehors des familles et des classes établies sur la prédominance des acides. Voici pourquoi :

Presque toutes les eaux minérales possèdent du fer ; un certain nombre seulement dans une proportion suffisante pour qu'il y ait à en tenir compte. Parmi celles-ci même, la qualité ferrugineuse se trouve le plus souvent dominée par d'autres principes plus essentiels, et qui président plus directement à leur spécialisation. Il en est ainsi des sources ferrugineuses de Vichy et de Vals, et je pourrais en multiplier les exemples, particulièrement dans la famille des bicarbonatées, où le fer tient beaucoup plus de place que chez les sulfurées et les chlorurées. Et parmi ces dernières même, un certain nombre de stations possèdent quelque source ferrugineuse accessoire, qui n'occupe aucune place dans la classification, mais qui en tient une utilement dans la pratique.

D'un autre côté, une eau minérale qui ne nous offrirait que du fer ne serait qu'un médicament ferrugineux comme les autres, meilleur sans doute, mais dépourvu des caractères inimitables que les eaux minérales doivent à leur constitution complexe. Tel paraît être le fait de cette multitude de filets ferrugineux qui laissent le long des chemins des traces ocracées.

Je pense donc que l'on ne doit admettre dans la classe des *ferrugineuses* que les eaux minérales où, tandis que le fer y existe lui-même en proportion thérapeutique, les autres principes se trouvent en proportion trop faible pour imprimer à ces eaux des caractères spéciaux.

Le fer se trouve toujours à l'état de base, c'est-à-dire de bicarbonate dans la plupart des cas, rarement de sulfate, plus souvent d'arséniate ; ou encore combiné avec les acides organiques crénique et apocrénique, corps assez mal déterminés. Souvent associé au manganèse, on voit quelquefois ce dernier acquérir une certaine importance, comme à Luxeuil et à Cransac. Pétrequin attachait une grande valeur à ce rapprochement du manganèse et du fer.

Le fer est toujours en faible proportion : mais il est certain que la forme sous laquelle il se trouve, et le voisinage des principes qui l'accompagnent, lui prêtent une activité thérapeutique qui dépasse de beaucoup celle des préparations ferrugineuses empruntées à la matière médicale. Les analyses, la plupart très imparfaites, accusent le fer dans les proportions suivantes: Spa, 0gr. 060 oxyde de fer; Forges, 0gr. 098 crénate de fer; Renlaigue, 0gr. 081. Provins, 0gr. 076 oxyde de fer: Orezza, 0 gr. 12 carbonate de fer; la Bauche, 0 gr. 14 bicarbonate de protoxyde de fer.

Ce n'est pas du reste seulement sur la proportion de fer qu'elle contient qu'il convient d'apprécier la valeur d'une eau ferrugineuse: c'est encore, et surtout, sur les conditions dans lesquelles il y existe.

La condition essentielle est la présence du gaz carbonique. Il faut que ce gaz existe en proportion suffisante pour maintenir le fer à l'état de bicarbonate soluble, et en proportion excédente pour que l'eau minérale soit facile à introduire et à tolérer. Aussi les eaux sulfatées ferrugineuses se trouvent-elles dans des conditions très inférieures et qui les rapprochent davantage des préparations ferrugineuses de la pharmacopée.

Les sources ferrugineuses sont froides sauf exception. Il en est ainsi des plus notoires et des plus riches, et, dans les stations de nature diverse, à thermalité effective, les sources les plus ferrugineuses sont toujours les plus froides ou les moins thermales.

les sources ferrugineuses dépassent sans doute en nombre toutes les autres eaux minérales réunies, les stations ferrugineuses, j'entends munies d'une certaine installation, ne sont pas très nombreuses, il y a une raison à cela : froides, généralement peu abondantes, très spécialement consacrées à l'usage interne, elles sollicitent peu les grandes installations. Nous n'en possédons pas en France une seule comparable à celle de Spa (Belgique) ou de Schwalbach (Allemagne). Ceci ne résulte pas de notre pauvreté en sources ferrugineuses, mais peut-être de notre richesse même. Nos eaux ferrugineuses se trouvent répandues dans différentes classes, et offrent ainsi des ressources bien plus variées et plus efficaces à la thérapeutique que les ferrugineuses pures; c'est à Luxeuil, à Bagnères-de-Bigorre, à la Malou, à Châteauneuf, à Royat, à Pougues, à Vichy, à Vals, que se fait véritablement la médication ferrugineuse en France.

Si les installations hydrothérapiques, dont on tend à faire actuellement un abus dénué de toute raison près de la plupart des établissements thermaux, ont quelque part leur raison d'être, c'est dans les stations ferrugineuses, si peu propices, en général, aux installations balnéaires, et où les pratiques hydrothérapiques trouveraient à se combiner de la manière la plus utile à la médication ferrugineuse.

Cependant, à défaut d'installations considérables, nous possédons encore un certain nombre de stations balnéaires ferrugineuses, et quelques-unes près de sources véritablement thermales.

### BARBOTAN (GERS).

Altitude 80m. — Température de 31.2 à 38°.7.

| | gr. |
|---|---|
| Carbonate de chaux | 0.021 |
| — de magnésie | 0.002 |
| — de fer | 0.031 |
| Sulfate de chaux | 0.002 |
| Chlorure de sodium et de magnésium | 0.029 |
| Silice et barégine | 0.029 |
| | 0.135 |
| Gaz acide carbonique | 122 cc. |
| — sulfhydrique | quant. ind. |

(ALEXANDRE.)

Des analyses ultérieures paraissent avoir fourni des résultats plus complexes, mais sans données quantitatives.

L'intérêt principal de cette station revient aux boues, formées par un limon noirâtre qui recouvre la surface du sol et que pénètre l'eau minérale provenant de sources nombreuses.

Les applications communes aux boues minérales (résolutives et reconstituantes) sont aidées par la qualité ferrugineuse de l'eau minérale.

### LA BAUCHE (SAVOIE).

Altitude 480m. — Température 12°.

| | |
|---|---|
| Gaz de l'air (oxygène et azote) | ind. |
| — acide sulfhydrique libre | traces |
| | gr. |
| — acide carbonique libre | 0.03500 |
| Bicarbonate de chaux | 0.25180 |
| — de magnésie | 0.12129 |
| — de protoxyde de fer | 0.14257 |
| — de potasse | 0.02150 |
| — d'ammoniaque | 0.02850 |
| Crénate de protoxyde de fer | 0.00350 |
| — de potasse | 0.01950 |
| — d'ammoniaque | 0.01450 |
| Hyposulfite de soude | 0.01215 |
| Phosphate de chaux | 0.01026 |
| Chlorure de sodium | 0.00476 |
| Iodure alcalin | traces sens. |
| Silice | |
| Alumine } | 0.01450 |
| Glairine } | |
| Extrait humique } | 0.01200 |
| | 0.72230 |

(CALLOUD, 1863.)

Établissement parfaitement installé. Richesse particulière en principes ferrugineux.

### CAMPAGNE (Aude).

Température 29°.10 et 31°.

| | S. des *Bains* | S. de la *Buvette.* |
|---|---|---|
| | gr. | gr. |
| Carbonate de chaux | 0.334 | 0.346 |
| — de magnésie | 0.028 | 0.032 |
| Sulfate de chaux | 0.060 | 0.058 |
| — de soude | 0.077 | 0.084 |
| — de magnésie | 0.168 | 0.170 |
| — de potasse | 0.020 | 0.019 |
| Chlorure de sodium | 0.040 | 0.035 |
| — de potassium | 0.015 | 0.012 |
| — de magnésium | traces | traces |
| Silice | 0.017 | 0.020 |
| Oxyde de fer carbonaté et crénaté | 0.006 | 0.005 |
| Matière organique | 0.025 | 0.032 |
| Oxyde de manganèse | traces | traces |
| Fluorure de calcium | id. | id. |
| Arsenic | id. | id. |
| Iode | id. | id. |
| | 0.796 | 0.813 |

| | |
|---|---|
| Gaz acide carbonique | 98 cc. |
| Azote | 22 50 |
| Oxygène | 1 50 |
| | 122 00 |

(FILHOL, 1858.)

Ces eaux, outre les applications générales des eaux ferrugineuses, passent pour directement efficaces dans le traitement des fièvres intermittentes.

### CASTELJALOUX (Lot-et-Garonne).

Température froide.

| | |
|---|---|
| Acide carbonique | indét. |
| | gr. |
| Bicarbonate de chaux | 0.450 |
| Carbonate et crénate de fer | 0.048 |
| — de magnésie | 0.005 |
| Sulfates de soude et de chaux | traces |
| Chlorure de sodium<br>— de magnésium<br>— de calcium | 0.025 |
| Silicates de soude et de chaux | 0.011 |
| Acide silicique | 0.080 |
| | 0.619 |

(O. HENRI.)

Il y a un établissement thermal.

## CHARBONNIÈRE (Rhône).

Altitude 301m. — Température froide.

| | gr. |
|---|---|
| Bicarbonate de protoxyde de fer | 0.041 |
| — de soude | 0.017 |
| — de chaux | 0.050 |
| — de magnésie | 0.006 |
| Sulfate de chaux | traces |
| Chlorure de sodium | 0.008 |
| Silice | 0.022 |
| Alumine | 0.009 |
| Matière organique | quant. not. |
| | 0.153 |
| Gaz acide carbonique | 34 cc. |
| — sulfhydrique | traces |
| Azote | 24 |
| Oxygène | 1 |

(Glénard.)

Établissement thermal. Applications communes des eaux ferrugineuses.

## CHATEAU-GONTIER (Mayenne).

Température froide.

| | |
|---|---|
| Acide carbonique libre | 1/8 du vol. |
| | gr. |
| Bicarbonate de chaux | 0.455 |
| — de magnésie | traces |
| Oxyde de fer carbonaté, crénaté et apocrénaté | 0.104 |
| Oxyde de manganèse | traces |
| Sulfate de soude } | 0.100 |
| — de chaux } | |
| Sulfate de magnésie | 0.520 |
| Azotate | indic. |
| Chlorure de sodium (dominant) } | 0.200 |
| — de magnésium } | |
| Acide silicique et alumine | 0.170 |
| Principe arsenical dans le dépôt ocracé | traces |
| | 1.1549 |

(O. Henri, 1849.)

L'eau minérale de *Château-Gontier* est connue également sous le nom d'*eau* de *Pougues rouillée*. Elle est remarquable par la prédominance relative des sels de magnésie, et, si ce n'est pour avoir égard à sa qualité ferrugineuse prononcée, et en raison de sa faible minéralisation, elle pourrait être rangée parmi les bicarbonatées sulfatées. Un établissement hydrothérapique très complet est annexé à l'établissement thermal.

M. Mahier, outre les applications ordinaires des eaux ferrugineuses, dit avoir employé celles-ci avec beaucoup d'avantages dans le catarrhe vésical et la gravelle (1).

## COURS (GIRONDE).

Température froide.

| | |
|---|---|
| Acide carbonique | quant. ind. |
| | gr. |
| Carbonate de chaux | 0.184 |
| — de protoxyde de fer | 0.030 |
| Sulfate de chaux | 0.009 |
| Chlorure de sodium | 0.018 |
| Acide silicique | 0.011 |
| Matière organique | 0.006 |
| Perte | 0.005 |
| | 0.263 |

(ESPIC ET BOUCHERIE.)

Établissement thermal.

## FORGES (SEINE-INFÉRIEURE).

Altitude 160m. — Température froide.

Source *Cardinale*.

| | |
|---|---|
| | lit. |
| Acide carbonique libre | 0.225 |
| Azote avec oxygène | traces |
| | gr. |
| Bicarbonate de magnésie | 0.076 |
| Protoxyde de fer crénaté | 0.098 |
| — de manganèse | traces |
| Sulfate de chaux | 0.040 |
| — de soude | 0.006 |
| Chlorure de sodium | 0.012 |
| — de magnésium | 0.003 |
| Crénate alcalin (potasse) | 0.002 |
| Alumine | 0.033 |
| Sel ammoniacal (carbonate?) | traces |
| | 0.270 |

(O. HENRI, 1845.)

(1) *Annales de la Société d'hydrologie médicale de Paris*, t. II.

Il y a, outre la source *Cardinale*, la plus ferrugineuse et la plus active, la source *Royale* 0.067 crénate de fer, et la source *Reinette* 0.022.

Ces eaux, très célèbres autrefois, ont subi le sort de la plupart des stations thermales ferrugineuses, et, malgré leur incontestable activité sont peu recherchées sur place.

## MARTIGNÉ-BRIANT (MAINE-ET-LOIRE).

Température froide.

| | gr. |
|---|---|
| Carbonate de fer | 0.040 |
| — de chaux | 0.090 |
| — de magnésie | 0.014 |
| Sulfate de soude | 0.228 |
| Chlorure de sodium | 0.139 |
| — de calcium | 0.014 |
| — de magnésium | 0.016 |
| Acide silicique | 0.010 |
| Matière organique | 0.010 |
| Manganèse et bitume | traces |
| | 0.561 |

| | gr. |
|---|---|
| Gaz acide carbonique | 0.032 |
| Azote | 0.016 |

(GODEFROY, 1847.)

Il y a plusieurs sources et plusieurs établissements balnéaires.

## NEYRAC (ARDÈCHE).

Température 27°.

| | gr. |
|---|---|
| Acide carbonique libre | 1.813 |
| Bicarbonate de soude | 0.648 |
| — de potasse | 0.129 |
| — de chaux | 0.781 |
| — de magnésie | 0.373 |
| — de manganèse | traces |
| — de protoxyde de fer | 0.080 |
| Sulfate de soude | 0.025 |
| Chlorure de sodium | 0.012 |
| Phosphate de soude | 0.007 |
| Arsénite de soude | traces |
| Silice | 0.132 |
| Alumine | traces |
| Matière organique | indét. |
| | 4.000 |

(LEFORT, 1857.)

Il y a un établissement thermal.

Ces eaux paraissent très actives, comme eaux ferrugineuses, et, bien que non sulfureuses, semblent posséder une efficacité particulière dans le traitement des maladies de la peau; mais elles doivent une certaine célébrité à une analyse qu'en a faite M. Mazade (de Valence), et d'après laquelle ce chimiste aurait rencontré dans ces eaux, outre les corps signalés plus hauts, les métaux suivants: *Glucyne*, *Cérium*, *Lanthane*, *Didyme*, *Tantale*, *Molygdène*, *Tungstène*.

## OREZZA (Corse).

Altitude 603m. — Température 11°.

Source *d'En bas*.

| | gr. |
|---|---|
| Carbonate de chaux | 0.602 |
| — de magnésie | 0.604 |
| — de lithine | tr. tr. sens. |
| — de protoxyde de fer | 0.128 |
| — de manganèse | tr. tr. sens. |
| — de cobalt | traces |
| Sulfate de chaux | 0.021 |
| Chlorure de potassium / — de sodium | 0.014 |
| Alumine | 0.006 |
| Acide silicique | 0.004 |
| — arsenique | traces |
| Chlorure de calcium | id. |
| Matières organiques | id. |
| | 0.849 |
| Gaz acide carbonique libre ou provenant des bicarbonates | 1248 cc. |
| Air atmosphérique | 11 |

(Poggiale, 1853.)

La source d'Orezza est assez fréquentée, bien qu'elle ne soit utilisée qu'en boisson. Mais c'est surtout comme eau transportée qu'il en est fait usage, et elle tient justement une grande place dans la médication ferrugineuse. Cependant son principe ferrugineux ne présente pas une grande stabilité, et au bout de quelque temps de conservation les bouteilles se tapissent généralement d'une couche ocracée assez épaisse; mais sa richesse remarquable en fer ne l'empêche de conserver des propriétés très effectives.

### PROVINS (Seine-et-Marne).

Altitude 88m. — Température de 7 à 8°.

| | gr. |
|---|---|
| Carbonate de chaux | 0.5525 |
| — de magnésie | 0.0225 |
| Oxyde de fer | 0.0760 |
| Manganèse | 0.0170 |
| Chlorure de sodium | 0.0425 |
| — de calcium | traces |
| Acide silicique | 0.0250 |
| Matière grasse | quant. inap. |
| | 0.7355 |

(Vauquelin et Thénard, 1813.)

Ces eaux ne sont prises qu'en boisson. Mais il y a une installation hydrothérapique.

### RENLAIGUE (Puy-de-Dome).

Température froide.

| | gr. |
|---|---|
| Bicarbonate de soude | 0.417 |
| — de magnésie | 0.247 |
| — de chaux | 0.216 |
| — de fer | 0.081 |
| Chlorure de sodium et de potassium | 0.431 |
| Sulfate de soude | 0.024 |
| Silice | 0.060 |
| Alumine | 0.012 |
| Matière organique | traces |
| | 1.488 |
| | gr. |
| Gaz acide carbonique libre | 3.352 |

(Bouis, 1871.)

Il n'y a pas d'établissement thermal. Ce sont des eaux ferrugineuses nettement thérapeutiques, et d'une richesse particulière en gaz carbonique.

### RENNES (Aude).

Température de 12 à 51°.

Cinq sources, notablement chlorurées, et dont la plus ferrugineuse, le *bain fort*, atteint 51 degrés, circonstance exceptionnelle dans la classe des eaux ferrugineuses

Le *Bain fort.*

| | |
|---|---|
| | lit. |
| Acide carbonique | 0.162 |
| | gr. |
| Carbonate de chaux | 0.250 |
| — de magnésie | 0.070 |
| Chlorure de sodium | 0.071 |
| — de magnésium | 0.280 |
| — de potassium | traces |
| Sulfates de soude et de magnésie | 0.090 |
| — de chaux | 0.162 |
| Acide silicique, alumine, phosphate d'alumine et de chaux | 0.049 |
| Carbonate et crénate de fer | 0.031 |
| Manganèse | traces |
| Matière organique | 0.040 |
| | 1.043 |

(O. HENRI, 1839.)

Il y a un établissement thermal où l'on combine, aux eaux ferrugineuses, l'eau chlorurée de la rivière de Salz, qui baigne les murs de l'établissement. Ces eaux de Rennes sont du reste presque également bicarbonatées, chlorurées et sulfatées. Aussi y trouve-t-on une médication assez complexe, L'eau du *bain doux*, peu ferrugineuse, à 40°, fournit des bains sédatifs, l'eau de *Salz* fournit des bains chlorurés qui conviennent aux scrofuleux et aux lymphatiques, et le *bain fort*, avec sa haute température, possède des propriétés résolutives énergiques.

## SAINT-CHRISTOPHE (SAONE-ET-LOIRE).

Température froide.

| | |
|---|---|
| Acide carbonique libre | 1/12 du vol. |
| | gr. |
| Bicarbonate de chaux | 0.040 |
| — de magnésie | traces |
| Oxyde de fer carbonaté et crénaté | 0.070 |
| — de manganèse | traces |
| Sulfate de chaux | 0.020 |
| Chlorure de sodium | 0.022 |
| Acide silicique et alumine | 0.011 |
| Matière organique | traces |
| Principe arsenical dans le dépôt de la source | traces |
| | 0.163 |

(O. HENRI, 1851.)

Il y a un établissement thermal. L'eau minérale est mélangée avec de l'eau douce chauffée, et les bains administrés à une température aussi basse que possible. Ces eaux sont employées dans la gastralgie, la dyspepsie, la chlorose, la leucorrhée.

### SYLVANÈS (Aveyron).

Altitude 400m. — Température de 31,5 à 36°.

Source des *Petites-Eaux*, 34°.

| | gr. |
|---|---|
| Silice en partie combinée avec chaux et magnésie | 0.0476 |
| Chaux | 0.1281 |
| Magnésie | 0.0434 |
| Chlorure de sodium | 0.0333 |
| Sodium | 0.1052 |
| Arsenic combiné avec magnésie et une petite quantité de fer | 0.0161 |
| Acide sulfurique | 0.0440 |
| — carbonique des bicarbonates | 0.1605 |
| Oxyde de fer, chaux, magnésie mêlés | 0.0181 |
| Matières organiques | traces |
| | 0.7583 |
| Gaz acide carbonique libre ou combiné | 120 cc. |

(Canoy, 1848.)

Une analyse plus récente de l'école des Mines ne signale dans la source *des Moines*, la plus chaude, 36°, ni fer ni arsenic.

L'établissement thermal est bien installé en baignoires, piscines, douches, etc.

Le caractère le plus saillant de ces eaux est leur thermalité, leur minéralisation n'offrant rien de très déterminé, en dehors de leur qualité ferrugineuse et arsenicale, mais cette circonstance est digne de remarque, se trouvant d'une grande rareté parmi les eaux qui appartiennent à la classe des ferrugineuses.

Les applications des eaux de Sylvanès ont trait surtout aux névroses généralisées, aux métrites et à certaines formes de dyspepsie. Leur double qualité thermale et ferrugineuse leur assure sur ces différents sujets des appropriations intéressantes. Elles ont acquis, au sujet des maladies de l'appareil respiratoire, une certaine notoriété dont je ne saurais apprécier la légitimité (1).

On associe fréquemment à leur usage les eaux très voisines *d'Andabre*, franchement bicarbonatées sodiques.

(1) Planche, *Études sur les eaux de Sylvanès*, 1875, et *Annales de la Société d'Hydrologie médicale de Paris*, t. XXI.

## Stations étrangères.

### PYRMONT (ALLEMAGNE, WALDECK).

Altitude, 130m. — Température froide.

| | *Stahlbrun* (S. manganésienne) | *Badequelle* (S. chlorurée) |
|---|---|---|
| | gr. | gr. |
| Sulfate de chaux | 0.761214 | 2.51396 |
| — de baryte | 0.000285 | |
| — de strontiane | 0.003499 | |
| — de potasse | 0.015825 | 0.00142 |
| — de soude | 0.040249 | |
| — de magnésie | 0.435166 | 0.27440 |
| Iodure de sodium | 0.000015 | |
| Bromure de sodium | 0.000086 | |
| Nitrate de soude | 0.000152 | |
| Chlorure de sodium | 0.152526 | 9.15513 |
| — de magnésium | — | 0.56434 |
| — de lithium | 0.000954 | 0.00073 |
| — d'ammonium | 0.002019 | |
| Phosphate d'alumine | 0.000080 | |
| — de chaux | 0.000053 | |
| Carbonate de chaux | 0.697902 | |
| — de magnésie | 0.050535 | |
| Bicarbonate de magnésie | 0.053643 | 0.02270 |
| Carbonate d'oxyde de manganèse | 0.004306 | |
| Bicarbonate d'oxyde de manganèse | — | 0.01208 |
| Acide silicique | 0.030510 | — |
| Silice | — | 0.00515 |
| Alumine | — | traces sensibles |
| | 2.249019 | 12.54991 |
| Gaz acide carbonique combiné | 1407 cc. 6 | — |
| — — libre | 1271 cc. 05 | 640 cc. 7 |

(FRESÉNIUS, 1864; WIGGERS, 1861.)

Il y aurait dans une autre source, d'après M. Wiggers, le *Bohrlochsoole* :

| | gr. |
|---|---|
| Chlorure de sodium | 32.005 |
| — de magnésium | 1.3365 |
| Sulfate de chaux | 5.4062 |
| Brome | notable |

La station de Pyrmont est surtout connue comme ferrugineuse. Les analyses qui précèdent n'y montrent que du manganèse; et elles montrent que ces eaux froides, et employées en boisson plus qu'en bains, tiennent également une place importante parmi les chlorurées. Elles dégagent le gaz carbonique dans d'énormes proportions.

SPA (Belgique).

Altitude de 250 à 400m. — Température de 9 à 10°,8.

| | *Pouhon* | *Sauvenière* | *Tonnelet* | *Geronstère* |
|---|---|---|---|---|
| | gr. | gr. | gr. | gr. |
| Acide carbonique libre . . | 2.55278 | 2.40707 | 2.15230 | 2.01077 |
| Bicarbonate de sodium . . | 0.12222 | 0.06035 | 0.06593 | 0.03553 |
| — de potassium . | 0.01184 | 0.00784 | 0.00236 | 0.00661 |
| — de calcium . . | 0.04050 | 0.12655 | 0.05612 | 0.16163 |
| — de magnésium | 0.01825 | 0.06821 | 0.01332 | 0.16711 |
| — de fer . . . . | 0.19647 | 0.07715 | 0.06230 | 0.05565 |
| — de manganèse. | 0.00386 | 0.00162 | 0.00162 | 0.00157 |
| Chlorure de sodium . . . | 0.05402 | 0.00829 | 0.00766 | 0.01420 |
| Sulfate de sodium . . . . | 0.02316 | 0.00438 | 0.00367 | 0.00287 |
| Silice . . . . . . . . . . . | 0.01900 | 0.01088 | 0.01400 | 0.01580 |
| Alumine . . . . . . . . . | 0.01430 | 0.00458 | 0.00650 | 0.00345 |
| Hydrogène sulfuré . . . . | 0.00011039 | — | — | 0.0004283456 |
| Résidu sec . . . . . . . . | 0.61100 | 0.21470 | 0.13000 | 0.28650 |
| | 3.66751039 | 2.99162 | 2.51578 | 2.7321183456 |
| Gaz acide carbonique libre | 1288 cc. | 1215 cc. | 1086 cc. | 1015 cc. |

On a trouvé en outre des traces de lithine, d'acide phosphorique, et d'acide nitrique; oxygène, azote et hydrogène carboné.

(Commission de 1874.)

La source, ou *Pouhon du Prince de Condé*, a été analysée récemment (1882) à *l'Académie de médecine* :

| | gr. |
|---|---|
| Carbonates alcalins. . . . . . . . . . . . . . . . . . . . . . . . | 0.099 |
| — de chaux . . . . . . . . . . . . . . . . . . . . . . | 0.110 |
| — de magnésie . . . . . . . . . . . . . . . . . . . . | 0.100 |
| Chlorure de sodium . . . . . . . . . . . . . . . . . . . . . . | 0.025 |
| Sulfates alcalins . . . . . . . . . . . . . . . . . . . . . . . | 0.020 |
| Peroxyde de fer . . . . . . . . . . . . . . . . . . . . . . . | 0.119 |
| Silice . . . . . . . . . . . . . . . . . . . . . . . . . . . . | 0.050 |
| | 0.523 |

Cette analyse est assez incomplète. Mais il a été noté que cette eau du *Prince de Condé* présentait cette circonstance remarquable que, au bout de plusieurs mois, le fer y était resté intégralement en dissolution, et sans qu'aucune parcelle s'en fût déposée sur les parois des bouteilles.

L'établissement thermal de Spa est largement installé et l'un des plus fréquentés. L'eau minérale est très utilisée à distance, comme celle d'Orezza, à titre autant diététique que médicamenteux.

M. Schauer expose ainsi qu'il suit les applications des eaux de Spa à la chlorose et à l'anémie (1).

(1) Schauer, *Traité des eaux de Spa*, 1882.

Parmi les chloroses, il signale celles de la puberté, de la grossesse, de la ménorrhagie, de l'hystérie, du rhumatisme noueux, de la chorée.

Parmi les anémies : les anémies respiratoires et les anémies hémorrhagiques ; les anémies secrétoires et excrétoires, suites de la lactation du catarrhe bronchique (bronchorrhée), de la diarrhée, de la cystite chronique, de la spermatorrhée ; les anémies par privation, épuisement nerveux, scrofuleuses, paludéennes, des convalescents.

### SCHWALBACH (ALLEMAGNE, NASSAU).

Altitude 295m. — Température de 10 à 11°,2.

| | *Werinbrunnen.* |
|---|---|
| | gr. |
| Bicarbonate de soude | 0.24534 |
| — de chaux | 0.57213 |
| — de magnésie | 0.60511 |
| — d'oxyde de fer | 0.05780 |
| — de manganèse | 0.00908 |
| Chlorure de sodium | 0.00863 |
| Sulfate de soude | 0.00619 |
| — de potasse | 0.00747 |
| Acide silicique | 0.04650 |
| Phosphate de soude | traces |
| Borate de soude | très faibles |
| Matières organiques | traces. |
| | 1.55825 |
| Gaz acide carbonique libre | 1368 cc. |
| — sulfhydrique | 0.00051 |

(FRESÉNIUS, 1855.)

Sources très nombreuses. Grand établissement balnéaire. D'après la méthode allemande, un traitement à Schwalbach est habituellement considéré comme un complément de presque tout traitement thermal.

### Thérapeutique des eaux ferrugineuses.

Il n'y a pas lieu de s'étendre longuement sur l'action thérapeutique des eaux ferrugineuses. A la différence de ce que nous ont offert les autres classes d'eaux minérales, leur mode d'action ne peut qu'être identifié avec celui de leur principe prédominant, administré sous une forme quelconque. Ces eaux ne représentent donc précisément qu'une médication ferrugineuse, plus simple sous ce rapport que les autres eaux minérales : seulement, au point de vue de l'action sur les premières voies, grâce à l'adjonction du gaz carbonique, comme de l'action sur le milieu nutritif, grâce à leur facile absorption, elles représentent une médication ferrugineuse aussi parfaite que possible, et à laquelle, sous le rapport de la tolérance comme des effets physiologiques et curatifs, ne saurait être comparé aucun des composés que la matière médicale a tellement multipliés et cherche toujours à améliorer. Il ne faut pas oublier encore que les sels ferrugineux n'existent jamais isolés dans une eau minérale, et que les principes dont ils sont accompagnés ne sont sans doute pas sans prendre quelque part à leurs actions thérapeutiques. Ici comme ailleurs cette part est le plus souvent très difficile à déterminer, au moins dans les eaux ferrugineuses proprement dites, ces principes ne s'y rencontrant jamais qu'en faible proportion. Cependant, je n'hésite pas à affirmer que l'on s'en tient trop habituellement à l'usage de ces eaux transportées, et que, malgré l'absence d'établissements balnéaires, ou le caractère secondaire que revêtent près de ces eaux les pratiques balnéaires, on trouvera toujours, en les buvant près de leur émergence, une médication très supérieure à celle qu'elles fournissent à distance.

Les considérations physiologiques et thérapeutiques qui ont trait à la pénétration du fer dans l'économie ne sauraient offrir rien qui soit particulier à l'administration des eaux ferrugineuses. Ici, comme dans l'administration médicamenteuse des préparations pharmaceutiques, la pratique, sinon la science, peut, sans grands inconvénients, rester indécise au sujet de la théorie de l'action thérapeutique du fer. S'agit-il simplement de l'introduction d'un principe indispensable et déficient dans l'économie? Ce n'est pas à présumer, car l'alimentation suffit à introduire plus de fer qu'il n'est nécessaire et possible d'assimiler. Ce n'est pas le fer qui fait défaut dans les conditions si diverses de l'anémie, c'est la faculté d'assimilation de ce principe. Peut-être est-ce surtout un eupeptique, favorisant la digestion et l'absorption (Cl. Bernard); ou un excitant des fonctions végétatives et d'assimilation; ou un agent direct de stimulation ou de formation des globules?

L'indication des eaux minérales, comme celle des préparations ferrugineuses, est en réalité indépendante de ces explications. Ces eaux ont à intervenir utilement dans toutes les circonstances où le fer est indiqué, et ne se trouve pas contre-indiqué par des conditions d'irritabilité absolue ou relative de l'organisme, ou de quelque système en particulier.

Il n'est point nécessaire d'énumérer les circonstances dans lesquelles se rencontrent de telles indications. Elles peuvent se résumer dans une série de groupes comprenant : les dyspepsies simples et atoniques, les grandes névroses, l'impaludisme, les maladies de matrice, enfin les anémies accidentelles ou constitutionnelles, et les convalescences.

Les eaux ferrugineuses sont essentiellement réconstituantes. Il ne faut pas leur attribuer une action directe sur les nombreux états morbides compris dans les catégories qui viennent d'être énumérées. Leur influence curative se borne à ramener l'économie au point où les désordres dont elle est le siège peuvent se réparer spontanément, ou à permettre à des actions thérapeutiques, impuissantes jusqu'alors, de recouvrer une efficacité nécessaire.

---

# DEUXIÈME PARTIE

## THÉRAPEUTIQUE.

J'ai exposé tous les éléments dont se compose la médication thermale. Lorsque, dans le cours d'une maladie chronique, on a à décider de l'indication et du choix d'une eau minérale, on doit avoir ce tableau présent à l'esprit, comme on a, dans la médecine ordinaire, celui de la matière médicale commune.

Ces éléments multipliés, — principes médicamenteux saisissables, dont la complexité contraste avec la simplicité que nous recherchons dont la matière médicale commune, et dont le caractère le plus frappant est d'exister sous des *états* particuliers, indéniables, tout indéfinissables qu'ils soient encore, — modes d'administration d'une infinie variété, — conditions hygiéniques inséparables de leur emploi, — tous ces éléments font bien de la médication thermale quelque chose à part, et dont une ignorance systématique pourrait seule méconnaître l'efficacité.

L'intérêt de la médication thermale se trouve moins encore dans la supériorité que dans la spécialité des résultats qu'on en obtient. Les agens médicamenteux qu'elle met en œuvre ont leurs analogues dans la matière médicale. — Les procédés qu'elle emploie sont reproduits ailleurs. — Les conditions hygiéniques qui l'accompagnent peuvent être réalisées sur une échelle supérieure. — Mais elle n'en représente pas moins un tout inimitable qui, si l'on savait en tirer parti, fournirait de bien puissantes ressources à la prophylaxie et au traitement des maladies chroniques. Malgré les progrès accomplis dans la vulgarisation des eaux minérales, il s'en faut de beaucoup que leurs ressources soient utilisées comme elles devraient l'être. Pour la plupart des médecins, leur connaissance ne dépasse guère la notoriété qui a commencé de les rendre familières au public. Les études qui vont suivre ont pour but de condenser les résultats de l'observation clinique, dont il faut bien que tiennent compte les rigoureuses et légitimes prétentions de la science actuelle.

I

# MÉDICATION THERMALE

## Indications.

La connaissance des indications suppose la connaissance de la médecine tout entière.

Les maladies chroniques comprennent en réalité toute la pathologie, car les maladies aiguës peuvent n'être considérées que comme des accidents; et, par maladie chronique, il ne faut pas entendre seulement une tumeur, un catarrhe ou un désordre fonctionnel, définitif, mais toute déviation survenue dans l'harmonie du système. Un lien ininterrompu existe entre ces déviations, souvent perceptibles à peine dans le principe, et les lésions les plus irrémédiables. L'analyse d'une maladie chronique doit avoir pour premier objet de reconstruire cette filiation, c'est-à-dire sa pathogénie, ce qui est le point de départ nécessaire des indications.

Cette recherche serait purement spéculative si elle n'aboutissait à la détermination des agents de la thérapeutique qui y correspondent, ce que fait connaître la matière médicale.

La détermination des indications dépend donc de deux sortes d'informations relatives, les unes à la pathogénie, les autres à la matière médicale : de là deux ordres d'indications, *pathologiques* et *thérapeutiques*, déduites de la connaissance de la maladie et de la connaissance des remèdes, ce qui comprend effectivement toute la médecine pratique.

J'entrerai sur ces deux sujets dans les développements qui sont le plus directement en rapport avec les applications de la médecine thermale.

### A. — Indications pathologiques.

Après qu'on a déterminé le siège et le mode d'une maladie chronique, il faut toujours se demander : pourquoi est-elle née? par quoi est-elle entretenue?

Les conditions qui président à la naissance et à l'entretien des maladies chroniques sont de deux ordres : *l'hérédité* et les *circonstances hygiéniques*.

L'hérédité est une condition à laquelle nul n'est soustrait. Mais la transmission héréditaire est un composé dont l'analyse est des plus confuses. Outre le mélange de ses éléments les plus immédiats, et outre l'incertitude scientifique qui ne peut manquer de planer sur la filiation masculine, elle se perd dans des éléments d'une inextricable complexité, que l'atavisme recule dans des proportions indéterminables. Les cas les mieux saisissables de transmission directe n'autorisent pas à faire abstraction des éléments composites qui lui appartiennent. Dans l'immense majorité des cas, on ne peut que s'en tenir à une conception virtuelle d'influences impossibles à distinguer, mais dont la réalité est indéniable et immanquable.

Entre la période de la conception où se sont effectuées les transmissions héréditaires, et les périodes consécutives à la naissance où se développeront les influences hygiéniques, se place une période intermédiaire, correspondant à la vie intra-utérine.

A la participation qu'a prise la mère elle-même aux conditions héréditaires, il faut ajouter l'influence que les circonstances éventuelles de sa santé et de son affectivité ont pu exercer sur l'évolution définitive du germe.

Indépendamment donc des maladies proprement dites auxquelles est exposé le fœtus pendant le cours de la vie intra-utérine, les traces, si souvent manifestes, du retentissement sur sa constitution et sur sa conformation des éventualités de la santé et du genre de vie de la mère, ne sauraient laisser de doute sur l'existence réelle, dans bien des cas, de traces non moins effectives, alors même qu'elles nous demeurent insaisissables.

L'enfant apparaît donc au jour préparé dans un certain sens par des conditions héréditaires immanquables et par des conditions intra-utérines possibles.

Alors s'emparent de lui toutes les circonstances hygiéniques qui viennent l'envelopper de toutes parts pour ne plus l'abandonner de tout le reste de son existence. Il n'est pas nécessaire d'en faire l'énumération. Tout ce qui appartient à la matière de l'hygiène et de divisions classiques joue ici son rôle, et, par la répétition, l'habitude et même l'accident, prend sa part à l'évolution ultérieure de l'organisme. Ce qui domine alors c'est l'air inspiré, les aliments introduits, les affections ressenties.

Ces innombrables influences, innombrables, car elles se multiplient par leurs combinaisons mutuelles, comme par leur degré d'intensité, qu'elles soient régulières ou désordonnées, salutaires ou nuisibles, viennent se rencontrer avec les influences héréditaires et innées, et s'y mêler, soit dans un sens identique pour les favoriser et les agrandir, soit dans un sens contraire pour les amoindrir ou les annihiler.

Tel est l'écheveau qu'offre à démêler à l'analyse l'étiologie réelle qui peut servir à définir la physiologie des constitutions ou à construire la pathogénie des diathèses, problème le plus souvent impossible à résoudre avec certitude.

Car s'il est des hérédités fatales qui permettent, encore n'est-ce jamais à coup sûr, de prédire au produit de la conception, soit la tuberculose, soit la névrose, soit la goutte ; s'il est des milieux hygiéniques qui semblent condamner à la scrofule, à la chlorose, à la phthisie, ce ne sont là que des exceptions auprès des cas où le dédale de l'hérédité, ou bien la confusion des circonstances hygiéniques, nous laisse dans l'incertitude ou l'ignorance des causes qui ont dirigé l'évolution d'un organisme dans tel sens ou dans tel autre.

Nous devons admettre que les prodigieuses diversités que revêt la forme extérieure, et qui se marquent sur les traits restreints du visage, se retrouvent dans le milieu immense de l'organisme, et que, pour la constitution cellulaire, c'est-à-dire l'arrangement des éléments anatomiques, la modalité du système nerveux, la composition du sang, les différences individuelles sont les mêmes. Comme chacun a ses traits particuliers, chacun a sa vie particulière. « Il y a, a dit Claude Bernard, dans chaque animal, des conditions physiologiques de *milieu intérieur* qui sont d'une variabilité extrême. Or, chez un animal, les phénomènes vitaux ne varient que suivant des conditions de milieu intérieur précises et déterminées (1). »

Et de même que, parmi la diversité des traits, on a pu saisir des types distincts, de même, parmi les diversités de l'organisme, on a pu marquer des types : ce sont les *tempéraments*.

Les tempéraments sont établis sur le mode de telle ou telle grande

(1) La *Revue scientifique*, 5 février 1881. p. 181.

fonction ou de tel ou tel appareil d'organes. Le milieu cellulaire seul échappe à notre observation. La santé a donc des modes divers.

Ces modes ne consistent pas seulement dans des différences d'activités partielles. Ils comportent encore des différences dans la force, cet agent universel du monde inorganique, qui se compte dans les éléments simples, mais que nous ne pouvons mesurer alors qu'il se partage entre les éléments innombrables des milieux organisés.

Ces modes divers peuvent s'accentuer de manière à ce que le juste équilibre, qui maintient en harmonie les éléments complexes de l'organisme, vienne à se rompre : de là naissent les *états constitutionnels*, qui ne sont pas encore la maladie, mais ne sont plus la santé parfaite.

Ici se reconnaissent encore des types, plus ou moins bien déterminés, qui impriment à l'économie la marque de tel système, ou de tel appareil, ou de telle fonction, et d'où dérivent les constitutions dites lymphatique, nerveuse, arthritique, bilieuse, hémorrhoïdaire, etc., et qui peuvent être rapportées soit à la prédominance, soit à l'insuffisance de tel système, à des conditions de force exhubérante ou déficiente, dominant l'ensemble de l'organisme ou telle ou telle de ses parties.

Ce n'est pas la maladie, et ce n'est pas la santé. C'est une manière de vivre qui imprime aux maladies accidentelles une physionomie particulière, comme ces constitutions atmosphériques qui, alors même qu'elles n'entraînent pas les conséquences morbides qui leur sont propres, n'en laissent pas moins apercevoir leur empreinte sur les actes morbides qui surviennent accidentellement, et sur l'état de santé lui-même.

L'état morbide ne naît donc pas directement de ces états constitutionnels. Mais, lorsqu'il apparaît sous l'action de causes hygiéniques ou accidentelles, ceux-ci lui imposent des déterminations de siège, de forme ou d'indications, très précises. En d'autres termes, on doit à ces constitutions d'être malade de telle ou telle façon, et de réclamer telle ou telle indication thérapeutique, de même que le tempérament imprime à la santé une physionomie spéciale et commande au genre de vie une direction particulière.

Un degré de plus, ce sera la maladie, c'est-à-dire la *diathèse*, latente peut-être, mais effective, toujours prête à éclater, avec des phénomènes que l'on appellera réguliers ou irréguliers, suivant qu'ils affecteront les caractères typiques qu'elle affectionne, ou qu'ils s'en écarteront. Ici la maladie existe *de se*; elle se manifeste d'emblée par des symptômes propres, bien que ses manifestations ne se soustrayent pas à l'action des causes accidentelles ou hygiéniques. C'est dans l'organisme qu'elles puisent leur raison d'être; elles en procèdent immédiatement; elles n'ont pas besoin d'occasion pour apparaître.

Telles sont les diathèses dans la genèse desquelles entrent, à des degrés et dans des combinaisons diverses et souvent insaisissables, et l'hérédité et les circonstances hygiéniques, les unes et les autres présentes aussi bien dans les diathèses congénitales que dans les diathèses acquises.

La conception n'en doit pas être bornée aux formules restreintes où l'on a enfermé jusqu'ici le cercle des diathèses. Tout mode de l'organisme, qui suppose une altération durable ou définitive *totius substanciæ*, est une diathèse ou un empoisonnement. Ceux-ci virulents, organisés ou autres, sont hors de cause; bien que, s'ils entraînent une chronicité, ils se comportent d'une façon peu dissemblable des diathèses.

Quant aux diathèses elles-mêmes, les unes, comme le cancer, le tubercule, la scrofule, paraissent avoir leur racine dans l'élément cellulaire; d'autres dans le milieu de l'assimilation, telles que la goutte, le diabète, l'obésité; d'autres dans le système nerveux, comme les grandes névroses. Mais il ne faut jamais oublier que rien n'est isolé dans l'organisme, que la vie des cellules, le travail de l'assimilation, l'évolution de l'activité nerveuse, se trouvent sous une dépendance réciproque, et que, lorsque nous localisons ici ou là telle entité morbide, nous ne faisons que consacrer une expression phénoménale dominante.

Quelles frontières peuvent être établies entre le *tempérament*, qui est la santé, l'*état constitutionnel*, qui est intermédiaire entre la santé et la maladie, et la *diathèse*, qui est la maladie elle-même?

Aucune, qu'il soit possible de délimiter. Le passage du tempérament à l'état constitutionnel, et de l'état constitutionnel à la diathèse, est insensible : leurs caractères ne le sont pas si nous les prenons dans leur état achevé, mais ils le sont si nous cherchons à les saisir dans leur transition respective.

Que nous considérions le germe dès la première cellule organisée, ou l'être formé dès sa première inspiration, nous voyons commencer la lutte pour l'existence, contre les influences héréditaires et contre les influences hygiéniques, les unes et les autres aussi redoutables que nécessaires, les unes et les autres prodiguant les éléments de conservation et de désordre, de vie et de mort. La seule défense est l'organisation elle-même, dont l'essence est la faculté de réagir contre les causes perturbatrices et destructrices. Semblables à ces jouets dont l'équilibre stable ne cesse de se rétablir, quelques impulsions qu'on leur ait imprimées, les êtres organisés portent en eux-mêmes une force d'équilibre stable, jusqu'au moment où une force supérieure sera venue vaincre leurs conditions d'équilibration.

Cette période d'indifférence que Wirchow attribuait à la cellule avant qu'elle parvienne à subir une néoplasie déterminée, celle que M. Grancher a cru apercevoir dans la cellule indifféremment destinée au tubercule et au scrofulome, est sans doute l'état de l'organisme, inachevé ou complet, qui précède telle ou telle détermination constitutionnelle ou diathésique. Poussé ou retenu, d'abord par les entrecroisements héréditaires, favorables ou contraires, ensuite par les influences hygiéniques, bienfaisantes ou funestes, il prend une direction quelconque.

Celle-ci pourra aboutir à quelqu'une de ces formes entrevues que nous saisissons et que nous classons; mais le plus souvent elle s'arrêtera en chemin, et créera ces constitutions mixtes qui sont les plus nombreuses, que nous ne savons pas encore définir, faute, sans doute, de moyens d'observation assez subtils, mais qui n'en existent pas moins.

C'est ainsi que chacun se porte bien à sa manière, et, ce qui nous intéresse surtout, est malade à sa manière, et ressent à sa manière les atteintes que les agents extérieurs lui font subir, à titre pathologique ou traumatique, ou encore les troubles dont les causes extérieures nous échappent et qui semblent procéder d'une action spontanée.

La déduction naturelle des idées qui viennent d'être exposées est que l'institution des diathèses, telle qu'elle est aujourdhui acceptée dans la nosologie et dans le langage médical, est en grande partie artificielle et demande à être profondément révisée.

Personne plus que moi ne rend justice aux maîtres qui, sans l'avoir précisément créée, ont systématisé, dans ces derniers temps, et vulgarisé la notion des diathèses. Bazin et Pidoux ont rendu un service considérable à la pathologie en y affirmant l'existence de ces états dont ils montraient le point de départ dans l'hérédité, et l'aboutissant dans un ensemble de phénomènes déterminés; dont l'un d'entre eux, surtout, a fait entrevoir les combinaisons mutuelles, et les transformations à titre de métissage.

La pathogénie des maladies chirurgicales chroniques, le pronostic des traumatismes et de la chirurgie opératoire, sujets où M. Verneuil a justement rattaché à la chirurgie des études qui étaient demeurées jusqu'alors le domaine exclusif de la médecine, ont eu beaucoup à profiter de l'impulsion donnée par ces éminents observateurs. Mais il faut reconnaître que le cadre systématique où se trouve aujourd'hui emprisonnée la conception des diathèses ne représente qu'un ensemble confus dont une décevante simplicité a fait tout le succès.

Le travail qu'on a commencé pour le cancer, cette pure entité d'une époque encore toute récente, qui se composait de tant d'éléments divers, il faut l'approprier à l'arthritis, à l'herpétis, au rhumatisme, à la scrofule, expressions qui fournissent aujourd'hui à la médecine une foule d'applications purement platoniques, et qui ne résistent pas à une analyse vraiment scientifique.

Il n'est que trop facile en apparence de rattacher les actes morbides que l'on rencontre à des conceptions pathogéniques, lesquelles sont, dans bien des circonstances, purement conventionnelles, bien qu'elles semblent trouver dans l'occurence de tels ou tels actes pathologiques des témoignages effectifs de leur réalité.

Il ne doit pas suffire, pour affirmer la présence de l'arthritis ou de l'herpétis, de constater l'existence de certains phénomènes, semblables à ceux que l'on a rencontrés dans les cas les mieux avérés d'arthritis ou d'herpétis. Les actes morbides qui constituent les maladies locales sont limités. Mais les conditions des organismes qui leur servent de théâtre sont illimitées.

Quelque extension que l'on donne au cercle des constitutions, c'est-à-dire des états de l'organisme qui impriment à la santé relative, et à la maladie, tant de physionomies diverses, ou au cercle des diathèses, c'est-à-dire des états de l'organisme qui président à la genèse et à l'entretien des maladies chroniques, il est à penser qu'on laissera encore, en dehors, des états mixtes et indéfinissables; car ce n'est pas la nature qui se modèle sur nos formules, mais ce sont nos formules qui doivent se modeler sur la nature, et qui souvent n'y parviennent qu'imparfaitement.

C'est particulièrement à propos de la médication thermale qu'il est nécessaire d'avoir présentes à l'esprit ces dernières considérations.

Si, au sujet des états constitutionnels et des diathèses déterminées, on rencontre des spécialisations d'applications formelles, dans combien de circonstances n'est-ce pas par un pur artifice qu'on rapproche ces dernières de troubles de la santé qui n'offrent que des caractères indéterminés, soit que nous ne sachions pas en pénétrer la nature, soit que celle-ci ne se prête pas elle-même à une véritable dogmatisation! C'est à un tel ordre de faits, comprenant cette période *indifférente* des déviations du système, que j'ai indiquée plus haut, que se rapportent surtout les applications prophylactiques du traitement thermal, applications salutaires à tant de gens qui ne sont pas encore malades, mais qui doivent le devenir. C'est précisément la connaissance des actions particulières des eaux minérales, telles qu'elles vont être exposées, avant d'en venir à leurs *spécialisations*, qui servira de guide en pareils cas.

## B. — Indications thérapeutiques.

Les indications des eaux minérales ayant trait soit aux conditions générales de l'organisme qui président au développement et à l'évolution des maladies chroniques, soit aux conditions particulières des organes ou des tissus qui s'y rattachent ou qui dépendent de causes hygiéniques persistantes, nous devons rechercher dans la médication thermale les actions thérapeutiques qui se trouvent en rapport avec de telles sources d'indications.

Nous trouvons des actions *altérantes*, *reconstituantes* et *sédatives*, qui s'adressent aux conditions pathogéniques et à l'état anomal, primitif ou secondaire, de l'organisme, et des actions *substitutives* et *résolutives* qui s'adressent aux lésions d'organes ou de tissus.

Un caractère essentiel de la médication thermale, et qui lui marque une place à part dans la thérapeutique, c'est la faculté que possèdent la plupart de ses agents de réaliser simultanément plusieurs de ces actions thérapeutiques, et, par conséquent, de fournir le moyen de remplir à la fois des indications multiples. C'est peut-être à cela, plus encore qu'à l'énergie de ses actions, que sont dus les résultats si remarquables qu'on en peut obtenir.

*Actions altérantes.* — La médication dite *altérante* est la médication des diathèses.

L'idée que l'on peut s'en faire est celle d'une médication douée de propriétés spéciales en vertu desquelles elle change la manière d'êtr de l'organisme, en s'adressant aux phénomènes intimes de la nutrition.

Le propre de la médication altérante est de ne se traduire que par ses effets curatifs, et non point par des modifications physiologiques saisissables, telles que l'on en observe dans la substitution, la dérivation et la révulsion.

C'est donc une médication intime, et qui s'exerce dans un milieu où il est fort difficile de la suivre et d'assister aux modifications chimiques, histologiques ou dynamiques qu'elle peut exercer. La dénomination d'*altérante* est, de l'avis de tout le monde, très défectueuse, et tend, d'ailleurs, à faire prendre en mauvaise part l'idée des modifications qu'elle entraîne. La réalité est que les *résultats* de la médication altérante dans les maladies chroniques, les seules envisagées ici, ne nous montrent autre chose qu'un changement dans un sens favorable apporté dans la direction vicieuse suivie jusqu'alors par l'organisme. Aussi ne comporte-t-elle pas nécessairement l'idée de guérison. Tout ce qui est gagné par elle est un bien acquis. La plupart des diathèses ne menacent guère l'existence, ou ne la troublent à un degré profond, que lorsqu'elles sont abandonnées à une évolution librement croissante. La vie se trouve donc parfaitement compatible avec elles, du moment qu'elles n'ont acquis spontanément qu'un certain degré de développement, ou qu'elles sont maintenues artificiellement dans de certaines limites.

Les actions altérantes sont très spécialement dévolues aux eaux à bases sodiques prédominantes, et aux eaux possédant une minéralisation bien déterminée. Ce sont des actions essentiellement médicamenteuses. Les modes d'administration les plus simples sont ceux qui les réalisent le plus sûrement. Aussi les divers procédés balnéothérapiques n'y prennent aucune part directe; l'eau en boisson et les bains, tels en sont les agents nécessaires, et, chose remarquable, la balnéation peut même y suffire, témoin les bains de *Salins* (Jura) et de *Salies* (Béarn), si efficaces dans la scrofule, bien que l'usage interne de ces eaux ne soit que faiblement usité.

Le type de la médication altérante peut certainement être fourni par les eaux chlorurées sodiques et les modifications qu'elles impriment à la diathèse scrofuleuse; et il suffit que, dans une eau minérale quelconque, le chlorure de sodium se rencontre en une proportion un peu notable, pour qu'elle présente des applications afférentes à la scrofule. Je rappellerai que, si l'on prend l'ensemble de cette médication chlorurée sodique, on trouve que l'iode n'y tient presque aucune place apparente et que le brome y fait quelquefois défaut.

Les eaux sulfurées agissent beaucoup plus faiblement que les chlorurées sur la scrofule. La faiblesse de leur minéralisation ne permet guère de leur supposer des propriétés altérantes bien prononcées. Il est vrai qu'elles sont remarquablement appropriées à certaines déterminations de la scrofule, les scrofulides muqueuses et cutanées, c'est-à-dire les catarrhes et les dermatoses engendrés ou entretenus par la scrofule. Mais s'il s'agit des écrouelles, des lésions osseuses ou articulaires, on ne saurait plus les comparer aux chlorurées. Elles acquièrent au contraire une appropriation très directe à ces mêmes lésions lorsque celles-ci se montrent, non plus comme la manifestation d'une scrofule en puissance, dans l'enfance et la jeunesse, mais, à une époque plus avancée de la vie, comme reliquats d'une scrofule éteinte. C'est ainsi que *Barèges* est la plus puissante médication des arthrites et des ostéites scrofuleuses chez les adultes, comme *Salins*, *Bourbonne* ou *Balaruc*, de ces mêmes lésions chez les jeunes sujets.

C'est que c'est sur la diathèse elle-même que s'exerce l'action des eaux chlorurées, et que, si elles interviennent en temps opportun, elles sont propres à en prévenir ou à en enrayer les manifestations : en un mot, c'est une médication essentiellemen t diathésique.

Les eaux bicarbonatées sodiques représentent de leur côté la médication altérante de l'arthritis, et, de même que la présence notable du chlorure de sodium dans une eau minérale quelconque lui assure des appropriations afférentes à la scrofule, la présence du bicarbonate de soude témoigne, dans une eau quelconque où elle est signalée, d'une spécialité d'action relative à l'arthritis.

Sous ses formes typiques, la goutte et la gravelle, l'arthrits se présente comme le résultat d'une assimilation imparfaite ou irrégulière des principes azotés, lesquels s'accumulent dans l'appareil uropoïétique sous la forme de concrétions uratiques, dans les jointures et ailleurs sous la forme d'urate de soude. Ce n'est pas ici le lieu de chercher à suivre cet urate sodique dans le reste de l'économie, et à rattacher à sa présence en nature l'ensemble des phénomènes dits *arthritiques*, comme on peut chercher à suivre le sucre des diabétiques dans l'ensemble du système, et en retrouver la trace dans les altérations fonctionnelles et organiques propres au diabète.

Ce que je veux exprimer ici, c'est que, sous l'influence de la médication bicarbonatée sodique, l'assimilation des principes azotés se rétablit, ou au moins tend à se rétablir. Il ne s'agit pas ici d'une action sur les déterminations de la maladie, mais d'une action sur ses conditions pathogéniques.

Il en est exactement de même pour ce qui concerne le diabète. Ce n'est pas sur les manifestations du diabète, sur la soif, sur le prurit vulvaire, sur l'opacité de la cornée ni sur les phénomènes gangréneux, que s'exerce l'action directe des eaux de *Vichy*; mais elles aident à l'assimilation du sucre et diminuent ainsi la proportion du sucre épars dans l'économie.

Il est une diathèse au sujet de laquelle il est très difficile de définir les indications, attendu que nous ne savons trop sur quelles bases la constituer elle-même, c'est l'herpétis. L'herpétis fournit un champ doctrinal sur lequel le dogmatisme contemporain s'est largement exercé. Je pense avec M. Hardy que l'expression de dartre, et de diathèse dartreuse, plus compréhensive que celle d'herpétis, devrait lui être substituée. L'arsenic, les alcalins et les sulfures représentent les médications les plus spéciales des dermatoses que comprend la dénomination générale de *dartres*. Bazin considèrait les alcalins comme la médication spéciale des arthritides, et l'arsenic, des herpétides. D'un autre côté, il est impossible de tenir les sulfureux en dehors des médications qui s'y peuvent rapporter.

Si, mettant de côté toute préoccupation théorique, on veut s'en tenir à la pratique des choses, je crois que l'on aura beaucoup de peine à déterminer exactement la part respective de ces divers agents, au point de vue de la pathogénie. L'arsenic et les eaux arsenicales représentent peut-être seuls ici une médication véritablement altérante. Les eaux alcalines et les sulfurées offrent davantage le caractère de médications topiques, dont le choix me paraît dépendre plutôt du caractère excitable ou torpide des lésions cutanées que de leur origine supposée. Je n'affirme pas que leur action n'offre rien de plus spécial et de plus intime; je veux dire que cette dernière considération me paraît en général devoir dominer dans l'indication.

*Actions reconstituantes.* — Lorsqu'un traitement thermal est appliqué d'une façon opportune et méthodique, voici ce qu'on observe habituellement : l'appétit se développe, la digestion s'opère plus facilement, les fonctions de la peau s'animent, la circulation s'opère avec plus de liberté, les sécrétions glandulaires s'activent, les règles apparaissent ou se montrent plus régulières, la caloricité s'accroît, les forces s'améliorent, les facultés affectives s'épanouissent.

Cet ensemble de phénomènes, qui comprend la stimulation générale des fonctions, et entraîne une reconstitution générale de l'organisme, paraît l'expression de l'action du traitement thermal sur la partie saine du système, tandis que l'action altérante s'adresserait plus spécialement à la partie malade. C'est le propre des eaux minérales, administrées dans les conditions que j'ai dites plus haut, aussi bien des plus minéralisées et des plus significatives que de celles dont la minéralisation négative et les indications apparentes ne semblent tendre qu'à des actions purement sédatives.

Si l'action reconstituante des eaux minérales a pour caractère de se faire sentir sur l'ensemble du système et en particulier sur les parties saines, ou au moins sur les parties indemnes de l'état morbide dominant, on y rencontre aussi des éléments de reconstitution spéciaux, semblables à ceux que nous fournit la thérapeutique usuelle. C'est ainsi que les eaux ferrugineuses nous offrent un reconstituant spécial du sang, et que les eaux à base de chaux possèdent un reconstituant spécial du système osseux.

Les eaux à bases sodiques et à minéralisation déterminée représentent les reconstituants généraux les plus énergiques. Telles sont les chlorurées sodiques, reconstituantes spéciales des constitutions lymphatiques et scrofuleuses, indépendamment de leur action spéciale altérante de la scrofule.

Les eaux bicarbonatées sodiques possèdent également une action énergiquement reconstituante, mais qui s'exerce sur des conditions différentes. La soude est à proprement parler un médicament de l'assimilation, et ces eaux, dans lesquelles son action paraît le mieux dégagée, reconstituent le système en rectifiant et en activant l'assimilation. Les eaux de *Vichy* ne sont pas reconstituantes des lymphatiques et des scrofuleux. Mais elles le sont des individus chez qui l'assimilation, entravée dans son accomplissement, ne s'opère que d'une manière incomplète, ainsi des anémiques et des atoniques, par suite d'habitudes dyspeptiques, de longues diarrhées, d'obstructions abdominales, d'impaludisme. Impuissantes et même nuisibles, dans certaines cachexies, dans les cachexies goutteuses en particulier, et dans toutes les cachexies à tendance hydrémique, elles offrent de précieuses ressources dans les cachexies abdominales, spécialement des pays chauds, et dans les cachexies paludéennes, dans des cas même où le degré d'abaissement de l'organisme semblerait contre-indiquer toute médication de ce genre.

L'action reconstituante des eaux sulfurées paraît d'une nature différente. Moins profonde et moins médicamenteuse, elle semble consister surtout en une stimulation générale des fonctions, des fonctions périphériques en particulier. Les eaux sulfurées, en effet, semblent s'adresser plutôt aux surfaces, tandis que les chlorurées s'attacheraient plus spécialement au système lymphatique, et les bicarbonatées sodiques au milieu où s'accomplissent les phénomènes de l'assimilation.

Quant à l'action reconstituante des eaux indéterminées, elle n'est sans doute que faiblement caractérisée et ne saurait en aucune manière reproduire les résultats que l'on obtient des eaux à minéralisation déterminée et à bases sodiques. Elle est peut-être en partie indirecte, et due principalement aux conséquences de la sédation de l'innervation, qui est un des effets les plus apparents de ces sortes d'eaux minérales. Ce qu'il y a de plus frappant à ce sujet, c'est la tolérance de l'économie pour des traitements qui sembleraient devoir entraîner une débilitation notable, et que suit plutôt un certain degré de restauration des forces. C'est ainsi que des bains tièdes multipliés et prolongés bien au-delà des mesures ordinaires, près des eaux de *Néris* par exemple, sont parfois tolérés par des sujets affaiblis, dépourvus en apparence de réaction, et qui ne peuvent que difficilement supporter la balnéation ordinaire. Ici nous ne rencontrons cependant aucune condition médicamenteuse qui puisse rendre compte de pareils effets.

*Actions sédatives.* — L'action sédative des eaux minérales est un fait constaté, mais non un fait expliqué. Elle appartient, à des degrés divers, aux eaux faiblement minéralisées qui constituent la classe des indéterminées, comme *Néris*, *Luxeuil*, *Dax*, *Bains*, *Ussat*, etc., et aux eaux à bases calciques sulfatées et prédominantes, comme *Bagnèers-de-Bigorre*; et de même que, lorsqu'on voit prédominer dans une eau minérale des bases sodiques, on peut lui attribuer par avance des propriétés altérantes et reconstituantes à un degré quelconque, de même quand on voit prédominer des bases calciques, on peut s'attendre à rencontrer des actions sédatives.

Ces propriétés sédatives sont très difficiles à définir. Elles tendent à calmer l'hyperesthésie, elles tendent également à rétablir l'équilibre dans les désordres de l'innervation. Ici point d'explication : les matières organiques onctueuses n'y prennent peut-être qu'une part très secondaire. Il ne s'agit plus à ce sujet de médications internes. Ces traitements sont à peu près exclusivement externes, et consistent uniquement, au point de vue qui nous occupe, dans la balnéation, souvent très prolongée. La haute thermalité de la plupart de ces eaux est cependant un sérieux inconvénient, auquel on ne pare qu'à l'aide de moyens artificiels, car ces balnéations réclament impérieusement des températures très tempérées.

Les propriétés de ces sortes d'eaux minérales ne sont pas mises en jeu seulement dans le traitement des névroses elles-mêmes. Les eaux dites *sédatives* servent encore à suppléer des eaux minérales plus actives, alors que l'irritabilité des sujets ou des tissus rend celles-ci difficilement applicables.

Ceci est dû précisément à ce caractère encore inexpliqué de la médication thermale, qui fait que ses représentants les plus insignifiants en apparence, quant à leurs caractères constitutifs appréciables, participent pour une certaine mesure aux propriétés les mieux accusées des eaux fortement constituées, et que nous y retrouvons des traces faibles, sans doute, mais perceptibles d'actions reconstituantes, peut-être même substitutives, en l'absence des principes qui, ailleurs, en sont les agents manifestes, sinon exclusifs. C'est à cela qu'il faut rapporter leurs applications étendues aux affections utérines et à beaucoup de dermatoses.

*Actions substitutives.* — La substitution en thérapeutique consiste à changer la nature d'une inflammation, ce mot pris dans son sens classique, pour lui en substituer une autre plus facile à guérir. Dans les états aigus, on cherche à provoquer une inflammation plus vive qui vienne se substituer à une inflammation de moindre intensité. Dans les états chroniques, on cherche à ramener de l'acuité dans une inflammation lente et habituelle, ou encore à ramener à l'activité un état passif. Telle est l'expression la plus sommaire de la substitution thérapeutique, laquelle du reste est sans doute beaucoup moins simple dans son évolution effective que cette expression ne le comporte. Mais c'est une action essentiellement locale, et différant en cela de celles qui viennent d'être étudiées.

L'action substitutive tient une place intéressante dans la médication thermale, et appartient essentiellement à une classe d'eaux minérales, les sulfurées. Elle représente en réalité une médication des surfaces, et elle s'adresse à peu près exclusivement aux surfaces tégumentaires, externe et interne, c'est-à-dire à la peau et aux muqueuses, mais aux muqueuses périphériques et voisines de la périphérie, car elle ne trouve guère d'applications aux muqueuses viscérales profondes, et surtout d'applications qui se trouvent du ressort de la médication thermale.

Les catarrhes et les dermatoses, tel est donc le champ d'action à peu près exclusif de la médication substitutive thermale. Tel est également le champ d'action particulièrement dévolu aux eaux sulfurées.

Bordeu, le promoteur de l'hydrologie scientifique en France, avait été frappé des effets que les eaux sulfurées exercent sur les surfaces catarrhales, et, y reconnaissant les témoignages d'une action substitutive manifeste, il avait généralisé cette observation et croyait y trouver la clef des actions de la médication thermale.

L'observation de Bordeu était juste, mais beaucoup trop exclusive. Il importe en effet de savoir : d'abord, que l'action des eaux sulfurées est loin de se borner à la substitution, ensuite que ce mode n'est nullement nécessaire à leur action curative.

S'il paraît difficile d'attribuer aux eaux sulfurées des propriétés altérantes très développées, on ne peut leur méconnaître une influence sur certains états constitutionnels, laquelle, combinée avec des propriétés reconstituantes très réelles, étend leur action bien au-delà du cercle assez restreint d'une action substitutive.

Cependant cette dernière est manifeste dans les affections catarrhales des membranes muqueuses, et spécialement dans les catarrhes respiratoires. Elle est inhérente à la médication sulfurée, et à peu près indépendante de la direction qui lui est imprimée, de telle sorte qu'elle se soustrait, pour la plus grande part au moins, à l'intervention directe des médecins. Toujours innocente dans les affections catarrhales simples, elle peut être à redouter dans les affections irritables qui accompagnent si souvent la tuberculose pulmonaire.

Mais si elle constitue un mode incontestable d'action des eaux sulfurées sur les catarrhes respiratoires, elle n'est pas la condition nécessaire de leur efficacité. La preuve en est dans l'influence que le traitement sulfureux exerce sur les catarrhes à répétition, alors qu'il se trouve adressé à des surfaces actuellement saines, dans l'intervalle des manifestations catarrhales. Ceci est un fait très important à constater dans l'ordre de considérations dont il s'agit en ce moment, que j'ai signalé depuis longtemps dans mes leçons, et sur lequel Pidoux a également insisté.

En général, au début d'un traitement sulfureux dans les catarrhes chroniques des voies respiratoires, on voit apparaître des signes d'acuité, augmentation de la toux, de l'oppression, sécheresse de la membrane muqueuse, puis accroissement des sécrétions. Tel est le témoignage, plus ou moins accentué et prolongé, de l'irritation substitutive, rarement assez intense elle-même pour que la direction du traitement en doive être modifiée.

Les signes de l'action substitutive sont moins régulièrement saisissables dans les dermatoses, ce qui doit tenir au caractère peu excitable d'un grand nombre d'entre elles. Cependant ils se révèlent d'une manière très manifeste dans les dermatoses humides. L'action directement topique de la médication balnéaire et la surface considérable sur laquelle elle s'opère, à l'entour des parties malades, lui prêtent quelquefois une intensité redoutable : aussi le traitement de l'eczéma par les eaux sulfurées est-il toujours un traitement très délicat. L'irritation exercée sur les surfaces eczémateuses n'est peut-être pas toujours assez vive pour opérer une véritable substitution, tout en l'étant assez pour accroître l'état inflammatoire. En outre, l'irritation exercée sur les surfaces saines peut réagir sur les premières dans un sens qui n'a rien de salutaire. Il faut donc n'employer qu'avec infiniment de réserve les eaux sulfurées dans les dermatoses humides, prurigineuses, excitables en un mot, et ce sera toujours une grande faute d'y recourir d'une manière banale dans le traitement des dermatoses.

On peut, il me semble, rapprocher de ce qui vient d'être étudié sous le titre d'action substitutive certains phénomènes auxquels on a attribué une place en quelque sorte régulière dans la médication thermale, mais à tort, en ce sens que ces phénomènes manquent beaucoup plus souvent qu'ils ne se laissent entrevoir : je veux parler de la *fièvre thermale* et de la *poussée*. Un tel rapprochement peut être légitimé par le fait qu'il s'agit également, dans tous ces cas, d'une action excitante exercée par cette médication. Seulement, tandis que l'action substitutive s'exerce exclusivement sur les parties malades, c'est sur les parties saines du système que paraissent surtout agir les phénomènes dont je parle. Or, c'est tout spécialement près des eaux sulfurées que l'on observe ces derniers, dont l'importance et la fréquence ont été singulièrement exagérées.

Ce qu'on appelle *fièvre thermale*, et qui est rarement de la fièvre mais simplement de la courbature, ou de l'embarras gastrique, peut bien être quelquefois l'effet du déplacement, du changement de climat ou de l'intervention trop brusque d'une médication générale. Mais il faut reconnaître que la nature de l'eau minérale y entre pour quelque chose, car, très commune près des eaux sulfurées, elle se montre à un moindre degré près des chlorurées (et ici plus volontiers sous la forme d'embarras gastrique), et à peine près des eaux bicarbonatées sodiques les plus actives, comme auprès des eaux indéterminées.

Il en est exactement de même de la *poussée*. Il est vrai qu'à *Vichy*, quand la température atmosphérique est très élevée, on voit assez souvent apparaître des éruptions miliaires ou papuleuses, très prurigineuses, et quelquefois très tenaces, fort semblables à ces *bourbouilles* auxquelles on échappe si rarement quand on traverse les régions voisines des tropiques : mais je n'ai presque jamais observé rien de semblable dans des conditions moyennes de température extérieure. Les eaux indéterminées ou à bases calciques déterminent quelquefois aussi les phénomènes dits *de poussée*, mais seulement dans les balnéations à haute thermalité ou très prolongées, comme à Loèche.

La part de l'action substitutive dans les eaux minérales appartient donc presque tout entière aux sulfurées. On ne rencontre que des traces amoindries de ce mode thérapeutique dans les eaux chlorurées. Je ne crois pas, en effet, qu'elle soit considérable dans l'application de la balnéation chlorurée aux dermatoses. Mais où elle se retrouve certainement, c'est dans les modifications que les eaux chlorurées sodiques fortement minéralisées, et surtout les eaux mères, font subir aux plaies scrofuleuses, ulcères, fistules, abcès chroniques. Les applications topiques d'eaux mères, les injections dans les trajets fistuleux ou les cavités de suppurations profondes, agissent comme des substitutifs énergiques.

On ne retrouve rien de semblable dans les bicarbonatées. Mais il est remarquable de voir ces actions reparaître, quelquefois à peine sensibles, quelquefois très prononcées, près d'eaux sulfatées calciques ou d'eaux indéterminées. *Loèche* en fournit un exemple caractéristique. Mais de tels effets ne paraissent dus en réalité qu'à des balnéations prolongées ou de hautes thermalités.

On en retrouve encore un vestige dans une propriété commune à toutes les sortes d'eaux minérales, hormis les bicarbonatées sodiques fortes, la propriété *cicatrisante*. Je pense que cette propriété, si remarquable et si prononcée, tient en quelque chose à une véritable action substitutive. Sans doute, il faut faire la part de l'action altérante et de l'action reconstituante qui ont modifié dans un sens salutaire le travail ulcératif ou érosif. Mais il est difficile de méconnaître ici une action directement topique. Je répète que cette action paraît refusée aux eaux bicarbonatées sodiques très minéralisées. Celles-ci irritent les surfaces ulcérées ou érodées sans aucun bénéfice pour elles. Je n'ai jamais vu que les plaies diabétiques qui parussent subir de la part des eaux de Vichy une influence directement salutaire.

*Actions résolutives.* — L'action résolutive est très complexe. Je la prends dans l'acception de la disparition, ou de la guérison, d'états complexes eux-mêmes, où l'hypérémie passive et l'hyperplasie prennent une part diverse, tumeurs, empâtements, engorgements, suceptibles de disparition par résorption interstitielle (Trousseau et Pidoux), ou par réintégration dans le cercle normal de la circulation sanguine. On doit admettre ici une action fondante, directe ou indirecte, non pas dans le sens chimique que comporte cette expression, mais dans le sens de son résultat.

C'est une action locale, si nous la prenons dans cette dernière acception et si nous considérons la lésion à laquelle elle s'adresse. Mais c'est plutôt une action générale, si nous tenons compte de son évolution complète. Le type nous en est fourni par les mercuriaux dans les maladies aiguës, par l'iode et les iodures dans les maladies chroniques.

Bien des modes divers président sans doute à la résolution, sans qu'il soit toujours possible, si l'on cherche à s'en rendre compte, de déterminer quelle part il faut faire à l'irritation locale, à la dénutrition, à l'arrêt de la nutrition morbide.

Les eaux minérales possèdent précisément ce caractère de pouvoir mettre en jeu simultanément ces modes multiples, et reproduire, d'une façon manifeste ou obscure, mais saisissable au moins par la pensée, les diverses actions qui viennent d'être passées en revue, altérantes, reconstituantes et substitutives. La résolution n'est sans doute elle-même en définitive que la résultante de ces diverses actions, combinées pour un but vers lequel les fait converger ce qu'on pourrait appeler l'attraction thérapeutique.

C'est encore aux eaux fortement minéralisées et à bases sodiques prédominantes qu'il faut recourir s'il s'agit de résoudre des tumeurs ou des engorgements, c'est-à-dire aux chlorurées et aux bicarbonatées sodiques très particulièrement. Ce sont là les eaux à proprement parler fondantes, surtout si l'on compare leurs résultats avec ce que l'on peut obtenir dans ce sens des autres sortes d'eaux minérales. Aux chlorurées reviennent spécialement les engorgements strumeux, aux bicarbonatées sodiques les engorgements viscéraux de tous autres caractères. Voici des termes qui peuvent paraître très généraux, mais qui cependant rassemblent des faits très définis.

Qu'il s'agisse d'engorgements ganglionnaires, d'empâtements périarticulaires, d'épaississements périostiques, d'infarctus du tissu cellulaire, si la scrofule est en jeu, on peut compter sur l'action résolutive et fondante des chlorurées sodiques, depuis les eaux salines de *Salins*, de *Salies* ou de *Moutiers*, jusqu'à celles de *Bourbonne*, *Balaruc*, la *Bourboule* ou *Saint-Nectaire*. S'il s'agit de ces engorgements viscéraux qui dépendent de l'impaludisme, ou de la pléthore abdominale, ou de l'arthritis, ou de circonstances moins définies dans des conditions constitutionnelles indifférentes, les bicarbonatées sodiques fortes, comme *Vichy* ou *Vals* (au loin *Carlsbad*), seront aussi résolutives ou fondantes que les chlorurées le sont dans le cercle de leurs indications propres.

Je ne sais pas bien quelle part on doit faire en pareille circonstance à une action directe et immédiate, chimique ou dynamique, sur les lésions à résoudre. Je ne saurais nier qu'il puisse se passer rien de semblable : mais je ne pense pas non plus qu'on puisse émettre à ce sujet autre chose que de pures suppositions. Nous sommes mieux assurés au sujet des actions indirectes ou médiates qui président à la résolution.

C'est ainsi que, dans la résolution des indurations fistuleuses de l'écrouelle par les eaux de *Salins* ou de *Balaruc*, nous pouvons reconnaître en même temps une action altérante sur la scrofule, reconstituante sur l'ensemble du système, et substitutive sur les surfaces fistuleuses. Dans la résolution des engorgements goutteux par l'eau de *Vichy*, nous devons admettre à la fois une action altérante sur l'état diathésique, propre à tarir la source des dépôts uratiques, et un arrêt de la nutrition morbide dans les engorgements eux-mêmes.

Dans le traitement thermal des maladies chirurgicales, il faut tenir grand compte des propriétés respectives, à l'endroit de l'action résolutive, qui appartiennent à telle ou telle série d'eaux minérales. S'il s'agit simplement, chez les sujets exténués, de remonter vivement l'organisme, de modifier des plaies très atoniques, de provoquer l'élimination de corps étrangers, c'est aux eaux sulfurées sodiques thermales qu'on s'adressera de préférence, *Barèges*, *Ax*, *Luchon*, *Amélie*. Mais s'il est question de tissus épaissis, engorgés, indurés, enfin de lésions de tissu plus que de lésions de fonction, c'est aux chlorurées thermales, *Bourbonne*, *Balaruc*, le *Moutiers*, qu'on demandera les éléments d'une médication résolutive que les sulfurées ne fournissent que très incomplètement.

Cependant il est un terrain sur lequel ces mêmes eaux sulfurées peuvent revendiquer des propriétés résolutives que nous ne retrouvons point ailleurs, c'est celui des engorgements pulmonaires. Cette circonstance est due sans doute à l'action élective de ces eaux sur l'appareil pulmonaire qu'elles touchent par deux côtés à la fois, agissant sur la face libre de la muqueuse bronchique par l'inhalation et en vertu de leurs propriétés anticatarrhales spéciales, et sur sa face profonde en raison de l'élimination par l'appareil respiratoire des principes sulfureux introduits dans l'économie.

Je dois ajouter que des propriétés analogues sont attribuées aux eaux du Mont-Dore, qui représentent du reste une médication très différente.

## C. — Contre-indications.

Il existe peu de contre-indications absolues aux eaux minérales. L'étude des indications qui les réclament et de l'opportunité de leurs applications renferme explicitement tout ce qui peut concerner leurs contre-indications.

Les deux propositions suivantes résument d'une manière concise tout ce qui pourrait être dit sur ce sujet.

Les eaux minérales (sous la forme qui constitue un *traitement thermal*) ne conviennent jamais dans les maladies aiguës, ni dans les accidents aigus qui peuvent survenir dans le cours des maladies chroniques.

Elles sont contre-indiquées dans tous les états physiologiques ou pathologiques qui ne se prêtent pas à une action salutaire de leur part.

Le sens de cette dernière proposition, banale en apparence, est le suivant :

Il n'est pas toujours nécessaire, pour faire utilement usage d'une eau minérale, qu'il existe un état pathologique déterminé. Il y a une foule de conditions de la santé, convalescence, fatigue physique ou intellectuelle, affaiblissement, prédominance d'un tempérament quelconque, dans lesquelles on rencontre près d'une eau minérale appropriée une médication ou réparatrice, ou prophylactique, ou à proprement parler hygiénique, très salutaire.

C'est ainsi que, si l'usage des eaux minérales doit être considéré comme inapproprié, et souvent nuisible, aux personnes bien portantes, il suffit du moindre dérangement fonctionnel pour qu'une eau minérale, appropriée à ce dernier, soit utilement tolérée.

D'un autre côté, l'application des eaux minérales est presque toujours nuisible encore, quand on les adresse à un état morbide incurable par lui-même, ou qui se soustrait entièrement à une influence favorable de leur part.

Il semble que l'action physiologique du traitement thermal ne peut s'accomplir dans un sens normal, que si elle trouve à s'exercer vis-à-vis de conditions conformes à sa modalité. Si elle vient à se heurter vis-à-vis de conditions qui se soustraient à son influence, elle va s'épuiser dans une autre direction, et provoquer des réactions étrangères au cercle qui devait l'enfermer. Cet ordre d'idées, bien qu'un peu abstrait, est celui qui explique le mieux la tolérance des médicaments en général, et celle des eaux minérales en particulier, dans les circonstances qui ont été énumérées plus haut. Seulement on comprend que, lorsque c'est à l'existence d'un état morbide incurable qu'est due l'intolérance des eaux minérales, ou, si l'on veut, la déviation de leur action physiologique régulière, ce doit être en général aux dépens de la maladie elle-même. Aussi voit-on communément, lorsque les eaux minérales sont employées dans les maladies incurables, par leur nature ou le degré auquel elles sont parvenues, celles-ci redoubler d'activité; cela se voit dans des maladies dites organiques, ou bien dans les maladies arrivées à un certain degré de gravité.

C'est ainsi que dans les périodes très avancées des maladies chroniques, un traitement qui, à une époque antérieure, eût pu exercer une influence favorable sur la marche de la maladie, n'exerce souvent qu'une action funeste, si l'organisme, trop affaibli pour se prêter à un travail de retour et de réparation, n'est plus capable de réagir contre l'intervention d'une médication active. C'est ainsi que dans le cancer, la cirrhose, l'albuminurie, le diabète, la phthisie pulmonaire, les eaux minérales, employées même d'une façon très méthodique à une période trop avancée de la maladie, ne font qu'en hâter le cours ou l'achèvement.

Quant aux maladies du cœur, aux hydropisies symptomatiques, elles constituent une contre-indication fréquente à l'emploi des eaux minérales, mais plutôt encore une contre-indication à tel ou tel mode de leur emploi, qu'à leur usage absolu (1).

## D. — Opportunité.

La thérapeutique thermale doit donc se traiter exactement comme le reste de la thérapeutique, soumise aux mêmes principes, offrant les mêmes ressources, réclamant la même attention et les mêmes procédés d'analyse. Il faut avouer qu'il y a loin de là à l'incroyable banalité qui préside habituellement à l'usage que l'on fait des eaux minérales. Si, sur ce terrain comme sur celui du reste de la thérapeutique, les erreurs se corrigent souvent d'elles-mêmes, heureusement pour la médecine et pour l'humanité, beaucoup sont funestes; et lorsqu'on a pu apprécier les services que rend la médecine thermale, aussi mal appréciée qu'elle l'a été jusqu'ici, on se demande quelle ne deviendra pas l'importance d'une telle médication, alors qu'on voudra bien l'étudier et l'appliquer à propos.

Cependant je ne puis dissimuler que la connaissance de la médication thermale, dans les conditions d'éloignement et d'isolement qui lui appartiennent nécessairement, ne doive présenter toujours cer-

(1) *Dictionnaire des eaux minérales et d'hydrologie médicale*, articles Indications, Contre-indications, Opportunité.

certaines difficultés qui lui sont propres. Il en est une, entre autres, dont on ne me paraît pas s'être encore bien rendu compte. Il peut arriver que, lorsque l'indication d'une eau minérale a paru la plus formelle et la plus sûre, au jugement des plus experts, l'application qu'on en fait trompe toutes les prévisions, et non seulement ne produit pas les effets attendus, mais en détermine de fâcheux.

Ceci touche à une question dont la solution échappe le plus souvent : c'est celle de la *tolérance* pour les médicaments :

On voit quelquefois, en effet, par suite de ce qu'on a appelé *idiosyncrasie*, c'est-à-dire une disposition tout individuelle et impossible à définir, tel ou tel médicament ne pouvoir être toléré par un individu, et déterminer même des effets opposés à ceux sur lesquels on comptait.

Il n'en résulte pas, en général, de grands inconvénients entre les mains d'un médecin clairvoyant et expérimenté. La répulsion de l'organisme et l'infidélité du médicament sont bientôt reconnues, et il est rare que l'on ne trouve aisément à remplacer ce dernier par un équivalent thérapeutique.

En médecine thermale, il n'en est malheureusement pas de même.

Comme les effets physiologiques des eaux minérales sont généralement peu prononcés, et que leurs résultats thérapeutiques ne se montrent le plus souvent qu'avec lenteur, quelquefois même d'une manière consécutive, il peut être difficile d'apprécier d'abord l'opportunité effective d'une médication que l'apparence indiquait. En outre, l'équivalent thérapeutique ne se trouve plus ici à portée, et lorsqu'un malade a parcouru un long trajet pour aller chercher la médication prescrite, l'intolérance fortuite pour la médication acquiert une gravité beaucoup plus grande. On se décide bien plus difficilement à l'accepter, et le médecin lui-même, par un sentiment facile à définir, se laisse aller souvent à insister, plus qu'il ne conviendrait, sur un traitement dont l'inopportunité ne s'explique pas à ses yeux.

A cette question de la tolérance des eaux minérales, il s'en rattache une autre qui a peut-être avec elle plus d'un point de contact : c'est celle qui a trait à l'époque des maladies où il convient de recourir au traitement thermal, c'est-à-dire à *l'opportunité* des eaux minérales.

Je ne fais pas allusion en ce moment au degré d'ancienneté de la maladie ; il est difficile d'établir quelque précepte général à ce sujet ; l'opportunité est ici toute relative à la nature de la maladie. Tout le monde sait, d'un autre côté, que des accidents à marche aiguë ne se prêtent guère à l'application des eaux minérales.

Le point de vue que je vais exposer est, si je ne me trompe, moins connu, mais d'une importance capitale.

L'*opportunité* du traitement thermal peut se définir par la formule suivante :

*Les eaux minérales seront appliquées exclusivement dans les périodes stationnaires des maladies chroniques. — L'emploi en sera proscrit dans leurs périodes d'activité.*

Les maladies chroniques se présentent sous l'une ou l'autre des conditions suivantes : ou elles suivent une marche continue, ou elles se montrent sous forme de manifestations passagères.

La continuité de la marche des maladies chroniques ne suppose que rarement un état régulièrement uniforme ou une progression constante. Dans l'un et l'autre cas, on observe des temps d'arrêt, dus, soit à l'interruption des causes morbides, soit à une influence thérapeutique, soit à l'intervention de l'organisme lui-même. Une maladie indéfiniment croissante, et qui n'offre pas ces temps d'arrêt, est en général absolument au-dessus des ressources de l'art.

Ce sont ces époques stationnaires, où la cause pathologique semble sommeiller, où l'évolution morbide s'arrête, qu'il faut choisir pour l'application des eaux minérales.

L'étude de la phthisie et de son traitement par les eaux minérales fournira ultérieurement les exemples les plus frappants, et en même temps les plus impérieux, de cette règle.

On comprend qu'en signalant les périodes d'activité des maladies chroniques, je n'ai nullement entendu parler de l'état *aigu* qui préside au développement d'un certain nombre d'entre elles, et dont la considération sert d'exemple banal aux contre-indications les plus formelles des eaux minérales.

On comprend également que le point de vue actuellement exposé s'étend bien au delà des accidents aigus qui peuvent survenir dans le cours des maladies chroniques.

Les maladies chroniques ne procèdent souvent que par manifestations transitoires. C'est là le fait ordinaire des affections diathésiques ou constitutionnelles : il en est ainsi de la goutte, des coliques néphrétiques dans la gravelle, des rhumatismes, des névroses, de certains exanthèmes, et même de certaines affections qui ne présentent pas le même caractère constitutionnel, telles que les catarrhes des muqueuses respiratoire ou urinaire en particulier, les coliques hépatiques dans les calculs biliaires, etc.

L'opportunité du traitement thermal est encore plus facile à saisir dans les cas de ce genre. Elle est d'autant plus précise que la maladie est actuellement plus silencieuse et qu'un temps plus long s'est écoulé après des manifestations passées, ou pourra s'écouler, d'après les prévisions qu'il est permis d'établir, avant ses manifestations futures.

On peut-être assuré que de l'inobservance des règles que je viens d'établir dépendent presque constamment les résultats stériles, et surtout les résultats nuisibles, que l'on peut reprocher à l'emploi des eaux minérales, et que lorsqu'on voudra s'y soumettre avec exactitude, on ne manquera pas d'obtenir du traitement thermal tous les effets favorables que l'on sera en droit d'en attendre dans un cas donné.

## Spécialisation des eaux minérales.

Avant d'aborder cette étude en elle-même, il faut s'entendre sur la portée de ce mot *spécialisation*.

Sans doute ce mot se définit de lui-même. Il signifie *applications spéciales ;* mais dans quelle limite faut-il enfermer la spécialité d'action d'un médicament ou d'une médication ?

La spécialité d'action du sulfate de quinine est d'être antipériodique, celle de l'opium d'être narcotique, de l'iodure de potassium d'être fondant, de l'émétique de produire le vomissement. Mais ces médicaments sont encore employés dans des sens détournés de cette spécialité d'action. Et si, parmi ces applications nouvelles que je n'ai pas besoin de rappeler, il en est encore de très usitées, il en est d'autres moins communes que des mains habiles savent leur emprunter, ou pour satisfaire à des indications très particulières, ou par suite de nécessités toutes fortuites. Si l'on a pu dire que toute la thérapeutique pouvait se faire avec le sulfate de quinine, l'opium, le tartre stibié et la saignée, et s'il est vrai que, privé de tout autre moyen, un praticien expérimenté puisse remplir, à leur aide, la plupart des indications qui réclament, à nos yeux, des agents si variés, il faut admettre que ces médicaments, invoqués faute de mieux, se prêtent, par des artifices d'usage, à bien des applications auxquelles ils semblaient devoir rester étrangers.

Il en est ainsi des eaux minérales, et de même que l'on ne cherchera pas à exprimer le caractère thérapeutique de chacun de ces médicaments par la multiplicité des applications qu'ils auront pu fournir, de même, on se gardera de chercher le caractère thérapeutique d'une eau minérale dans la considération de toutes les applications auxquelles elle pourra se plier.

La confusion qui a existé jusqu'ici au sujet des applications thérapeutiques des eaux minérales, et qu'il est si difficile de faire cesser, non plus pour un petit nombre d'esprits éclairés, mais aux yeux de la multitude, tant la routine et l'habitude exercent d'empire, provient surtout de ceci : que la plupart des observateurs spéciaux qui ont écrit sur les propriétés de telle eau minérale ont rangé sur le même plan les résultats de ses propriétés spéciales ou dominantes, et les résultats secondaires que les circonstances accessoires de toute médication thermale leur avaient permis de saisir auprès d'elle. Mais lorsque l'on vient à rencontrer quelqu'une de ces études produites par un esprit plus philosophique ou plus sévère, on voit combien il est facile d'attribuer à chaque source minérale sa véritable spécialité d'action, et de dégager celle-ci des applications multipliées auxquelles elle se prête en sous-ordre, et dont l'intérêt est tout autre.

Il est aisé, en effet, de comprendre comment les conditions communes à l'ensemble de la médication thermale permettent d'obtenir certains effets identiques ou analogues, près des sources les plus dissemblables.

La médication thermale met en jeu d'abord une série d'agents communs, indépendants de la constitution inhérente aux eaux elles-mêmes, et qui prennent une part considérable aux résultats qu'elle fournit : ainsi l'eau, la thermalité, naturelle ou artificielle, les agents balnéothérapiques si variés, les conditions hygiéniques dues au changement de milieu et de régime, et aux caractères propres à chaque localité. Si l'on ajoute à cela des principes communs aux plus dissemblables, tels que l'acide carbonique libre, des bases qui varient peu et se résument presque toujours, comme prédominance, dans la soude ou dans la chaux, des principes secondaires, quant à leur constitution chimique, mais dont l'action se dégage nettement, le fer, peut-être l'arsenic ; on comprendra combien cet ensemble de circonstances multiples fait de la médication thermale un tout homogène, d'une signification et d'une portée à part.

Mais si, abandonnant le terrain des analogies, on considère de plus haut les prédominances réelles et dont la désignation comporte avec elle toute une série de caractères particuliers, on concevra également comment, dans la médication chlorurée, bicarbonatée sodique, bicarbonatée mixte ou calcique, sulfatée ou ferrugineuse, comment la présence saillante d'un principe chimique ou thérapeutique saisissable, ou le défaut de tout caractère chimique ou thérapeutique apparent, doit entraîner des dissemblances, et se prêter à la spécialisation méthodique des groupes naturels ainsi formés.

On remarquera encore que l'idée de spécialisation ne comporte aucune portée théorique. Sans aucun rapport avec la spécificité proprement dite, elle s'appuie sur tel ou tel caractère physique ou chimique des eaux minérales, aussi bien que sur le défaut de caractères saisissables, et n'entraîne après elle que des conséquences d'application pratique.

En effet, la spécialisation des eaux minérales a un double sens: elle est un *fait*, puisqu'elle est reconnue par une série d'observations, et que, si elle peut se déduire quelquefois *à priori*, ce n'est qu'en vertu d'analogies basées sur une expérimentation antérieure, empirique elle-même ou raisonnée. Mais elle est aussi une *méthode*, et c'est à ce titre surtout que j'appellerai l'attention sur son sujet.

La notion des applications thérapeutiques des eaux minérales n'a pu être recueillie d'abord que sur des points isolés, et exposée que dans des monographies. Mais s'en tenir à la conception de ces dernières serait vouloir maintenir l'hydrologie médicale dans l'enfance. Ces éléments indispensables de nos connaissances frapperaient de stérilité nos efforts, si nous devions nous contenter des notions que chacun d'eux nous apporte. La *société d'Hydrologie médicale de Paris*, en donnant à ses travaux la direction que l'on sait, a montré, dès le premier jour de son existence, qu'elle comprenait ainsi la marche à imprimer à l'étude de l'hydrologie médicale.

Comparer les effets physiologiques et thérapeutiques de chacun des groupes naturels des eaux minérales, et de chacune d'entre elles, et déduire de ce rapprochement les analogies et les dissemblances, tel doit être l'objet de nos recherches et de nos méditations.

Le problème à rechercher avait été jusqu'alors le suivant : *Étant donnée une eau minérale, connaître toutes les applications auxquelles elle peut se prêter.*

Lorsque j'ai remplacé cette formule par la suivante : *Étant donnée une maladie, connaître l'eau minérale qui lui convient le mieux*, je n'ai fait que substituer à une méthode commandée par l'incertitude des faits, une méthode appropriée aux connaissances acquises.

Ces remarques générales pourraient suffire à l'objet de cette étude lequel est d'exposer les véritables principes de l'hydrologie médicale. Cependant il ne sera pas sans intérêt, je pense, de faire passer devant les yeux quelques-unes des applications de la méthode qui en découle.

Si la spécialisation des eaux minérales n'est pas un vain mot, si les données ne font pas défaut pour l'établir, elle doit se prêter à certaines formules, ou du moins à une exposition qui, tout imparfaite qu'elle puisse être, n'en servirait pas moins de guide, ou si l'on veut de point de repère, pour les études ultérieures. C'est ce que je vais essayer sous une forme aussi concise que possible, et propre surtout à montrer dans quelle direction cette étude doit être abordée.

La spécialisation des eaux minérales doit être étudiée d'abord dans chacune des classes que nous avons admises, ensuite dans les divisions que renferme chacune de ces classes, ensuite dans chacune des eaux minérales. Mais la plupart de ces dernières ne présentent d'autres applications *spéciales* que celles des groupes naturels auxquels elles appartiennent, sauf des détails d'applications que l'expérience a enseignés, et que les circonstances de leur propre constitution ne permettent pas toujours de prévoir.

J'ai déjà fait remarquer que toutes les classes d'eaux minérales ne possédaient pas de spécialisations aussi nettement tranchées les unes que les autres.

Ceci dépend surtout du caractère de leur minéralisation, des propriétés thérapeutiques inhérentes à leurs principes dominants, de la manière dont ces principes se dessinent parmi les autres.

Ainsi les *sulfurées* nous présentent les spécialisations les plus précises, bien qu'elles soient les moins minéralisées de toutes; mais c'est que le principe sulfureux qui les caractérise jouit de propriétés thérapeutiques très formelles, et se dégage du reste de leur composition avec une netteté dont nous ne trouvons pas d'exemple ailleurs.

Les eaux *chlorurées sodiques* viennent après, et sont remarquables aussi par la prédominance du chlorure de sodium, par sa forte proportion, par la fixité de leur constitution.

Les eaux *bicarbonatées* offrent déjà des spécialisations moins notables. Leur principe dominant moins fixe, moins déterminé par lui-même, moins actif thérapeutiquement, se prête à des applications peut-être plus étendues, mais moins précises.

Quant aux *sulfatées*, elles n'offrent que des spécialités d'applications secondaires, à peine dépendantes de leur constitution chimique à laquelle on ne saurait assigner de propriétés thérapeutiques directes.

En un mot, on peut dire que la spécialisation des classes d'eaux minérales est d'autant plus tranchée que les caractères de la classe sont eux-mêmes plus prononcés.

Une remarque importante, c'est que la prédominance des bases sodiques semble une condition nécessaire pour que les eaux minérales possèdent par elles-mêmes une spécialisation formelle et des propriétés actives. Les eaux sulfurées n'y font même pas exception, bien que la manifestation du principe sulfuré suffise pour leur assigner à toutes des propriétés à peu près identiques. Mais dans les bicarbonatées et les sulfatées, l'activité spéciale se trouve en décroissance évidente, à mesure que l'on descend des bases sodiques aux bases mixtes, de celles-ci aux bases calciques. Quant aux bases magnésiques, elles jouent un très faible rôle en thérapeutique thermale, et servent à peine à distinguer les eaux qui les possèdent des analogues plus franchement calciques.

Les exemples qui suivent ne seront empruntés qu'aux plus grandes divisions des eaux minérales, ce court aperçu ne pouvant entrer dans un ordre de considérations plus particulières, et qui se trouveront, du reste, développées dans la suite de cet ouvrage.

Nous distinguerons dans les grands groupes d'eaux minérales :

Des applications *spéciales*, caractéristiques de la classe ;

Des applications *communes*, dérivant plus ou moins directement des précédentes ;

Des applications *secondaires*, se rattachant à des circonstances accessoires à la constitution originelle des eaux.

*Eaux sulfurées.*

Applications SPÉCIALES: *Diathèse herpétique, catarrhes de l'appareil respiratoire.*

Applications COMMUNES: *Lymphatisme, rhumatisme, chlorose, syphilis, scrofules.*

Applications SECONDAIRES: *Maladies chirurgicales, métrite chronique, catarrhe des voies urinaires, dyspepsie.*

Les applications *spéciales* de cette classe, ou celles de la première catégorie, sont inséparables de leur qualité sulfureuse. Ce n'est que parce qu'elles sont sulfureuses que ces eaux s'approprient à la diathèse herpétique et aux catarrhes de l'appareil respiratoire. Quand je dis *diathèse herpétique*, je ne dis pas *maladies de la peau*, car un grand nombre de ces dernières ne rentrent pas dans leurs attributions. Mais je fais allusion à cette disposition spéciale qu'on a appelée dartreuse, et que nous nommons diathèse herpétique. Quant aux *catarrhes de l'appareil respiratoire*, il existe une relation tellement directe entre leur modalité et l'élément sulfureux de ces eaux, que l'on s'attache à isoler ce dernier pour le mettre en contact avec les surfaces malades.

Le caractère des applications rangées dans la deuxième catégorie est fort différent.

Ce n'est pas à titre de médication *spéciale* que les eaux sulfurées conviennent au *lymphatisme*, au *rhumatisme*, à la *chlorose*, à la *syphilis*, *aux scrofules*. C'est en vertu de leur température, de l'excitation particulière qu'elles exercent sur la surface tégumentaire, des conditions accessoires, hygiéniques ou balnéothérapiques, que quelques-unes réunissent à un haut degré, qu'elles sont réclamées dans de telles circonstances.

En effet, si la diathèse herpétique appartient aux eaux sulfurées, si l'on peut en dire autant, sauf de rares exceptions, des catarrhes pulmonaires, nous voyons d'un autre côté que ces eaux partagent les applications au rhumatisme avec toutes les eaux à haute thermalité; au lymphatisme avec la plupart des eaux minérales, même les eaux faibles; à la chlorose avec toutes les eaux qui renferment du fer ou qui activent les fonctions digestives, s'en distinguant seulement par l'activité particulière et très salutaire qu'elles impriment aux fonctions de la peau; à la syphilis avec toutes les eaux dont la température élevée et les qualités excitantes agissent vivement sur la surface cutanée.

Si les applications *spéciales* des eaux sulfurées réclament impérieusement la présence du principe sulfureux, si leurs applications *communes* se contentent de s'en accommoder, je serais presque tenté de dire que leurs applications *secondaires* ont lieu *quoiqu*'elles soient sulfurées.

Ceci est vrai au moins pour les *affections utérines*, et les *catarrhes urinaires*, auxquels elles s'approprient en général d'autant mieux que le principe sulfureux est plus affaibli ou plus complètement détruit. Quant aux *affections chirurgicales*, considérées en elles-mêmes, elles ne sont qu'un des nombreux représentants de cette hydrothérapie thermale qui leur est salutaire à peu près sous toutes les formes; et quant à la *dyspepsie*, c'est très indirectement qu'elles lui conviennent, car, si elles la corrigent souvent chez les individus atteints d'autres affections qui les réclament directement, il est rare qu'elles réussissent dans les dypepsies primitives.

*Eaux chlorurées sodiques.*

Applications SPÉCIALES : *Scrofule, lymphatisme.*

Applications COMMUNES : *Rhumatisme, paralysies, affections chirurgicales, hémorrhoïdes (pléthore abdominale).*

Applications SECONDAIRES : *Dermatoses, hypochondrie, syphilis, dyspepsie.*

La détermination thérapeutique des eaux chlorurées sodiques, c'est la *scrofule* et le *lymphatisme.* Ceci nous paraît un des faits les mieux avérés de la thérapeutique thermale.

Quant à leurs applications communes, nous retrouvons ici le *rhumatisme* s'adressant surtout à la thermalité; les *paralysies cérébrales* auxquelles elles n'offrent que des ressources limitées, mais auxquelles elles paraissent s'accommoder mieux que toutes les autres sortes d'eaux minérales; les *maladies chirurgicales* à propos desquelles elles partagent avec les sulfurées une appropriation difficile à séparer; enfin ce que les Allemands appellent *pléthore abdominale* et nous *hémorrhoïdes*, et qui mériterait peut-être d'être rangé dans la spécialisation dominante des eaux chlorurées, tant leur action physiologique sur la circulation abdominale est prononcée.

*Secondairement*, on les voit réussir dans quelques *dermatoses*, celles, sans doute, en dehors des scrofules, qui guérissent près de la plupart des eaux minérales; dans l'*hypochondrie*, si prochainement liée quelquefois aux phénomènes de la circulation abdominale; dans la *syphilis*, par l'appel énergique qu'on peut en obtenir vers la peau, mais peut-être moins sûrement qu'avec les sulfurées; à la *dyspepsie* enfin, pour celles qui sont gazeuses et modérément minéralisées.

### *Eaux bicarbonatées.*

Applications SPÉCIALES : *Gravelle* (urique), *goutte, diabète, obésité, affections du foie, engorgements abdominaux.*

Applications COMMUNES : *Dyspepsie, catarrhe urinaire.*

Applications SECONDAIRES : *Rhumatisme, métrite chronique, maladies de la peau.*

La *gravelle (urique)* et la *goutte, le diabète et l'obésité*, sont les dernières affections diathésiques que nous rencontrions parmi les spécialisations des eaux minérales, fait concordant avec la remarque précédemment énoncée: qu'à mesure que nous avancerions dans l'examen des divisions de la classification, et que nous verrions s'affaiblir les bases sodiques, nous verrions également les spécialisations perdre de leur caractère tranché, représenté surtout par les spécialisations diathésiques. Il faut remarquer en effet que c'est exclusivement aux *bicarbonatées sodiques* qu'appartiennent ici ces dernières.

Quant à la relation physiologique des eaux *bicarbonatées sodiques* avec les altérations fonctionnelles ou autres de l'*appareil hépatique*, et à l'action résolutive des mêmes eaux sur les *engorgements abdominaux*, elles nous paraissent assez tranchées pour pouvoir servir à caractériser cette médication.

Bien que la *dyspepsie* représente une des applications les plus communes des eaux bicarbonatées sodiques, cependant un si grand nombre d'eaux minérales diverses peuvent intervenir utilement dans son traitement, que nous n'y avons pas vu le caractère d'une spécialisation formelle. J'en dirai autant du *catarrhe des voies urinaires*. Les applications de ces eaux au catarrhe urinaire sont trop partagées avec des eaux plus faibles pour y voir autre chose que des applications utiles, mais non spéciales.

A plus forte raison avons-nous dû mettre sur un plan secondaire le *rhumatisme*, la *métrite chronique*, les *maladies de la peau*, auxquels ces eaux ne conviennent que dans des circonstances très particulières et assez limitées.

Quant aux eaux *bicarbonatées mixtes* et aux *bicarbonatées calciques*, elles représentent un diminutif des précédentes, auxquelles elles seront, par cette raison, préférées dans bien des circonstances où l'on devra redouter un excès d'activité thérapeutique. Cependant on peut attribuer à ces eaux une spécialisation véritable, déduite de leur caractère d'eaux *digestives*, et empruntée à leur qualité *spéciale* d'eaux gazeuses, laquelle résume à peu près toutes les propriétés de certaines bicarbonatées calciques.

*Eaux sulfatées.*

Ici nous devons mettre à part un groupe à peu près étranger à notre pays, eaux *sulfatées sodiques et magnésiques*, qui n'appartiennent pas en réalité à la médication thermale, et ne fournissent guère que des médicaments usuels à la matière médicale ordinaire.

Quant aux *sulfatées calciques*, qui représentent la presque totalité des eaux de cette famille, on ne trouve à leur assigner que des applications assez secondaires, bien que très effectives dans le cercle qui leur appartient. Ce sont des eaux sédatives, dont les applications se confondent avec celles des *indéterminées*; de telle sorte que, sans qu'il s'agisse de médications absolument identiques, il est bien difficile de préciser, d'une manière générale, en quoi elles peuvent différer les unes des autres dans l'indication.

*Eaux indéterminées.*

Applications SPÉCIALES : *névrosisme, névroses générales et névralgies, paralysies spinales et périphériques.*

Applications COMMUNES : *rhumatisme, maladies utérines, dermatoses.*

Les eaux indéterminées, retenant elles-mêmes une part plus ou moins saisissable des propriétés des classes qui les précèdent, représentent une véritable hydrothérapie thermale, dont le champ d'application est d'autant plus étendu qu'il est moins caractérisé; la médication qu'elles constituent peut se définir par une combinaison de propriétés sédatives et de propriétés excitantes, aboutissant à une action tonique modérée, extrêmement salutaire. Mais il ne faut pas méconnaître que l'affaiblissement même de leurs propriétés médicamenteuses laisse prendre une prédominance marquée à leurs propriétés thermales, et que celles-ci, jointes à l'artifice des agents balnéothérapiques, paraissent constituer souvent l'élément essentiel de leurs applications.

Les *névroses* générales ou locales, sous la forme de maladies déterminées ou de simple *névrosisme*, tel est le champ formel d'application des indéterminées.

De même qu'il n'est plus question d'actions internes et médicamenteuses, il n'est plus question ici des diathèses qui dépendent d'une anomalie quelconque de la nutrition. Ce dont il s'agit c'est de ces états, si difficiles à définir, où le fonctionnement du système nerveux, désiquilibré, présente une infinie variété de désordres, portant spécialement sur la sensibilité ou sur la motilité. Ces désordres peuvent être accidentels, bien que durables. Ils peuvent revêtir les caractères d'une véritable diathèse, héréditaires, continus ou à répétition, ineffaçables, quelque degré d'atténuation ou de régularisation qu'ils puissent subir.

Le *rhumatisme* et les *maladies utérines* rentrent d'autant plus dans la spécialisation des indéterminées qu'ils existent dans un milieu plus empreint de névrosisme. Mais c'est également à leur thermalité que ces eaux doivent leurs nombreuses applications au rhumatisme, et à leurs propriétés sédatives qu'elles doivent de convenir aux irritabilités particulières de l'appareil utérin. C'est encore en ce sens, mais d'une manière plus banale en quelque sorte, qu'elles offrent à beaucoup de dermatoses une balnéothérapie appropriée, facile à tolérer, et plutôt topique qu'altérante.

Il est remarquable de pouvoir attribuer à des eaux ainsi dépourvues de caractères saisissables, en dehors de leur thermalité, des spécialisations aussi nombreuses, et non moins déterminées que pour les autres classes d'eaux minérales.

Tout ceci s'applique à la classe dite des eaux *thermales simples*. Quant à celle des eaux dites *faiblement minéralisées*, il n'y a aucune généralité à établir à son sujet, les eaux qu'elle comprend ne lui appartenant qu'en raison de propriétés tout individuelles, et plus ou moins en rapport avec la faible minéralisation qu'on leur connaît.

*Eaux ferrugineuses.*

Si la spécialisation de ces eaux, vis-à-vis des états *anémiques* et de la *chlorose*, a à peine besoin d'être définie, je me bornerai à faire remarquer qu'aucune classe d'eaux minérales n'en présente une aussi étroite, aussi imparfaite même, et qui est en rapport avec la simplicité de leur constitution et leur défaut habituel de thermalité.

Tel est le tableau succinct, élémentaire en quelque sorte, que l'on peut tracer des *spécialisations* des eaux minérales, envisagées dans leurs grandes divisions, d'après les résultats de la pratique et de l'observation. Que des modifications puissent y être apportées, des points de vue nouveaux introduits, des appréciations corrigées, cela ne changerait rien à l'esprit qui l'a dicté et à la méthode qu'il représente.

Quant à son exactitude générale, on pourrait la soumettre à une autre épreuve. Il ne s'agirait que de partir des groupes pothologiques naturels, et de s'assurer si les indications qui leur sont relatives correspondent fidèlement à la précédente exposition. On s'assurerait alors s'il est vrai que l'existence de la diathèse herpétique ou du catarrhe bronchique amène naturellement l'indication des eaux sulfureuses; si la scrofule amène l'indication des eaux chlorurées sodiques; l'uricémie et les maladies du foie l'indication des bicarbonatées sodiques; la dyspepsie celles des bicarbonatées à bases diverses; les névroses, ainsi que les affections utérines si souvent liées aux états névropathiques, celle des sulfatées calciques et des indéterminées; le rhumatisme celle des eaux à haute thermalité; la syphilis celle des eaux sulfurées et des chlorurées fortement minéralisées, etc., etc.

Si ces données générales relatives aux indications sont exactes, et, je ne pense pas qu'aucune d'elles puisse donner lieu à contestation, la *spécialisation* des eaux minérales est un fait établi et doit dès lors présider aux applications de la médication thermale.

---

II

# CLINIQUE THERMALE

GOUTTE.

### Indications générales.

La théorie pathogénique de la goutte, telle que les connaissances actuelles permettent, sinon de la formuler, du moins de la concevoir, repose sur deux ordres de faits : l'un physiologique, l'autre pathologique, lesquels semblent nous conduire du point de départ à l'aboutissant de la maladie.

Les principes azotés, qui sont utilisés dans la nutrition pour la rénovation immédiate de la plupart de nos tissus, et proviennent exclusivement de l'alimentation, doivent être finalement éliminés de l'économie sous une forme déterminée, soit qu'ils n'aient pas été intégralement utilisés, soit en raison du travail discontinu de désassimilation.

Les transformations successives qu'ils ont eu à subir, quelques phases qu'elles aient eu elles-mêmes à traverser, peuvent se résumer en définitive par un fait d'oxydation. L'urée est le terme le plus parfait de cette oxydation, et la forme la plus normale que revêtent ces déchets, ou produits excrémentiels, des principes azotés.

Mais, par suite de circonstances très diverses, soit par la faute de l'individu lui-même et de son état constitutionnel, soit par la faute de circonstances extérieures, ce degré d'oxydation peut n'être pas atteint; et, en place de l'urée, dont la présence, puis l'excrétion, est un fait normal ou physiologique, il se forme des produits à des degrés divers d'oxydation, dont la présence, puis l'excrétion, deviennent des faits anomaux ou pathologiques.

Telles sont les données physiologiques qui peuvent servir de point de départ à la théorie de la goutte.

Voici quels sont leurs aboutissants pathologiques.

On voit se former sous la peau des dépôts d'une matière crayeuse qui s'ouvrent au dehors et fournissent cette matière d'une manière incessante, comme les infarctus ganglionnaires fournissent incessamment du pus chez les scrofuleux. Cette matière est de l'urate de soude.

Ces excrétions continues de matière tophacée sont relativement rares. Beaucoup plus communs sont des dépôts isolés de semblables matières, qui se résorbent ou deviennent crétacés.

Plus communs encore sont des engorgements intra ou extra-articulaires, passagers ou fixes, arrivant quelquefois à simuler les déformations de l'arthrite noueuse. Les tissus cartilagineux, osseux ou fibreux, qui en sont le siége, sont infiltrés d'urate de soude.

Le caractère typique de la goutte appartient à des arthrites, plus ou moins fixes ou mobiles, dans lesquelles les surfaces articulaires se tapissent d'urate sodique.

Les urines charrient en général des matières uratiques, sous forme de sables ou de graviers, ou témoignent au moins d'une acidité exagérées. Les reins sont eux-mêmes souvent obstrués dans leurs éléments canaliculaires par des dépôts uratiques.

L'acide urique se montre dans le sang en proportion sensible et supérieure à la proportion normale, presque infinitésimale, quelquefois accompagné d'acide oxalique (Garrod).

L'acide urique se retrouve encore dans les produits de sécrétions normales, ou de secrétions artificielles, tels que la sérosité des vésicatoires, etc.

Il est difficile de ne pas chercher une corrélation sinon immédiate, du moins effective, entre les actes physiologiques et les actes pathologiques dans les intervalles desquels s'est opérée l'évolution de la goutte; et je pense qu'on peut en effet y rencontrer les éléments d'une théorie, incomplète assurément, mais qui paraîtra basée sur des faits bien établis, si l'on ne s'écarte pas de ce que j'ai montré comme le point de départ et comme l'aboutissant de la pathologie goutteuse.

Ce point de départ est une anomalie physiologique, un *état*, que nous ne pouvons définir que par les conséquences qui en résultent. Cet état par lui-même ne troublerait pas bien profondément le système, car les éléments de nutrition, c'est-à-dire de rénovation des tissus, ne font pas pour cela défaut. Mais c'est par le fait de la présence et de l'excrétion des produits qui en sont l'aboutissant que le système est troublé, et que la maladie se détermine.

M. Bouchard, qui a étudié ce sujet d'une manière très complète, comme tous ceux qui se rattachent à ce qu'il appelle le ralentissement de la nutrition, oppose à la préexistense de l'acide urique, préexistence aux manifestations extérieures, la faible proportion qu'on en retrouve dans le sang, en regard des quantités considérables constatées dans les produits d'excrétion. Cette remarque est très juste dans un sens.

Le sang ne peut, que dans de très faibles limites, admettre de modifications dans les éléments qui le constituent, ou dans ceux qui s'y interposent, sans devenir immédiatement impropre à la vie. C'est ainsi que dans le diabète, quelle que soit la quantité de sucre que fournisse l'économie, la glycémie ne dépasse jamais une proportion déterminée.

Le phénomène de nutrition anomale ou ralentie, qui soustrait une partie des principes azotés à une oxydation suffisante, n'est pas continu. Ce qui est continu, c'est l'*état*, c'est la diathèse. On peut admettre qu'ici, comme dans la scrofule, il y a des poussées. Ces poussées sont plus ou moins de durée. Quand les déchets des principes azotés viennent à subir une oxydation insuffisante, ils deviennent des matières étrangères, il faut qu'ils soient éliminés. S'ils s'éliminent naturellement par le rein, c'est alors sans autre dommage. Mais si, en vertu d'une anomalie dont nous ignorons la nature, cette voie ne s'ouvre pas pour eux, ils en suivent d'autres. Ce ne serait donc qu'en vertu d'une erreur de voie excrémentitielle qu'ils se dirigent vers les articulations. C'est là le propre de la maladie goutte. Pourquoi? Nous n'en savons rien. Et si une semblable erreur vient à imposer à ces déchets uriques une certaine direction, ainsi vers la périphérie, sous la peau, le système n'en est pas plus ébranlé que s'ils avaient suivi leur voie naturelle, l'appareil urinaire.

Je cherche à interpréter les faits, tout en sachant bien qu'ils sont beaucoup moins simples, et que l'évolution de la goutte compte bien d'autres problèmes qui nous échappent. Mais quelle que soit la part qui reste à l'hypothèse dans ce qui vient d'être exposé, je pense qu'il n'y a rien là d'inadmissible, alors que la démonstration même n'en pourrait être faite.

Je n'insisterai pas davantage sur ce qu'on peut appeler la théorie de la goutte, n'ayant pas à faire ici l'histoire de cette maladie. Je ferai seulement remarquer que ce que je viens d'exprimer se trouve tout à fait d'accord avec la systématisation qu'il est permis d'assigner aux indications, soit hygiéniques, soit thérapeutiques, dans la goutte, lesquelles ne sont autres pour le traitement thermal que pour toute autre médication.

Activer la nutrition, c'est-à-dire l'oxydation insuffisante, ou retardée, des principes azotés, telle est la formule précise de ces indications, en tant qu'elles ont en vue la diathèse elle-même.

Cependant cette action profonde et lointaine sur les phénomènes de la nutrition ne doit pas être seule considérée.

Tout individu chez qui les fonctions digestives, cutanée et urinaire, s'opèrent d'une manière normale et avec un certain degré d'activité, se trouve le moins exposé possible aux atteintes de la goutte. Et comme ce sont là des fonctions essentiellement afférentes au phénomène final de l'assimilation, il est permis d'en conclure que leur intégrité est la première condition préservatrice de la goutte.

Pour ce qui concerne particulièrement la part relative aux fonctions hépatiques, je ne puis mieux faire que de reproduire ce que dit à ce sujet M. Bouchard : « Est-ce dans tous les organes que la matière subit ainsi une élaboration vicieuse? Faut-il accuser particulièrement tel organe, le foie par exemple? Je me refuse sur ce point à céder aux entraînements du jour, et je ne me trouve pas convaincu par les arguments physiologiques ou cliniques qu'on a invoqués pour placer la goutte dans la dépendance d'un état torpide du foie » (1).

La longue expérience que j'ai de la goutte et des goutteux m'a convaincu que le foie ne joue effectivement aucun rôle essentiel dans aucun des termes de l'évolution de la goutte.

Cependant, le ralentissement de la nutrition des principes azotés, pour reproduire l'expression de M. Bouchard, ne se manifeste pas seulement par les expressions significatives que fournit l'excrétion des déchets imparfaits. On a remarqué que certains troubles de la santé, semblables ou analogues à des troubles ayant précédé, ou accompagné, ou suivi ces manifestations typiques, pouvaient survenir en dehors de ces dernières. On a dès lors été porté à les attribuer à des conditions organiques identiques, mais plus ou moins larvées. En d'autres termes, on a admis que le ralentissement de la nutrition

(1) *Des maladies par ralentissement de la nutrition*, p. 273.

donne lieu à des désordres, ou, si l'on veut, à des symptômes autres que ceux que nous voyons se rattacher directement à la présence tangible de déchets imparfaitement oxydés. C'est sur un tel ordre d'idées qu'a été constituée l'*arthritis*.

Il est très vrai qu'il y a des individus qui présentent une tendance à l'*état* dont il s'agit, laquelle imprime une certaine physionomie à leur santé, normale ou altérée. Ils ont une *constitution arthritique*.

Chez d'autres, on observe des actes pathologiques formels qu'on attribue à cette même anomalie de la nutrition. Ils ont une *diathèse arthritique*.

Il ne répugne nullement d'admettre que l'uricémie puisse donner lieu à des désordres autres que ceux qui nous paraissent, dans la goutte et la gravelle, sous la dépendance directe de certaines directions exérémentitielles, alors que ces dernières ne suffiraient pas à débarrasser entièrement le système de ces matériaux inutilisables. C'est ainsi que, dans la glycémie pathologique, le système est troublé par suite de l'existence de sucre non éliminé. Mais les indices significatifs sont plus faciles à recueillir dans la glycémie que dans l'uricémie.

Il y avait donc là un vaste champ ouvert à l'hypothèse. On a observé que certains actes pathologiques, la migraine, l'asthme par exemple, se montrent fréquemment dans l'uricémie manifeste, et on a en conséquence été conduit à attribuer une pareille origine à la migraine et à l'asthme en général. Mais il a fallu reconnaître aussi que ces mêmes actes pathologiques se reproduisent dans d'autres états constitutionnels. Et, comme le fait tout éventuel d'oxydations imparfaites ou retardées des principes azotés est très commun, et se reproduit passagèrement sous toutes sortes de circonstances accidentelles, on s'est trouvé amené à rattacher la plupart des états constitutionnels et toutes sortes de dérangements de la santé à l'uricémie, ou arthritis, et on a vu partout des arthritiques, et l'arthritis est devenue, en pathologie, une selle à tous chevaux.

Mais la plupart de ces attributions à l'arthritis sont de pure convention, ou ne reposent que sur les données les plus incertaines. J'ai signalé plus haut (1) le caractère si souvent arbitraire de sem-

(1) Voir page 230

blables déterminations, et la nécessité de reprendre sur des bases plus précises l'établissement nosologique des diathèses.

On a égalemeut une tendance exagérée à attribuer, chez les arthritiques manifestes, à l'arthritis elle-même, tous les actes pathologiques qu'ils peuvent avoir à subir, et qui ne font tout au plus qu'emprunter à l'état constitutionnel quelques traits particuliers. C'est ce qui arrive encore dans la scrofule, où l'on voit les accidents traumatiques eux-mêmes emprunter à l'état constitutionnel des caractères reconnaissables, bien qu'assurément ils ne se soient pas produits sous sa dépendance.

Les mêmes remarques peuvent être reproduites au sujet du diabète, auquel on associe trop facilement toutes sortes de conditions pathologiques qui ne sont que de simples coïncidences.

J'ai insisté sur ces divers points de vue, parce qu'ils se trouvent applicables à beaucoup des sujets qui seront traités ultérieurement.

Il résulte de tout ceci que l'objectif de tout traitement de l'uricémie, de la goutte en particulier, doit être de remédier à l'insuffisante oxydation des principes azotés dans le milieu nutritif.

Tel doit donc être l'objectif de la médication thermale, en tant que médication de la diathèse. Il est vrai qu'on y peut recourir encore pour obvier à quelques-unes des conséquences de l'anomalie en question. Mais c'est là un côté secondaire, dont j'aurai à faire la part dans l'étude qui va suivre.

Que peut-on attendre des eaux minérales dans la goutte? Ce qu'on peut attendre d'une médication quelconque dans un état diathésique: simplement une atténuation.

On ne guérit pas plus de la goutte que de la scrofule. Mais le traitement de cette dernière fournit des résultats plus tangibles, parce que la scrofule est fertile en déterminations sur lesquelles les médications appropriées, et la médication thermale en particulier, ont de la prise, et que celle-ci, que nous devons avoir seule en vue, parvient souvent à réduire de manière à simuler une guérison. Il faut ajouter que la scrofule a une tendance générale à s'amortir, et à s'éteindre dans ses manifestations les plus typiques, alors que l'évolution de l'organisme est arrivée à son terme, ce qui favorise singulièrement les interventions opportunes.

Il en est tout autrement de la goutte. Une fois en pleine évolution, elle ne présente guère de tendances regressives. Ses manifestations typiques, très limitées dans leurs modalités, ne se prêtent, en aucune façon, aux interventions thermales. Il résulte de là que les témoignages de l'action des eaux minérales dans le traitement de la goutte ne sont jamais directement saisissables, et ce n'est qu'à distance, en quelque sorte, qu'on les peut apprécier. Nous retrouvons bien ici le type de la médication altérante, silencieuse et ne se manifestant que dans ses résultats, quelquefois lointains, alors qu'il ne se peut agir que d'écarter et d'amoindrir des déterminations, passagères elles-mêmes, et dont le retour n'est soumis qu'à des habitudes souvent très irrégulières. Car il faut bien savoir que c'est surtout dans la goutte aiguë que le traitement thermal est efficace, et qu'il agit d'autant plus sûrement que les manifestations en sont plus nettement isolées et plus écartées les unes des autres.

### Indications particulières.

Les indications particulières sont déterminées :

Par la marche de la goutte.

Par son caractère actif ou torpide.

Par la nature et la forme de ses manifestations.

La *goutte* est *aiguë* ou *chronique*; la première se manifestant par des accidents aigus et périodiques, et la seconde par des phénomènes persistants et continus.

La goutte aiguë et la goutte chronique présentent elles-mêmes deux types, quelquefois très distincts, mais se rapprochant aussi quelquefois par des nuances difficiles à séparer : c'est ce qu'on a appelé goutte *tonique* ou *sthénique*, et goutte *atonique* ou *asthénique*.

Ces expressions sont suffisamment significatives par elles-mêmes. J'ajouterai seulement que les caractères auxquels elles se rapportent tiennent à la fois, et à l'état général de l'organisme, et aux manifestations goutteuses elles-mêmes. On peut donc dire que ce n'est pas l'économie seulement, mais que c'est bien aussi la goutte elle-même, qui est *sthénique* ou *asthénique*.

Les manifestations de la goutte sont elles-mêmes de deux sortes : *Régulières*, *ou irrégulières*.

Les premières sont celles qui, sous une forme ou une autre, s'en tiennent aux articulations, siège ordinaire de la goutte.

Les secondes sont celles qui se déterminent vers quelque autre point de l'économie.

Il y a, entre les caractères des manifestations de la goutte, et ceux que l'on a assignés à la goutte elle-même, ce rapport : que c'est spécialement dans les formes *asthéniques* de la goutte que l'on en observe les manifestations *irrégulières*.

*Goutte aiguë, régulière, sthénique.* — Une circonstance capitale dans le traitement de la goutte est la suivante : C'est que c'est une maladie à manifestations nécessaires ; qu'il est aussi impérieusement indiqué de respecter ces manifestations que celles des fièvres éruptiques : plus ces manifestations sont nettes, franches, décidées, à moins qu'elles n'atteignent un degré exagéré, plus les goutteux, comme il arrive pour la rougeole ou la variole, se trouvent dans des conditions favorables au point de vue de la marche définitive de la maladie elle-même, de la santé future de l'individu, de sa vie enfin.

Il faut donc éviter tout traitement perturbateur à l'époque de ces manifestations de la goutte. Et tout agent modificateur de l'organisme peut, en pareille circonstance, acquérir des propriétés perturbatrices.

L'usage des eaux minérales, quelles qu'elles soient, doit donc être banni du traitement de la goutte, non-seulement pendant les attaques de goutte, mais même dans leur imminence, alors que des signes précurseurs appréciables ou la régularité de leurs retours permettent d'en prévoir l'apparition.

Je suppose qu'un individu ait tous les ans une attaque de goutte au commencement de l'été, il vaudra mieux attendre à la fin de la saison pour le soumettre au traitement thermal que de se hâter dès le printemps. S'il y est sujet à l'automne, prescrire au contraire les eaux de bonne heure, à l'époque la plus éloignée de l'accès futur, en s'efforçant enfin de combiner cette circonstance avec l'époque limitée où il convient de suivre les traitements thermaux.

Il convient également de n'administrer le traitement thermal qu'à une époque un peu éloignée d'un accès passé, et surtout d'éviter de le faire immédiatement après. D'abord on n'est pas toujours assuré que la solution d'un accès de goutte soit complète, à un moment déterminé. En outre, il arrive souvent que les eaux prises trop tôt après une attaque ramènent la goutte à l'état aigu, ce qui n'a pas seulement l'inconvénient d'occasionner une douleur inutile, d'aggraver quelquefois les altérations permanentes, de troubler enfin la marche spontanée de la maladie, mais encore celui de forcer à suspendre le traitement thermal lui-même et quelquefois de perdre ainsi une occasion favorable. Le docteur Minnisch, de *Baden* (Argovie), fait la même recommandation : « Il faut bien se garder, dit-il, d'employer le traitement thermal aussitôt après qu'un violent procédé arthritique vient de se terminer ; car la réaction thermale qui aurait lieu pourrait aisément le rappeler et occasionner une rechute (1). »

Ainsi, règle générale, il faut appliquer le traitement thermal le plus loin possible des accès futurs ou même passés, jamais pendant les accès eux-mêmes.

Il arrive quelquefois que les manifestations de la goutte aiguë n'arrivent pas à une résolution complète dans l'intervalle des attaques, et que les articulations conservent quelque chose de la tuméfaction et des déformations subies pendant les attaques elles-mêmes. Cela se voit surtout dans les gouttes invétérées, héréditaires et très intenses, et aussi par suite de dispositions tout individuelles. Chaque attaque vient ajouter une trace nouvelle aux vestiges des précédentes, et il semble se faire ici une combinaison de la goutte aiguë et de la goutte chronique. Cette circonstance ne change rien aux indications précédentes relatives à la considération des attaques de goutte.

Dans la goutte aiguë et régulière, le traitement thermal ne s'adresse donc point aux manifestations goutteuses, mais à l'état diathésique lui-même, dans le sens que j'ai développé plus haut. Si l'expérience nous apprend qu'il ne parvient pas à détruire la diathèse, c'est-à-dire à guérir la goutte, nous savons cependant qu'il peut l'atténuer dans son principe, quel qu'il soit, en atténuer ainsi les manifestations, mais lentement, graduellement, sans secousses, conditions nécessaires pour l'innocuité non moins que pour l'efficacité du traitement.

*Goutte aiguë asthénique, irrégulière.* — Il s'agit en général ici d'individus névropathiques, ou affaiblis par des excès, ou par des traitements irrationnels, l'abus des purgatifs, du colchique surtout, et qui ont pu avoir dans le principe une goutte très régulière. Les attaques sont moins violentes, mais les malades demeurent incessamment sous l'imminence de douleurs plus courtes, passagères, mobiles, alternantes avec des troubles fonctionnels variés, ou des états pathologiques plus déterminés, gastralgie, entéralgie, asthme, etc. Il

(1) Minnisch, *Les eaux thermales de Baden en Suisse*, 1846, p. 118.

n'y a pas en général de déformations très considérables, en raison de la moindre activité qu'offrent les fluxions articulaires.

Ici, il n'y a plus guère d'époques favorables à saisir pour l'application du traitement thermal, puisque la maladie n'offre ni régularité dans ses manifestations, ni intervalles complets entre ces dernières. Aussi faut-il redoubler d'attention et de prudence dans les applications de ce traitement. La mobilité de la goutte, la facilité avec laquelle ses manifestations vont se fixer sur tel ou tel point étranger à son siège d'élection, font un devoir de redouter toute action perturbatrice. Or, c'est surtout vis-à-vis de ces organismes impossibles à définir, et trop souvent à diriger, déjouant toute prévision et trompant toute expérience, que les traitements quelque peu actifs, et par excellence les eaux minérales, produisent les effets les plus inattendus, déroutent toute indication, et risquent d'ajouter au trouble profond qui les tient une perturbation nouvelle.

Il n'y a guère à songer ici à modifier directement la diathèse: comment s'y prendre et par quelle action l'atteindre? Mais il faut tâcher de remonter l'organisme, en faisant en quelque sorte abstraction de la goutte, si ce n'est comme surveillance. Plus vous aurez rendu de force, de tonicité, d'activité aux éléments dynamiques et matériels de l'organisme, plus vous aurez mis l'économie à l'abri de ces atteintes soudaines, violentes, irrégulières de la goutte, plus vous tendrez à ramener celle-ci vers ses manifestations habituelles et régulières. Que se passe-t-il alors dans le sein de l'organisme? Il est difficile de s'en rendre compte. Mais, bien qu'il s'agisse ici d'un des résultats thérapeutiques les plus difficiles à atteindre, cependant l'expérience a appris que c'était là la marche la meilleure à suivre.

On emploiera donc des eaux minérales toniques et reconstituantes par elles-mêmes, plutôt que des eaux minérales spéciales vis-à-vis de la diathèse goutteuse.

*Goutte chronique régulière.* — La goutte chronique est caractérisée par l'absence d'attaques, ou simplement par de légères exacerbations, et par la permanence de la douleur quelquefois, mais toujours de la tuméfaction ou des déformations articulaires.

Quelquefois consécutive à la goutte aiguë, elle se montre le plus souvent d'emblée, et comme une forme particulière de la diathèse goutteuse.

Les douleurs, qui sont la manifestation essentielle de la goutte aiguë, peuvent au contraire manquer dans la goutte chronique. Presque toujours légères, elles n'atteignent jamais, bien que soumises à certaines exacerbations, rien de comparable aux douleurs de la goutte aiguë.

Le gonflement ou la déformation se rencontre toujours, au contraire, à des degrés différents dans la goutte chronique. Ce sont des déformations généralement considérables, aplatissant les doigts vers les jointures plutôt que leur imprimant cette apparence fusiforme qui appartient surtout au rhumatisme; donnant aux poignets, aux genoux, des formes d'une extrême irrégularité; amenant souvent, surtout aux doigts et aux orteils, de véritables ankyloses.

La plupart des auteurs ont appliqué à la goutte chronique la dénomination de goutte *atonique* ou *asthénique*. Ils ont eu tort. Ce que représentent le mot et l'idée d'asthénie peut se rencontrer dans la goutte aiguë, c'est-à-dire à manifestations passagères, tandis qu'il peut manquer dans la goutte chronique ou à manifestations permanentes.

Ici les indications ne sont plus les mêmes que dans la goutte aiguë : elles ne sauraient se baser sur la marche, le caractère et l'apparition des manifestations goutteuses, puisque celles-ci sont uniformes, continues, et ne présentent que de légères exacerbations.

Le traitement diathésique doit être repris et appliqué avec une certaine énergie, que ne comporte pas en général le traitement de la goutte aiguë, et il peut être appliqué indifféremment à toute époque.

*Goutte chronique asthénique.* — On ne doit pas établir précisément cette distinction sur le caractère de la goutte elle-même, puisque la douleur elle-même peut manquer dans la goutte chronique simple, mais on doit l'établir sur la considération de l'état général de l'économie, considération qui me paraît, dans la goutte chronique, la source essentielle des indications.

Ici l'on a affaire à des individus lymphatiques et naturellement faibles, ou, comme je l'ai indiqué pour la goutte aiguë asthénique, affaiblis par les excès ou l'usage de médicaments excessifs ou intempestifs. Les mêmes conditions, constitutionnelles ou accidentelles, agissent de la même manière dans la goutte aiguë et dans la goutte chronique. Ici également les déformations articulaires sont moins considérables et moins étendues que dans la goutte chronique simple.

Les malades sont exposés à des fluxions passives, à des engorgements lents, aux infiltrations, et c'est à eux que se rapportent les exemples de terminaison de la goutte par hydropisie dont parlent les auteurs.

Quand cette forme de la goutte est très prononcée, il est difficile d'attendre une intervention favorable des eaux minérales. Lorsqu'elle existe plutôt à l'état de tendance, les mêmes applications que dans la goutte chronique régulière sont indiquées, mais en insistant spécialement sur les eaux à propriétés toniques.

*Contre-indications dans le traitement de la goutte par les eaux minérales.* — Il est question ici des contre-indications étrangères à la goutte elle-même, et je signalerai certaines conditions qui ne constituent de contre indications que lorsqu'elles existent à un certain degré. Elles peuvent ne se montrer qu'à l'état de contre-indications relatives, c'est-à-dire que, sans repousser entièrement le traitement thermal, elles obligent à l'employer à un degré et sous une forme toute particulière. Il ne s'agit ici, bien entendu, que des complications familières aux goutteux.

Dans la forme aiguë de la goutte, la seule où il y ait à se préoccuper de l'évolution régulière des manifestations goutteuses et de leur déplacement possible, la meilleure condition, pour l'application du traitement thermal, est que le sujet se trouve dans le meilleur état de santé possible.

En effet, lorsqu'un goutteux est atteint d'une lésion organique ou de troubles fonctionnels déterminés et habituels, il se trouve incessamment exposé à ce que les manifestations régulières de la goutte viennent à se dévier de ce côté.

Il en est ainsi des goutteux affectés de lésion organique du cœur ou des gros vaisseaux, d'asthme, dont l'essentialité doit toujours être vivement suspectée chez ces sortes de malades, ou bien sujets aux fluxions actives, aux congestions cérébrales en particulier, aux coliques néphrétiques (non calculeuses surtout), aux catarrhes de l'appareil urinaire; ou bien sujets aux indigestions vives avec accidents ou de gastro-entérite ou de gastro-entéralgie; ou encore sujets à la toux, et chez qui l'on peut craindre des congestions actives ou passives des poumons.

En effet, suivant que la goutte, aiguë ou chronique, offrira tels ou tels de ces caractères qui ont été indiqués, toutes ces circonstances pourront revêtir elles-mêmes une forme active ou passive, une tendance à la fluxion sanguine ou à l'infiltration séreuse.

Or, c'est surtout à propos de tout ce que je viens d'énumérer que le traitement thermal peut exercer une action perturbatrice et funeste, alors surtout que chacun de ces états pathologiques devient, en quelque sorte, un point d'attraction pour l'élément goutteux. Il courra ce risque, surtout s'il ne se trouve pas lui-même parfaitement approprié aux conditions particulières dont nous supposons l'existence.

Il doit suffire d'appeler l'attention sur toutes ces circonstances. A quel degré devront-elles constituer une contre-indication absolue, ou prendre seulement une place importante dans la détermination du traitement? Il s'agit là d'appréciations impossibles à fixer par avance.

Mais ce que je puis dire, c'est qu'elles exigent toujours une très grande attention; qu'il vaut mieux refuser à un goutteux les chances favorables d'un traitement thermal, que de risquer de heurter celui-ci contre des conditions qu'il serait impropre à maîtriser ; enfin, qu'il est toujours imprudent de soumettre un goutteux à un traitement thermal quelconque, sans s'être préalablement édifié sur l'état de ses organes et de ses fonctions.

### Traitement.

Il est assez remarquable que la goutte, cette maladie si cruelle et de toute la vie, et spéciale aux gens les moins patients du monde, ne tienne pas une très grande place dans la thérapeutique thermale. On ne connaît guère que trois stations thermales en Europe qui soient réputées pour la goutte, *Vichy* en France, *Wiesbaden* en Nassau, *Carlsbad* en Bohême. On trouve bien de temps en temps, dans certaines monographies, la goutte rangée dans le cadre des maladies réclamées par telle station thermale ; mais ce ne sont, en général, que de très vagues indications, et qui témoignent précisément du peu d'importance de ces médications elles-mêmes. Et le plus souvent, ce qui prouve, pour le redire en passant, que la médecine thermale ne pèche pas autant par la sincérité qu'on le lui a souvent reproché, la goutte est entièrement passée sous silence ou rangée parmi les contre-indications.

Il en est ainsi des eaux *sulfurées*, qui ne conviennent certainement pas à la goutte et surtout à ses formes régulières. Il règne sur ce sujet, parmi les médecins qui ont observé près des stations sulfurées, un accord unanime.

M. Blanc s'exprime ainsi au sujet des eaux d'*Aix-en-Savoie* : « Si des goutteux ont été soulagés par les eaux d'*Aix*, c'est qu'ils étaient rhumatisants en même temps. Dans les cas semblables, les eaux doivent être prises avec beaucoup de ménagement pour ne pas s'exposer à faire déclarer une attaque de goutte, parce qu'elles réveillent le principe goutteux comme toutes les autres diathèses, mais n'ont sur lui aucune action curative. Il ne faut pas cependant confondre avec la goutte le rhumatisme articulaire chronique, appelé par quelques-uns rhumatisme goutteux, et contre lequel nos eaux sont souveraines (1). »

Pidoux a fort bien exprimé la place qu'il faut donner aux eaux sulfureuses dans le traitement de la goutte. « Je suppose, dit-il, qu'on ait intérêt à reconstituer une goutte ou un goutteux. Les eaux que l'on peut nommer régénératrices de la goutte, ce sont les eaux sulfureuses. Je regarde cela comme une propriété caractéristique de ces eaux et la plus importante (2).

Le traitement thermal de la goutte s'est donc jusqu'ici trouvé circonscrit dans un nombre très limité de stations. Il peut avoir pour objet soit le traitement de la diathèse, de l'uricémie, soit le traitement des conséquences pathologiques qui peuvent en dépendre. C'est ainsi, par exemple, que le traitement thermal de la scrofule comprend le traitement de la diathèse (eaux chlorurées sodiques) et celui de certaines de ses déterminations (eaux sulfurées).

Le traitement diathésique de la goutte parait du ressort exclusif des eaux bicarbonatées sodiques. Il n'a guère encore été effectué qu'à *Vichy*, en France du moins. C'est donc cette station qui sera l'objectif spécial de son étude.

*Vichy* est spécialement applicable au traitement de la goutte aiguë et régulière. C'est à l'action de ses eaux qu'a trait principalement ce qui a été exposé plus haut au sujet des rapports de la médication thermale avec la diathèse goutteuse. C'est à leur usage qu'il faut spécialement rattacher les indications particulières qui ont été posées pour le traitement de la goutte aiguë, et les considérations relatives

(1) Blanc, *Rapport sur les eaux thermales d'Aix-en-Savoie*. Paris, 1856, p. 51.
(2) *Annales de la Société d'hydrologie médicale de Paris*. Paris, t. VII, p. 208.

aux époques des manifestations goutteuses, et au caractère perturbateur qu'un traitement trop actif peut acquérir (1).

Les eaux de *Vichy* doivent s'employer surtout en boisson dans la goutte.

C'est aux sources thermales *(Grande-Grille* et *Hôpital)* que l'on devra s'adresser, sauf exception, malgré une spécialité traditionnelle attribuée à la source froide des *Célestins*, laquelle n'a aucune raison d'être.

La dose de l'eau minérale doit être soigneusement proportionnée aux conditions individuelles d'organisation, de tolérance, d'excitabilité, et toujours très modérée.

Il faut défendre les bains aux goutteux sujets aux étourdissements, aux palpitations; à ceux chez qui la goutte se réveille aisément, se déplace volontiers, surtout s'ils sont sujets à des accidents quelconques suspectés de caractère goutteux irrégulier. Il est d'observation que les bains tendent à favoriser et accroître toutes ces dispositions fâcheuses. C'est par la même raison qu'il faut également proscrire les bains lorsque le traitement se trouve appliqué à une époque un peu rapprochée des attaques : il y a même des goutteux chez qui les bains ramènent à coup sûr des manifestations goutteuses.

Hors des cas que je viens d'énumérer, les bains journaliers apporteront un complément utile à l'usage interne de l'eau minérale; on évitera seulement qu'ils soient d'une température trop élevée ou d'une trop longue durée.

Les douches sont généralement contre indiquées. On paraît avoir

(1) On pourra étudier, dans les ouvrages suivants, la question de 'emploi des eaux de *Vichy* dans le traitement de la goutte : Pâtissier, *Rapport lu à l'Académie de médecine sur l'emploi des eaux de Vichy dans le traitement de la goutte*. 1840 (extrait du tome V du *Bulletin de l'Académie royale de médecine*). — Lettre de M. Prunelle, *Sur l'emploi des eaux de Vichy dans la goutte et dans les affections calculeuses* (*Bulletin de l'Académie de médecine*, 1839, t. IV, page 811.) — Petit, *Du mode d'action des eaux minérales de Vichy*, 1850, p. 316. Les premiers mémoires de cet auteur se trouvent reproduits dans ce volume. — Rilliet, *Du traitement de la goutte par les eaux de Vichy*, in *Archives générales de médecine*) 4e série, t. IV, 1844, p. 35. — Finot, *Observations sur l'action thérapeutique des eaux de Vichy*, 1850 (extrait des *Mémoires de médecine, chirurgie et pharmacie militaires*, t. V, 2e série). — Léon Blondeau, *Des inconvénients de la médication thermale, des eaux de Vichy en particulier, dans le traitement de la goutte.* Thèses de Paris, 1851. — Durand-Fardel, *Mémoire sur la goutte et son traitement par les eaux de Vichy*, in *Gazette médicale de Paris*, 1851; — *Lettres médicales sur Vichy*, 1855, p. 117. — *De la goutte sous le rapport de sa pathogénie et de son traitement par les eaux de Vichy*, in *Gazette hebdomadaire*, 27 avril 1855.

fait partout cette observation, qu'elles ramènent très aisément la goutte aiguë. On pourrait en tirer parti dans le cas où un accès de goutte se serait arrêté prématurément. Je ne saurais cependant le conseiller : c'est un de ces moyens dont les effets échappent trop souvent aux prévisions, et surtout à la direction.

C'est donc là le plus simple de tous les traitements. Il faut se garder de le prolonger trop longtemps : de vingt à trente jours représentent les limites habituellement convenables. Il est préférable de le réitérer souvent que de lui assigner une trop longue durée.

Quels sont les résultats habituels de ce traitement? Il n'y a qu'une manière de les formuler : *c'est d'apporter une atténuation aux manifestations goutteuses.*

Dans certaines maladies telles que la gravelle, avec ou sans coliques néphrétiques, les coliques hépatiques calculeuses, l'engorgement hépatique simple, la dyspepsie, il est possible, avec les réserves qu'impose toute appréciation thérapeutique, de se faire une idée d'avance des effets du traitement, et de l'exprimer avec un certain degré de certitude.

Ici, il n'en est pas de même.

La grande majorité des goutteux voient leur goutte atténuée par les eaux de *Vichy*.

Chez quelques-uns, surtout dans les gouttes récentes, les manifestations de la goutte peuvent se trouver suspendues pendant plusieurs années.

Chez le plus grand nombre, les attaques deviennent moins fréquentes et surtout moins sévères. Tantôt il n'y a qu'un léger soulagement, tantôt au contraire un changement considérable.

Chez le petit nombre, la marche de la goutte n'aura été modifiée en rien. Ces effets négatifs ne sont propres ni à la médication ni à la maladie. Ils se rencontrent à propos de toute espèce d'intervention thérapeutique.

Ce que je veux exprimer surtout, c'est qu'il est fort difficile de reconnaître les circonstances qui pourraient faire préjuger d'avance les effets du traitement.

Sans doute, l'ancienneté de la maladie, une diathèse invétérée ou non, l'activité des influences héréditaires, l'intensité des manifestations, n'y demeurent point étrangères et peuvent être mises en ligne de compte. Sans doute encore il faut apprécier les habitudes et le genre de vie antérieurs, et surtout ultérieurs, des individus. Mais toutes ces considérations ne permettent encore d'établir que des généralités fort douteuses.

Il y a des goutteux chez qui l'influence palliative du traitement thermal, très prononcée durant les premières années, s'amoindrit ensuite pour cesser de se faire sentir, et laisse la goutte reprendre ses anciennes allures. Rilliet a le premier fait cette remarque. Mais les choses ne se passent pas toujours ainsi. Je connais des goutteux qui, depuis vingt et même trente ans, paraissent devoir à leur retour annuel à *Vichy* une parfaite santé et une complète indemnité de toute manifestation goutteuse.

Un point de vue non moins important est le suivant : il n'est pas un mode de traitement médicamenteux de la goutte qui ne soit de nature à troubler la santé, lors même qu'il n'exercerait pas sur la goutte elle-même une action défavorable. Presque toutes les médications de la goutte empruntent leur principe au colchique, sous une forme quelconque ; et sans vouloir bannir absolument le colchique du traitement de la goutte, on peut affirmer que toutes les préparations de colchique, mises surtout comme elles le sont à la disposition des malades, peuvent être nuisibles ou même dangereuses.

Or, la médication thermale méthodiquement employée ne peut au contraire, en atténuant la goutte, qu'exercer une action favorable sur l'organisme.

Quant aux inconvénients, et même aux dangers, attribués à la médication de *Vichy*, aux craintes imaginaires exprimées relativement à l'action soit disant hyposthénisante de ces eaux, je me suis suffisamment exprimé sur ce sujet dans un chapitre précédent pour qu'il soit inutile d'y revenir (1). Le temps a du reste fait justice des assertions chimériques qui ont eu cours à ce propos pendant un certain nombre d'années.

Les eaux de *Vichy* sont aussi formellement indiquées dans la goutte chronique que dans la goutte aiguë.

Ici elles peuvent s'employer à peu près indifféremment à toutes les époques de la maladie ; et, lorsqu'il n'existe pas de contre-indication particulière, il faut diriger le traitement sous une forme aussi active.

(1) V. page. 175.

Il n'y a pas ici seulement un état diathésique ou une disposition générale à modifier, il y a une action résolutive à exercer sur les engorgements articulaires. Il convient donc d'insister sur le traitement externe, bains, bains de piscine surtout, douches, s'il n'y a pas à craindre d'amener quelque exacerbation inopportune.

On voit généralement la douleur, lorsqu'elle existait encore à un certain degré, céder facilement. Les déformations articulaires diminuent, l'usage des jointures et la force des membres se recouvrent à des degrés très variables, suivant l'ancienneté de la goutte, son état invétéré ou superficiel, et surtout sans doute la nature des lésions articulaires.

Quand l'engorgement est péri-articulaire, que les ligaments ne se trouvent pas compromis par les encroûtements, les tophus, on peut obtenir des résultats considérables. Mais que peut le traitement quand les ligaments sont pénétrés et désorganisés par la matière goutteuse, quand les surfaces articulaires sont altérées elles-mêmes, lorsqu'il existe une ankylose?

Voici dans quel sens on doit comprendre la résolution des engorgements ou des dépôts goutteux : Comment s'entretiennent ou s'accroissent ces engorgements et ces tophus? Par suite de la continuité, insensible ou avec exacerbations, de la fluxion articulaire qui, dans la goutte aiguë, ne s'opérait que par accés périodiques. Si l'on parvient à diminuer ou à suspendre ce mouvement fluxionnaire, on arrête naturellement le développement et, si l'on peut ainsi dire, la nutrition de ces produits de formation morbide. Mais s'ils cessent de s'alimenter et de s'accroître, ces produits excrémentitiels déviés, si peu organisés qu'ils soient par eux-mêmes, se flétrissent et se trouvent livrés à la résorption interstitielle, commune aux molécules normales ou anomales déposées dans nos tissus; et le traitement thermal a précisément pour objet de stimuler très activement les éléments de cette résorption. Il arrive même quelquefois que ces produits, formés de dépôts calcifiés entièrement isolés des tissus entre lesquels ils se trouvent déposés, s'éliminent spontanément à la manière de corps étrangers.

Cette manière de comprendre la diminution ou la disparition des engorgements et des produits goutteux est préférable aux théories qui attribuent aux eaux bicarbonatées sodiques des propriétés directement dissolvantes.

Mais dans toutes les formes asthéniques de la goutte, aiguë ou chronique, *Vichy* me paraît contre-indiqué. Ses sources ferrugineuses pourraient peut-être rendre quelque service encore. Mais l'ensemble du traitement paraît fort difficile à appliquer avec sécurité.

C'est dans des cas offrant une tendance dans le sens asthénique (les faits ne sont pas toujours aussi caractérisés que nos descriptions), que j'ai surtout vu le traitement thermal demeurer sans aucune action favorable; et si je n'ai pas vu l'état des malades empirer, c'est sans doute parce que je me suis toujours gardé d'insister sur le traitement, soit comme forme, soit comme durée.

A l'étranger, les eaux de *Carlsbad* correspondent à celles de *Vichy* dans le traitement thermal de la goutte.

Il résulte d'une communication personnelle que j'ai reçue d'un médecin distingué de cette station, le docteur Gans : que les eaux de *Carlsbad* agiraient sur la goutte à peu près comme celles de *Vichy;* c'est-à-dire que, dans la goutte aiguë, l'on rencontrerait des chances identiques d'atténuation des manifestations goutteuses, au prix des mêmes précautions et en obéissant à des indications semblables. A *Carlsbad*, comme nous le faisons à Vichy, on recommande de ne pas employer les eaux pendant les accès de goutte, d'éviter tout ce qui pourrait troubler l'évolution des manifestations goutteuses, de surveiller le traitement attentivement, de ne pas le prolonger outre mesure, etc. Les renseignements recueillis par M. Rotureau près de cette station ne diffèrent guère de ceux-ci. (1)

Il ne faudrait pas conclure de ceci que les deux médications dont il s'agit soient identiques. Il n'est sans doute pas facile de distinguer avec une entière certitude des médications aussi distantes, et qui échappent à des comparaisons immédiates et personnelles. Cependant les remarques que j'ai faites précédemment sur le caractère des eaux de Carlsbad peuvent être mises à profit.

Les eaux de *Carlsbad*, dont les applications paraissent communes avec celles de *Vichy*, se rapprochent de ces dernières par leur qualité bicarbonatée sodique. Elles s'en distinguent par leur double qualité chlorurée et surtout sulfatée sodique : celle-ci leur assigne des propriétés différentes et peut-être plus marquées sur la circulation

(1) Rotureau, *Des principales eaux minérales de l'Europe, Allemagne et Hongrie*, 1858.

abdominale, et celle de la veine porte en particulier, sujets qui jouent un rôle considérable dans la conception de la goutte, près des médecins allemands.

Mais il est un point très important, particulièrement dans le sujet qui nous occupe, qui différencie ces deux médications : c'est que les eaux de *Carlsbad* sont des eaux éminemment congestives et facilement perturbatrices, dont l'emploi doit exiger plus de précautions, dans le traitement de la goutte, que celui des eaux de *Vichy*, et doit exposer à des inconvénients sérieux, et même à des dangers, dont celles-ci sont absolument indemnes, alors qu'elles sont administrées méthodiquement.

Les eaux de *Wiesbaden* possèdent en Allemagne une grande notoriété au sujet du traitement de la goutte.

M. Ch. de Braun (de Wiesbaden), après avoir fait remarquer que ces eaux revendiquent le premier rang parmi les eaux minérales pour le traitement de la goutte, et qu'elles sont indiquées dans toutes les phases de la maladie, hormis dans le paroxysme même, ajoute quelque chose d'assez significatif : « Quand la goutte se produit sous la forme éréthique normale, l'emploi de nos eaux est plus restreint parce qu'elles provoquent volontiers les paroxysmes que l'on tient à viter. Par contre, elles déploient dans la forme torpide toute leur efficacité, soit en bains, soit en boisson, en vertu de leurs principes minéraux et de leur chaleur. Il existe pour la goutte intérieure un traitement particulier qui a pour objet de la convertir en goutte régulière; grâce à l'action vivifiante et excitante de nos thermes, on y réussit fréquemment, et l'on obtient ainsi les cures les plus brillantes.

Si les eaux de *Wiesbaden* peuvent être employées dans la goutte régulière aiguë, M. Braun nous avertit qu'il faut se méfier de leur grande activité dans les cas de ce genre. Dans la goutte atonique et dans la goutte chronique, au contraire, paraît se développer la spécialité d'application de ces eaux. M. Gergens (de Wiesbaden) s'exprime dans le même sens.

« Dans les cas où des dépôts considérables se sont déjà fixés sur des articulations, où il y a contracture et paralysie des membres, où les extrémités des os sont hypertrophiées en même temps que leur structure est altérée, les eaux de *Wiesbaden* provoquent rarement un accès de goutte salutaire; mais par contre elles agissent vigoureusement sur la santé générale, car elles arrêtent les progrès de l'affection dans les articulations, elles y ramènent la mobilité en favorisant la réabsorption des matériaux exsudés et calment les douleurs. Il serait dangereux, chez des sujets déjà affaiblis, de vouloir amener forcément une crise; leur état réclame, au contraire, l'emploi modéré des eaux thermales, avec des interruptions... (1). »

Enfin cet auteur nous assure, comme M. Braun, que, lorsque les paroxysmes de la goutte ont cessé d'affecter les articulations pour se jeter sur des organes internes, l'usage graduel et modéré des eaux de *Wiesbaden* pourra ramener la goutte vers les articulations...

Il est probable que ce qui s'observe à *Wiesbaden* peut s'observer aussi près d'autres stations thermales de la même famille. Trousseau et Lasègue mentionnent *Hombourg*, *Kissingen*, *Creuznach* avec *Wiesbaden*, parmi les eaux stimulantes, propres à remonter l'organisme chez les goutteux tombés dans l'asthénie (2).

M. Stœber, dans une notice sur les eaux de *Hombourg*, compare ces eaux à celles de *Wiesbaden* : « Dans la goutte, dit-il, c'est le principe de l'affection, la diathèse, que combattent les eaux de *Hombourg*. En rétablissant les fonctions des viscères du bas ventre, elles agissent sur la nutrition et la sanguification, les régularisent, et empêchent par là le retour des accès. Pour remplir ce but, elles méritent la préférence sur les eaux de *Wiesbaden*, qui jouissent d'une grande réputation dans les affections goutteuses, et qui, à leur tour, conviennent mieux pour faire disparaître les nodosités des articulations (3).

J'ai pensé qu'il ne serait pas sans intérêt de faire connaître, par quelques citations, la manière dont on conçoit en Allemagne le traitement de la goutte par les eaux minérales.

Une courte revue de la part que les différentes familles d'eaux minérales ont à prendre dans ce traitement terminera ce chapitre.

*Eaux bicarbonatées sodiques.* — La goutte aiguë se rattache, comme spécialisation, à *Vichy*. Il faut remarquer que, alors que tant de stations thermales en Allemagne reçoivent, en sous-ordre peut-

(1) *Traité des eaux minérales du duché de Nassau*, traduit par M. Kaula, 1852, p. 122

(2) Trousseau et Lasègue, *loc. cit.*, p. 238.

(3) Stœber, *Notice sur les eaux minérales de Hombourg*, 1844.

être, mais reçoivent des goutteux, c'est *Vichy* qui est indiqué, dans le traité de Helfft, en tête des eaux spéciales pour la goutte (1).

Les eaux de *Vichy* sont d'autant mieux indiquées que la goutte est plus franche, plus régulière, plus dégagée de complications. Voici une indication générale très précise, et que l'on peut suivre avec une absolue sécurité.

Les eaux de *Vals*, dont la composition se rapproche beaucoup de celles de Vichy, se prêtent mal à une telle sorte de traitement, à cause de leur température froide. Aussi la goutte tient-elle fort peu de place dans leurs applications usuelles.

Dans la classe des *bicarbonatées sulfatées*, se trouvent les eaux de *Contrexéville* et de *Vittel,* qui sont aujourd'hui fort pronées dans le traitement de la goutte. Il paraît difficile de reconnaître à ces eaux une spécialisation bien prononcée dans le traitement de l'uricémie, d'après leur composition. Le bicarbonate de soude est en quelque sorte la marque de cette spécialisation, dans les eaux minérales. Or, ces eaux ne sont que très faiblement bicarbonatées, et leurs bases sont presque toutes calciques ou magnésiques. Cependant, il faut bien tenir compte des observations qui paraissent avoir été faites à ce sujet par les médecins qui exercent près de ces stations, bien qu'il n'ait été publié rien de très précis dans ce sens.

Mamelet avait déjà écrit, en 1840 : « Les eaux de Contrexéville sont employées avec succès contre la goutte chronique; si elles ne guérissent pas radicalement ceux qui en font usage, au moins elles en éloignent les accès, rendent les suivants moins douloureux, dissipent les tophus, les fausses ankyloses *(sic)*, la faiblesse des membres qui en sont la suite. On seconde leur efficacité par les douches » (2) . Il n'est question là que de la goutte chronique. Je ferai observer, sans y insister autrement, que l'auteur de ce passage parle avec une confiance difficile à partager, « de la disparition des tophus et des fausses ankyloses ».

Faut-il attribuer à ces eaux une action diathésique, analogue à celle qui appartient manifestement aux bicarbonatées sodiques franches? Il ne faudrait pas tirer ici d'induction de leur légitime spécialisation dans la gravelle. C'est beaucoup moins une action sur

(1) Helft, *handbuch der balneotherapie, etc.* Berlin 1855.
(2) *Notice sur les propriétés des eaux de Contrexéville*, 1840.

la diathèse urique que l'on a à rechercher dans les eaux de *Contrexéville*, et dans celles de *Vittel*, qu'il est difficile d'en séparer dans ces sortes d'applications, qu'une action directe sur l'appareil urinaire. Je ne crois pas qu'il faille absolument limiter ainsi leur mode d'action dans la gravelle, mais je pense que c'est là leur véritable caractère, et que leurs propriétés altérantes sont fort restreintes.

Ne serait-ce pas à cette action sur l'appareil de l'urination, et sur le parenchyme du rein en particulier, qu'il faudrait rapporter les résultats attribués à ces eaux dans le traitement de la goutte? On a fait bien des fois jouer au rein un rôle effectif dans la pathogénie de la goutte. Quoiqu'il en soit de la valeur de ces attributions, sur lesquelles nous n'avons pas à nous expliquer ici, il n'y a pas à douter que, si le rein est étranger à la genèse de l'uricémie, il prend une part essentielle à l'élimination de ses produits, et peut par suite réagir sur l'état uricémique lui-même. Les éléments canaliculaires du rein sont facilement obstrués par les produits de l'uricémie. L'action désobstruante des eaux dont il s'agit peut donc et doit jouer ici un rôle efficace. Ce point de vue me paraît devoir être pris en grande considération, parce qu'il est propre à déterminer la part réelle que les eaux de *Contrexéville* et de *Vittel* auraient à prendre dans le traitement de la goutte.

*Eaux chlorurées sodiques.* — Ces eaux conviennent aux lésions articulaires de la goutte, c'est-à-dire celles qu'ont laissées des accès de goutte imparfaitement résolus, et qu'entretient la goutte chronique. Les eaux chlorurées sodiques sont les eaux spéciales des arthrites. Quelle que soit l'origine, ou la nature, de celles-ci, et les caractères particuliers qui leur appartiennent, les lésions des cartilages, des extrémités diarthrodiales, des enveloppes fibreuses et celluleuses, offrent un fond commun à peu près identique, sur lequel s'exerce très efficacement, dans la mesure du possible, l'action résolutive de ces eaux. J'ai dit plus haut comment les eaux bicarbonatées sodiques, et *Vichy* en particulier, exerçaient également une action résolutive, alors surtout que la maladie, étant en pleine évolution, imprime à l'arthrite goutteuse un caractère particulier d'activité.

C'est quand ces lésions sont devenues passives, quand elles ont cessé de s'alimenter et de s'accroître, que les eaux chlorurées sodiques sont spécialement indiquées. Il faut tenir compte sans doute de leur portée physiologique, et ne pas négliger les vues familières aux médecins allemands, et que j'ai signalées précédemment : mais je crois que c'est surtout comme agent direct de résolution des lésions articulaires et péri-articulaires, qu'il faut les considérer. *Balaruc*, *Bourbonne*, *Bourbon-l'Archambault*, etc., doivent être aussi bien appropriées à de telles indications que *Wiesbaden*. *Royat* et la *Bourboule*, où le bicarbonate de soude s'unit au chlorure de sodium, offrent dans les cas de cet ordre des ressources qui n'ont pas été suffisamment étudiées.

*Eaux sulfurées.* — J'ai signalé plus haut l'inappropriation absolue des eaux sulfurées au traitement de la goutte. Cela ne veut pas dire que ces eaux n'aient jamais à intervenir chez les goutteux. Voici ce que Pidoux pensait à ce sujet : « Je suppose qu'on ait intérêt à reconstituer une goutte ou un goutteux. Je ne fais que nommer les eaux ferrugineuses, sans nier leur importance, ainsi que les eaux chlorurées sodiques, et j'arrive aux eaux qu'on peut appeler régénératrices de la goutte : ce sont les eaux *sulfurées*.

» Je regarde cela comme une propriété caractéristique de ces eaux, et la plus importante. Ce pouvoir de revivifier la goutte est adéquate à celui de guérir la scrofule; non que, pour guérir la scrofule, il faille susciter la goutte, mais parce qu'une des conditions de cette guérison consiste dans la formation d'une sorte de tempérament sanguin factice, et que le tempérament sanguin est le terrain propre de la goutte.

» Les sulfureux réintègrent plus puissamment l'hématose, et surtout plus solidement que les ferrugineux.

» Que les eaux sulfureuses poussent à la goutte, cela n'est pas douteux; que, par la même raison, elles excitent les reins, congestionnent le foie, stimulent le cœur, ces sièges d'élection de la goutte et du rhumatisme viscéral, cela ne me paraît pas moins certain.

« Ces propriétés peuvent être parfaitement utilisées par le médecin, chez des sujets lymphatiques et partant goutteux par hérédité, lesquels sont en proie à des accidents pulmonaires, gastriques, graves et rebelles, tant que, sous l'influence d'une révivification de l'arthritis par les eaux sulfurées, ils n'ont pas fait dominer l'un des éléments de leur maladie sur l'autre (1). »

Si l'état anémique semble prédominer, on recourra aux eaux ferrugineuses de *Pyrmont*, de *Spa*, suivant le conseil de Gairdner (2).

(1) *Annales de la Société d'hydrologie médicale de Paris*, t. VII, p. 207.
(2) William Gairdner. *On gout*. London, 1851, p. 275.

Musgrave et Barthez recommandaient également les chalybés en pareille circonstance.

S'il règne un état névropathique, alors *Néris*, *Bains*, *Luxeuil*, *Wildbad*, *Tœplitz*, paraissent indiqués, sans que nous soyons très édifiés sur ce que l'on en pourra obtenir.

J'emprunterai cependant à l'ouvrage de Helfft quelques renseignements assez curieux sur l'application que l'on fait des eaux de *Tœplitz*, très réputées en Allemagne, au sujet du traitement de la goutte.

Les eaux de *Tœplitz* sont trés peu minéralisées, avec prédominance légère de bicarbonate de soude et une température très élevée; et il paraît vraisemblable que c'est surtout leur thermalité qui est mise en jeu dans le sujet qui nous occupe.

On prend à *Tœplitz* des bains *tièdes* de 25° à 28° R. (31 à 35° C.); *chauds* de 30° à 36° R. (37° à 46° C.); *brûlants* de 36° à 30° R. (45° à 50° C.).

Voici les recommandations qui sont faites au sujet de l'emploi de ces bains.

« Les bains *tièdes* sont employés chez les sujets irritables et disposés aux congestions actives. Mais ces bains peuvent avoir des inconvénients, parce qu'ils abaissent la circulation capillaire, et peuvent mettre en mouvement des *arriérés* de la goutte.

« Quand la peau paraît dépourvue d'une activité suffisante, et qu'il existe de la céphalée ou de l'asthme arthritique, on préfère les bains *chauds*, pourvu toutefois qu'il n'existe point de vertiges ni de signes de congestion cérébrale, ou bien de catarrhe (blennorrhée) bronchique. Les bains entiers et les vapeurs chaudes seront également évités avec soin.

« Dans toutes les formes de goutte anomale, à moins de contre-indications, il faut recourir aux bains à température élevée, afin d'activer les fonctions de la peau et d'éliminer le principe morbide.

« Les bains *brûlants* seront surtout usités dans les dégénérescences goutteuses articulaires, épaississement des tissus fibreux, roideurs articulaires ou ankyloses.

« Il ne faut pas rester plus d'une heure dans les bains *tièdes*, de trente à quarante minutes dans les bains *chauds*, de quinze à vingt minutes dans les bains *brûlants* (1). »

(1) Helfft, *Handbuch der Balneotherapie*, etc., p. 278 et 279

Je me suis attaché à reproduire aussi exactement que possible le texte de Helfft, au sujet d'une pratique assez inusitée parmi nous. Malgré cette remarque de l'auteur, que les goutteux qui présentent déjà une désorganisation articulaire s'habituent facilement à une haute température, ce n'est pas sans doute sans étonnement que l'on entend parler de bains à cette température excessive de 50° C.

Scudamore, parlant d'une notoriété du genre de celle de *Tœplitz*, qui réunissait un grand nombre de goutteux à *Bath* et à *Buxton*, en Angleterre, eaux thermales faiblement minéralisées, se demandait également si ces eaux agissaient autrement ici que par leur température (1).

Enfin nous devons rappeler que les médecins de *Kissingen*, de *Wiesbaden* surtout, prétendent parvenir, au moyen de ces eaux minérales administrées d'une certaine façon, à ramener à une forme plus régulière et moins fâcheuse les manifestations goutteuses irrégulières (viscérales).

## GRAVELLE URIQUE.

La présence de graviers dans l'urine paraît se rapporter à deux états morbides bien distincts.

J'ai appelé le premier *gravelle diathésique*, comprenant les gravelles *urique* et *oxalique*; le second *gravelle catarrhale*, ce sont les gravelles *phosphatiques*.

La première mérite seule le nom de *gravelle*. Les graviers uriques et oxaliques se forment en vertu d'une disposition particulière de l'économie, et ne se montrent dans l'urine qu'à titre de phénomène excrémentitiel anomal.

Les graviers phosphatiques, au contraire, ne sont, presque toujours au moins, qu'un accident du catarrhe de la membrane muqueuse urinaire.

Je ne m'occuperai ici que de la gravelle diathésique; l'étude de la gravelle catarrhale se confond dans celle des affections catarrhales de l'appareil urinaire. Il ne sera même à peu près question que de la gravelle *urique*, n'ayant que de courtes remarques à présenter au sujet de la gravelle *oxalique*.

(1) Scudamore, *Traité sur la nature et le traitement de la goutte et du rhumatisme*, 2e édition, 1823, t. II, p. 44.

## Indications.

Le traitement de la gravelle urique par les eaux minérales est en général un traitement fort simple, lorsqu'il n'existe pas de coliques néphrétiques ou de complications rénales.

Cependant il ne sera pas inutile d'exposer quelques idées sur le sens dans lequel le traitement thermal paraît devoir agir.

La gravelle urique se manifeste par le rapprochement, sous forme de concrétions pulvérulentes ou plus considérables, des principes azotés contenus dans l'urine. Elle se rencontre souvent chez des individus qui font abus d'une alimentation azotée; mais elle s'observe aussi chez des individus qui, par habitude ou par régime, se tiennent dans des conditions tout opposées.

La gravelle urique, bien qu'elle puisse être favorisée et accrue par l'introduction considérable ou excessive de principes azotés dans l'économie, n'est donc pas essentiellement constituée par l'existence d'un excès d'azote; elle résulte d'une disposition par suite de laquelle les principes azotés se trouvent éliminés d'une manière anomale, et sous une forme anomalement prédominante, l'acide urique. En effet, l'azote ne se fait pas dans l'économie, mais seulement l'acide urique, et c'est ce dernier qui y existe véritablement en excès.

La maladie consiste donc dans la disposition qui convertit en acide urique plus d'azote qu'il ne conviendrait, au lieu de laisser ce dernier s'éliminer suivant les conditions physiologiques, ou bien qui retient sous une forme déterminée l'acide urique destiné à être éliminé sous une forme différente. Et il est clair qu'en diminuant l'introduction des principes azotés dans l'économie, on amoindrira le résultat ou l'expression de la maladie; mais cela ne saurait suffire pour faire disparaître la disposition morbide.

En vertu de quoi s'opère ce départ tout spécial des principes azotés sous forme de sable ou de graviers? Voilà ce que nous ne savons pas. J'ai exposé, au sujet de la goutte, comment ces phénomènes de départ ou de conversion anomale des principes azotés paraissaient constituer un trouble ou une perversion de l'assimilation elle-même. Il ne s'agit pas du dérangement d'une fonction en particulier, mais d'un trouble survenu dans la fonction la plus générale de l'organisme, dans l'échange intime de molécules qui constitue la nutrition, assimilation des unes, départ des autres, d'un ralentissement de la nutrition, suivant l'expression de M. Bouchard.

Il suit de là que nous reconnaissons à la goutte et à la gravelle une pathogénie semblable en un point, ce qui n'empêche pas qu'on n'assiste à des phénomènes très différents, commandés par le génie propre de l'une et de l'autre maladie.

Du reste, s'il est une maladie qui porte ce caractère de dérangement subi par les phénomènes chimiques lesquels, sous l'empire de l'action vitale, accomplissent le renouvellement incessant de notre système, c'est bien la gravelle. On sait avec quelle facilité les manifestations élémentaires de la gravelle (sédiments uriques) se produisent, en dehors de toute prédisposition spéciale, sous l'influence d'un trouble apporté à l'ensemble de l'organisme par une cause accidentelle quelconque : causes affectives, fatigues, course prolongée, veille, dérangement dans le régime.

La manifestation élémentaire de la gravelle est donc un phénomène qui apparaît habituellement sous l'influence des causes que je viens d'énumérer, auxquelles il faut ajouter une cause pathologique, la fièvre.

Puis il y a certains individus chez qui ce même phénomène se produit avec une facilité particulière et sous une forme très prononcée, pour la moindre cause occasionnelle, sans qu'il existe pour cela de maladie; cela paraît tenir à l'état général de la constitution.

Enfin, il y en a d'autres, chez qui ces manifestations existent en vertu d'une disposition formelle et indépendante de toute cause occasionnelle ou déterminante, disposition souvent héréditaire et développée à un degré morbide. On peut dire alors qu'il existe une diathèse.

Ainsi, apparitions accidentelles sous l'influence de causes particulières; apparitions fréquentes et faciles sous l'influence de causes quelconques, et par suite d'une disposition constitutionnelle; apparitions essentielles et sans causes occasionnelles, sous l'influence d'un véritable état diathésique : tels sont les trois degrés sous lesquels on peut étudier les manifestations de la gravelle. Ces manifestations n'existent, dans leur entier développement, que dans le troisième degré; elles existent à un état tout élémentaire dans le premier. Et peut-être, quand elles viennent à se développer et à se montrer d'une manière continue, cela tient-il simplement aux mêmes conditions organiques, mais prononcées et permanentes, qui, passagères et à un degré léger, en déterminaient ce qu'on peut appeller les manifestations élémentaires.

Dans la gravelle, comme dans la goutte, l'indication paraît être, non pas d'apporter un principe dissolvant ou neutralisant aux manifestations terminales de la maladie, mais de corriger le trouble profond qui la commence, ou plutôt qui la constitue en réalité.

C'est ainsi qu'agissent les modificateurs hygiéniques de la goutte; c'est dans ce sens qu'il faut comprendre l'intervention de la médication thermale dans le traitement de cette maladie; c'est exactement au même titre que l'hygiène et la médication thermale nous fournissent des moyens propres à prévenir ou à enrayer le développement de la gravelle. Car le traitement thermal, comme le traitement hygiénique, est le même pour la gravelle et pour la goutte, j'entends la goutte aiguë, franche, régulière, où les indications s'adressent le plus directement possible à l'état diathésique.

L'idée d'action délayante, et surtout d'action dissolvante, me paraît devoir être écartée. On a cherché, on a même obtenu, la désagrégation ou l'amoindrissement de sables ou de graviers dans des courants ou des réservoirs d'eau pure ou alcaline; et encore n'en a-t-on obtenu que des résultats assez imparfaits. Mais ces essais grossiers n'ont aucun rapport avec les résultats possibles d'aucun traitement thermal.

On sait que des boissons abondantes quelconques facilitent l'issue de graviers existant dans n'importe quelle partie des voies urinaires. La dilution du sang obtenue par l'introduction de grandes quantités d'eau, peut-être la réintégration d'un milieu alcalin suffisant, constituent sans doute des conditions favorables aux uricémiques, comme aux glycémiques, chez qui la soif correspond avec un besoin réel de l'économie. Mais il n'y a rien là qui ait le moindre rapport avec une dissolution proprement dite; et, quant aux graviers existant soit dans les conduits, soit dans les cavités de l'appareil urinaire, il n'est pas possible d'admettre que l'urine puisse acquérir à leur sujet des propriétés chimiquement dissolvantes. L'alcalinité qu'on la suppose acquérir par l'usage des boissons bicarbonatées sodiques n'est que passagère, en général limitée aux instants qui suivent les ingestions liquides, et généralement très faible d'ailleurs. L'acidité de l'urine diminue constamment il est vrai; elle peut même disparaître, mais pour faire place plus souvent à un état neutre qu'à un état alcalin

L'idée de médication dissolvante ne comporte qu'une idée de médication purement palliative, c'est-à-dire à effets immédiats ou temporaires, tandis qu'aux eaux bicarbonatées sodiques doit s'attacher l'idée d'une médication curative, ou au moins à direction curative. Je m'arrêterai encore un instant sur la portée qu'il faut attribuer à cette dernière expression, sur laquelle je me suis déjà expliqué au sujet de la goutte.

Un chirurgien anglais a écrit que les eaux de *Vichy* faisaient bien disparaître momentanément la gravelle, mais n'en prévenaient pas le retour. Ceci est inexact. L'effet, on ne peut jamais dire constant en thérapeutique, l'effet régulier des eaux de *Vichy* méthodiquement administrées est d'amoindrir, sinon de tarir toujours entièrement, la gravelle, de manière qu'à des manifestations douloureuses, dangereuses quelquefois, et à la formation possible de concrétions indéfiniment croissantes, ne succèdent que des manifestations auxquelles leur amoindrissement et leur innocuité définitive laissent à peine un caractère morbide.

On comprend que la guérison absolue soit difficile à obtenir d'un état diathésique, souvent héréditaire, le plus souvent de date ancienne quand intervient le traitement thermal, et à l'entretien duquel les conditions hygiéniques dans lesquelles on retombe après ce traitement peuvent prendre une si grande part.

Il n'est pas rare cependant que le traitement thermal de *Vichy*, et aussi de *Contrexéville* et de *Vittel*, soit suivi d'une disparition définitive de la gravelle, sans qu'aucune autre manifestation uricémique se montre désormais. Cela tient à ce que, des deux formes de l'uricémie, la goutte et la gravelle, la seconde revêt moins infailliblement que la première un caractère à proprement parler diathésique. Il est certain qu'aucun traitement quelconque ne pourrait, dans le temps limité qui peut lui être consacré, guérir radicalement une diathèse déterminée. Ce ne pourrait dans tous les cas se faire qu'à la longue, et après avoir été réitéré avec persistance.

A propos de *Vichy*, le chirurgien anglais dont je viens de parler, M. Thomson, ne se contente pas d'attribuer à ces eaux des actions simplement passagères et sans portée sur l'avenir des malades. Il les accuse en outre de je ne sais quels méfaits, qui l'auraient déterminé à les proscrire absolument. Je ne sais s'il aurait rencontré des cas particuliers où leur usage aurait été suivi d'accidents quelconques dont elles auraient subi la responsabilité, probablement apparente. Mais cet habile chirurgien doit savoir qu'il n'est pas de pratique qui ne fournisse quelquefois des mécomptes, et son nom se trouve attaché à un exemple de ce genre qui a été fort retentissant.

La portée curative des eaux minérales appropriées au traitement de la gravelle urique doit être exprimée par une action préventive de ses manifestations, soit qu'elle ait été prise dès ses premières apparitions ou en plein cours.

La gravelle urique ne se montre pas toujours dans un état absolu de simplicité; elle peut s'accompagner de douleurs rénales habituelles ou passagères, de coliques néphrétiques, de simples pyélites ou de néphrites parenchymateuses.

Il n'en résulte de contre-indications à la médication thermale que lorsqu'il existe un état inflammatoire actuel, ou des présomptions d'altération formelle du parenchyme rénal, ce dernier cas ne se rencontrant que rarement. La pyélite, beaucoup plus commune, n'entraîne de contre-indications qu'en cas d'acuité. L coliques néphrétiques ne font que rendre plus urgente l'intervention du traitement thermal. Il en résulte seulement une question d'opportunité qui sera exposée plus loin.

## Traitement.

Les eaux *bicarbonatées sodiques* sont les eaux spéciales de la gravelle urique.

Parmi les eaux de cette classe, *Vichy* fixe d'abord l'attention pour la notoriété et l'importance des applications qui en sont faites au traitement de la gravelle.

Le mode essentiel d'administration de ces eaux est l'usage interne. Leur emploi doit être dirigé en vue de l'idée qui a été émise au sujet de leur mode d'action sur l'état diathésique, ou sur la disposition organique profonde à laquelle doit être attribuée la gravelle : c'est-à-dire qu'il n'y a à rechercher ni effets perturbateurs, ni effets de neutralisation chimique, ou de saturation, lesquels en général ne sont poursuivis qu'à l'aide de doses médicamenteuses considérables. Le changement que nous supposons apporté dans l'économie par la médication sera d'autant plus sûrement obtenu, que l'on procédera d'une manière lente, progressive et continue.

Les eaux seront donc prises à des doses très modérées, un traitement prolongé étant absolument préférable à un traitement précipité. Le bain minéral sera d'une grande utilité, bien qu'il s'agisse ici surtout d'un traitement interne ou médicamenteux. Les douches ne sont que rarement et très accessoirement indiquées, par exemple lorsqu'il existe des douleurs lombo-rénales modérées.

Les sources chaudes, *Hôpital* et *Grande-Grille*, seront généralement préférées, malgré la notoriété qui, à ce propos, s'attache à la source froide des *Célestins*. Cette dernière, sans que son analyse en fournisse aucune explication, est une excitante spéciale de l'appareil urinaire, et les effets s'en font sentir sur chacun de ses points, depuis le rein jusqu'au col de la vessie. Cette spécialité d'action, dont on a déduit à tort une indication particulière pour les maladies de l'appareil urinaire, ou pour celles où il se trouve en jeu, se trouve beaucoup plus souvent un sujet de contre-indication. Lorsqu'il existe une disposition formelle aux coliques néphrétiques, ou des douleurs rénales continues, ou des témoignages quelconques d'une excitabilité particulière du système urinaire, l'eau des *Célestins* ne manque guère de les exaspérer. Prunelle attribuait des hématuries survenues chez des graveleux à l'usage de cette source, ce qui pouvait du reste être dû autant aux doses élevées qu'on affectionnait de son temps qu'à la qualité de l'eau elle-même. J'aurai une considération semblable à présenter au sujet du traitement des cystites chroniques.

La règle est que les coliques néphrétiques soient enrayées par le traitement de *Vichy*. Mais il ne faut pas y recourir dans leur imminence pas plus que dans l'imminence d'un accès de goutte. Il est rare qu'elles soient rappelées par un traitement *méthodique*.

Mais il est des individus qui sont toujours sous l'imminence d'une colique néphrétique, ou du moins pendant des périodes durables. *Vichy* doit alors être écarté. On aura recours aux eaux de *Pougues*, ou de la *Preste* (1), d'*Olette* (2) de *Capvern* ou d'*Évian*, bien que la vertu de ces dernières me paraisse assez contestable en pareil cas, surtout à celles de *Contrexéville* ou de *Vittel*. C'est en réalité *Contrexéville* qui résume ce côté des indications dans le traitement de la gravelle. Au cas que je viens de signaler, l'imminence prolongée de la

(1) Ferran, *de l'emploi des eaux de la Preste dans les maladies des voies urinaires et les affections calculeuses*. Thèse de Montpellier, 1859.

(2) Puig, *Troisième série d'observations médicales sur les eaux d'Olette*. 1854.

colique néphrétique, s'ajoutent, comme contre-indication de *Vichy*, et comme indication d'eaux minérales plus facilement tolérées, les pyélites douloureuses, les rétentions des graviers, les états excitables du système urinaire.

Il y a deux choses à considérer dans le traitement de *Contrexéville* : une action sédative des irritations urinaires, et une action expultrice. La tolérance de l'appareil urinaire pour ces eaux est un fait incontestable. Leur action modificatrice de l'état catarrhal de la muqueuse urinaire peut se comparer, non pour son mode, mais pour ses résultats, à l'action spéciale des eaux sulfureuses sur la muqueuse respiratoire.

Un fait également certain est leur propriété expultrice, et c'est peut-être le plus important dans le traitement de la gravelle. Elles facilitent à un haut degré l'expulsion des graviers retenus dans le bassinet, arrêtés dans l'urètre ou amassés dans la vessie. Leur tolérance permet de mettre alors en jeu une grande quantité de liquide. Mais il existe certainement une action spéciale qui permet de se départir de doses, souvent trop élevées pour des organes irrités. Ceci est également applicable aux eaux de *Capvern*, auxquelles on ne saurait attribuer une action mieux saisissable sur la diathèse, mais qui exercent certainement une action très salutaire sur les accidents de la gravelle.

Toutes les eaux bicarbonatées sodiques sont applicables au traitement de la gravelle urique, sauf celles qui sont sensiblement ferrugineuses, cette dernière qualité rencontrant très rarement des indications qui la réclament. Les eaux de *Vals* partagent spécialement cette appropriation avec celles de *Vichy*, en tenant compte cependant des avantages que la thermalité assure à ces dernières.

Les eaux de *Carlsbad* sont employées suivant les mêmes indications que celles de *Vichy*, et des résultats analogues leur sont attribués. Elles constituent une médication spéciale de la diathèse. Les mêmes considérations seraient applicables aux eaux d'*Ems*.

Tel est en effet le caractère qu'il faut assigner à la médication bicarbonatée sodique. Celle-ci est essentiellement la médication curative de la gravelle urique.

Les autres, celles que j'ai mentionnées plus haut, fournissent une médication des accidents de la gravelle. Elles ont un caractère plutôt palliatif.

Ce qui vient d'être exposé relativement à la gravelle urique est également applicable à la *gravelle oxalique*, celle-ci ne fournissant aucune indication plus spéciale au sujet de la médication thermale.

Je ne crois pas devoir m'occuper ici des *calculs urinaires*.

Les eaux minérales sont tout à fait impuissantes vis-à-vis des calculs tout formés, et par suite contre-indiquées.

Tout ce qui a été dit au sujet de l'influence que les eaux minérales peuvent exercer sur les conditions diathésiques, par suite desquelles paraît se développer la gravelle, s'applique au traitement diathésique des calculs. Mais je crois que les calculs se forment, plus souvent que la gravelle, par suite de circonstances tout accidentelles, et en dehors de toute action diathésique.

Les eaux minérales bicarbonatées sodiques sont souvent employées avec avantage à la suite de l'opération de la lithotritie. Je pense qu'elles peuvent alors exercer une action favorable au moyen des modifications chimiques qu'elles impriment à l'urine.

*Vichy* est le plus souvent applicable alors ; mais si la vessie a souffert de l'opération, ou en a conservé des traces, *Pougues*, *Saint-Alban*, *Ems*, *la Preste*, *Evian*, *Contrexéville*, *Vittel*, lui sont préférés.

## DIABÈTE.

Il est remarquable qu'alors que la physiologie concernant l'histoire du sucre dans l'économie paraissait, grâce au génie de Cl. Bernard, une des conquêtes les plus avancées dans la connaissances des processus nutritifs, la théorie du diabète, c'est-à-dire la connaissance pathogénique de la maladie sucrée, est restée des plus incertaines.

La question des appropriations des eaux minérales au traitement du diabète peut heureusement en demeurer jusqu'à un certain point indépendante. Elle reste un sujet d'observation clinique, et les indications auxquelles répond la médication thermale peuvent être restreintes à des termes très sommaires. Il n'est donc pas nécessaire d'entrer ici dans l'examen de questions pathogéniques dont la solution est encore indéterminée. Je m'en tiendrai à des termes généraux qui reproduiront les notions les plus nécessaires à l'intelligence de la médication thermale.

I. Le sucre de l'économie est fourni à la fois par l'alimentation et par la formation organique. Celle-ci semble un intermédiaire normal à l'utilisation de celle-là, le sucre alimentaire se transformant en glycogène, avant de reprendre sa forme première.

II. Le rôle du sucre dans l'économie paraît être double : c'est un élément de calorification, et un élément de rénovation des éléments anatomiques.

Le premier terme avait été considéré, dans le principe, d'une manière à peu près exclusive. Le second n'est pas moins réel. S'il est vrai, comme le montre Bouchard, que la quantité d'oxygène absorbé est absolument insuffisante pour brûler le sucre introduit ou formé dans l'économie, et que « chez l'homme à l'état normal, il y ait chaque jour plus d'un kilogramme de sucre qui n'est pas brûlé, qui n'est pas éliminé, et qui cependant a disparu » (1), il faut bien admettre que l'excédant du principe sucré s'est fixé dans les tissus, c'est-à-dire a été utilisé par l'assimilation.

III. Le sucre dont le défaut d'utilisation, sous une forme quelconque, entraîne la glycémie pathologique et la glycosurie, peut avoir deux origines : ou une existence en excès, ou un défaut de consommation.

L'existence en excès pourrait provenir ou d'une introduction alimentaire excessive, ou d'une production organique excessive, c'est-à-dire une exagération de l'action glycogénique.

Ces différentes origines peuvent être admises ; mais on n'est pas encore parvenu à leur attribuer une détermination respective.

IV. La clinique et l'anatomie pathologique, non plus que la considération physiologique pure, n'ayant apporté précisément aucune lumière sur ce sujet, on a eu recours à l'expérimentation. Mais les résultats de celle-ci n'ont guère avancé la question, la plupart des expériences réalisées rencontrant des expériences contradictoires. Les seules expériences qui ressortent de cet ensemble assez confus par un caractère reconnu ou vraisemblable de certitude n'ont qu'une signification physiologique. Le problème a invinciblement résisté jusqu'ici. Ceci provient de ce que les conditions réalisées par l'expérimentation n'ont pas encore réussi à se rapprocher suffisamment des conditions de la pathologie, et sont restées par conséquent en dehors d'une pathogénie applicable.

V. On a réussi à reproduire des glycosuries nerveuses et des gly-

(1) Maladies par ralentissement de la nutrition, p. 153.

cosuries toxiques. On a déterminé la glycosurie d'une manière plus ou moins certaine en s'attaquant à certains points du système nerveux. On a reconnu que beaucoup de substances délétères pouvaient produire la glycosurie. On est parvenu à interpréter d'une manière plus ou moins plausible ces divers résultats : mais il n'a pu en être fait à la pathogénie du diabète que des applications très lointaines, et le plus souvent hypothétiques.

VI. La pathologie et l'anatomie pathologique ont été interrogées sans plus de succès. On a bien reconnu que la glycosurie pouvait résulter de l'asphyxie, et de troubles respiratoires divers, comme elle peut résulter de traumatismes, spécialement de ceux qui intéressent le cerveau. On a rencontré chez les diabétiques certaines lésions anatomiques appartenant au pancréas, au foie, ou aux systèmes qui s'y rattachent : mais il ne s'agit là que de glycosuries passagères, ou de glycosuries symptomatiques, dont la considération est sans doute pleine d'intérêt, mais ne paraît guère propre à éclairer la question du diabète.

VII. Les déductions de la physiologie pure, et des données les plus formelles qu'elle ait acquises, ne sont pas plus significatives.

L'attention devait se porter d'abord sur le foie, centre, si ce n'est exclusif, au moins essentiel, de la formation du sucre qui se répand par tout le système. Cl. Bernard avait cru d'abord trouver l'explication de la glycosurie, puis du diabète, dans l'exagération de la fonction glycogénique du foie. Cette simplification pathogénique a été adoptée avec plus d'assurance que son illustre auteur n'en avait sans doute lui-même. J'ai fait ressortir déjà (1) l'invraisemblance d'une explication purement systématique à laquelle quelques données fournies par l'anatomie pathologique ne portaient qu'un appui apparent, et que démentait absolument l'observation clinique.

VIII. Le problème de la pathogénie du diabète, ou de la cause qui fait que l'économie s'encombre de principes sucrés non utilisés, dont elle ne rejette qu'une partie par les voies urinaires, reste donc ouvert.

Se produit-il du sucre en excès? C'est probable, mais ce n'est pas démontré. Le seul fait certain, c'est que le sucre ne s'utilise ou ne se détruit qu'incomplètement.

(1) Durand-Fardel, *Gazette médicale de Paris*, compte rendu *des leçons sur le diabète et la glycogénèse animale 1878.*

Sous quelle forme le sucre de l'économie arrive-t-il à disparaître? Une partie est brûlée, ou oxydée; une partie est incorporée aux éléments anatomiques. Oxydation et assimilation, tels seraient les deux termes supposés par la disparition du sucre. Le rôle double du sucre, élément de calorification et élément de nutrition, se trouve donc entravé. Si l'un de ces termes est plus spécialement chimique, et l'autre plus spécialement organique, l'un et l'autre n'en sont pas moins sous la dépendance de ce qu'on appelait autrefois force vitale, et qu'on peut mieux appeler force vivante.

IX. L'indication dominante est donc d'aider à la combustion du sucre en favorisant l'abord de l'oxygène, et d'aider à l'assimilation du sucre en favorisant l'activité nutritive. Qu'il s'agisse de l'uricémie, du diabète ou de l'obésité, l'indication est la même, et les moyens de la remplir, hygiéniques ou thérapeutiques, sont les mêmes. Cette communauté d'indications et d'applications que je montrais, il y a quinze ans, parmi les diathèses par *anomalie de l'assimilation des principes immédiats* (1), M. Bouchard l'a confirmée par ses belles leçons sur les *maladies par ralentissement de la nutrition* (2).

Ce sont alors également les mêmes eaux minérales qui conviennent, les eaux à bases sodiques, et spécialement les bicarbonatées sodiques. Elles n'offrent rien de plus spécial dans le diabète que dans les autres diathèses de la même famille. Ce sont des agents d'assimilation. Agissent-elles en apportant leur qualité alcaline dans un milieu dont la condition première est une alcalinité suffisante (3), ou bien en favorisant directement les oxydations? Ce que l'on peut toujours admettre, c'est qu'elles agissent dans un sens curatif, bien qu'elles soient le plus souvent impuissantes à atteindre le terme de leur action, une véritable guérison: tel est du moins le caractère qu'on peut leur attribuer.

M. Lecorché pense que les modifications que les alcalins provoquent chez les diabétiques (à propos des eaux minérales) ont surtout pour point de départ l'heureuse influence qu'ils exercent sur les fonctions digestives, dont ils rétablissent l'équilibre (4). Cette influence ne

(1) Durand-Fardel, *Traité des maladies chroniques*, 1869, t. I, p. 20.

(2) Bouchard, *Des maladies par ralentissement de la nutrition*, 1882.

(3) Souligoux. *Étude sur les alcalins et leur action physiologique dans les phénomènes de nutrition.*

(4) Lecorché. *Traité du diabète.* 1887, p. 437.

saurait être contestée; mais il doit y avoir quelque chose de plus que ce à quoi M. Lecorché semble restreindre l'action des eaux minérales sodiques, comme je l'avais fait moi-même à tort dans le principe.

**Traitement.**

C'est presque exclusivement à *Vichy* que le traitement du diabète a été effectué jusqu'ici, en France. Il est donc naturel que je prenne cette station comme type de la médication thermale appropriée à cette maladie. Ce sont donc surtout les résultats de mes observations personnelles que j'aurai à exposer.

Le premier effet des eaux de *Vichy* est de diminuer la proportion du sucre contenu dans l'urine. Cet effet ne manque presque jamais de se faire sentir dans la première semaine, quelquefois dès le second jour; il n'y a que peu d'exceptions à cela. Il arrive souvent que le sucre disparaît complètement. M. Brouardel a publié, dans sa *thèse sur le diabète*, un tableau, communiqué par moi, qui reproduit fidèlement ce que j'ai observé depuis sur une très grande échelle (1).

Les malades que l'on observe à *Vichy* sont presque toujours des diabétiques plus ou moins anciens, dont l'état s'est déjà modifié dans une certaine mesure sous l'influence du traitement et du régime, mais qui présentent encore, et quelquefois à un haut degré, la glycosurie et les symptômes qui l'accompagnent habituellement.

A mesure que le sucre diminue, les symptômes diminuent dans la même proportion, et quelquefois avec une incroyable rapidité, la soif, la sécheresse de la bouche, la polyurie, l'inaptitude musculaire; le sommeil reparaît, et, chez les femmes, le prurit vulvaire s'apaise ou disparaît. En un mot, les apparences de la santé reviennent plus ou moins complètement. L'odeur caractéristique de l'haleine cède moins facilement. Les fonctions de la peau reprennent l'activité qu'elles avaient perdue. Il est plus difficile d'atténuer les sueurs excessives dont se plaignent un assez bon nombre de diabétiques.

On sait à quel degré, et avec quelle rapidité, la glycosurie et les symptômes qui lui font cortège, disparaissent, chez beaucoup de diabétiques, même assez anciens, dès qu'on les a soumis à un trai-

(1) Brouardel. *Étude critique des différentes médications contre le diabète sucré*. 1869.

tement méthodique, lequel en général consiste presque exclusivement dans la suppression du sucre et des féculents, et l'administration des alcalins, bicarbonate de soude et de potasse, ou eaux de Vichy, ou de Vals. C'est exactement ce que l'on observe à *Vichy*, — mais ici c'est chez des diabétiques pour qui cette simple médication s'était trouvée insuffisante, ou que des rechutes successives avaient ramenés à leur état primitif.

L'important est de savoir quelle peut être la portée de semblables résultats, et quelles modifications le traitement thermal peut amener dans la marche ultérieure de la maladie. Comme il n'est pas possible ici d'entrer dans le détail des faits particuliers, je chercherai à donner une idée aussi claire que possible du caractère de ce traitement et de ce qu'on doit en attendre.

Il est des diabètes passagers, lesquels, lorsqu'ils ont une fois cédé au traitement approprié, ne reparaissent plus. Il n'y a pas lieu de supposer pour ces sortes de cas une théorie particulière. Les conditions qui ont présidé à cette anomalie de la nutrition n'ont existé alors que passagèrement, au lieu d'acquérir un caractère durable. C'est ce qui se voit également dans l'uricémie. C'est ainsi que l'on voit des diabètes guérir à la suite d'un traitement de Vichy. Cependant je ne doute pas que ce traitement n'ait exercé en pareil cas une action plus radicale et plus sûre que la simple médication hygiénique et médicamenteuse. Aussi je le considère comme indiqué, au moins à titre de complément de tout traitement méthodique du diabète.

Mais ce ne sont pas là les cas les plus communs, bien que le nombre de ceux que l'on en rencontre augmente, à mesure que l'attention mieux fixée sur les caractères du diabète permet de saisir plus souvent cet état à son début. En général, quand le diabète existe, il dure.

Il en est du diabète comme de tous les états analogues. Les anomalies de la nutrition présentent trop de degrés dans leur intensité et leur fixité pour qu'il soit aisé d'établir à leur sujet des données générales. Qu'il s'agisse d'une diathèse à expressions continues, comme dans la scrofule, ou transitoires, comme dans les formes les plus habituelles de la goutte et de la gravelle, il y a une série de nuances indescriptibles dans l'intensité de la maladie et dans sa résistance aux interventions hygiéniques et thérapeutiques, et par suite dans le pronostic.

Il y a des diabètes à marche fatale, et qui amènent, quoiqu'on fasse, à la cachexie ou à des accidents insurmontables. Il en est qui sont légers, superficiels en quelque sorte, consistant plutôt en une disposition nécessitant des circonstances accidentelles, c'est-à-dire des écarts dans l'hygiène, diététique, affective ou autre, pour se manifester. Le traitement thermal est alors un adjuvant efficace et certain des moyens que nous savons propres à maintenir ces diabétiques dans un état de santé satisfaisant.

Ce qu'il faut considérer, ce sont ces cas moyens, les plus communs, dans lesquels la thérapeutique exerce une action effective sur la maladie, et dans lesquels son intervention est indispensable pour prévenir des altérations irrémédiables et funestes du système.

Quelle est la part qui appartient sur ce terrain au traitement thermal? Une part toute semblable à celle qui lui appartient dans la goutte.

Dans ces deux cas, le traitement thermal s'exerce dans un sens curatif, c'est-à-dire aide à l'utilisation des matières qui ont résisté à la combustion ou à l'assimilation, accélère la nutrition ralentie; — mais il est difficile qu'il atteigne dans son principe l'anomalie nutritive. Il approche plus ou moins de ce but, — il restaure, il entretient une santé relative, mais il n'appartient pas au traitement thermal, plus qu'à tout autre, de faire qu'un goutteux, un obèse ou un diabétique cesse de l'être, pas plus qu'un scrofuleux ou une hystérique.

Je le répète, je ne fais pas allusion aux manifestations superficielles ou transitoires qui peuvent marquer des ébauches de pareils états; — je parle d'états diathésiques confirmés.

Dans le diabète confirmé, il ne faut donc pas s'attendre à ce que les résultats immédiats du traitement thermal revêtent habituellement un caractère définitif. Ce qu'il faut en attendre, c'est une stabilité relative qui résistera, dans une mesure variable suivant bien des circonstances variables, suivant le milieu intérieur du sujet, ou le milieu extérieur où il se meut, soit à la tendance spontanée de la maladie à reparaître ou à s'exaspérer, soit aux circonstances défavorables que lui créeront les atteintes apportées au genre de vie nécessaire aux diabétiques.

Cependant les diabétiques peuvent se présenter dans bien des conditions différentes, et propres à influer sur l'indication du traitement thermal, ou de telles eaux minérales en particulier.

Les eaux minérales appropriées se trouvent d'autant mieux indiquées que le diabète est plus simple, c'est-à-dire plus dépourvu d'accidents ou de complications. Il n'est guère d'*accident* du diabète qui ne soit plutôt contraire que favorable à l'emploi des eaux minérales, hormis les plaies diabétiques. Encore convient-il que ces plaies, ulcérations, phlegmons, anthrax, gangrènes, se trouvent dans des conditions passives ou regressives. J'ai obtenu quelquefois à ce sujet des résultats inespérés, même à *Vichy* dont les eaux ne sont cependant guère cicatrisantes. Les bronchites et les tuberculoses diabétiques ne se prêtent guère à l'emploi de ces mêmes eaux, bien que M. Sénac ne voie pas dans la tuberculose une contre-indication aux eaux de *Vichy*. Je pense que *Royat*, ou le *Mont-Dore*, ou *la Bourboule* surtout, conviendraient mieux alors que les eaux sulfureuses; mais c'est encore à étudier.

Je suis porté à croire, avec M. Bouchard, que les divisions que l'on a établies, et que l'on paraît reconnaître aujourd'hui dans le diabète, sont purement artificielles, qu'il s'agisse du diabète hépatique, pancréatique, ou nerveux, goutteux, ou du diabète gras ou maigre. La rencontre de lésions organiques déterminées ne suffit par pour construire des espèces différentes, alors qu'il ne s'agit que de faits très particuliers dans le vaste ensemble que nous offre la clinique du diabète. Le caractère des antécédents héréditaires, qui montrent la succession possible, directe ou par transformation, du diabète, de la goutte ou de l'obésité, au diabète, n'assigne aucune forme particulière à celui-ci, et ne paraît pas de nature à en modifier le pronostic.

Quant aux diabètes nerveux, gras ou maigres, il s'agit de conditions constitutionnelles, lesquelles, comme dans tant d'autres sujets, impriment à la maladie une marche et des caractères particuliers, peuvent modifier le pronostic et les indications, mais ne témoignent pas pour cela d'une pathogénie différente.

Il est vrai que les diabétiques obèses, les diabétiques d'une telle constitution et qui n'en ont pas encore perdu le caractère, sont ceux auxquels convient le mieux le traitement de *Vichy*. Mais ce sont ceux aussi qui montrent la plus grande tolérance pour cette anomalie de l'assimilation, et chez qui le pronostic offre le moins de gravité.

L'appropriation de *Vichy* tend à s'amoindrir à mesure que la constitution s'écarte d'un pareil type. Elle s'amoindrit à mesure que se dessine la tendance cachectique. Je ne crois pas que l'autophagie puisse être arrêtée par le traitement thermal. Il est certain du reste que, lorsque la glycémie ne s'affectue plus directement sur les réserves des éléments de calorification, mais encore aux dépens des éléments anatomiques, les ressources de l'art sont bien près d'être épuisées.

Ce sont là les points les plus importants de contre-indication. L'azoturie, à moins qu'elle ne soit excessive et radicale, est enrayée à Vichy, au même titre que la glycosurie, bien que moins facilement.

Les eaux minérales ne sont pas applicables aux diabètes à marche active, que l'on peut appeler aigus, avec manifestations fébriles, tels qu'on les observe si communément chez les enfants, peut-être plus souvent encore vers l'époque de la puberté.

Il est à prévoir que beaucoup d'eaux minérales peuvent exercer une action effective, mais plus ou moins radicale, sur l'évolution du diabète, et au moins sur la glycosurie. Je suis disposé à croire, avec M. Danjoy, que « quant à l'usage des eaux minérales en général, comme modificatrices du diabète, tout traitement thermal, susceptible de produire une action reconstituante et de relever les forces nutritives, pourra produire la diminution graduelle ou même la disparition, plus ou moins définitive, du symptôme glycosurie (1) ». Il ne me paraît pas nécessaire, cependant, de citer des faits particuliers, signalés çà et là, même près d'eaux sulfurées, parce que, à ma connaissance au moins, il ne leur a été donné nulle part de suites sérieuses.

Les eaux chlorurées sodiques semblent mériter une mention à part. Quelques faits, recueillis à *Salins*, à *Bourbon-l'Archambault*, à *Balaruc*, paraissaient de nature à fixer l'attention sur elles. M. Danjoy pense que les eaux de *la Bourboule* doivent prendre place à côté de *Vichy* dans le traitement thermal du diabète. L'association du chlorure de sodium et de l'arsenic, qui ont été l'un et l'autre employés avec quelque succès dans le diabète (il ne faut pas oublier le bicarbonate de soude qui tient une place notable dans les eaux de *la Bourboule)*, lui paraît une heureuse combinaison.

Les eaux de *la Bourboule* ainsi constituées « ne sont pas diurétiques. Elles n'augmentent pas la sécrétion de l'urine. On voit, sous leur influence, diminuer la polyurie et l'urée, ainsi que la glycosurie. Et ces résultats, ainsi que l'amélioration de la santé générale, ont été obtenus par l'effet du traitement thermal seul, sans régime spécial » (2). Cependant M. Danjoy ne pense pas que les eaux chlorurées

(1) *Annales de la Société d'hydrologie médicale de Paris*, t. XXII, p. 284.
(2) Danjoy, *Note sur quelques cas de diabète et de glycosurie traités à la Bourboule*, in *Annales de la Société d'hydrologie médicale de Paris*, t. XX.

sodiques, *la Bourboule* en particulier, puissent suppléer aux bicarbonatées sodiques, et à *Vichy*. Le traitement de *la Bourboule* conviendrait « aux diabétiques amaigris, et à ceux chez lesquels l'azoturie est une contre-indication à l'emploi du traitement alcalin. »

L'azoturie ne saurait constituer une telle contre-indication, l'excès d'urée, chez les diabétiques, cédant d'une manière presque constante à l'emploi actuel des eaux de *Vichy*.

J'ai sous les yeux un tableau dressé par M. Ferdinand Desbret, pharmacien à Vichy, mon collaborateur assidu dans les recherches de ce genre.

Sur 298 diabétiques en traitement à *Vichy*, l'urée dépassait 25 grammes pour 1,000 grammes d'urine, avant tout traitement thermal, chez 38 individus. Chez 34, le chiffre de l'urée était notablement abaissé à la fin du traitement. Dans 4 cas seulement, où l'urée dépassait 25 grammes de quelques dixièmes, le chiffre en fut légèrement élevé.

D'un autre côté, chez 91 diabétiques, le chiffre de l'urée était inférieur à 15 grammes au début du traitement; chez 70 il s'était relevé, dans une proportion quelconque, quelquefois assez faible il est vrai, à la suite du traitement thermal. Il a continué de s'abaisser chez 16; dans 5 cas, il est demeuré précisément le même.

Je donne ici ces chiffres en gros et sans autre analyse : ils feront ailleurs l'objet d'une étude spéciale. Je me bornerai à faire remarquer qu'ils viennent à l'appui de l'assertion précédemment émise, que les eaux de *Vichy* (bicarbonatées sodiques) agissent comme un régulateur de l'assimilation, puisqu'elles témoignent ici d'une tendance à rapprocher l'urée de ses proportions normales, c'est-à-dire à l'abaisser lorsqu'elle est en excès, et à la relever lorsqu'elle se trouve insuffisante.

M. Brongniart (1) et plus tard M. Graux (2) ont observé à *Contrexéville* des faits intéressants de diabète chez des arthritiques (uricémiques), goutteux ou graveleux. J'avais déjà mentionné, il y a quelques années, dans mon *Traité du diabète*, une telle coïncidence; sur 270 cas de diabète, j'avais rencontré 23 cas de gravelle urique, 10 de goutte et 5 cas de goutte et gravelle à la fois. J'avais reproduit une analyse succinete

(1) *Annales de la Société d'hydrologie médicale de Paris*,
(2) Mêmes *Annales*, t. XXVIII.

de tous ces faits, et j'avais fait remarquer : « que les diabètes, survenus chez des goutteux et des graveleux francs, étaient presque toujours légers et faciles à enrayer » (1), remarque déjà faite par Prout et reproduite par Charcot (2). J'avais également signalé l'alternance qui s'établit quelquefois entre les manifestations de la diathèse urique et celles du diabète.

M. Brongniart paraît disposé à considérer le diabète comme pouvant être une manifestation de l'arthritis, comme l'avait fait à tort Marchal de Calvi, et comme on l'a répété plusieurs fois après lui : je dis *paraît*, parce qu'il a traité simplement de la *glycosurie*, et non du *diabète*, arthritique. Les rapprochements que l'on peut, que l'on doit même établir, entre le diabète, l'uricémie, et aussi l'obésité, et sur lesquels j'ai insisté dans plusieurs pages de cet ouvrage, ne sauraient conduire à une pareille conclusion, qui me paraît absolument inadmissible (3). Faut-il voir là une forme spéciale du diabète, en lui attribuant la dénomination de diabète arthritique ? Ceci est d'une importance secondaire. Il est naturel que le diabète, survenu chez un arthritique, emprunte à la diathèse, sur laquelle il est venu s'enter, une certaine physionomie : mais je ne sais s'il est bien nécessaire d'en faire une espèce particulière.

Je dois faire remarquer que, dans les faits rapportés par M. Brongniart et par M. Graux, la glycosurie a cédé facilement à l'emploi des eaux de *Contrexéville*. Faut-il encore voir là un motif d'attribuer un caractère de spécialité au diabète chez les arthritiques ? Du reste, des résultats analogues ont été obtenus à *Capvern*.

Les bains de mer sont très usités dans le diabète : mais leurs effets n'ont pas le caractère direct et spécial du traitement par les eaux de Vichy.

Gaudet, lorsqu'il a publié son excellent ouvrage sur les *bains de mer*, paraissait n'attacher que très peu de valeur à la médication marine dans le diabète. Il avait vu l'appétit augmenter, les progrès de l'affaiblissement se suspendre, une apparence de santé se montrer, mais sans que la soif et l'hypersécrétion urinaire eussent été modifiées un seul instant. Gaudet n'avait vu à cette époque qu'un petit

(1) Durand-Fardel, *Traité clinique et thérapeutique du diabète*, 1869, p. 236.

(2) Charcot, *Leçons sur les maladies des vieillards et les maladies chroniques*, 1868, p. 101.

(3) Durand-Fardel, *Le diabète n'est pas une manifestation arthritique*, in *Progrès médical*, 1879.

nombre de diabétiques. Mais, dix ans plus tard, il n'était pas beaucoup plus explicite sur ce sujet. Les faits qu'il avait observés jusqu'alors n'étaient encore ni assez nombreux, ni assez complets, pour lui permettre de poser des conclusions formelles sur la portée thérapeutique de cette médication. Cependant il a obtenu plusieurs fois des modifications favorables dans les degrés moyens de la maladie; il a remarqué au contraire de l'aggravation dans les degrés extrêmes. « Les *bains de mer*, dit-il, ne doivent être considérés, dans les cas de ce genre, que comme un auxiliaire excellent à la reconstitution de l'état général, quand on est en mesure de l'obtenir. »

M. Bouchardat exprime parfaitement l'indication des *bains de mer*, en disant qu'ils ne doivent être employés que chez les diabétiques capables de réagir. La réaction ne s'obtient pas seulement par les forces intrinsèques de l'organisme; elle s'obtient aussi par les conditions dont on entoure les malades. C'est ainsi qu'un exercice très actif est indispensable en faisant usage des *bains de mer*. Il ne faut donc pas prescrire ces derniers chez des diabétiques incapables de prendre un exercice suffisant.

Il ne faudrait pas rapprocher ici la médication marine de la médication thermale chlorurée sodique, parce que c'est surtout l'hydrothérapie marine que l'on a en vue en pareil cas, combinée il est vrai avec l'inhalation de l'air marin.

Le séjour au bord de la mer, et souvent les bains de mer, sont certainement très salutaires aux diabétiques, pourvu qu'il ne s'agisse ni de névrosisme, ni de marche aiguë, ni de tendance à la fièvre, ni d'imminence et surtout d'actualité de tuberculose, contre-indications communes avec celles de *Vichy* et de la plupart des eaux minérales.

Le traitement du diabète par les eaux minérales est surtout un traitement interne. Bien que je prescrive les bains de *Vichy* aux diabétiques, je les considère comme un moyen assez secondaire pour eux, et je les remplace souvent par l'hydrothérapie froide. Les *bains de mer* peuvent donc se combiner en temps opportun avec le traitement de *Vichy*, mais non le remplacer, car leur action sur les phénomènes saisissables du diabète, comme sur les conditions pathogéniques qu'il est permis de lui attribuer, est beaucoup moin immédiate et moins radicale.

## OBÉSITÉ

Il est une diathèse constituée par l'accumulation de la graisse dans l'économie. Elle se distingue des autres diathèses (moins peut-être qu'il le paraît d'abord), en ce qu'il est difficile de préciser où la proportion de la graisse accumulée cesse d'être physiologique pour devenir pathologique.

L'obésité maladie présente souvent les caractères d'une véritable diathèse. Elle se transmet par hérédité, et ne cède guère une fois qu'elle s'est emparée du système. Elle se rattache par des liens étroits à d'autres états diathésiques, tels que l'uricémie et le diabète, par transformation ou combinaison, et, en dehors de l'hérédité, reconnaît des origines étiologiques analogues, en même temps qu'elle est l'objet d'indications générales communes.

L'accumulation de la graisse dans l'économie suppose deux ordres de conditions anomales, séparées ou simultanées : la graisse normalement déposée dans nos tissus est insuffisamment détruite ou comburée ; ou bien elle est produite en excès.

Il en est précisément de même dans le diabète : le sucre normal n'est point suffisamment transformé ; ou bien il est produit en excès.

Il en est encore de même dans l'uricémie. Seulement, ici, l'analyse est beaucoup plus compliquée, parce que les principes azotés se trouvent plus intimement liés aux actes nutritifs que les précédents. La part que le sucre et la graisse peuvent prendre à la rénovation des tissus est moins directe et moins essentielle. Ce sont surtout des éléments de réserve, tandis que les principes azotés sont des éléments immédiats de nutrition.

Si nous considérons à part le rôle de la graisse dans les actes nutritifs, nous pouvons dire qu'il est idéalement secondaire. L'absence de la graisse ne paraît pas théoriquement incompatible avec la continuation de la vie, comme l'absence de sucre ne suppose pas nécessairement la cessation immédiate des phénomènes thermiques auxquels il préside spécialement. L'absence des principes quaternaires échappe, dans ses conséquences, à toute hypothèse.

Ceci explique comment, même à défaut de connaissances précises touchant le rôle respectif de ces divers principes, l'obésité n'a pris qu'une place tardive dans les cadres de la pathologie. Je crois être le premier qui l'ait rangée parmi les diathèses, à côté de l'uricémie et du diabète (1).

Les conditions qui peuvent présider à l'accumulation de la graisse sont sans doute très multipliées, bien qu'elles aboutissent en définitive au défaut d'oxygénation suffisante. Le professeur Bouchard, à qui nous devons, je crois, l'étude la plus scientifique sur l'obésité, en a présenté un tableau très complet (2).

Par suite d'une dyspepsie acide ou d'une action incomplète du pancréas, ou de sécrétions acides dans l'intestin, ou du défaut de bile alcaline, la graisse alimentaire, émulsionnée au lieu d'être décomposée, offre, après sa pénétration dans la circulation, beaucoup plus de résistance à l'oxydation nutritive. La graisse peut être introduite en excès par l'alimentation, ou formée par la désassimilation de la substance azotée, dernière circonstance qui s'accompagne d'une véritable azoturie, au lieu de la diminution habituelle de l'urée chez les obèses. L'analogie donne encore à penser que l'amidon et le sucre alimentaire peuvent se transformer en graisse.

L'accumulation de la graisse étant le résultat d'une insuffisance absolue ou relative des oxydations, comme l'indique la diminution de l'acide carbonique exhalé et de la température chez les obèses, elle se trouve facilement sollicitée par l'anémie, soit qu'il s'agisse d'une aglobulie relative, ou d'une étroitesse congénitale du système vasculaire. Il faut ajouter à cela l'influence des troubles nerveux (influence commune à la goutte et au diabète), dans les grandes névroses, celles du système génital chez la femme (grossesse, ménopause), et les circonstances hygiéniques connues, insuffisance d'exercice, etc.

Toute cette pathogénie et cette étiologie pathogénique sont parfaitement exposées par M. Bouchard. Mais il faut reconnaître que les principaux éléments en sont hypothétiques. Ils peuvent être rigoureusement exacts au point de vue physiologique, mais ils sont presque toujours hypothétiques au point de vue clinique.

(1) Durand-Fardel, *Traité pratique des maladies chroniques*, 1868.
(2) Bouchard, *Maladies par ralentissement de la nutrition*, 1882.

### Traitement.

Quelles ressources les eaux minérales offrent-elles au sujet de l'obésité ? On sait combien l'obésité se montre rebelle à la thérapeutique et à l'hygiène les plus rationnelles. On n'en vient guère à bout que par des moyens forcés en quelque sorte (1), et dont la tolérance peut être considérée comme exceptionnelle. L'intervention des eaux minérales ne s'exerce également ici que dans des proportions très limitées. On peut en appeler à leur action digestive, et à l'action spécialement assimilatrice des eaux à base sodique. Mais celle-ci s'exerce beaucoup moins sur les dépôts graisseux que sur les déchets azotés et sur le sucre. Ces dépôts revêtent beaucoup plus le caractère de matières étrangères, et se soustraient davantage à l'activité imprimée aux éléments anatomiques.

Le traitement de l'obésité a été pratiqué méthodiquement en Allemagne avant de l'être en France. La *cure de réduction*, comme on l'appelle, se fait à *Driburg* (sulfatée mixte), à *Ems*, à *Bingen*, principalement à *Marienbad*, en Bohême, qui lui doit une partie de sa renommée. Ici, on combine le traitement interne avec les bains de vapeur, la douche en pluie, le massage et un régime diététique approprié.

La cure de réduction a été instituée chez nous à *Brides*, par le Dr Philbert, qui avait lui-même une expérience personnelle du traitement de Marienbad. Le traitement paraît plus simple que dans la station de Bohême. Mais M. Philbert ajoute à l'eau de *Brides* du sulfate de soude et conseille à la suite une cure de raisins. Dans ces deux traitements, il ne survient pas précisément de diarrhée, mais des selles supplémentaires, molles.

On obtient, dans l'une et l'autre station, de notables diminutions de l'obésité, très variables assurément, sans qu'il me soit possible d'affirmer que *Marienbad* ait sur *Brides* d'autres avantages que ceux qui résultent d'une plus grande notoriété. Mais on ne possède pas de données bien précises sur les effets consécutifs du traitement, sur la diminution ultérieure de l'obésité, ou même sur la persistance des résultats acquis, soigneusement mesurés par la balance. Il faut reconnaître que les eaux de *Brides*

(1) De Saint-Germain, *Leçons sur l'obésité*, in *Union médicale*, 1881.

et de *Marienbad* sont propres à fournir des résultats effectifs alors que leur emploi méthodique vient s'ajouter au traitement hygiénique, le seul à peu près que nous possédions contre l'obésité. Il est donc parfaitement rationnel d'y recourir ; mais il ne faudrait pas trop compter sur des résultats complets et assurés. Je dirai plus loin ce que l'on peut obtenir de *Vichy* sur ce sujet.

Je n'ai fait encore allusion qu'à l'obésité diathésique. L'accumulation de la graisse dans l'économie ne reconnaît pas toujours un semblable caractère. Il est des obésités accidentelles et des obésités partielles.

Les premières peuvent dépendre des mêmes anomalies du système qui déterminent l'obésité diathésique, mais se rattachant alors à des circonstances accidentelles; telles sont les obésités des convalescents, ou encore ce qu'on peut appeler des obésités nerveuses, celles que l'on voit survenir rapidement par suite de circonstances affectives ou de changements brusques dans le genre de vie. C'est ainsi qu'il est des gravelles et des diabètes accidentels. Ceci s'observe aussi dans la goutte, mais beaucoup plus rarement.

Il est encore des obésités locales qui dépendent de circonstances organiques locales également. Telle est l'obésité abdominale si commune à l'âge de retour dans les deux sexes. Chez les femmes, après la ménopause, elle s'accompagne quelquefois d'une obésité particulière des seins, des épaules, des bras aussi, que j'ai rencontrée encore quelquefois pendant le cours de leur existence génitale.

Cette obésité de l'âge de retour se relie directement au ralentissement de la circulation veineuse abdominale. Celle-ci peut dépendre de causes multiples, parmi lesquelles le relâchement des parois abdominales déterminé chez les femmes par les grossesses, chez tout le monde par les vicissitudes des fonctions intestinales, joue certainement un rôle considérable, ses conséquences se faisant sentir de proche en proche jusque dans les parties les plus profondes du système veineux de l'abdomen. L'état hémorroïdaire n'en est souvent qu'une manifestation extérieure, et trahit, dans tous les cas, l'état du système vasculaire supérieur.

Toutes les eaux franchement chlorurées ou bicarbonatées

sodiques tendent à diminuer l'obésité abdominale. Il en est de même des eaux laxatives (sulfatées, à bases sodiques ou magnésiques), mais avec moins de chances de durée des effets réalisés.

De pareils résultats sont obtenus régulièrement par les eaux de *Vichy*, alors que celles-ci se sont trouvées employées pour quelque autre raison, ou qu'elles ont eu pour objectif particulier l'état abdominal. L'obésité abdominale s'accompagne ordinairement de lenteur des digestions, d'irrégularité des fonctions intestinales, et souvent de troubles plus prononcés qui se rapportent à la pléthore abdominale, ou à la congestion veineuse abdominale, chronique et passive. L'épaississement des parois de l'abdomen accompagne toujours l'engorgement adipeux profond.

D'après ce que j'ai observé à *Vichy*, où les cas de ce genre se rencontrent très fréquemment, le traitement thermal ne change pas grand'chose à l'état des parois, mais agit très efficacement sur l'engorgement adipeux péri-viscéral. Cette action, que l'on peut appeler fondante des eaux de *Vichy* sur l'obésité intra-abdominale, ne s'exerce pas moins sur l'obésité intra-thoracique. C'est là un côté intéressant de l'intervention de ces eaux chez les obèses diathésiques.

Si l'obésité des membres et du tronc est une cause de difformité et de gêne extrême, la surcharge graisseuse viscérale offre de bien autres inconvénients et des dangers réels. On sait quelles peuvent être les conséquences de l'accumulation de la graisse dans les médiastins et autour du cœur. C'est sur ces régions que s'exerce spécialement l'action fondante du traitement de *Vichy*. Celui-ci ne modifie que faiblement la forme et le poids général; mais, en outre du dégagement manifeste qu'en éprouvent les viscères abdominaux, la respiration et la circulation générale se trouvent facilitées à un haut point. En un mot, les eaux de *Vichy* sont fondantes de l'obésité viscérale, soit de l'abdomen, soit de la cavité thoracique.

## RHUMATISME

### Indications générales.

Il est impossible de rencontrer, dans la pathologie moderne, une détermination nosologique aussi confuse et inacceptable que celle du rhumatisme. Elle comprend une série d'états morbides que, pour la plupart, aucun lien réciproque ne rattache les uns aux autres, et que séparent les dissemblances les plus accusées. Il n'est même pas possible de discerner quelque circonstance commune qui puisse servir de prétexte à leur rapprochement.

M. Besnier a publié, il y a quelques années, un article très justement remarqué, véritable monographie du rhumatisme, où, malgré les éminentes qualités d'exposition et de critique qui le distinguent, on trouve l'exemple le plus frappant des vices de la conception actuelle du rhumatisme. Rhumatisme articulaire aigu, rhumatisme articulaire chronique, simple, fibreux, osseux, comprenant l'arthrite noueuse et l'arthrite d'Heberden, rhumatisme abarticulaire, c'est-à-dire myalgies, névralgies, viscéralgies, etc.; enfin rhumatisme secondaire, dont l'arthrite blennorrhagique est le type, — tels sont les sujets rassemblés dans le domaine du rhumatisme, « domaine tellement vaste, et affections auxquelles on attache la qualification de rhumatismales redevenues si nombreuses, que l'on assiste de nouveau à un envahissement peut-être excessif de la pathologie tout entière par cette entité morbide (1). »

Le point de départ semble être le rhumatisme articulaire aigu, base apparente de la conception rhumatismale, sans que ses connexions avec les divers états morbides qui partagent la même dénomination puissent être démontrées. C'est d'ailleurs une maladie essentiellement aiguë, dont le caractère oscille entre une pyrexie à déterminations articulaires et une arthrite pyrexique.

La dominante attribuée aux déterminations articulaires, à ce point que la dénomination d'*arthritis* s'est imposée à toute une conception diathésique, ne saurait être acceptée, en ce sens qu'elle laisse de côté toute une série de déterminations non articulaires, tandis qu'elle tend à confondre des affections articulaires qui n'ont de commun que le fait général de l'arthrite, et que séparent, outre bien d'autres caractères, leur origine pathogénique. Si la confusion qui en résulte a pu être évitée pour ce qui concerne les arthrites scrofuleuses, ou tumeurs blanches, elle a été complète au sujet de la goutte, englobée formellement dans le rhumatisme sous le nom d'arthritis.

(1) *Dictionnaire encyclopédique des sciences médicales*, art. RHUMATISME, 1876.

Le défaut d'altérations organiques ou morphologiques saisissables, auxquelles, il est vrai, des investigations plus intimes semblent aujourd'hui donner un corps, paraissait imprimer un caractère particulier à la *douleur* rhumatismale, mais présente, en réalité, un contraste frappant avec les lésions extrêmes et irréductibles de certaines formes du rhumatisme.

L'étiologie du froid est trop banale dans les maladies aiguës, pour que l'on puisse, de sa réalité même, tirer aucune induction dogmatique.

D'un autre côté, aucune conception pathogénique ne vient relier entre elles tant de choses diverses, qu'une nomenclature toute de convention est venue rapprocher en dépit de leur diversité. L'uricémie est absolument étrangère à la pathogénie du rhumatisme, sinon à tous les incidents que peut comprendre l'extension donnée à cette dénomination ; — et le rôle attribué par quelques médecins anglais à l'acide lactique, rôle parallèle à celui de l'acide urique dans l'uricémie, ne serait dans tous les cas applicable qu'à une partie des faits qui composent notre rhumatisme.

J'ai, à diverses reprises, signalé la nécessité d'apporter quelque ordre dans cette nosologie confuse (1), et j'ai, en particulier, montré que l'arthrite noueuse (rhumatisme articulaire chronique de Charcot, arthrite rhumatismale de Garrod) était un état pathologique absolument distinct detous ceux que l'on a compris dans le cadre du rhumatisme (2).

Mais le sujet de cet ouvrage ne me paraît pas exiger que j'entre dans le fond d'une étude à laquelle il est, je le reconnais, plus facile de donner un caractère critique que dogmatique. L'application des eaux minérales au rhumatisme doit être envisagée ici dans un sens purement clinique, c'est-à-dire conforme à l'observation, en laissant de côté les vues soit critiques, soit dogmatiques, que nulle autre question n'est plus propre à soulever. Je ferai donc abstraction, dans l'exposé qui va suivre, des considérations qui précèdent, et je me conformerai aux traditions d'une nosologie au sujet de laquelle je devais au moins faire des réserves.

(1) *Considérations sur le caractère nosologique qu'il convient d'attribuer au rhumatisme articulaire aigu*, in *Progrès médical*, 1880.

(2) *Étude critique de l'étiologie de l'arthrite noueuse. — Étude critique des connexions pathologiques de l'arthrite noueuse*, in *Journal des connaissances médicales*, 1880 et 1881.

### Indications particulières.

Le rhumatisme est certainement, de tous les états pathologiques, celui auquel le plus grand nombre d'eaux minérales de toutes constitutions et de toute importance paraissent applicables, si l'on en juge par les assertions contenues dans les traités ou les monographies sur les eaux minérales.

Les indications particulières que l'on cherche habituellement à préciser au sujet de l'application spéciale des eaux minérales ont surtout pour objet les variétés de siège du rhumatisme, suivant que celui-ci affecte les organes internes, ou bien les membres, ou suivant qu'il paraît fixé sur le tissu musculaire ou fibreux, autour ou à l'intérieur des articulations.

Il est un autre ordre de considérations qu'on néglige en général davantage, et qui me paraît devoir tenir une place plus importante, comme source d'indications : c'est le caractère dominant de la constitution des individus affectés de rhumatisme.

On voit souvent des rhumatismes survenir accidentellement chez des sujets de constitution moyenne, et ne persister alors, dans la plupart des cas au moins, que par défaut de soins convenables.

Que ces rhumatismes soient musculaires ou articulaires, ils guérissent à peu près aussi bien par toutes les eaux minérales, pourvu que celles-ci soient d'une température élevée et convenablement administrées.

Mais le rhumatisme ne se présente pas toujours dans des conditions aussi simples. Il ne se fixe habituellement chez un individu que parce qu'il l'a trouvé dans des conditions favorables à son installation, c'est-à-dire dans des conditions d'organisation anomales.

Ici plusieurs types peuvent se présenter.

Ce peuvent être des individus mous et lymphatiques. Le rhumatisme est moins douloureux alors, mais très opiniâtre, disposé à se fixer sur les articulations, à engorger et épaissir les tissus, surtout si l'état lymphatique se montre à un haut degré ou s'il existe un principe scrofuleux.

Il est une forme de rhumatisme tout opposée à celle-ci : elle se montre chez des individus nerveux, excitables. Le rhumatisme est très douloureux, plus souvent mobile, tendant plutôt à se fixer sur le trajet des nerfs que sur les tissus blancs.

Il est encore des rhumatisants chez qui la santé paraît surtout souffrir du mauvais état des voies digestives. Il y a des dyspeptiques chez qui le rhumatisme persiste tant qu'ils sont dyspeptiques.

Voici des conditions générales de l'organisme bien distinctes, quelques-unes même opposées entre elles, et dont chacune peut offrir une prédominance formelle chez des rhumatisants.

Maintenant faut-il admettre que le rhumatisme ne se soit développé chez ces individus que parce qu'une cause accidentelle, propre à l'engendrer ou à le manifester, sera survenue vis-à-vis d'un organisme dominé par le lymphatisme, la dyspepsie ou l'état névropathique ? Ou bien faut-il admettre ce que Baumès appelle un mariage entre la diathèse rhumatismale, et la diathèse dartreuse, catarrhale (1) ?

Voici ce qu'il faut croire à ce sujet.

Il est incontestable que la faiblesse, l'atonie, disposent aux rhumatismes. Il semble que le défaut de réaction contre la cause la plus habituelle du rhumatisme, le froid humide, ou quelque autre cause moins notoire, livre l'organisme à une affection qu'il ne possède pas, pour ainsi dire, le moyen de repousser.

Mais lorsque le rhumatisme a, tout à fait accidentellement, envahi une constitution lymphatique, herpétique, arthritique, névropathique, etc., il est probable que cet organisme, dérangé déjà dans son harmonie, soit dans ses sécrétions, soit dans son dynamisme, possède des conditions insuffisantes pour en amener la résolution, ou, si l'on veut, pour s'en débarrasser. Il arrive ici ce qui arrive lorsqu'une plaie, ou même une simple écorchure, survient chez un scrofuleux, un scorbutique, un syphilitique. Au lieu de se cicatriser en quelques jours ou en quelques heures, l'organisme ne pouvant fournir les matériaux propres à cette réparation, la solution de continuité persiste, puis, s'appropriant les conditions vicieuses dont l'économie est pénétrée, s'étend et devient à son tour comme une manifestation de l'état diathésique ou constitutionnel qu'elle est venue rencontrer.

(1) Baumès, *Précis des diathèses*, p. 282.

Une liaison analogue s'établit souvent encore entre des affections catarrhales et certaines diathèses, surtout la diathèse scrofuleuse ou l'herpétique.

Ce que nous pouvons suivre avec une extrême évidence, à propos d'un accident traumatique, se perçoit encore très nettement dans des affections telles qu'une bronchite, une ophthalmie, une leucorrhée, toutes affections avec matière. Cette filiation de phénomènes est plus obscure dans le rhumatisme, si peu saisissable en lui-même. Mais le rapprochement de ces différents ordres de fait paraît de nature à éclairer le véritable caractère de la combinaison du rhumatisme avec les états constitutionnels ou diathésiques qui viennent d'être énumérés.

Quelle est la portée pratique de ces observations ?

C'est, au point de vue des indications, que lorsque le rhumatisme paraîtra ne devoir sa persistance qu'à son association avec telles ou telles conditions générales de l'organisme, c'est contre ces dernières qu'il faudra diriger au moins la plus grande partie de la médication.

C'est, au point de vue des contre-indications, que l'usage des moyens que le rhumatisme semblait réclamer par lui-même peut se trouver inapplicable à ces mêmes conditions générales de l'économie, qu'ils risqueraient, dans certains cas, d'exaspérer.

Je viens de montrer le rhumatisme combiné à des états constitutionnels ou diathésiques variés et à caractères bien déterminés : mais je n'ai pas parlé de la diathèse ou de la constitution rhumatismale elle-même. C'est que, il faut le dire, la constitution rhumatismale se fond presque toujours dans quelqu'une de celles qui viennent d'être mentionnées ; il est rare qu'elle existe seule et sans aucune complication constitutionnelle.

Ce que l'on considère comme le type de la constitution rhumatismale emprunte généralement ses caractères à une sorte de mélange de la constitution lymphatique et de la constitution névropathique. J'en reproduirai quelques traits d'après le tableau que M. Vidal trace du rhumatisant, tel qu'il se présente souvent aux eaux d'*Aix* (en Savoie). « Le rhumatisant a le teint pâle, le regard peu animé ; il craint le froid ; sa peau est flasque et souvent couverte d'une sueur visqueuse, froide et d'odeur fade : il est sujet à des pesanteurs de tête, des étourdissements, des vertiges, des palpitations, de l'oppression; il est peu disposé au travail, intellectuel surtout; l'auscultation fournit souvent le bruit anémique; il s'enrhume facilement; la langue est souvent saburrale; il a des flatuosités, de la constipation, de la lassitude le matin comme le soir; il est habituellement altéré. Ce rhumatisant, quoique faible et sans vigueur ni courage, est rarement alité, et ne se passe d'aucune des jouissances ordinaires de la vie, dont il ne jouit cependant guère. S'il voit quelquefois cet état s'améliorer, c'est, en général, après quelque secousse, ou morale ou physique, imprimée à l'économie... (1). »

M. Vidal insiste sur deux traits importants de ce tableau : l'état asthénique de la peau et la chloro-anémie. Et nous y ajouterons l'état névropathique, en général développé à un assez haut degré, et ce qu'on pourrait appeler une disposition *séreuse*, dont l'exagération entraîne une véritable pléthore séreuse. L'état rhumatismal, pris dans sa plus simple expression, mais à un certain degré d'intensité, emprunte donc sa physionomie autant à certaines constitutions dont il revêt les caractères qu'au génie qui lui est propre.

Après avoir envisagé le rhumatisme dans les conditions générales de l'économie qui, plus ou moins rapprochées de lui, peuvent avoir présidé à son développement ou s'opposent tout simplement à sa disparition, il faut l'envisager dans ses manifestations directes.

Ici nous trouvons deux ordres de faits bien distincts:

Dans les uns, le rhumatisme, plus ou moins mobile, plus ou moins intense, paraît n'exister que sous la forme douloureuse qui lui est essentielle;

Dans les autres, fixé sur un ou plusieurs points, mais d'une manière continue, le rhumatisme a fini par déterminer des lésions organiques, engorgements péri-articulaires, altérations intra-articulaires portant sur la structure ou les sécrétions des synoviales, sur les cartilages d'encroûtement, etc., enfin les lésions propres à l'arthrite.

Ces altérations matérielles, consécutives quelquefois au rhumatisme articulaire aigu, deviennent le point de départ d'indications très formelles en thérapeutique thermale. Elles se montrent surtout

(1) Vidal, *Essai sur les eaux minérales d'Aix-en-Savoie, employées dans le traitement des maladies chroniques, et particulièrement dans le traitement du rhumatisme chronique*, 1851, p. 52.

chez les individus très lymphatiques ou scrofuleux, et peuvent même alors conduire à ces altérations extrêmes qui constituent les tumeurs blanches.

Nous avons supposé jusqu'ici le rhumatisme occupant son siège d'élection, tissus fibreux et musculaires, autour des jointures ou dans la continuité des membres et des plans charnus.

Mais le rhumatisme peut se montrer sur d'autres points encore. Ici encore il se présente des faits assez différents les uns des autres.

Tantôt la douleur rhumatismale se porte d'un de ses points d'élection vers un des organes splanchniques : c'est, en général, vers l'appareil digestif, l'estomac ou les intestins. Une douleur habituelle d'une jointure ou d'un muscle disparaît, et se montre aussitôt avec une forme et une intensité toutes spéciales vers l'épigastre ou l'abdomen. Les malades disent alors que leur rhumatisme s'est porté sur l'estomac ou les intestins, et ils ont raison jusqu'à un certain point.

Ceci s'accomplit quelquefois sous une forme très aiguë; c'est-à-dire que, disparition de la douleur primitive, apparition de la douleur secondaire, retour de la première dans ses conditions habituelles, tout cela s'opère d'une manière très tranchée, quelquefois très violente, et dans une période en général d'assez courte durée.

Cela peut également s'accomplir sous une forme lente, moins intense, mais plus persistante; et, pendant de longues périodes, des phénomènes douloureux ou des troubles fonctionnels s'établissent dans l'appareil digestif d'une manière continue, tandis que les douleurs articulaires ou musculaires ont entièrement disparu ou se sont amoindries.

Les faits de ce genre ne sont pas rares. S'ils sont quelquefois d'une interprétation difficile, il arrive souvent aussi qu'ils se présentent avec une clarté rigoureuse et ne laissent aucune incertitude dans l'esprit.

Mais ce n'est pas là tout ce que nous avons à noter à propos du siège irrégulier du rhumatisme.

Dans les cas auxquels nous venons de faire allusion, on suppose un déplacement, une métastase de la manifestation rhumatismale, de son point d'élection et en quelque sorte légitime, sur quelque autre point de l'économie. J'ai surtout signalé les déplacements sur l'appareil digestif, parce que ce sont les plus communs en pareille circonstance. Cependant on peut voir encore la douleur rhumatismale se porter sur l'appareil urinaire, sur l'appareil utérin, sur les plexus thoraciques, etc. Je ne parlerai pas de la localisation du rhumatisme sur les séreuses, péricarde, endocarde, plèvres, etc., parce que c'est surtout à propos du rhumatisme articulaire aigu qu'on l'observe.

Mais il peut arriver qu'un état pathologique quelconque, survenant chez un individu rhumatissant, s'empare en quelque sorte du génie de la maladie, et finisse par se ranger au nombre des manifestations secondaires ou indirectes de l'état rhumatismal, constitutionnel ou diathésique, qui domine l'organisme. Il arrive ici ce qui arrive à un rhumatisme accidentellement survenu chez un scrofuleux ou chez un scorbutique : il prend rang parmi les manifestations diathésiques, et, subissant le sort de ces dernières, ne cesse que lorsque la diathèse a été modifiée elle-même par les moyens appropriés. Ainsi une bronchite survenue chez un rhumatisant peut devenir une bronchite rhumatismale, et ne plus céder qu'aux moyens modificateurs du rhumatisme lui-même.

Tout cela est fort difficile à dogmatiser; mais tous les exemples que je viens de supposer se rencontrent dans la pratique, c'est-à-dire que l'on rencontre des faits qu'il n'est pas permis d'interpréter autrement, et dans lesquels les résultats, obtenus en suivant les indications en rapport avec les données pathogéniques que je viens d'exposer, prouvent la légitimité de ces dernières.

### Traitement.

Le traitement du rhumatisme par les eaux minérales est, comme on a pu en juger par ce qui précède, plus compliqué qu'on ne serait tenté de le croire au premier abord. Mais, du moment que les indications sont présentées avec précision, cette complication ne saurait être un embarras dans la pratique.

Nous aurons donc à envisager le traitement du rhumatisme sous des points de vue divers :

Traitement du rhumatisme dans son plus grand état de simplicité, ou, pourrions-nous dire, traitement de l'élément rhumatismal lui-même.

Traitement du rhumatisme lié à quelque état constitutionnel ou diathésique déterminé;

Traitement du rhumatisme avec lésions matérielles.

*A. — Rhumatisme simple.*

Ce que j'appelle rhumatisme simple, et ce que je considère comme l'expression essentielle du rhumatisme, comprend les myalgies, névralgies, arthralgies et viscéralgies, habituelles, mobiles, dont la manifestation caractéristique est la douleur. On a bien reconnu l'existence de lésions inflammatoires dans des myalgies et des névralgies, devenues ainsi des myosites et des névrites : comme des arthralgies et des viscéralgies peuvent revêtir le caractère d'arthrites et de phlegmasies viscérales. Mais il est permis de considérer ces processus inflammatoires comme un élément venu secondairement s'ajouter à un état qui en demeure le plus souvent indemne.

Il est habituellement possible de déterminer l'étiologie de cet état rhumatismal. Ce n'est pas précisément le refroidissement, cette circonstance étiologique si commune des états simplement fluxionnaires, et des états fluxionnaires qui commencent les phlegmasies. Ce sont les refroidissements habituels ou plutôt les alternatives habituelles de température. Les alternatives réitérées de température, telles qu'elles résultent de certaines professions, ou de certaines habitudes, entraînent sans doute des phénomènes perturbateurs dans les fonctions de la peau et dans les actions réflexes qui s'y rattachent.

Quant à la pathogénie proprement dite de l'état rhumatismal, tel qu'il est ici représenté, c'est-à-dire quant au caractère de l'anomalie physiologique, à ses conditions chimiques ou organiques, nous n'en savons pas le premier mot.

Il me semble qu'il est possible de signaler bien des points d'analogie entre cet état rhumatismal et l'herpétisme. L'un et l'autre échappe à une détermination pathogénique quelconque. Cependant l'un et l'autre répondent à un ensemble de faits très caractéristiques.

On appelle herpétiques les individus sujets à des dermatoses que l'on ne trouve pas à rattacher à quelque état diathésique particulier. C'est surtout sur des considérations négatives qu'est établi l'herpétisme. Si une dermatose n'est jugée ni syphilitique, ni scrofuleuse, ni arthritique, on l'appelle herpétique, sans qu'on sache précisément comment définir cette expression.

De même, quand un individu est sujet à des douleurs des muscles, des nerfs, des viscères, des articulations, qui ne peuvent être rattachées à un autre état morbide déterminé, on dit qu'il est rhumatisant.

Dans les deux cas, on admet une disposition organique, un état héréditaire ou acquis, qui se manifeste par un tel ensemble de phénomènes.

Et, de même qu'on peut avoir un eczéma sans être herpétique, on peut avoir quelque part une douleur rhumatoïde sans être rhumatisant. L'expression d'herpétisme, comme de rhumatisme, répond à l'idée d'un état général du système, anomal, durable, se traduisant par un ensemble donné de phénomènes, c'est-à-dire une diathèse.

Il est des dermatoses qui, comme certains catarrhes, paraissent être des déterminations directes d'une diathèse : ceci est incontestable dans la scrofule et la syphilis particulièrement. Mais ce sont souvent aussi des manifestations dues à d'autres causes étrangères à l'état diathésique lui-même, lesquelles empruntent seulement à ce dernier des conditions particulières de forme et de durée. De même, l'état rhumatismal se combine fréquemment avec quelque autre état diathésique, et lui emprunte des caractères particuliers de forme et de durée.

Je ne voudrais pas pousser trop avant ce parallèle, qui ne s'adresse qu'à des points très particuliers de l'histoire du rhumatisme et de l'herpétisme. Mais, dans ces sujets réellement très obscurs, et qui échappent à une analyse tant soit peu approfondie, il est bon de mettre en relief les points de vue saisissables par l'observation.

Il n'est point d'eaux minérales qui soient spéciales dans le rhumatisme, par suite de leur composition chimique, comme il n'est pas de médicament proprement dit que nous ayons à lui adresser. Certaines substances peuvent être plus propres que d'autres à combattre l'élément douleur du rhumatisme, le seul que nous lui reconnaissions en propre : mais, quant au rhumatisme lui-même, notre matière médicale est tout à fait stérile à son endroit. Il n'est pas nécessaire de faire remarquer qu'il n'est pas question ici du rhumatisme articulaire aigu, que l'on appellerait mieux *fièvre arthritique*.

Les eaux minérales agissent surtout, dans le rhumatisme, par deux des éléments de la médication thermale : la thermalité et les agents balnéothérapiques. Et comme leur usage interne ne prend qu'une part peu importante dans le traitement du rhumatisme simple, qu'il agit surtout à titre complémentaire et comme boisson chaude, il en résulte que la nature de l'eau minérale n'a qu'une importance secondaire.

Aussi la spécialisation des eaux minérales relatives au traitement du rhumatisme doit-elle se rattacher très formellement au seul fait de la *température élevée*.

Les eaux minérales à haute température sont donc à proprement parler les eaux spéciales pour le rhumatisme. Il faut ajouter à cela qu'elles soient pourvues d'une installation balnéothérapique suffisante, car le mode d'administration prend une part importante au traitement du rhumatisme.

Bains, douches, étuves, tels sont les moyens dont il faut user dans le traitement du rhumatisme. Les bains de piscine, comme l'a observé M. Chevalier à *Bagnols* (1), comme on peut aisément s'en assurer à *Néris*, à *Plombières*, à *Barèges*, etc., conviennent mieux aux rhumatisants que les bains de baignoires, surtout s'il s'agit de rhumatismes anciens, opiniâtres.

La douche trouve surtout à s'appliquer dans le cas de rhumatisme musculaire ou articulaire fixe; mais il convient presque toujours de l'employer concurremment avec le bain. Une expérience complète des ressources qu'offre ce moyen, suivant les formes si variées auxquelles il se prête, et une application manuelle habile, font de la douche un agent thérapeutique considérable dans le rhumatisme. Les médecins d'*Aix-en-Savoie* attachent, avec juste raison, une grande importance à la perfection de l'installation et de l'administration des douches près de leur établissement thermal. « La douche restera toujours la spécialité de l'établissement thermal d'*Aix*, dit M. Bertier (2). »

(1) Chevalier, *Recherches et observations sur les eaux de Bagnols* (Lozère), 1840, p. 57.

(2) Bertier, *Remarques sur l'action des eaux d'Aix dans la phthisie pulmonaire*. Chambéry, 1853, p. 7.

Si la douche convient surtout au rhumatisme fixe et localisé, l'étuve s'applique beaucoup mieux au rhumatisme généralisé ou mobile.

M. Vidal a observé qu'à *Aix-en-Savoie* les bains d'étuves déterminaient deux séries de phénomènes, d'excitation d'abord, puis de saturation sulfureuse et de fièvre thermale. Les premiers durent une quinzaine de jours environ. Ils comprennent une sorte de fièvre factice qui accompagne le bain lui-même, puis un état d'excitation physiologique des diverses fonctions, dont le sujet n'a conscience que par un sentiment général de force et de bien-être. Si le traitement se continue, la seconde préiode arrive avec fièvre, disposition fluxionnaire, état saburral. Il faut souvent combiner les antiphlogistiques et les émollients avec les antispasmodiques pour faire justice de cette *fièvre de saturation* (1).

Il me paraît douteux qu'avec des eaux aussi peu sulfurées que celles d'*Aix*, employées seulement sous forme externe, cette expression de *saturation sulfureuse* soit bien exacte. Cet état fébrile est sans doute déterminé par le degré et surtout par la continuité de l'excitation, et, s'il peut être quelquefois utile à atteindre, il doit être le plus souvent préférable de s'en passer.

Je n'insisterai pas davantage sur l'emploi de ces divers moyens: ils rentrent dans le cercle des pratiques locales, et il faut s'en rapporter, pour leur meilleur emploi, à l'expérience spéciale que chaque médecin doit posséder sur la médication dont il fait usage, et aussi au caractère de chaque cas individuel. Gerdy a présenté de très judicieuses remarques sur l'abus que l'on fait souvent des douches et sur les indications spéciales auxquelles leur emploi doit être restreint (2).

Si l'on voulait mentionner toutes les eaux minérales dont on peut faire utilement usage dans le traitement du rhumatisme simple, il faudrait faire l'énumération de la plupart des sources franchement thermales connues. Je me contenterai de signaler les plus notables sous ce rapport dans les diverses classes d'eaux minérales. On se guidera, pour le choix à faire, sur des convenances de localité ou d'une autre nature, et aussi, comme il n'est guère

(1) Vidal, *loc., cit.*, p. 26.

(2) *Annales de la Société d'hydrologie médicale de Paris*, t. VII, p. 75.

d'état physiologique parfait, sur la meilleure appropriation des diverses sortes d'eaux minérales au tempérament et aux habitudes du malade.

Eaux sulfurées : *Aix* (Savoie), *Luchon*, *Ax*, *Barèges*, *Cauterets*, *Bagnols*, *Olette*, *Saint-Sauveur*, *Eaux-Chaudes*, *Gréoulx*, *Pietrapola*, *Acqui* (Piémont), *Viterbe* (États-Romains), etc.

Eaux chlorurées sodiques : *Bourbonne*, *Bourbon-l'Archambault*, *Balaruc*, *la Bourboule*, *Lamotte*, *Bourbon-Lancy*, *Luxeuil*, *Baden-Baden*, *Wiesbaden*, *Uriage*, *Aix-la-Chapelle*, etc.

Eaux sulfatées et eaux indéterminées : *Néris*, *Mont-Dore*, *Chaudesaigues*, *Châteauneuf*, *Saint-Laurent*, *Tœplitz*, *Plombières*, *Bagnères-de-Bigorre*, *Evaux*, *Saint-Amand*, *Dax*, *Bains*, *Saint-Gervais*, *Baden* (Suisse), *Bath*, etc.

Voilà une longue série d'eaux minérales qui, pour la plupart, ne doivent qu'à leur haute température et à leur mode d'emploi leur appropriation au traitement du rhumatisme. C'est parmi elles que nous trouverons à remplir les indications spéciales dont les titres ont été énoncés plus haut, et qui seront successivement passées en revue.

Il est assez difficile d'établir entre elles des catégories relatives à leur efficacité contre le rhumatisme lui-même. Les eaux sulfurées réclament, à la vérité, cette spécialisation en vertu de la propriété qu'elles possèdent incontestablement d'agir d'une manière toute particulière sur la peau et d'en activer très vivement les fonctions. Mais les eaux très minéralisées de *Bourbonne* et de *Balaruc*, les boues de *Dax* et de *Saint-Amand* n'offrent pas moins d'activité, et quand on considère ce que l'on obtient chez les rhumatisants des eaux à peine minéralisées de *Plombières*, de *Néris*, de *Tœplitz*, il est difficile d'attacher à la médication sulfureuse une valeur très spéciale. Seulement, le grand nombre d'eaux sulfurées, à température élevée et à installation balnéothérapique suffisante, assure à cette classe une place importante dans la thérapeutique du rhumatisme.

B. *Rhumatisme lié à quelque état constitutionnel ou diathésique déterminé.*

Les distinctions qui vont être présentées ici le seront à un point de vue bien plutôt pratique que dogmatique. Ainsi, le rhumatisme peut exister chez des individus mous et lymphatiques. Au point de vue des indications exposées ici, d'un tempérament mou et paresseux aux scrofules les mieux caractérisées, il n'y a qu'une succession de moyens analogues, mais dont l'emploi sera gradué suivant leur plus ou moins d'activité physiologique, et d'appropriation formelle à l'état lymphatique ou à l'état scrofuleux.

C'est dans de telles conditions que les eaux sulfurées sont indiquées. Qu'il s'agisse de constitutions plutôt molles et atoniques qu'empreintes d'un lymphatisme déterminé, ou d'individus formellement scrofuleux, on recourra aux eaux sulfurées actives et aux méthodes actives de leur emploi *Aix* (Savoie), *Barèges*, *Luchon*, etc., *Bagnols*, *Schinznach*, etc.

Si l'état lymphatique se montre à un haut degré, surtout s'il existe des signes de scrofules, si le rhumatisme tend à se fixer sur une articulation, s'il existe de l'engorgement péri-articulaire, alors, bien que les eaux sulfureuses puissent encore rendre des services, *Barèges* très particulièrement, les eaux chlorurées sodiques thermales seront préférées : *Bourbon-l'Archambault*, *Bourbonne*, *Balaruc*, *Wiesbaden*, *Uriage*, et *Aix-la-Chapelle*.

Du reste, nous devons reconnaître, avec Astrié (1), que l'association du rhumatisme avec la scrofule déterminée est assez rare. Il est probable que certaines tumeurs blanches ont une origine rhumatismale; mais une diathèse aussi profonde que la scrofule semble absorber tous les autres éléments pathologiques qui pourraient venir se confondre avec elle. Aussi, leur origine fût-elle rhumatismale, ces tumeurs blanches ne sont plus, pour l'indication thérapeutique, qu'une affection scrofuleuse.

Le traitement de ces sortes de rhumatismes (il n'est plus question de la scrofule) ne présente pas de grandes difficultés. L'emploi de moyens suffisamment énergiques et surtout la persistance dans leur usage sont la condition du succès.

Quelquefois la première application du traitement détermine une

(1) *De la médication thermale sulfureuse, appliquée au traitement des maladies chroniques*. Thèse de Paris, 1882.

recrudescence des symptômes douloureux. La convenance de poursuivre ou de suspendre le traitement est une affaire de pratique directe. Du reste, cette exagération des douleurs rhumatismales, qui répond à ce que l'on remarque dans le traitement des affections catarrhales et des maladies de la peau, n'est ni constante ni nécessaire aux bons résultats du traitement.

Lorsque je signale les eaux minérales qui paraissent spécialement indiquées chez les rhumatisants d'une certaine constitution, je n'ai pas entendu dire qu'aucune autre eau minérale ne leur était utilement applicable. Il est vrai qu'à *Plombières*, à *Bourbon-Lancy*, à *Néris*, on peut soulager des rhumatisants mous et lymphatiques. Mais, dans cet ordre de faits, la médication par les eaux faiblement minéralisées ne saurait revendiquer la même activité que celle recommandée plus haut, par les eaux sulfurées et les chlorurées.

Chez les individus *névropathiques*, alors que le rhumatisme mobile et très douloureux, offre une tendance particulière à suivre le trajet des nerfs, et occupe plutôt les régions musculaires que les jointures, le traitement devient plus difficile.

Les eaux sulfurées actives sont surtout contre-indiquées, ou du moins d'une application fort délicate, à laquelle les nuances d'application des sources diverses de *Luchon* et d'*Ax* peuvent se prêter, mais qui exclut des eaux plus fixes comme *Barèges*.

Il ne faut pas seulement, dans les cas de ce genre, proscrire les eaux minérales trop actives. Il faut éviter avec soin les modes d'administration trop énergiques. Une eau minérale, toute faible qu'elle soit, peut, par un emploi inopportun de la douche, par l'extrême chaleur des étuves, se rendre difficile à tolérer. Il en est peut-être ainsi à *Aix* (Savoie), où il se fait dans quelques circonstances un usage un peu excessif de ces modes importants du traitement. Du moins ai-je rencontré quelques exemples où l'insuccès des eaux d'*Aix*, difficile à attribuer à une trop grande activité médicamenteuse de l'eau minérale elle-même, paraissait dépendre d'un usage exagéré de la médication. Cette observation ne s'adresse pas aux très habiles médecins qui dirigent cet établissement thermal, mais aux malades que le rôle important que jouent ces modes d'administration près de l'établissement d'*Aix* engage à en abuser.

Astrié recommande, contre les rhumastismes nerveux, généraux ou localisés, les douches de vapeur et les bains de vapeur à douce température et contenant de l'hydrogène sulfuré. Nul moyen n'est plus puissant, suivant cet auteur (1). Il faut s'en tenir aux eaux de *Saint-Sauveur*, *Eaux-Chaudes*, *Olette*, certaines sources du *Vernet*, d'*Ax*, de *Bagnols*.

Mais les eaux faiblement minéralisées, riches en matière organique et à haute température, paraissent surtout applicables à ces sortes de rhumatismes, indépendamment de leur propre minéralisation, chlorurée sodique ou sulfatée : ainsi les eaux de *Plombières*, de *Bains*, *Luxeuil*, *Bourbon-Lancy*, *Néris*, *Châteauneuf*.

Quelles sont les applications spéciales de ces diverses stations thermales comparées entre elles? Je ne saurais les définir : *Plombières* est plus arsenicale, *Luxeuil* plus ferrugineuse, *Bourbon-Lancy* plus chlorurée, *Néris* d'une grande richesse en matières organiques, *Bagnères-de-Bigorre* est sulfatée calcique.

J'ai signalé la nécessité de procéder avec ménagements dans l'administration de ces eaux minérales. On trouvera, dans l'ouvrage de Boirot-Desserviers sur les eaux de *Néris*, une série d'observations fort intéressantes de névralgies rhumatismales, sciatiques, fémoro-poplitées, où l'on pourra étudier avec fruit cette question pratique.

Les eaux de *La Malou* (ferrugineuses et bicarbonatées, 34°) ont été fort vantées par Saisset dans les rhumatismes nerveux, et même dans les rhumatismes aigus ou plutôt les suites de rhumatismes aigus (2). Un grand nombre d'observations sont jointes à son mémoire, mais elles sont très incomplètes et rassemblées sans aucun ordre. Boissier insiste également sur l'effet sédatif des eaux de *La Malou* dans le rhumatisme nerveux (3). Ce qui est certain, c'est que la notoriété a fort développé à *La Malou* le traitement des rhumatismes, qui constitue une des spécialisations de cette station thermale.

Parmi les eaux minérales usitées dans le traitement du rhumatisme nerveux, *rhumatismus erethicus* des médecins allemands, il

(1) Astrié, Thèse citée, p. 182.

(2) Saisset, *Mémoire pratique sur les bains de La Malou*, Montpellier, 1812.

(3) Boissier, *Étude sur le vallon thermal de La Malou*. Thèses de Montpellier, 1855, p. 124.

en est une fort célèbre, ce sont les eaux de *Wildbad* (Wurtemberg). Chimiquement parlant, ces eaux paraissent parfaitement insignifiantes. On n'en fait guère qu'un usage externe, et les bains s'y prennent dans des piscines à la température native de l'eau minérale (1). Il est difficile de se rendre compte de la nature d'une telle médication qui me paraît plus propre à agir sur certaines névropathies hypochondriaques que contre l'élément rhumatismal lui-même (2).

J'ai déjà parlé de rhumatisants dyspeptiques, qui ne guérissent de leur rhumatisme que lorsqu'ils se sont débarrassés de leur dyspepsie. Les eaux de *Vichy* conviennent alors parfaitement, et le traitement doit être dirigé à la fois, comme mode interne et comme externe, contre les deux états pathologiques combinés. Ce sont en général des individus faibles, chez qui l'état dyspeptique paraît tenir ou à des privations ou à un mauvais régime habituel ; ils sont souvent névropathiques à un certain degré. Le rhumatisme occupe plutôt les muscles ou le trajet des nerfs que les articulations. Il est quelquefois mobile et peut se porter sur l'appareil digestif en y développant des phénomènes douloureux, ou en empirant seulement l'état dyspeptique. J'ai rencontré quelques cas de sciatiques, de rhumatismes lombaires, des parois thoraciques et abdominales, qui rentraient dans cette catégorie et guérissaient très bien à *Vichy*.

Tel est le point de vue assez restreint sous lequel on peut envisager l'action des eaux bicarbonatées sodiques dans le traitement du rhumatisme.

Un certain nombre d'eaux bicarbonatées sont cependant très spécialement employées contre le rhumatisme ; mais c'est à titre d'eaux thermales, beaucoup plus qu'en vertu de leur minéralisation très peu prononcée : telles sont les eaux du *Mont-Dore*, de *Chaudesaigues*, de *Châteauneuf*.

Les eaux du *Mont-Dore* sont surtout appliquées au rhumatisme musculaire (3). Il en est de même de celles de *Chaudesaigues* (4).

(1) Voyez page 166.

(2) Trousseau et Lasègue, *Études thérapeutiques sur les eaux minérales des bords du Rhin*. Bruxelles, 1847, p. 371.

(3) Bertrand, *Recherches sur les eaux du Mont-Dore*, 1823, p. 123.

(4) Dufresse de Chassaigne, *Rapport sur les eaux minérales de Chaudesaigues*, 1850, p. 21.

*Châteauneuf* convient davantage aux névropathiques : mais, lorsque le rhumatisme est fixé sur les jointures, il réclame des médications plus formelles.

C'est, du reste, plutôt de l'hydrothérapie chaude qu'une médication minérale, qui paraît être mise en usage dans les cas de ce genre.

Autrefois, dans le siècle dernier, les eaux d'*Ems* étaient spécialement employées dans le traitement du rhumatisme chronique; aujourd'hui il ne s'y rend guère de rhumatisants. C'est que, autrefois, les bains étaient pris à *Ems* aussi chauds et aussi prolongés qu'ils pouvaient être supportés. A peine sortis de l'eau, les malades étaient transportés dans un lit où l'on excitait des sueurs abondantes. Aujourd'hui les bains sont tempérés, de courte durée, et n'agissent plus de la même manière (1). C'était exactement la médication du *Mont-Dore* qui se faisait alors à *Ems*.

Et ce mode d'action des eaux qui nous occupent en ce moment est tellement artificiel, c'est-à-dire emprunté bien plutôt à leur mode d'administration qu'à leur nature même, que ces eaux du *Mont-Dore,* à peine minéralisées, exaspèrent habituellement ou renouvellent les douleurs rhumatismales, et sont contre-indiquées « si le rhumatisme coexiste avec un état nerveux constitutionnel ou antérieur à l'affection rhumatismale. » (Bertrand.) Il s'agit des bains du *Mont-Dore* pris à leur température native.

### C. *Rhumatismes avec lésions matérielles.*

Le rhumatisme avec altérations matérielles des jointures, ou arthrite chronique, c'est-à-dire engorgements péri-articulaires, épanchements synoviaux, désordres imminents ou effectués dans les surfaces articulaires, peut se montrer dans deux circonstances différentes. Quelquefois c'est la suite d'un rhumatisme articulaire aigu dont la solution ne s'est faite qu'imparfaitement. Il est important de recourir promptement alors aux eaux minérales, afin de prévenir le passage de la maladie à l'état chronique, et d'enrayer le développement des altérations organiques à craindre en pareille circonstance, surtout sous l'influence d'une certaine disposition qu'il n'est pas toujours possible de définir.

(1) Trousseau et Lasègue, *loc. cit.*, p. 373.

Si les douleurs sont vives encore, s'il survient aisément des recrudescences inflammatoires, le traitement thermal devra être dirigé avec de grands ménagements. Les sources faibles et thermales sont indiquées alors. *Luxeuil* (1), *Plombières*, *Néris*, *Bains*, me paraissent préférables aux eaux sulfurées faibles. Du reste, dans les cas de ce genre, il faut souvent aller au plus près, de longues distances pouvant être difficiles à franchir pour ces sortes de malades. Je signalerai, comme pouvant être usitées au même titre que les précédentes, sinon tout à fait aussi spécialement, *Evaux*, *Saint-Laurent*, *Chaudesaigues*, *La Malou*, *Aix* (Bouches-du-Rhône), *Châteauneuf*, *Gréoulx*, *Bagnères-de-Bigorre*, etc.

Si le malade offre une constitution lymphatique, à laquelle on attribue en partie la ténacité des engorgements articulaires, *Bourbon-Lancy*, *Baden-Baden*, *Aix-la-Chapelle*, *Baden* (Argovie), offrent une activité plus formelle.

Enfin si les accidents inflammatoires sont plus éloignés, les douleurs modérées, les eaux sulfurées, et très spécialement *Barèges*, mais de préférence les chlorurées sodiques thermales, *Bourbon-l'Archambault*, *Bourbonne*, *Balaruc*, *Lamotte*, *Uriage*, seront employées sans hésitation.

Quand le rhumatisme se sera fixé primitivement sous forme chronique sur les jointures, ou si, à l'époque du traitement, il est éloigné de son origine par un long intervalle, on commencera par les eaux les plus actives, tout en ayant égard cependant à la constitution générale. Dans les cas où l'on craindrait d'employer des eaux trop excitantes, on s'en tiendrait à *Baden-Baden*, ou *Bourbon-Lancy*, que M. Reyrolle considère comme très spéciales vis-à-vis du rhumatisme articulaire (2), à *Néris*, où l'application topique des conferves paraît ajouter au traitement thermal une action résolutive, une vive excitation suivant de Laurès (3), et que les prédécesseurs de ce médecin distingué considéraient à tort comme émolliente (4).

(1) Revillout, *Recherches sur les propriétés physiques, chimiques et médicales des eaux de Luxeuil*, 1838, avec plusieurs observations.

(2) Reyrolle, *Notice sur les eaux de Bourbon-Lancy*. Lyon, 1849.

(3) De Laurès et Becquerel, *Mémoire sur les conferves des eaux thermales de Néris*, in *Annales de la Société d'hydrologie médicale de Paris*, t. I, p. 324.

(4) Patissier, *Rapport sur les eaux minérales naturelles*, 1841, p. 66.

Les boues de *Saint-Amand* et de *Dax* rendent de grands services dans les cas de ce genre, par les propriétés résolutives énergiques qui leur appartiennent. Elles sont indiquées dans les cas de lésions organiques articulaires consécutives au rhumatisme (1). Elles sont indiquées surtout dans le cas où, l'état rhumatismal ayant cessé de sévir par lui-même, les désordres articulaires offrent un caractère tout local, et où il faut appliquer une médication plutôt résolutive qu'altérante, plutôt locale que diathésique.

Il est bien entendu, du reste, que la portée curative de tous ces moyens est tout à fait subordonnée à la nature des lésions organiques, et au degré de résolution et de réparation possible qu'elles possèdent encore.

Il est une forme de l'arthrite chronique, ou du rhumatisme articulaire chronique, comme l'appellent Charcot, Besnier, Picot, etc., qui se distingue absolument de l'arthrite chronique consécutive au rhumatisme articulaire aigu, de l'arthrite traumatique, de l'arthrite scrofuleuse, comme de l'arthrite goutteuse. Elle s'en distingue moins encore par ses caractères anatomiques que par son processus pathologique, sa marche progressive, implacable, parfaitement compatible avec la prolongation de l'existence, et sa tendance à la généralisation articulaire. C'est l'*arthrite noueuse*; ni son étiologie, ni ses connexions pathologiques, n'autorisent son attribution au rhumatisme, à moins qu'elle ne l'absorbe complètement, ce qui ne serait qu'une question de nomenclature conventionnelle. Je crois avoir démontré qu'il en devait être jugé ainsi, dans les études que j'ai mentionnées plus haut, et je crois difficile de ne pas voir dans l'arthrite noueuse une maladie générale, avec déterminations articulaires spéciales, une véritable diathèse.

Les eaux minérales ne paraissent pas avoir beaucoup plus d'action sur l'arthrite noueuse que les autres agents de la thérapeutique. Je n'ai obtenu de *Vichy* que des résultats à peu près négatifs. On ne réussit pas mieux avec les eaux indéterminées, auxquelles, *a priori*, il serait difficile d'attribuer quelque efficacité au sujet d'un état véritablement diathésique et qui témoigne d'une altération pro-

(1) Charpentier, *Traité des eaux et des boues de Saint-Amand*, 1852, p. 31.

fonde du système. Les eaux chlorurées sodiques fortement minéralisées paraissent seules capables d'apporter quelque atténuation à l'évolution et aux lésions de l'arthrite noueuse. *Balaruc, Bourbonne, Bourbon l'Archambault, Moutiers,* peut-être les boues de *Dax,* sont celles auxquelles on peut s'adresser avec le plus de chances de résultats effectifs. Mais c'est au début des manifestations articulaires qu'il faut y recourir, tandis qu'on ne le fait le plus souvent qu'à une époque où la maladie, en pleine évolution, offre une résistance impossible à surmonter.

Les mêmes considérations doivent s'appliquer à l'*arthrite d'Heberden,* cette singulière affection, presque exclusive au sexe féminin, apanage ordinaire de l'âge de retour, beaucoup plus commune en Angleterre qu'en France, et que l'on prend communément pour de la goutte chronique. On sait que le rhumatisme, ou, les nodosités d'Heberden, comme on l'appelle encore, si bien étudié par Charcot, n'est autre chose qu'une arthrite sèche des articulations phalanginiennes de la main et notamment des articulations phalangetto-phalangiennes. Cette arthrite, spéciale par son siège et son évolution propre, se rencontre chez des goutteux et chez des rhumatisants, comme chez des sujets qui ne sont ni l'un ni l'autre.

Quand les déformations des doigts sont partielles et encore assez récentes, je les ai vues souvent diminuer, quelquefois même disparaître, après un traitement de Vichy, ordinairement alors suivi pour quelque autre indication. Mais les effets de ce traitement ne se font guère sentir sur des nodosités anciennes et multipliées. Je ne sais pas si les chlorurées sodiques ou d'autres eaux réussiraient davantage en pareil cas.

Il est un point sur lequel j'appellerai encore l'attention. Il s'agit de l'*atrophie musculaire consécutive au rhumatisme.* Je ne veux point parler de l'*atrophie musculaire progressive,* mais de cette altération circonscrite à un ou plusieurs muscles, qui, lorsque la période active et douloureuse du rhumatisme a cessé, consiste en un état d'amaigrissement et d'affaiblissement, enfin de véritable atrophie, des muscles qu'il occupait.

Cette conséquence du rhumatisme, dont la gravité peut devenir extrême, tient-elle à l'intensité de l'atteinte rhumatismale subie par les muscles atrophiés, ou à une disposition tout individuelle, témoignage d'une diathèse rhumatismale profonde ? Voilà ce qu'il est difficile de dire. On sait combien l'histoire de ces atrophies musculaires est encore obscure ; cependant la liaison de quelques-unes d'entre elles avec le rhumatisme ou leur nature rhumatismale ne saurait être un objet de doute.

Il est probable que les eaux minérales offrent d'importantes ressources au sujet de ces atrophies, tant que celles-ci n'ont pas dépassé une certaine période. L'analogie, plutôt que des renseignements précis, porte à penser que les eaux chlorurées sodiques fortes et thermales, *Bourbonne*, *Bourbon-l'Archambault*, *Balaruc*, *Lamotte*, *Aix-la-Chapelle*, sont celles qui s'y adresseront le plus efficacement. Il faut ajouter les boues de *Dax*, *Saint-Amand* ou *Barbotan*.

Je m'arrêterai encore quelques instants sur les *maladies du cœur* de nature rhumatismale.

Les maladies du cœur ont été jusqu'ici rangées, d'une manière à peu près universelle, parmi les contre-indications formelles aux eaux minérales. Il est probable qu'il y a quelque peu à appeler de ce jugement.

On a généralement le tort de considérer les traitements thermaux d'une manière absolue et indépendante de la direction qu'il est permis de leur imprimer. Et de même que, dans bien des cas où l'usage le plus simple des eaux minérales demeure impuissant, il est possible, au moyen de modes particuliers d'administration de ces mêmes eaux, de leur assurer une efficacité dont elles étaient dépourvues, de même, alors que leur usage banal semble rencontrer des contre-indications de nature à les faire proscrire, on peut arriver à en rendre l'administration possible et profitable, moyennant certaines précautions. Dans un cas, il faut agir en plus, dans l'autre en moins.

Ceci est particulièrement applicable aux maladies du cœur. Ce qui a fait généralement bannir ces maladies des établissements thermaux, c'est la considération des propriétés excitantes qui sont attribuées aux eaux minérales. Cette préoccupation est très légitime, bien qu'il ne soit pas impossible d'atténuer ou même de masquer en quelque sorte ces propriétés, qui sont loin de constituer l'essence de leur action.

Le point de vue qui peut intéresser ici est celui du traitement des affections diathésiques sous la dépendance desquelles la maladie cardiaque a pu naître et se développer, c'est-à-dire du rhumatisme, qui présente avec les altérations organiques du péricarde et de l'endocarde les rapports que l'on sait.

On rencontre quelques documents sur ce sujet, encore peu étudié, dans un rapport adressé par Patissier à l'Académie de médecine sur l'*emploi des eaux minérales dans le traitement de l'endocardite chronique coexistant avec le rhumatisme* (1).

Regnault considérait l'emploi approprié des eaux de *Bourbon-l'Archambault* comme propre à résoudre les traces de péricardite que laisse si souvent après lui le rhumatisme articulaire aigu (2).

De Puisaye ne considérait pas la persistance d'un certain degré d'endocardite comme contre-indiquant les eaux d'*Enghien*, mais seulement comme commandant une grande réserve dans leur emploi (3).

M. Lhéritier a vu les eaux de *Plombières* réussir complètement (en quoi consistait cette réussite?) sur un individu, chez qui il avait diagnostiqué une hypertrophie du cœur avec dilatation, remontant à un rhumatisme fort ancien, tandis que le traitement thermal ne fit qu'empirer l'état d'un malade en apparence tout semblable, si ce n'est qu'il n'accusait pas un semblable antécédent (4).

Patissier a rencontré des observations de ce genre dans des mémoires inédits de Bertrand (*Mont-Dore*), Falvart de Montluc (*Néris*), Dupré (*La Malou*), Izarié (*Eaux-Chaudes*) (5), et a fait une analyse très circonstanciée de deux mémoires sur ce sujet, l'un de Vernière, médecin inspecteur des eaux de *Saint-Nectaire*, et l'autre de Dufresse de Chassaigne, médecin inspecteur des eaux de *Chaudesaigues*. Neuf observations empruntées à ces deux médecins sont textuellement reproduites par Patissier. Les malades, actuellement rhumatisants, avaient de l'oppression, des palpitations, et offraient à des degrés divers du bruit de souffle ou de frottement dans la région cardiaque. En général, cependant, les signes fournis par l'auscultation étaient plus prononcés que les troubles fonctionnels

(1) *Bulletin de l'Académie impériale de médecine*, 1854, t. XX, p. 198.
(2) Regnault, *Précis sur les eaux de Bourbon-l'Archambault*, 1842, p. 59.
(3) De Puisaye et Leconte, *Des eaux d'Enghien au point de vue chimique et médical*, 1853, p. 286.
(4) Lhéritier, *Eaux de Plombières, clinique médicale: Des paralysies*, 1854, p. 17.
(5) Patissier, *eod. loc.*, p. 202.

de la circulation elle-même (Vernière). La plupart de ces malades, soumis au traitement thermal, voyaient les palpitations, l'oppression, les bruits anomaux, diminuer ou même disparaître assez rapidement, quelquefois avant l'affection articulaire elle-même, pourvu qu'ils ne fussent pas de trop ancienne date.

Il paraît effectivement conforme à ce qui s'observe ailleurs, d'admettre : que des altérations rhumatismales de l'endocarde ou du péricarde récentes puissent trouver, dans des eaux minérales appropriées, une action résolutive qui enraye leur progrès ou qui aide ou détermine leur résolution. Je ferai remarquer cependant, au sujet de l'interprétation des faits particuliers, que les bruits anomaux et les palpitations que l'on observe à la suite du rhumatisme aigu, traité par les émissions sanguines surtout, ne sont pas toujours inflammatoires ou dus à une cause organique, mais sont souvent l'indice d'un état anémique (1).

Quant aux altérations organiques toutes faites du cœur, je ne pense pas que les eaux minérales leur soient applicables. Le docteur Nicolas a bien tenté de prouver, dans un mémoire étendu, que, « lorsque le vice rhumatismal ou goutteux affecte le cœur, soit par métastase, soit par concomitance d'autres expressions symptômatiques de ces diathèses, soit directement sous forme d'irritation spasmodique ou d'irritation nutritive, ou de cardite ou d'endocardite, dont les résultats sont l'hypertrophie simple ou complexe, l'induration et l'épaississement des valvules, le rétrécissement des orifices; lorsque ces lésions sont à la deuxième période de leur marche chronique, et qu'elles n'ont pas encore dépouillé les tissus de leurs propriétés organiques spéciales, elles sont susceptibles de résolution par les eaux de *Vichy*, administrées en bains et boisson, comme les engorgements d'autres viscères... (2). » Mais tout ceci est, je le crains bien, purement hypothétique, malgré les observations nombreuses que l'on pourra consulter dans le mémoire de Nicolas.

(1) Dufresse de Chassaigne. *Mémoire sur le traitement et la guérison de l'anévrysme rhumatismal du cœur sous l'influence des eaux de Bagnols* (Lozère). 3e éd., 1859.

(2) Victor Nicolas, *Aperçu clinique de l'utilité des alcalins, et surtout des eaux minérales de Vichy, contre les affections organiques du cœur*, 1851, p. 160.

## SCROFULE.

Un article monographique sur la scrofule, publié récemment par un jeune médecin très instruit et très distingué, fait tenir dans les lignes suivantes tout ce qui concerne le traitement thermal de la scrofule: « Quant au traitement par les eaux thermales, il n'a de valeur qu'autant qu'il peut être suivi dans la station balnéaire même. Qu'on s'adresse aux sources des Pyrénées, de la Suisse ou de la Savoie, la vie au grand air, dans une atmosphère pure, pendant la belle saison, voilà le principal bénéfice qu'on peut tirer de ces cures. Mais les bains de mer, à part quelques cas spéciaux, répondent mieux encore aux principales indications thérapeutiques des affections strumeuses; toujours faut-il, suivant les circonstances, savoir choisir entre la Méditerranée, la Manche ou l'Océan (1) ».

Il est étrange et inexplicable de voir à quel degré peut être ignoré un sujet de thérapeutique qui intéresse au plus haut degré la pratique journalière, et offre à celle-ci les ressources les plus actives et les mieux avérées. De tous les sujets de la médication thermale, il n'en est pas où les indications se trouvent précisément plus précises, et les résultats mieux assurés, que pour ce qui concerne le traitement de la scrofule et de ses manifestations les plus immédiates par les eaux chlorurées sodiques et les eaux sulfureuses.

La scrofule, considérée au point de vue de la diathèse, indique toujours les eaux minérales. Si, dans l'état actuel de la science il est impossible de donner une définition un peu rigoureuse de ce qu'il faut entendre par ce mot, il est facile de s'entendre sur la série de manifestations morbides qui se trouvent rangées sous le nom de scrofule (2). Nous devons nous contenter, dans cette étude, de nous en tenir à cette dernière proposition, les tentatives faites pour résoudre la question de la scrofule à l'aide de l'histologie n'ayant pas encore abouti à des résultats significatifs.

Si nous ne pouvons définir la nature de la scrofule, nous con-

(1) Brissaud, *Nouveau dictionnaire de médecine et de chirurgie pratiques*. art. SCROFULE, 1882.

(2) Grancher, *Dictionnaire encyclopédique des sciences médicales*, art. SCROFULE.

naissons les circonstances qui en favorisent spécialement le développement. Les unes préexistent à la naissance, telles que l'hérédité, le défaut de croisement des familles, les circonstances débilitantes qui ont pu accompagner la formation et l'évolution du germe, misère physiologique, circonstances affectives et dépressives, syphilis, etc.; les autres, postérieures à la naissance et empruntées à la matière de l'hygiène, peuvent se résumer dans un ensemble de conditions que caractérise surtout l'insuffisance de l'air et de la lumière.

Je considère la constitution lymphatique comme touchant au premier degré de la scrofule. Ceci peut être contesté en théorie, mais ne saurait l'être au sujet des indications hygiéniques et thérapeutiques.

Il est nécessaire, pour se faire une juste idée de l'action que la médication thermale peut exercer sur la scrofule, d'avoir présentes à l'esprit les considérations suivantes :

La scrofule se manifeste presque exclusivement dans des limites d'âge assez déterminées : rarement apparente avant cinq ans, c'est entre cet âge et vingt ans au plus que l'on observe presque exclusivement son développement. Une fois vingt ans atteints, on la voit devenir de plus en plus rare, pour disparaître à mesure que la vieillesse approche (1).

Bien que marquant l'organisme d'une empreinte profonde et universelle, cette diathèse peut exister à un haut degré d'intensité, et multiplier ses manifestations, sans que la vie en soit nécessairement compromise. Si, en effet, celles-ci ne viennent pas à s'arrêter avec une fixité particulière vers de grandes articulations, ou sur des masses musculaires profondes, ou sur les grands appareils viscéraux, la scrofule est rarement mortelle : on peut dire qu'elle abâtardit plutôt qu'elle ne détruit les populations.

On ne connaît pas de médicament spécifique de la scrofule. Mais si l'art ne possède pas de moyens de la guérir, à proprement parler, il n'est pas absolument désarmé vis-à-vis de cette diathèse redoutable. Il peut en atténuer à un très haut degré les manifestations, et aider l'organisme à traverser cette période de l'existence qui paraît livrée en quelque sorte à la scrofule.

(1) Lebert, *Traité pratique des maladies scrofuleuses et tuberculeuses*, 1849, p. 58.

Prévenir les manifestations scrofuleuses qui pourraient menacer la vie par elles-mêmes, ou celles qui doivent laisser une empreinte ineffaçable, déformations ou lésions organiques ou fonctionnelles irréparables, tel doit être, dans l'impossibilité où elle se trouve de détruire la diathèse scrofuleuse elle-même, l'objet de la thérapeutique.

Pour arriver à cela, la médecine dispose de deux ordres de moyens : moyens hygiéniques et agents médicamenteux spéciaux. La médication thermale, et c'est là ce qui doit la faire constamment rechercher chez les scrofuleux, emprunte ses ressources à ces deux sortes de modificateurs.

Mais on n'a pas seulement à combattre la scrofule pendant la période d'activité et de développement. Les diathèses, alors même qu'elles sont venues à s'éteindre, par le bénéfice de l'âge, comme la scrofule, ou d'un traitement approprié, comme la syphilis, laissent quelquefois après elles certaines manifestations qui, une fois fixées sur tel ou tel point, se perpétuent pour ainsi dire pour leur propre compte, et ne cèdent qu'à des moyens en rapport avec leur origine et leur point de départ. Il en est de même de certaines cachexies, celles des pays chauds, par exemple, ou encore des contrées marécageuses, qui peuvent laisser des engorgements viscéraux opiniâtres alors même que l'état cachectique a disparu, et que la santé générale s'est rétablie.

Il convient donc de distinguer, en deçà et au delà de la période active de la scrofule, une période prémonitoire où il est permis d'en prévoir l'évolution, et une période consécutive où persistent les lésions qui lui ont appartenu. Les indications de la médication thermale ne sont pas les mêmes pour chacune de ces périodes. Mais tout en en tenant grand compte, il ne faut pas oublier que l'anomalie qui constitue la scrofule plane sur tout le système et avant qu'elle ait pris tout son développement, et après que celui-ci est arrivé à son terme apparent.

## Indications particulières.

J'ai dit que les eaux minérales étaient toujours indiquées par le fait même de l'existence d'une diathèse scrofuleuse.

Mais cette diathèse peut se manifester par des phénomènes variés.

Il en est parmi ceux-ci qui appartiennent essentiellement à la scrofule ; d'autres qui, sans avoir d'affinité aussi directe avec elle, apparaissent facilement sous son influence ; il est enfin un grand nombre de phénomènes morbides qui, sans reconnaître la scrofule pour point de départ, empruntent à la diathèse dont ils ont trouvé l'organisme pénétré des caractères particuliers, et finissent par se placer secondairement sous sa dépendance.

Les manifestations essentielles de la scrofule sont : les engorgements des ganglions lymphatiques, du tissu cellulaire, des os et des articulations, avec tendance suppurative, les dermatoses tuberculeuses, etc.

D'autres manifestations moins essentielles, mais très communes encore, s'opèrent :

Sur la peau, impétigo, eczéma, etc.; sur les muqueuses, catarrhe nasal, oculaire, utéro-vaginal.

Enfin, les états pathologiques les plus variés, bronchite, entérite, métrite, rhumatisme, etc., peuvent se relier assez étroitement à la diathèse scrofuleuse pour que cette dernière vienne à dominer les indications thérapeutiques qu'ils réclamaient par eux-mêmes. Je renvoie à l'article consacré à la *phthisie* ce qui concerne la tuberculose pulmonaire.

Or, c'est de la considération de ces différentes manifestations, de leur forme, de leur siège, du caractère pathologique qui leur est propre, que dépendent surtout l'opportunité de la médication thermale, le choix des eaux minérales, la direction du traitement.

En un mot, c'est à la nature des manifestations de la diathèse scrofuleuse que se rattachent spécialement les indications particulières et les contre-indications de la médication thermale.

Cependant les conditions générales de l'organisme, en dehors de l'état diathésique lui-même, ne laissent pas que de prendre également leur part dans les indications.

Les scrofuleux ne présentent pas un type toujours uniforme et auquel une médication identique puisse toujoure convenir. Les uns offrent un caractère général de faiblesse ou d'atonie, les autres, au contraire, d'excitabilité nerveuse ou de disposition inflammatoire. Le premier type est sans doute le plus commun, puisqu'un des caractères de l'état lymphatique ou scrofuleux est précisément d'allanguir le système nerveux et d'amoindrir la sensibilité ; mais le second peut exister aussi, et il pourrait y avoir de graves inconvénients à ne pas tenir compte de l'un et de l'autre dans la direction du traitement.

Les scrofules se développent en général chez des individus lymphatiques, mais quelquefois, et ce sont surtout des scrofules acquises par suite de mauvaises conditions postérieures à la naissance, chez des sujets pléthoriques.

Un médecin allemand qui a observé beaucoup de scrofuleux, le docteur Wiesbaden, insiste sur ce sujet, et cette distinction me paraît assez importante, au point de vue de la médication thermale, pour reproduire textuellement un passage de cet auteur : « Les scrofules peuvent se manifester chez des personnes d'une constitution sensible (*scrofulæ erethicæ*) ou d'une constitution phlegmatique (*scrofulæ torpidæ*), ce qui constitue deux formes de scrofules : la forme *sensible* (éréthique), et la forme *atonique* (torpide). La forme *sensible* se développe chez des personnes d'une constitution délicate, au teint pâle, aux joues vermeilles et transparentes, aux cheveux blonds ou roux, aux formes sveltes et élancées, et qui se distinguent communément par une grande vivacité d'esprit et un caractère aimable. La forme *torpide* se manifeste, au contraire, chez des individus d'humeur fâcheuse et chagrine, qui sont remarquables par leur paresse d'esprit, et se caractérisent par le visage terreux, le nez gros, la lèvre supérieure bouffie, les cheveux foncés et hérissés, le ventre gros et le corps ramassé. C'est à l'époque de la seconde dentition que la diathèse scrofuleuse va se perdre chez les uns, tandis qu'alors elle commence à se développer chez les autres dans ses formes les plus hideuses, et c'est communément l'époque de la puberté qui met un terme à la maladie; elle se continue pourtant quelquefois jusqu'à l'âge viril, en reparaissant sous ses formes primitives, ou en prenant la forme nouvelle et dangereuse de tubercules pulmonaires. Aussi y a-t-il des cas où la maladie semble s'être assoupie durant toute l'époque de la puberté, pour se réveiller au déclin de la vie...(1).»

(1) Docteur Wiesbaden, *Creuznach et ses eaux minérales*. Francfort, 1844, p. 75.

## Traitement.

La scrofule paraît avoir été traitée avec quelque efficacité auprès d'un grand nombre de sources thermales, très différentes sous le rapport de leur température, du degré ou de la nature de leur minéralisation, de leur conditions topographiques, etc.

On comprend aisément que, à part toute intervention médicamenteuse spéciale, l'action excitante commune à la plupart des eaux minérales, l'introduction dans l'économie de principes modificateurs quelconques, l'animation des fonctions cutanées par les procédés balnéaires, les circonstances hygiéniques inhérentes à la médication thermale, on comprend que cette réunion de conditions exerce sur un organisme en proie au lymphatisme ou à la scrofule une intervention favorable.

Mais s'il est vrai que beaucoup de scrofuleux sont remarquablement sensibles à l'influence bienfaisante de conditions assez superficielles et, à proprement parler, hygiéniques, ils n'en réclament pas moins surtout un traitement médicamenteux. En présence de cette altération radicale et universelle de l'organisme, du mode vicieux qui préside à toutes les sécrétions, de la perversion de l'assimilation, des lésions multiples et profondes par lesquelles la diathèse se manifeste habituellement, il est évident qu'il convient de recourir à des modificateurs aussi énergiques que possible. En effet, de tous les groupes pathologiques qui nous passeront sous les yeux, les scrofules sont certainement celui auquel répond la médication la plus formelle et la plus considérable.

Cette médication est surtout représentée par les eaux *chlorurées sodiques* et les *eaux mères* des salines.

Les eaux *chlorurées sodiques*, telle est la médication spéciale de la scrofule.

Les eaux *sulfurées* se présentent en seconde ligne, et comme s'adressant plutôt à une série importante de manifestations scrofuleuses qu'à la diathèse elle-même.

Nous rencontrerons ensuite quelques autres eaux minérales, appartenant à des classes différentes, mais paraissant, la plupart, devoir à leur qualité d'eaux *iodurées* une application spéciale au traitement des scrofules.

Je passerai successivement en revue ces trois groupes d'eaux minérales, considérées soit comme classes, soit dans leurs stations les mieux caractérisées.

Je rapprocherai ensuite leurs applications des formes différentes et de chacune des manifestations de la scrofule : ces deux séries d'études répondant, la première aux indications générales, la seconde aux indications particulières du traitement dont il s'agit.

### *Eaux chlorurées sodiques.*

La spécialisation du traitement thermal de la scrofule appartient aux eaux *chlorurées sodiques*, et leur action est en raison de leur minéralisation en chlorures.

Cette spécialisation est restée longtemps le monopole des eaux allemandes (1). On paraissait ignorer complètement les précieuses ressources qui nous appartenaient, et le traitement thermo-minéral de la scrofule se partageait à peu près exclusivement entre les bains de mer et les eaux sulfureuses des Pyrénées, *Baréges* notamment : la station de *Creuznach* possédait seule quelque notoriété à ce sujet.

M. Germain venait de signaler la ressemblance remarquable des eaux de *Salins* (Jura), récemment consacrées à l'usage médical, avec celles de Creuznach, lorsque je me suis attaché à vulgariser l'appropriation de nos propres eaux minérales au traitement de la scrofule, et à montrer que, loin d'avoir besoin de recourir à l'étranger, la France possédait à ce sujet des richesses plutôt supérieures à celles de l'étranger, et qu'avec nos eaux de salines de *Salins* (Jura), de *Salies* (Bearn) et de *Moutiers* (Savoie), avec les eaux thermales de *Balaruc*, *Bourbonne*, *Bourbon-l'Archambault*, *Lamotte*, avec celles de *la Bourboule* et de *Saint-Nectaire*, on n'avait nul besoin de recourir à *Creuznach*, *Nauheim*, *Wiesbaden*, *Hombourg* ou *Soden*. Je me suis appliqué en même temps à faire ressortir la distinction qu'il fallait établir, au sujet des applications à la scrofule, entre les eaux *chlorurées sodiques* et les *sulfurées*.

(1) Trousseau et Lasègue, *Études thérapeutiques sur les eaux minérales des bords du Rhin*, 1847. — Figuier et Mialhe, *Examen comparatif des principales eaux minérales d'Allemagne et de France*, 1848. — Rotureau, *Étude sur les eaux minérales de Nauheim*, 1856.

J'ai exposé précédemment (1) comment les eaux chlorurées sodiques, si elles représentent une médication très simple quant aux éléments qui les constituent, sont, au contraire, très complexes quant aux actions qu'elles exercent. En effet, elles sont à la fois altérantes, reconstituantes et résolutives — altérantes au sujet de la diathèse qu'elles amoindrissent, comme les bicarbonatées sodiques amoindrissent l'uricémie, — reconstituantes du système, propriété qui s'exerce encore puissamment en dehors du cercle de la scrofule, — résolutives des lésions scrofuleuses, ce à quoi il faut ajouter leur propriété cicatrisante des plaies de même nature, à laquelle l'action substitutive prend certainement une certaine part.

Les eaux chlorurées sodiques, prises à doses un peu considérables et rapprochées, purgent en général. Mais un pareil effet doit être évité dans le traitement de la scrofule. On les emploie à titre d'altérant et non de purgatif. Leur mode d'administration, accommodé surtout aux susceptibilités individuelles, permet de diriger leur action dans le sens que l'on veut. Lorsqu'elles ne provoquent pas de supersécrétions intestinales, elles agissent quelquefois comme diurétiques. Mais leur effet le plus ordinaire est de développer de l'appétit et d'entraîner un sentiment de bien-être et de force, pourvu toutefois qu'on n'en fasse pas un usage exagéré. En résumé, il semble que le mieux est qu'elles déterminent des phénomènes physiologiques aussi peu tranchés que possible.

Tel doit être le caractère d'une médication altérante, remarque dont l'application a déjà été faite aux eaux bicarbonatées sodiques, à propos du traitement de la goutte et de la gravelle.

Les eaux chlorurées sodiques doivent donc être prises à doses fractionnées, qu'il est d'autant moins nécessaire d'élever qu'elles sont plus fortement minéralisées.

Cependant, le traitement thermal de la scrofule est surtout balnéaire, et il présente sous ce rapport des particularités très remarquables.

Les eaux de salines, les mieux appropriées à ce traitement, sont très peu carboniques, *Salins* du Jura et *Salies* de Béarn, en particulier, comme Creuznach. *Salins-Moutiers* paraît un peu mieux partagé sous ce rapport, grâce sans doute à une proportion un peu plus sensible de bicarbonate de chaux. Or, l'usage interne

(1) Voir page 155.

des eaux minérales paraît partout subordonné à la présence du gaz carbonique, sauf pour les eaux sulfurées sodiques où celui-ci est remplacé par l'azote. C'est le défaut de gaz carbonique qui rend l'usage interne de l'eau de mer à peu près impossible. Les eaux de *Salins* se trouvent beaucoup moins difficiles à tolérer : mais elles ne sont pas encore d'un usage facile.

M. Dumoulin a insisté avec raison sur les avantages que doit offrir l'usage interne des eaux de *Salins*. Il en donne un ou deux verres par jour. Il ne faut pas s'arrêter à des exemples tout exceptionnels de tolérance pour des doses plus élevées.

Je crois que la meilleure pratique consiste à administrer l'eau minérale à doses très fractionnées, de 30 à 40 grammes à la fois, répétées avec les intervalles nécessaires : sa minéralisation indique qu'il n'est pas nécessaire, pour en obtenir des effets réels, de la donner dans de fortes proportions.

M. Guyénot a remarqué qu'elle est beaucoup mieux tolérée par les scrofuleux torpides et obèses que par les individus maigres et excitables.

Il arrive souvent qu'elle occasionne, au bout de peu de jours, de l'embarras gastro-intestinal. C'est le fait général des eaux chlorurées sodiques, et ce trouble de l'appareil digestif correspond à ce que, près d'autres eaux minérales, les sulfurées en particulier, on appelle la fièvre thermale. On suspend alors l'eau minérale et on prescrit un laxatif, ce qui permet ordinairement la reprise du traitement interne.

On ajoute souvent à l'eau minérale quelque sirop. Cela masque la saveur salée, qui est en effet assez déplaisante, mais je doute que la tolérance en tire quelque profit.

Il est une autre pratique plus sérieuse : c'est l'addition artificielle de gaz carbonique à l'eau minérale.

Il est, en médecine thermale, un principe incontesté : c'est de respecter l'intégrité de l'eau minérale et de ne l'altérer par aucun mélange, de ceux surtout qui pourraient le moins du monde en modifier la nature.

Ce principe est excellent : mais il ne faudrait pas sacrifier des résultats thérapeutiques à un principe. Comme on peut affirmer que l'addition de gaz carbonique ne saurait altérer la constitution, éminemment fixe, de l'eau de *Salins*, ni amoindrir en quoi que ce soit ses qualités thérapeutiques, il ne faut pas hésiter, si l'addition de gaz carbonique peut en rendre possible ou en faciliter l'usage interne, à y recourir.

Des essais de ce genre ont déjà été faits à *Salins*. Mais, soit qu'ils aient été mal dirigés, soit pour toute autre raison, il n'y a pas été donné suite. Je pense qu'il serait intéressant de reprendre cette pratique, et de la réaliser dans les conditions les plus favorables au jugement définitif à porter sur elle.

On prend aussi l'eau mère à l'intérieur. Il en sera question plus loin.

Les autres stations chlorurées offrent au contraire des thermalités élevées, *Balaruc*, *Bourbonne*, *Bourbon-l'Archambault*, etc. Ici, rien ne vient gêner l'usage interne. Mais il ne faut procéder que par doses faibles et fractionnées.

Près des eaux de *Salins*, on combine avec l'eau minérale les *eaux mères*, ou le résidu de l'évaporation des salines. Il ne faut pas les considérer comme un simple agent de renforcement de l'eau minérale : celle-ci possède un degré de minéralisation qui est déjà plus que suffisant. Les eaux mères présentent, en réalité, un médicament nouveau, par suite d'un arrangement différent des principes qui les constituent, et de la mise en saillie de quelques-uns de ces principes, du brome en particulier.

D'une manière générale, il faut entendre qu'elles viennent ajouter aux actions altérantes et résolutives, plutôt qu'à l'action reconstituante.

A l'intérieur, elles peuvent suppléer à l'intolérance pour l'eau minérale, ce qui est dû peut-être à la proportion relativement moindre du chlorure de sodium. On les prend à la dose de 4 à 10 grammes pour 250 grammes d'eau commune.

C'est surtout à l'extérieur qu'elles sont usitées, c'est-à-dire en bains, en applications topiques et en injections, mais à condition que leur emploi soit soumis à une surveillance attentive, en raison de leur très grande activité.

On les ajoute au bain minéral, à la dose de 1 jusqu'à 30 litres, et même 45 litres, lorsque l'on veut en obtenir des effets plus énergiques. M. Guyénot a remarqué qu'elles conviennent surtout aux scrofuleux torpides et obèses, qui les tolèrent plus facilement que les autres, remarque qui a déjà été faite à propos de l'usage interne de l'eau minérale.

Leur application topique sur les engorgements ganglionnaires ou celluleux, ou articulaires, ajoute beaucoup à l'action résolutive du bain. On applique des compresses préalablement trempées dans l'eau mère et on les recouvre d'une toile cirée. Il convient, lorsque cette application doit être prolongée, de renouveler toutes les vingt minutes l'imbibition des linges par l'eau mère. On fait encore des injections d'eaux mères dans les trajets fistuleux. On a pour but, dans ces diverses applications, d'ajouter une action substitutive, toute locale, aux actions résolutive, reconstituante, et altérante, effectuées par l'ensemble de la médication.

Enfin, des applications d'eaux mères sont faites, à titre résolutif, sur les engorgements viscéraux du foie, de la rate, de la région pelvienne, engorgements péri-utérins et tumeurs fibreuses de la matrice.

Les eaux mères sont également usitées à *Salies* (Béarn), à *Balaruc* où l'on utilise les eaux mères des marais salants, à *Lavey* (Suisse), où l'on emploie les eaux mères des salines voisines de Bex.

J'ajouterai quelques observations relatives à l'emploi des eaux mères dans la thérapeutique usuelle : celles-ci représentent un médicament très précieux, dans la médecine des enfants surtout, et qui n'est point assez connu. L'eau minérale de *Salins* peut être employée, comme auprès de la source, à dose fractionnée, de 30 à 50 grammes, et aussi les eaux mères, à la dose de 2 à 4 grammes, celles-ci diluées dans un liquide quelconque aromatisé, ou mieux dans du lait. On obtient ainsi, et par ces dernières en particulier, un médicament bromuré en même temps que chloruré sodique, qui ne le cède certainement pas en efficacité à l'huile de foie de morue, qui n'est assurément pas plus désagréable à prendre, et est en général bien plus facile à faire tolérer par l'estomac.

Cependant, le traitement de *Salins* est surtout un traitement externe.

Les bains minéraux ne peuvent être transportés. On y peut suppléer par les eaux mères : un litre ou deux de celles-ci suffisent pour reproduire à peu près le bain thermal dans une baignoire d'enfant. Pour les adultes, la dose doit naturellement être plus élevée, et ceci constitue une sérieuse difficulté. Mais les *sels d'eaux mères* fournissent ici un équivalent qui se prête à toutes les exigences de la pratique.

Voici quelle est, d'après Réveil, la composition de ces sels *d'eaux mères*.

Les eaux mères donnent par évaporation à peu près le tiers de leur poids de sels, dont la composition est analogue avec celle des eaux mères elles-mêmes, mais dans lesquels, toutefois, il ne faudrait pas chercher un rapport absolu de composition, en raison des déperditions qui s'opèrent pendant la concentration des liquides et pendant la dessication des sels. D'ailleurs, ceux-ci sont très hygrométriques, et leur conservation exige des vases en terre parfaitement bouchés.

Mille grammes de sels d'eaux mères renferment, d'après Reveil:

| | | |
|---|---|---|
| Iode | | traces |
| Brome | | 4,4800 |
| Chlore | | 313,0113 |
| Acide sulfurique | | 135,3240 |
| Magnésie | | 60,0113 |
| Potasse | | 10,2252 |
| Soude | | 327,3246 |
| MATIÈRES INSOLUBLES | Inorganiques : silice, peroxyde de fer, carbonate de chaux et de magnésie | 0,2000 |
| | Organiques | 0,0800 |

Ou bien :

| | | |
|---|---|---|
| Iodure de sodium | | traces |
| Bromure de potassium | | 6,6752 |
| Sulfate de potasse | | 19,7020 |
| — de soude | | 224,1605 |
| Chlorure de magnésium | | 142,5268 |
| — de sodium | | 433,3286 |
| MATIÈRES INSOLUBLES | Inorganiques : sesqui-oxyde de fer avec traces de silice, carbonate de chaux, carbonate de magnésie | 0,2000 |
| | Organiques | 0,0800 |
| | Eau par différence | 173,3269 |
| | Total | 1000,0000 |

Voici ce que Réveil ajoutait à cet exposé analytique, en 1863:

« Au moyen de ces sels, on pourra préparer des bains médicinaux qui, par leur composition, se rapprochent des eaux fortement chlorurées, sodiques et bromurées ; nous ne doutons pas que la thérapeutique ne tire un jour un grand emploi de ces sels. Il suffira au médecin d'en faire usage pour combattre le lymphatisme et la scrofule, pour que nous cessions bientôt de payer à l'Allemagne un tribut onéreux pour les sels de Nauheim et de Creuznach, qui sont à peu près les seuls utilisés jusqu'à ce jour » (1).

Nous ne payons plus ce tribut à l'Allemagne, mais nous ne tirons pas encore de cette excellente médication tout le parti que signalait l'habile auteur de ces recherches analytiques. Je n'ai qu'une remarque à ajouter à l'exposé suffisamment significatif de ces dernières : c'est que, dans tous les cas où l'on prescrit des bains salés à des enfants, quel que soit leur âge, on obtiendra des effets beaucoup plus complets et plus salutaires de ces bains contenant de 100 à 500 grammes de *sels d'eaux mères.*

Les *bains de mer* appartiennent à la médication chlorurée sodique : nous devons donc nous en préoccuper ici. Ils constituent, avec les eaux sulfureuses, la médication scrofuleuse la plus usitée en France, et attirent surtout les constitutions empreintes de lymphatisme.

J'ai signalé précédemment l'analogie de composition de l'eau de la mer avec les eaux chlorurées sodiques très minéralisées ; mais l'analogie entre les traitements que l'on suit auprès de l'une et auprès des autres me paraît plus apparente que réelle.

On ne semble pas s'être bien rendu compte jusqu'ici du véritable caractère de la médication marine.

Ce qu'on fait à la mer, c'est de l'hydrothérapie beaucoup plus qu'une médication minérale. Les bains les plus courts sont les plus efficaces. Ce qu'on recherche donc surtout, presque exclusivement même, c'est la réaction. Cette réaction a pour éléments la température froide de l'eau, l'agitation de la mer, et la minéralisation de celle-ci n'y prend peut-être qu'une part assez secondaire.

C'est pour cela que les *bains de mer* constituent essentiellement la médication de l'enfance, âge de la réaction, et les enfants lymphatiques ou scrofuleux en tirent effectivement très bon parti. Mais chez les adultes, et dès la puberté, il y a beaucoup moins à compter sur leurs résultats en pareil cas.

Ce qu'il y a peut-être de plus minéralisateur dans les *bains de mer*, tels qu'on en fait usage, c'est l'atmosphère, dont l'inhalation continue constitue elle-même un mode de traitement très actif.

(1) Réveil et Dumoulin, *Études de chimie, de matière médicale et de thérapeutique sur les eaux minérales de Salins, Jura* (1863).

On en fait bien aussi quelque usage à l'intérieur (Gaudet, Pouget), mais dans des limites nécessairement très restreintes.

Ceci se trouve confirmé par une communication récente que je dois à l'obligeance de M. Cazin, médecin de l'établissement de *Berck-sur-Mer*, consacré aux enfants scrofuleux de l'Assistance Publique à Paris. D'après M. Cazin, les résultats remarquables que l'on obtient du séjour de ces enfants à Berck, tiennent, suivant leur ordre d'importance : 1° à l'air de la mer ; 2° au séjour prolongé dans le milieu ; 3° au changement opéré dans les conditions d'hygiène ; 4° au bain de mer.

Ce degré d'importance tout secondaire, attribué au bain de mer, est basé sur les résultats obtenus hors de sa participation, son usage n'étant possible, sur cette plage, que pendant deux ou trois mois de l'année.

Il y a à tirer de ceci cet enseignement, conforme du reste aux principes que j'ai essayé de faire prévaloir : qu'il n'y a pas à compter sur le bain de mer pour suppléer à la médication chlorurée sodique, dans la scrofule de l'enfance en particulier ; et que, si l'on veut réaliser effectivement la médication marine pour les enfants scrofuleux, il faut recourir à un séjour *continu*, et non pas se contenter, comme on le fait habituellement, d'un séjour de quelques semaines.

Cependant il y a d'importantes distinctions à établir. Ce que je viens de dire s'applique spécialement aux *bains de mer* des côtes du nord de la France et de l'Europe, ceux qui sont les plus recherchés. Certaines plages de la Méditerranée et de l'Océan, abritées contre les mouvements violents de la mer et échauffées par le soleil, permettent des bains prolongés, où l'on ne recherche plus la réaction, mais bien une action minéralisante. *Arcachon* présente le type de ces sortes de bains (1). On retrouve quelque chose de semblable au sud de l'Angleterre.

En résumé, il n'est pas à douter que les *bains de mer* ne constituent un modificateur excellent à opposer au lymphatisme et à la scrofule. Mais ils n'agissent pas en général dans le même sens que les eaux chlorurées sodiques, malgré l'analogie de composition.

(1) Pereyra, *Des bains de mer d'Arcachon, de l'influence des bords de ce bassin sur les tubercules pulmonaires et les maladies du cœur, et de l'habitation de cette plage pendant l'hiver par les personnes atteintes de maladies chroniques* 1853.

Et si leur action, surtout hydrothérapique, paraît parfaitement appropriée aux constitutions lymphatiques, elle est très insuffisante, dans les scrofules déterminées. J'essayerai, du reste, tout à l'heure de faire la part spéciale de leurs applications. Cependant il faut tenir grand compte des bains de mer chauds qui permettent de réaliser une médication vraiment minérale.

### *Eaux sulfurées.*

C'est aux eaux *sulfurées* qu'a été pendant longtemps attribuée en France la spécialisation relative au traitement de la scrofule. Les auteurs qui ont écrit sur les eaux minérales de cette classe réclament pour elles toutes les formes de la scrofule, et sont unanimes pour attacher une valeur considérable à cette médication. Bazin considère les eaux sulfureuses comme représentant la médication thermale des affections de nature scrofuleuse (1).

Une semblable spécialisation n'appartient cependant aux eaux sulfureuses que d'une manière assez secondaire. Voici comment cette importante question de pratique doit être envisagée.

Ce qui a entraîné certainement quelques illusions à ce sujet, c'est que les eaux sulfureuses se trouvent parfaitement appropriées à certaines manifestations très communes du lymphatisme et de la scrofule : ainsi les manifestations cutanées et catarrhales. On est d'autant plus dans le vrai en employant les eaux sulfureuses dans les formes lymphatique et scrofuleuse des dermatoses et des catarrhes laryngés et bronchiques, que ces formes sont précisément celles auxquelles la médication thermale, considérée d'une manière générale, s'approprie le mieux. Aussi les résultats que l'on obtient, à leur sujet, de l'usage des eaux sulfureuses, sont-ils habituellement très satisfaisants.

Mais s'attaquer aux manifestations d'une diathèse ou à la diathèse elle-même, ce n'est pas la même chose. Le traitement radical de la diathèse détermine des résultats plus assurés, mais souvent moins rapides et moins évidents. Le traitement des manifestations produit des effets plus immédiats, plus brillants, mais moins profonds et moins durables.

(1) *Leçons théoriques et pratiques sur les affections cutanées de nature arthritique et dartreuse*, p. 76, 1860.

Ce n'est pas que les eaux sulfureuses, telles qu'on les emploie, soient précisément sans action sur l'état diathésique. Je n'entends nullement déprécier cette médication, mais la ramener à sa juste valeur.

S'il est vrai, et cela ne saurait être contesté, que les scrofules réclament une médication aussi active et aussi médicamenteuse que possible, il faut convenir que les eaux sulfureuses présentent des ressources fort restreintes sous ce rapport.

Très faiblement minéralisées, dépourvues de brome, à peu près d'iode que l'on ne trouve guère que dans leur matière organique, elles agissent surtout par leur principe sulfureux, principe fugace lui-même et qui semble s'adresser pour la plus grande partie, d'une manière topique, soit à la peau, soit aux muqueuses, et par leurs principes alcalins, en bien faible proportion (silicates, carbonates et sulfates sodiques). Elles renferment avec cela très peu de chlorure de sodium et de sels calciques. Aussi Barrié se faisait illusion, lorsqu'il disait que ces eaux agissaient, dans les scrofules, plus par leurs iodures et leurs chlorures que par leur soufre (1). Du reste, et c'est là le point important, il est impossible de comparer les résultats obtenus par les eaux chlorurées sodiques avec ceux que l'on obtient auprès des stations thermales des Pyrénées, sans se convaincre de la supériorité de la première médication sur les eaux sulfureuses.

Parfaitement appropriées aux constitutions simplement entachées de lymphatisme, elles sont insuffisantes dans la diathèse scrofuleuse.

Ceci établi, on comprend qu'il soit difficile d'attribuer à telle ou telle source sulfureuse une spécialité plus ou moins prononcée, relativement au traitement des scrofules, à bien peu d'exceptions près.

Les deux seules considérations qui pourront nous guider à ce sujet seront relatives aux conditions topographiques, d'une part, car il faut tenir compte des conditions hygiéniques attachées à la plupart des stations de montagne, et, de l'autre, au degré d'activité physiologique des eaux, c'est-à-dire de leurs propriétés excitantes.

(1) Barrié, thèse citée.

Sous le premier rapport, on ne doit pas hésiter à attribuer une grande supériorité aux eaux sulfurées, toutes sodiques, des Pyrénées, sur les eaux sulfurées, la plupart calciques, des régions de plaines.

Il est vrai que de Puisaye considère « la maladie scrofuleuse comme une des affections auxquelles les eaux d'*Enghien* s'appliquent avec le plus d'avantages, non pas seulement dans la scrofule confirmée, mais aussi chez les sujets qui, sans avoir de symptômes apparents, ont l'habitude extérieure des scrofuleux : condition qui, dans une multitude d'affections locales, est souvent la seule indication de la médication sulfurée (1). »

Cette proposition est tout à fait inadmissible. Que les eaux d'*Enghien* aient pu exercer sur des plaies scrofuleuses une action salutaire, que sous leur influence les traitements médicamenteux essayés inutilement jusque-là aient acquis un empire nouveau (observations de de Puisaye), je n'en doute pas, et j'admets parfaitement que l'usage thermal de ces eaux, ajouté à l'administration de médicaments tels que l'huile de foie de morue ou l'iode, ne puisse être que très avantageux aux scrofuleux. Mais de là à une médication radicale et diathésique de la scrofule, il y a loin encore : il y a loin de l'efficacité des eaux d'*Enghien* à celle des eaux chlorurées sodiques, surtout employées avec les eaux mères.

En tant que médication scrofuleuse, il n'y a pas non plus de parité à établir entre un séjour dans une campagne, salubre sans doute, mais aux portes de Paris, et un séjour dans les Pyrénées.

Ici, les eaux les plus actives seront choisies. *Barèges*, les sources fortes de *Luchon*, d'*Ax*, de *Cauterets*, *Bagnols*, *Schinznach* dans une autre contrée, se trouvent d'abord indiquées. Les médecins qui ont l'expérience des eaux sulfurées sont d'accord sur ce sujet, et sur celui-ci, qu'il faut appliquer les traitements à doses élevées et sous les formes les plus actives. Les lymphatiques et les scrofuleux les supportent ainsi avec la plus grande facilité.

Il est évident que je fais abstraction ici des indications spéciales qui peuvent résulter de telles ou telles manifestations de la scrofule. Il sera question tout à l'heure de celles qui lui appartiennent

(1) De Puisaye et Leconte, *Des eaux d'Enghien au point de vue chimique et médical* 1853, p. 218.

le plus directement ; on retrouvera dans des chapitres particuliers ce qui concerne les manifestations plus éloignées, dermatoses, bronchites, métrites, etc.

Je signalerai seulement quelques points de vue qui appartiennent à l'étude présente.

J'ai dit que les eaux chlorurées sodiques fortes pouvaient se trouver contre-indiquées, chez un certain nombre de scrofuleux, en vertu de leur trop grande activité.

Ici les eaux sulfureuses peuvent retrouver une indication formelle. Les sources faibles d'*Ax*, de *Luchon*, les eaux de *Saint-Sauveur*, *Barzun-Barèges*, les *Eaux-Chaudes*, *Olette*, *Amélie*, le *Vernet*, *Enghien* même, *Allevard*, *Aix en Savoie*, paraissent applicables à l'ordre de faits à propos desquels j'ai signalé l'opportunité des eaux chlorurées sodiques faibles, et doivent peut-être alors être préférées à ces dernières.

Un autre ordre de considérations peut encore tourner l'indication vers les eaux sulfureuses.

Il est des cas où certaines manifestations diathésiques dominent à tel point qu'elles viennent à commander les indications ; on peut dire qu'elles constituent une indication d'urgence. Il en est ainsi pour les formes cutanées et catarrhales de la scrofule. Alors les eaux sulfureuses seront employées d'abord ; ce sont, suivant les cas, *Bonnes*, *Cauterets*, *Enghien* *Luchon*, *Barèges*, etc. Les eaux à la fois chlorurées sodiques et sulfureuses, telles que *Aix-la-Chapelle* et *Uriage* surtout, présentent souvent alors un avantage particulier.

Enfin, dans des circonstances inverses, ces mêmes eaux sulfureuses pourront apporter un complément précieux et indispensable aux eaux chlorurées sodiques. Cela constituera, suivant un ordre logique, la médication symptomatique après la médication diathésique.

Il faut cependant faire une place à part, parmi les sulfurées, à la station de *Barèges*, dont l'appropriation à la scrofule se rapproche de celle des chlorurées sodiques. On sait que les eaux de Barèges sont caractérisées par la fixité de leur principe sulfureux et par leur polysulfuration, ce qui leur communique une énergie d'action particulière. D'après mes propres observations, une part très spéciale leur revient dans le traitement de la scrofule : je veux parler des lésions articulaires, osseuses ou cutanées, qui succèdent à la période active de l'évolution de la scrofule. Ce sont essentiellement les eaux de la scrofule chez les adultes.

### *Eaux iodurées.*

Les eaux chlorurées sodiques, surtout les eaux de salines, sont bromurées dans une certaine proportion, et c'est surtout dans leurs eaux mères que cette qualité se trouve mise eu saillie. Mais l'iode n'y est jamais qu'assez faiblement apparent, rarement dosable. Il en est de même des eaux de la mer, où l'iode existe d'une manière virtuelle, puisque les végétaux marins en sont abondamment pourvus, mais où l'on n'est pas encore parvenu à le déceler directement.

Il n'y a donc pas à songer à établir une classe d'eaux iodurées. Il s'agit là simplement d'une qualité qui vient s'ajouter à certaines eaux minérales, comme l'arsenic, et qu'il est rarement possible d'en dégager avec quelque netteté. Je ne trouve à signaler qu'un petit nombre d'eaux minérales qui se présentent dans de pareilles conditions. Celles de *Saxon* ont été réputées comme le type des eaux iodurées : mais ce principe ne paraît y exister que d'une manière très variable, et il ne paraît pas qu'on en ait tiré grand parti. Les eaux de *Wildegg* sont remarquablement iodurées. Elles sont froides, peu abondantes et employées seulement en boisson. Elles servent d'adjuvant aux eaux sulfurées de *Shcinznach*, dont elles se trouvent très voisines, dans le traitement des affections strumeuses. Les eaux de *Chaudesaigues* renferment 0,018 d'iodure de sodium ; mais leur notoriété est restée jusqu'ici attachée au rhumatisme plus qu'à la scrofule.

Les eaux de *Challes*, froides comme celles de Wildegg, jusqu'alors très peu abondantes, n'avaient été, jusqu'à ces dernières années, usitées qu'à l'intérieur. Un nouveau captage a augmenté considérablement leur débit et un établissement thermal a pu y être installé. Elles avaient été précédemment surtout employées concurremment avec les eaux d'Aix (Savoie). Leur composition réellement exceptionnelle, en raison de leur qualité en même temps sulfurée, chlorurée et bicarbonatée, de leur teneur rare en iodure de sodium (0,012), accompagné de bromure (0,003), leur assure une appropriation très formelle, au moins aux déterminations catarrhales et cutanées de la scrofule. Il serait peut-être prématuré de comparer encore leurs résultats avec ceux des eaux chlorurées sodiques, fortement minéralisées, cependant les assertions de M. Royer paraissent leur attribuer des actions sur les altérations les plus profondes de la scrofule, fort rapprochées de celles qui appartiennent à ces dernières (1).

### Formes diverses de la scrofule.

Les différentes formes minérales que peut revêtir le traitement thermal de la scrofule viennent d'être passées en revue. Il convient actuellement de rechercher les indications spéciales qui peuvent décider du choix à faire entre elles ; et, mettant à profit ce qui est connu des rapports de la médication avec la maladie, déterminer les applications multipliées qui peuvent en être faites aux formes diverses de la scrofule.

Bien que ce qui concerne la diathèse, considérée en elle-même et indépendamment des manifestations particulières sous lesquelles elle peut apparaître, ait été particulièrement en vue dans l'étude qui précède, je supposerai d'abord que l'on a affaire à l'état lymphatique ou scrofuleux dans sa plus grande simplicité. Ceci fournira ainsi l'occasion de parler du traitement préventif (thermal) de la scrofule, et aussi de la part que la considération de l'âge peut prendre à la détermination des moyens thérapeutiques.

Je m'occuperai ensuite du traitement des manifestations scrofuleuses qui ont leur siège dans les ganglions lymphatiques ou dans le tissu cellulaire, puis de celles qui se fixent sur les os ou sur les articulations.

Pour les manifestations cutanées et catarrhales, je renverrai aux chapitres consacrés aux maladies de la peau ou aux affections catarrhales.

#### *État lymphatique ou scrofuleux simple.*

Je réunis ici deux conditions de l'organisme qui peuvent être considérées comme différentes l'une de l'autre, sous beaucoup de rapports. Mais au point de vue des applications hygiéniques et

(1) Royer *Rapport général sur la station hydro-minérale de Challes*, 1883.

thérapeutiques, au point de vue de la médication thermale en particulier, il est permis de les rapprocher et de les envisager comme deux degrés d'un état analogue, sinon semblable, car les mêmes moyens leur sont applicables, comme des circonstances identiques tendent à les développer, et sans doute à les transformer l'un dans l'autre.

Or, les moyens thermaux propres à modifier une constitution simplement lymphatique, ou à prévenir le développement de a scrofule, sont exactement les mêmes, d'autant que la scrofule ne peut guère être prévue que d'après des circonstances d'hérédité, ou par suite de l'existence d'un état lymphatique caractérisé.

L'opportunité qui peut résulter de la considération de l'âge, au sujet de la médication thermale la plus convenable, mérite de nous arrêter quelques instants.

L'enfance, à partir de l'âge de cinq ans environ, indique spécialement les *bains de mer*. J'ai rappelé plus haut pourquoi cet âge, âge de la réaction, s'accomodait particulièrement d'une telle médication. Mais ce sont les enfants lymphatiques ou scrofuleux qui la supportent le mieux. «A la différence de la plupart des enfants, dit Gaudet, on peut, dès le début, administrer hardiment les bains de mer froids aux scrofuleux du jeune âge, même par une température très basse (1). »

Cependant il faut généralement éviter les bains de mer chez les très jeunes enfants, avant cinq ou six ans. La réaction est incertaine alors. En revanche, les eaux chlorurées sodiques fortes sont remarquablement supportées par eux, et ces enfants, trop jeunes ou trop faibles pour subir sans danger la médication marine, il ne faudra pas craindre de les soumettre à une médication chlorurée très énergique. C'est ainsi que les plus petits enfants se trouvent très bien des eaux mères, que beaucoup d'adultes ne peuvent supporter, Il est bien entendu toutefois que ces moyens très actifs ne seront usités que sous une forme appropriée, et avec les précautions nécessaires (2).

(1) Gaudet, *Recherches sur l'usage et les effets des bains de mer*, 3e éd. 1844.

(2) Le Bret, *Sur les indications générales tirées de l'enfance, au point de vue des eaux minérales et de la mer*, in *Annales de la Société d'hydrologie médicale de Paris*, t. VI.

Jusqu'à la puberté, je ne pense pas qu'il y ait à hésiter sur la préférence à donner aux *bains de mer*, ou bien aux eaux *chlorurées sodiques* et aux *eaux mères*, sur les eaux *sulfureuses*.

L'époque de la puberté amène des indications nouvelles. Les *bains de mer* ne sont déjà plus si bien applicables. « Nous n'avons jamais observé, dit encore Gaudet, d'hésitation chez les enfants, dans la réaction cutanée, si ce n'est à l'âge où cesse l'enfance, chez les filles qui viennent d'être nubiles par exemple (1). » Les eaux sulfureuses conviennent mieux alors pour leurs propriétés plus stimulantes, et se trouvent plus propres à donner à l'économie le coup de fouet nécessaire à l'établissement de la menstruation. L'auteur d'une thèse sur les eaux de *Barèges* assure que c'est à l'époque de la puberté que ces eaux agissent le mieux dans les scrofules (2).

Au delà de la puberté, les indications sont surtout déterminées par la nature des manifestations scrofuleuses.

En effet, dans l'enfance, l'état diathésique domine d'une manière plus ou moins évidente : il est prêt à aboutir partout; il menace les points les plus divers ; il faut à tout prix tenter d'enrayer la direction vicieuse de cet organisme altéré.

Mais dans l'âge adulte, la diathèse scrofuleuse s'assoupit ; elle tend peu à peu à s'éteindre. Cependant elle laisse souvent des traces qui lui survivent, ou sur lesquelles elle semble s'être concentrée : c'est une maladie articulaire, ou cutanée, ou catarrhale. Alors il faut diriger le traitement, toujours général et diathésique, dans un sens plus particulier. et à côté de l'indication scrofuleuse domine l'indication relative à telle ou telle manifestation prédominante.

On voit que, ainsi envisagée, la médication thermale scrofuleuse s'éclaircit et ne se présente plus avec cette apparente confusion d'une série de médications différentes, applicables au même objet. Il devient facile de présenter le traitement prophylactique de la scrofule, lequel est, à proprement parler, le traitement prophylactique des manifestations scrofuleuses, car on peut supposer que la scrofule existe au moins à l'état virtuel dans les cas où elle ne paraît encore qu'imminente.

(1) Gaudet, *eod. loc.*

(2) Theil, *Aperçu sur les eaux minérales de Barèges*, Thèses de Montpellier, 1830.

L'état lymphatique peut offrir une foule de degrés.

Il se montre souvent non pas comme un état morbide, mais comme une disposition, une tendance vicieuse de l'organisme, surtout à deux époques de la vie, dans l'enfance ou après la puberté, tenant presque toujours dans ce dernier cas à des influences hygiéniques nuisibles.

L'usage des *bains de mer* est alors tout à fait indiqué, comme je viens de le dire, jusqu'à la puberté. Plus tard, les eaux sulfureuses, cherchées au loin surtout, *Luchon, Cauterets, Olette, Schinznach,* trouveront d'excellentes applications.

Il y a entre ces deux époques de la vie une période de transition où les ferrugineux sont le plus souvent utiles. Mais seuls ils ne combattent qu'incomplètement l'état lymphatique. Leur combinaison avec les eaux sulfureuses sera donc tout à fait indiquée. C'est ce que l'on pourra faire auprès de deux stations thermales sulfurés calciques, *Castera-Verduzan* (Gers), et *Cambo* (Basses-Pyrénées), notablement sulfatées, un peu chlorurées, comprenant en même temps des sources ferrugineuses, et fort appropriées aux cas de ce genre. On peut encore recommander à ce sujet les sources ferrugineuses et sulfatées de *Bagnères-de-Bigorre* (la *Reine* et le *Dauphin*).

Mais les antécédents héréditaires, l'exemple des aînés, font redouter l'éclosion des scrofules : il n'y a pas à hésiter à recourir sans retard aux eaux mères des salines, si bien supportées par les jeunes enfants.

Trousseau et Lasègue se plaignent de l'incertitude du diagnostic alors et paraissent redouter une médication *aussi perturbatrice,* chez les enfants sujets aux gourmes, aux affections cutanées, mais dont la constitution « plutôt suppurative que strumeuse, offre une prédisposition aux accidents aigus (1). »

Ne sachant pas sur quels faits est basée une telle appréhension, je dirai qu'on a certainement beaucoup plus souvent à se reprocher d'avoir négligé cette médication, que de l'avoir employée intempestivement ; et tout en recommandant une circonspection certainement nécessaire, surtout dans les cas douteux, j'insisterai vivement sur l'usage immédiat des eaux mères, à *Salins,* à *Salies,* à

(1) Trousseau et Lasègue, *loc. cit.*

*Balaruc*, à *Lavey*, dans tous les cas où l'imminence des scrofules pourra être prévue. Les contre-indications accidentelles à une médication de ce genre seront facilement appréciées par tout médecin attentif ; je crois du reste qu'elles partiront rarement de la constitution elle-même, en faisant remarquer de nouveau la grande tolérance que présentent, en général, les jeunes enfants pour les eaux mères.

### *Engorgements ganglionnaires.*

est un degré d'engorgement des ganglions cervicaux qui accompagne assez habituellement l'état scrofuleux ou même l'état lymphatique prononcé, et qui ne comporte pas d'indications très précises par lui-même. Leur absence ou leur existence ne change rien aux préceptes qui ont été exposés touchant le choix des eaux minérales.

Mais lorsqu'il existe des ganglions volumineux, durs, en chapelet, autour du cou ou ailleurs, et que cette forme de la manifestation scrofuleuse a pris un certain développemont, on doit alors y rattacher l'indication thérapeutique.

Il convient de distinguer ici l'engorgement du tissu cellulaire environnant de celui des ganglions eux-mêmes, et l'engorgement simple de ces derniers, de leur dégénérescence tuberculeuse.

L'engorgement du tissu cellulaire cède beaucoup plus aisément que celui des ganglions, et les engorgements simples que les engorgements tuberculeux. » Les tumeurs glandulaires commencent à diminuer de volume par le dégorgement du tissu cellulaire qui les environne, et se montrent bientôt divisées en autant de lobules qu'il y avait de ganglions lymphatiques engorgés. Ceux-ci se comptent à travers la peau, acquièrent une mobilité qu'ils n'avaient pas, relativement à eux-mêmes et aux tissus voisins, et subissent une détuméfaction plus ou moins prompte (1) »

La plupart des auteurs qui ont écrit sur le traitement des scrofules par les eaux minérales ont indiqué la résolution des engorgements ganglionnaires comme un des résultats les plus faciles

(1) Gaudet, *loc. cit.*

et les plus constants du traitement thermal. Cela peut être vrai, d'une manière générale, le nombre des enfants qui portent des engorgements faciles à résoudre étant très considérable. Mais il en est beaucoup de fort résistants, il en est d'absolument rebelles à la médication, et il en est aussi qui reparaissent ensuite.

Ce dernier point est, en effet, la pierre de touche de la médication. Une médication même superficielle, comme bien des eaux minérales, peut, surtout si elle s'effectue parmi des conditions hygiéniques très favorables, améliorer assez rapidement et changer en apparence la physionomie de ces sortes de malades. Mais il ne faut pas toujours s'en rapporter à ces premiers effets.

Nous ne possédons certainement pas de résultats statistiques sur ces résultats consécutifs, mais nous sommes en mesure d'apprécier la valeur relative des diverses médications.

Les engorgements *tuberculeux* du cou paraissent résister avec assez d'opiniâtreté à la médication thermale. Gerdy est très explicite à ce sujet : « Lorsque les ganglions lymphatiques sont simplement engorgés, dit-il, on peut, par la médication (par les eaux d'*Uriage*) modifier cet engorgement, en amener la résolution, et on l'obtient, en effet, généralement. Mais quand ces ganglions contiennent des amas considérables de matière tuberculeuse, alors la résolution est presque toujours impossible et la suppuration seule peut évacuer cette substance étrangère à la vie (1) » M. Wiesbaden fait sans doute allusion à la même altération, bien qu'il l'indique moins clairement, lorsqu'il dit que : « dans l'induration des glandes scrofuleuses, il y a lieu d'espérer d'heureux résultats des eaux de *Creuznach*, si le produit de la maladie scrofuleuse n'est pas entièrement détaché de la racine du mal, et qu'il entretienne encore quelque liaison avec la dyscrasie fondamentale (2). » Astrié (3) et Barrié (4) déclarent aussi que les eaux sulfureuses sont impuissantes à résoudre les engorgements tuberculeux.

Lorsque l'on aura affaire à des engorgements ganglionnaires

(1) Gerdy, *loc. cit.*

(2) Wiesbaden, *loc. cit.*

(3) Astrié, *De la médication thermale sulfureuse*. Thèses de Paris, 1852.

(4) Barrié, *Des eaux minérales de Bagnères-de-Luchon*. Thèses de Paris, 1853.

simples, mais considérables et opiniâtres, surtout s'ils sont tuberculeux ou soupçonnés tels, on n'hésitera pas à recourir à la médication la plus spéciale, aux eaux chlorurées sodiques et en particulier à celles où l'on fait usage des eaux mères : *Salins*, *Salies*, *Moutiers*, *Balaruc* ou *Lavey*. Non pas que près des eaux sulfurées on ne puisse obtenir des résultats assez satisfaisants, les assertions et les observations des médecins d'*Enghien*, et surtout de *Luchon* et d'*Ax*, ne permettent pas d'en douter. Mais on sera beaucoup plus sûr, en suivant ce conseil, d'obtenir le degré de résolution le plus complet possible, c'est-à-dire de réduire les tubercules à leur plus simple expression, et de préparer leur résolution spontanée qui, avec le bénéfice de l'âge et d'un ensemble de conditions favorables, n'est pas impossible. « Je ne sais par quelle fatalité, disait Bordeu, à propos des eaux sulfureuses des Pyrénées, je n'ai vu que rarement des tumeurs et des glandes que nos eaux aient parfaitement et complètement fondues et dissoutes (1). »

Il est probable que les eaux minérales nettement iodurées auraient une action plus directe sur ces engorgements rebelles. Ce pourrait être le cas, après un traitement commencé par les *eaux mères*, de continuer la cure par les eaux de *Challes* ou de *Wildegg*.

M. Engelmann, cité par Lebert, a vu, dans les cas opiniâtres, les tumeurs glandulaires ne se résoudre, à *Creuznach*, qu'après l'apparition de pustules et de furoncles critiques (2). On trouvera, dans l'ouvrage déjà cité de M. Rotureau, des observations d'engorgements considérables, dont on a obtenu la guérison à *Nauheim*, dans un mémoire de M. Cossy à *Lavey* (3). Barrié en rapporte aussi quelques exemples recueillis à *Luchon*; mais il ne s'agit ici que de femmes ayant atteint ou dépassé l'époque de la puberté, et, dans un cas, il fallut répéter le traitement pendant six années consécutives (de 18 à 24 ans), pour obtenir la résolution de ganglions ulcérés (4).

Les eaux minérales (chlorurées sodiques au moins) sont, dans les cas de ce genre, appliquées sous forme topique; à *Nauheim* et

(1) Astrié, Thèse citée.

(2) Engelmann, *Creuznach, ses sources naturelles et leur mode d'administration*, Heidelberg, 1839.

(3) Cossy, *Bulletin clinique de l'hôpital des bains de Lavey*, 1848.

(4) Barrié, Thèse citée.

à *Salins*, ce sont les eaux mères. M. Cossy a insisté sur cette pratique à *Lavey*, mais je ne sais pas si ce sont les eaux minérales simples de *Lavey* qu'il employait ainsi ou les eaux mères (de Bex). On fait la même chose avec l'eau de mer. (Pouget.)

### *Abcès, fistules et ulcères.*

Le ramollissement et l'imminence de suppuration des tumeurs glandulaires ne sont nullement une contre-indication à l'emploi des eaux minérales. Celles-ci hâtent et décident ordinairement la suppuration. Mais ce n'est pas un mal. La suppuration est le plus souvent le véritable mode de guérison des engorgements tuberculeux, et encore à condition qu'elle s'effectue avec abondance et facilité. N'est-ce pas pour cela que Trousseau et Lasègue font remarquer que les tumeurs glanduleuses, en voie de suppuration, s'améliorent plus vite que les tumeurs de même nature non encore suppurantes, pourvu toutefois qu'elles aient atteint un certain développement (1)?

On a attribué, en effet, à la plupart de ces médications une action détersive et cicatrisante dans les plaies, les trajets fistuleux, les décollements chez les scrofuleux.

C'est, sans doute, à l'action directement résolutive des eaux que sont dus ces résultats. Il y a là des effets salutaires qui paraissent communs à la plupart des eaux que j'ai mentionnées, chlorurées, sulfurées, eaux de mer. Mais il ne faut pas toujours se contenter de pareils résultats, en apparence assez faciles à obtenir, et de ce qu'une eau minérale réussit à nettoyer et cicatriser promptement de ces plaies scrofuleuses, on ne s'empressera pas d'en déduire pour cela une spécialité suffisante vis-à-vis de la diathèse.

Ce qui facilite encore ces résultats, et fait que des désordres souvent beaucoup plus considérables en apparence cèdent plus promptement que de simples engorgements glandulaires, c'est que les dépôts tuberculeux, si communs dans ces derniers et si résistants de leur nature, ne se rencontrent presque plus dans le tissu cellulaire, et qu'à moins de tenir à des suppurations glandulaires tuberculeuses, les abcès, ulcères et fistules scrofuleuses sont tout

(1) Trousseau et Lasègue, *loc. cit.*

simplement des lésions froides, que le traitement thermal peut aisément corriger, même en dehors d'une action très spéciale sur la cause diathésique

Lebert, fort compétent en cette matière, non seulement à cause de ses recherches anatomiques et pathologiques sur les tubercules et les scrofules, mais à cause de l'expérience pratique qu'il avait acquise à *Lavey* au sujet des scrofuleux, fait remarquer, et cette remarque vient à l'appui de ce qui précède, que, dans ces sortes d'altérations, c'est le traitement local qui est de beaucoup le plus important (1), non pas que l'indication du traitement général ou diathésique n'existe toujours au même degré, mais elle est moins nécessaire à remplir pour la guérison du mal actuel que pour certaines autres formes de la diathèse.

Nous devons supposer ici, bien entendu, que le traitement chirurgical de ces abcès ou fistules aura été complètement effectué, que l'on aura fait usage des topiques indiqués, émollients ou autres, des cautérisations nécessaires, etc., sauf à combiner des moyens de ce genre avec le traitement thermal lui-même. La plupart des malades auront également été soumis préalablement à un traitement général approprié par les toniques, et spécialement l'iodure de potassium très indiqué dans les cas de ce genre. Mais la cicatrisation ne s'effectuait pas; l'aspect terne ou violacé de ces plaies, la suppuration épaisse et grumeleuse, l'induration des bords persistaient opiniâtrément. C'est alors que l'on a eu recours aux bains de mer ou aux eaux minérales.

C'est donc ici surtout que l'on voit réussir, parallèlement aux moyens plus actifs, les moyens auxquels on peut reprocher de ne pas agir assez profondément sur l'état diathésique : eaux de *Luchon*, d'*Ax*, de *Cauterets*, d'*Olette*, de *Barèges*, d'*Enghien*, d'*Aix* en Savoie ; eaux chlorurées sodiques, depuis *Balaruc*, *Bourbonne*, *Bourbon-l'Archambault* jusqu'à *Aix-la-Chapelle*, *Baden-Baden*, *Bourbon-Lancy*; eaux sulfatées, *Baden* (Argovie), *Lavey*, etc.; enfin les *bains de mer*.

On ne saurait guère assigner à quelques-unes de ces eaux des propriétés plus cicatrisantes qu'aux autres ; mais, d'après ce qui est connu maintenant de ces eaux et de leur appropriation aux scro-

(1) Lebert, *Traité pratique des maladies tuberculeuses et scrofuleuses*, 1849.

fules, il sera aisé de choisir parmi elles ce qui conviendra le mieux au sujet, suivant les conditions d'âge ou autres qu'il présentera.

Je ne parle plus ici des *eaux mères*. Elles peuvent sans doute être encore utiles dans les cas de fistules ou d'ulcères très atoniques; mais il faut prendre garde à leur action très excitante, et qu'elles ne dépassent la mesure nécessaire. Hormis donc ces cas exceptionnels, on préférera les eaux que je viens d'énumérer, aux eaux chlorurées fortes et froides que j'ai recommandées dans tant d'autres cas.

Même dans le cercle des moyens que nous venons de conseiller, il faut user de circonspection. On voit quelquefois, si l'excitation thermale a été poussée trop loin, les parties malades devenir tendues, chaudes et douloureuses, la fièvre s'allumer. Pouget recommande avec raison d'avoir fort égard à ces phénomènes dans l'emploi des bains de mer (1).

Mais, comme de pareils effets ne dépendent pas seulement du degré absolu d'activité du moyen thérapeutique employé, mais encore du degré d'excitabilité des parties malades, on comprend que le traitement doit être soigneusement gradué suivant les cas. Souvent il faudra s'en tenir aux sources douces de *Luchon*, d'*Ax*, aux eaux de *Saint-Sauveur*; les sources faibles de *Bagnères-de-Bigorre Foulon* et *Salut*, pourront également être applicables aux cas de ce genre, et, je le crois, préférablement aux eaux chlorurées sodiques faibles.

### *Maladies des os et des articulations.*

Les manifestations scrofuleuses, fixées sur les os ou les articulations, sont les plus graves, et les seules à peu près (avec les tuberculisations viscérales) qui mettent directement la vie en danger. Il n'est pas nécessaire d'entrer dans le détail des altérations qui les constituent.

Les trois propositions suivantes résumeront ce qui a trait aux rapports de la médication thermale avec ces altérations pathologiques spéciales.

C'est chez les scrofuleux que l'on voit les altérations les plus

(1) Pouget, *Des bains de mer*, 1851, p. 282.

profondes et les plus multipliées s'enrayer et se guérir (avec les déformations ou les stigmates inévitables) de la manière la plus inattendue.

Les eaux minérales appropriées jouissent d'une très remarquable efficacité dans ces sortes de traitements, et c'est certainement à elles que sont dus les exemples les plus frappants de réparations inespérées. Mais, employées d'une manière inopportune, elles peuvent aggraver considérablement ces mêmes altérations, sur lesquelles elles ont quelquefois un empire extraordinaire.

Il est une série d'altérations osseuses ou articulaires qui, par leur forme organique ou leur degré, ne sauraient être, en aucune façon, modifiées par le traitement thermal.

Ce sujet est certainement un de ceux sur lesquels il importerait de posséder les documents les plus formels et les plus circonstanciés. Mais la plupart des monographies relatives aux eaux minérales laissent beaucoup à désirer sur ce sujet, comme sur tant d'autres. Cependant j'essaierai de formuler quelques indications pratiques, en résumant exactement les observations recueillies par Gerdy à *Uriage,* Germain à *Salins,* Lebert et Cossy à *Lavey,* M. Rotureau à *Nauheim,* Chevallier et Dufresse de Chassaigne à *Bagnols* (Lozère), Astrié à *Ax,* et Barrié à *Luchon.*

Dans les cas d'infiltration tuberculeuse et fongueuse des extrémités articulaires et du corps des os, de raréfaction générale du tissu osseux, de dégénérescence lardacée, les eaux minérales sont certainement impuissantes.

L'existence d'ostéites partielles et fistuleuses, avec carie et issue de fragments osseux, parait la condition qui se prête le plus à l'action favorable du traitement. La multiplicité des points, soit osseux, soit articulaires, entrepris à la fois, n'est nullement un obstacle au succès du traitement. On trouve, dans l'ouvrage de Gerdy et dans celui de Germain, des exemples très intéressants sous ce rapport.

Les simples engorgements périostiques et péri-articulaires cèdent assez communément, mais nécessitent des traitements actifs.

Les épanchements intra-articulaires, bien que fort résistants de leur nature, peuvent céder au traitement thermal. Gerdy en cite un exemple dans un des cas de désorganisations scrofuleuses les plus invétérées et les plus multipliées qui se puissent rencontrer (1). Mais ces exemples ne paraissent pas communs. Barrié reproduit un cas de double hydropisie capsulaire des pieds (vingt-quatre ans), guérie à *Luchon* (2), et Germain un cas d'hydropisie récente du genou chez un enfant de douze ans, guérie avec les eaux mères de *Salins* (3) ; mais ces individus paraissaient plutôt lymphatiques que scrofuleux.

L'action du traitement thermal, dans les cas de carie et de nécrose, paraît se faire sentir d'abord sur les parties molles environnantes : les engorgements celluleux s'amoindrissent, le derme s'assouplit, les chairs prennent une meilleure teinte, la suppuration devient de meilleure nature, quelquefois s'accroît d'abord, puis diminue. L'issue des fragments nécrosés est évidemment facilitée, lorsqu'elle est matériellement possible. Les fragments cariés se détachent, et enfin le travail de réparation s'effectue plus ou moins rapidement, pour aboutir, mais non toujours, à une cicatrisation complète.

Dans les cas de succès, ces divers phénomènes s'accomplissent graduellement, et, à moins que des retours d'inflammation ne viennent entraver le traitement et forcer à le suspendre, les résultats qu'il est permis d'atteindre dans l'espèce s'obtiennent sans efforts et sans crises. Il s'agit ici des premiers résultats, car pour arriver à la résolution complète d'engorgements articulaires, de caries ou de nécroses, il faut souvent des années.

Dans des formes scrofuleuses d'une apparence moins grave, telles que les engorgements glandulaires, les effets directs du traitement sur les altérations scrofuleuses se font souvent attendre et quelquefois ne se montrent que d'une manière consécutive. Ils succèdent en général à l'amélioration manifeste de la santé générale et à l'amendement de l'état diathésique.

Ici il n'en est pas de même : habituellement, dès les premiers jours, les modifications qui viennent d'être indiquées se laissent apercevoir sur les parties malades. Il semble que le contact de l'eau minérale sur les surfaces dénudées ait une vertu toute particulière, et que l'action résolutive, au lieu de s'opérer de dedans en dehors et par le chemin le plus long, comme dans les engor-

(1) Gerdy, *loc. cit.*, p. 350.
(2) Barrié, thèse citée, p. 60.
(3) Germain, *loc. cit.*, p. 99.

gements simples, s'opère ici de dehors en dedans et par une voie directe. On peut faire la même remarque au sujet des plaies et ulcères scrofuleux.

Ce qui importe surtout ici, c'est de préciser l'opportunité du traitement thermal, eu égard à l'époque de ces altérations, et les formes à donner à ce traitement.

Voici comment cette question d'opportunité paraît pouvoir être formulée :

Il y a généralement deux périodes assez tranchées dans le développement de ces altérations osseuses ou articulaires : une période active et une période d'état. La première n'a qu'un temps, la seconde est en quelque sorte indéfinie.

Ce qui constitue la période *active* ne doit pas s'entendre de chacun des points qui peuvent être successivement envahis, mais du premier travail d'arthrite ou d'ostéite qui s'est opéré. Car, sous quelque forme qu'apparaissent ces altérations spécifiques de la scrofule, il faut toujours admettre un élément inflammatoire dans leur mode pathologique.

Mais une fois que les premiers phénomènes d'ostéite ont parcouru leur évolution et que la carie est instituée, la généralisation et la reproduction de semblables altérations appartiennent à ce que j'appelle période *d'état*.

Ceci est en rapport avec les indications thérapeutiques, et signifie que les apparitions secondaires ne déterminent pas, en général au moins, les phénomènes de réaction qui accompagnent habituellement les accidents primitifs.

La conséquence pratique en est qu'il faut éviter les applications thermales pendant les périodes de développement de toutes ces altérations, depuis les simples périostites et engorgements péri-articulaires jusqu'aux arthrites et aux ostéites profondes.

Le moment opportun de la médication thermale est au contraire la période *d'état*, quand l'organisme s'est en quelque sorte habitué à l'existence de ces altérations et même à la reproduction incessante d'altérations identiques.

Sans prétendre qu'il ne puisse se produire dans la pratique d'exception à cela, cette règle me paraît la plus conforme à ce qui a été observé, et elle met à l'abri des conséquences fâcheuses de traitements prématurés ou inopportuns.

Nous arrivons à la détermination de l'application directe des eaux minérales aux cas de ce genre.

J'ai fait remarquer précédemment que, dans les simples engorgements ou indurations scrofuleuses, il convenait de recourir à la médication diathésique la plus énergique, à moins de contre-indications particulières, et qu'alors les eaux chlorurées fortes avec les eaux mères offraient des ressources résolutives toutes particulières. Au contraire, dans les cas de plaies, fistules ou ulcères scrofuleux, les eaux moins énergiques, chlorurées moins fortes, sulfureuses, les bains de mer, semblent réussir également, au moins contre les manifestations scrofuleuses en question, car la portée de leur action diathésique reste toujours très inférieure.

Nous retrouvons ici la même chose.

Dans les caries et les nécroses du corps des os et des extrémités articulaires, avec abcès et trajets fistuleux, les traitements les moins actifs en apparence, les eaux faibles, les eaux sulfurées, les bains de mer, s'appliquent parfaitement. Du moment que les eaux minérales, par les applications topiques et les moyens balnéatoires, peuvent être portées directement sur le siège du mal, ou le plus près possible, elles semblent acquérir des propriétés nouvelles.

Dans un grand nombre de cas même, il n'est pas permis de dépasser un pareil ordre d'agents thermaux. Il y a beaucoup de ces arthrites et ostéites profondes, où les eaux chlorurées fortes et les eaux mères peuvent n'être pas sans danger. Lebert a insisté justement sur ce sujet.

Il faudra donc alors faire une grande attention au degré de susceptibilité du sujet, des parties malades; s'assurer qu'il n'y a point de travail inflammatoire profond en voie d'activité, possible à surexciter et à ramener à l'état aigu. Qu'un engorgement superficiel du tissu cellulaire vienne à passer à l'état aigu sous l'influence du traitement thermal, il n'y a pas grand inconvénient : d'abord la marche peut en être exactement appréciée et suivie; et s'il vient à suppurer, ce sera souvent le meilleur moyen d'en obtenir la résolution. Mais qu'il s'agisse d'un travail analogue survenant dans un os des membres ou du tronc, ou dans ses enveloppes immédiates, toute action de ce genre serait fort grave et pourrait devenir funeste. Les progrès du mal ne peuvent souvent être aperçus à temps, et les suppurations osseuses ou celluleuses profondes ne sauraient plus offrir le caractère bénin et résolutif des suppurations superficielles.

Il est donc prudent de commencer le traitement par des eaux peu excitantes, d'essayer ainsi la susceptibilité du malade : *Saint-Sauveur*, les *Eaux-Chaudes*, *Barzun-Barèges*, *Molitg*, les sources douces d'*Ax* et de *Luchon* se présentent d'abord dans des conditions à peu près identiques; *Olette*, *Amélie*, *Bagnols*, *Enghien*, sont un peu plus excitantes. La question de l'éloignement et du déplacement ne sera pas négligée dans certaines maladies articulaires.

Les eaux de *Barèges*, fort spéciales dans les maladies des articulations, sont beaucoup plus actives que les précédentes. Elles ne seront donc pas indifféremment prescrites à titre d'eaux sulfureuses. Il ne faut jamais y recourir tant que l'on a la moindre appréhension de voir s'exaspérer des accidents locaux.

Les eaux d'*Uriage*, de *Bourbonne*, de *Bourbon-l'Archambault*, sont conseillées dans des circonstances analogues. Celles d'*Uriage* et de *Bourbonne* paraissent plus indiquées que celles de *Barèges*, chez les enfants et les individus chez qui l'état scrofuleux domine encore. Mais on a souvent à traiter ces sortes d'altérations chez des adultes qui demandent à être débarrassés de reliquats de la scrofule : telle est la véritable spécialisation de *Barèges*.

Les gradations dans le traitement thermal qui viennent d'être indiquées, suivant la nature des cas, peuvent être parfaitement suivies chez le même individu. A mesure qu'il s'éloigne du début de la maladie, et aussi qu'il s'est habitué à l'action thermale, les moyens qu'il fallait redouter d'abord redeviennent possibles et nécessaires.

Maintenant, il ne s'agit nullement de proscrire les eaux chlorurées fortes et les eaux mères dans tous les cas de maladies des os ou des jointures, chez les scrofuleux.

Il est bien des individus, et dans l'enfance surtout, chez qui la scrofule la plus riche en manifestations présente au plus haut degré ce caractère torpide auquel j'ai fait allusion plus haut. Il ne faut pas craindre alors de recourir aux eaux les plus énergiques : c'est la seule chance d'enrayer la maladie; et en procédant avec les précautions convenables, on pourra s'en assurer les bénéfices sans en courir les dangers.

Quant aux *bains de mer*, très salutaires dans tous ces cas, pourvu qu'on ne les emploie pas inopportunément, car toutes les réserves qui ont été faites s'appliquent entièrement à leur usage, on pourra les employer comme complément habituel aux médications que nous avons passées en revue, mais surtout à ce titre de complément.

## SYPHILIS

L'application des eaux minérales au traitement de la syphilis est un sujet sur lequel le plus grand accord parait régner parmi les observateurs, au moins à très peu de chose près. Lambron a pu terminer un travail étendu et plein d'intérêt sur cette question par des conclusions qui résument, en même temps que ses propres observations, celles de Bordeu, d'Anglada, de Fontan, Dassier, Astrié, Pégot, etc. (1). Je n'aurai donc besoin que de présenter un exposé succinct des principaux faits admis sur un sujet qu'il serait possible de formuler en quelques propositions.

A. *Les eaux minérales ne constituent point une médication spécifique de la syphilis.*

Tous les observateurs paraissent d'accord sur ce point. Leur action favorable s'adresse aux conséquences de la maladie, mais non à la maladie elle-même ; et, loin d'éteindre les manifestations syphilitiques, elles tendent au contraire, en général, à les rappeler et à les exaspérer. Cette dernière circonstance n'est cependant pas constante, et se reproduit plutôt à propos de la syphilis larvée ou latente qu'à propos de manifestations syphilitiques régulières et en pleine évolution.

M. Helfft, après avoir exprimé qu'il n'est pas une source minérale qui n'ait été vantée comme efficace contre la dyscrasie syphilitique, et que, si des guérisons de syphilis sont notées dans les monographies balnéologiques, c'est qu'il y a au fond de ces faits des erreurs de diagnostic, ajoute : « Sigmund, que recommande une grande expérience sur ce sujet, a vu sans doute, après l'emploi des bains sulfureux et des eaux des Alpes : *Gastein*, *Wildbad*, *Pfeffers*, *Neuhaus*, les manifestations syphilitiques s'amoindrir

(1) *Annales de la Société d'hydrologie médicale de Paris*, t. III.

(condylomes, papules, squames, ulcérations et autres lésions de la peau ou des muqueuses); mais le virus syphilitique n'était pas détruit, et se reconnaissait immédiatement ou plus tard par la nature des symptômes (1). »

Les eaux minérales sont donc insuffisantes elles-mêmes vis-à-vis d'accidents secondaires ou tertiaires; seulement, elles peuvent, comme nous le dirons tout à l'heure, apporter une aide importante à l'action des agents spécifiques.

Il est cependant arrivé quelquefois que la disparition formelle des manifestations syphilitiques et une guérison avérée suivissent directement leur emploi. « On a pu constater, dit Lambron, que ces effets se produisaient chez des sujets qui, antérieurement au traitement thermal, avaient pris, pendant longtemps et avec une certaine régularité, des préparations mercurielles en quantité notable. Or, dans ces cas, ne semble-t-il pas certain que le mercure, qui traverse avec tant de peine certains organes parenchymateux, s'était arrêté dans la trame organique, faits expérimentalement constatés par Orfila et Flandin, et que les eaux n'ont paru avoir *seules* des effets curatifs que parce qu'elles ont rendu à ces composés albumino-hydrargyriques la fluidité qui leur manquait pour continuer ou achever la guérison... (2). » Pégot croit également que les guérisons apparentes par les eaux sulfureuses se sont probablement produites chez des individus saturés déjà de préparations mercurielles (3).

L'explication donnée par Lambron est peut-être exacte, mais on ne doit jamais accepter sans réserve ces interprétations, en apparence si faciles, de phénomènes dont les éléments sont si complexes. Pagès a cité deux exemples de salivation et de stomatite d'apparence mercurielle survenues, sous l'influence des eaux de *Barèges*, chez des individus qui n'avaient pas pris de mercure depuis dix-huit et quatorze mois; un autre exemple semblable, chez un individu qui n'avait pas pris de mercure depuis dix ans, a été observé par M. Hartung à *Aix-la-Chapelle*. Faut-il admettre, dans ces cas-là, l'arrêt du mercure en nature dans la trame organique?

(1) Helfft, *Handbuch der Balneotherapie*, p. 507.

(2) *Annales de la Société d'hydrologie médicale de Paris*, t. III, p. 170.

(3) Pégot, *Essai clinique sur l'action des eaux de Bagnères-de-Luchon dans le traitement de la syphilis*, 1854, p. 41.

B. *Les eaux minérales exercent sur les accidents secondaires ou tertiaires de la syphilis, si ces accidents viennent à persister avec opiniâtreté, une action favorable et qui vient les replacer sous l'empire de la médication spécifique.*

Il est des individus qui, par suite de conditions constitutionnelles sans doute, quelquefois en conséquence de traitements tardivement ou mal dirigés, présentent une résistance opiniâtre à l'action des médicaments spécifiques. La maladie tend sans cesse à s'accroître, les symptômes syphilitiques se multiplient et surtout se fixent obstinément, et un véritable état cachectique finit par se développer, et quelquefois les conduire au tombeau.

Il paraît hors de doute que la combinaison des eaux minérales avec les préparations mercurielles ou iodurées est parfaitement propre à faire cesser cette inertie de la médication. Pégot (1) et M. Dassier (2) ont rapporté des observations très convaincantes à ce sujet, et M. C. Despine cite cet exemple comme un des plus propres à démontrer qu'il ne faut pas toujours craindre d'ajouter aux eaux minérales quelque médication concomitante (3). C'est de l'iodure de potassium que M. Wetzlar fait exclusivement usage, en pareille circonstance, à *Aix-la-Chapelle.*

C. *Les eaux minérales modifient avantageusement cette altération profonde de la constitution qu'entraîne la cachexie syphilitique.*

La médication thermale n'est pas seulement utile alors pour rendre aux spécifiques les propriétés qu'ils semblaient avoir perdues. Elle agit encore, dans ces cachexies, à titre de médication reconstituante, en rendant aux grandes fonctions de l'économie, languissantes et prêtes à s'éteindre, quelque activité; elle semble enrayer la marche fatale imposée à l'organisme, et lui imprimer une direction nouvelle. Pégot a publié des exemples très curieux de la puissance des eaux minérales appropriées en pareille circonstance (4). Engelmann paraît avoir fait des observations analogues à *Creuznach* (5).

(1) Pégot, *loc. cit.*

(2) Dassier, *De l'emploi des eaux sulfureuses comme élément essentiel du traitement de la syphilis constitutionnelle.*

(3) C. Despine, *Manuel de l'étranger aux bains d'Aix-en-Savoie,* 1850.

(4) Pégot, *loc. cit.*

(5) Engelmann, *Sur l'usage des eaux de Creuznach dans le traitement des affections syphilitiques.* Francfort, 1849.

D. *Les eaux minérales paraissent s'opposer très efficacement à l'apparition des accidents mercuriels, et en déterminer rapidement la disparition lorsqu'ils s'étaient déjà montrés.*

« Un fait très remarquable dans la médication par les eaux et le mercure, dit C. Despine, c'est l'absence presque constante de la salivation, malgré les doses souvent énormes de ce métal introduit dans le corps. Cela ne peut s'expliquer que par l'abondance des sueurs... (1). »

Suivant Lambron, pendant le même traitement hydrothermal, la salivation apportée aux eaux, sous l'influence du mercure, se tarit bientôt, et on ne la voit point se produire tout le temps de l'usage simultané de ces deux agents thérapeutiques. Ceci cependant ne serait pas sans exception, car le même auteur a vu survenir quelquefois de véritables stomatites mercurielles, quoique sans salivation ; d'autres fois il y a vu les préparations hydrargyriques produire leur action irritante et purgative sur les intestins (2).

E. *Les eaux minérales peuvent déterminer l'apparition des manifestations spécifiques, dans les syphilis latentes, et servir à caractériser les syphilis larvées, alors que la physionomie de celles-ci est obscure et difficile à reconnaître.*

Nous savons déjà que les eaux minérales ont pour propriété de rappeler et d'activer les manifestations diathésiques, celles qu'elles sont propres à guérir, comme celles vis-à-vis desquelles elles ne possèdent point d'action spéciale. C'est ce que Patissier appellait *dégager l'inconnue.* Cela s'observe particulièrement dans la syphilis et dans l'herpétisme, c'est-à-dire dans les diathèses auxquelles appartiennent de préférence des manifestations cutanées spéciales; d'un autre côté, cela s'observe surtout près des eaux minérales qui sont douées d'une activité particulière à l'endroit de la peau. Ces remarques tendent à faire refuser toute idée d'action spéciale à cette propriété qu'ont les eaux minérales de rappeler certaines manifestations diathésiques, et considérer cette dernière comme le résultat d'une action physiologique commune à la plupart des eaux minérales.

La syphilis et l'herpétis se montrent souvent combinées en-

(1) C. Despine, *Manuel de l'étranger aux eaux d'Aix-en-Savoie*, 1850.

(2) *Annales de la Société d'hydrologie médicale de Paris*, t. III, p. 371.

semble. Les effets du traitement thermal permettent alors de distinguer ce qui appartient à l'une et ce qui appartient à l'autre; car, une fois une première période d'excitation traversée, la manifestation herpétique ne tarde pas en général à subir à un certain degré l'action curative du traitement, tandis que la dermatose spécifique demeure au même point ou ne fait que s'exaspérer (1).

Cette propriété attribuée aux eaux minérales de rappeler les manifestations de la syphilis serait, suivant quelques auteurs, entre autres Pégot et Lambron, absolue : c'est-à-dire que, quelque ancienne que soit la syphilis, du moment qu'elle n'est pas guérie, elle ne manque jamais, sous leur influence, de réapparaître sous une forme quelconque. Aussi ces auteurs nomment-ils les eaux minérales *la pierre de touche* de la syphilis. C'est un moyen de vérification infaillible ; aussi voit-on souvent aux eaux sulfureuses des individus qui, sur le point de se marier, viennent s'assurer de la réalité de la guérison.

On ne saurait contester que les choses ne se passent souvent ainsi. Mais est-ce là un effet immanquable, et la réalité de la guérison d'une syphilis peut-elle être absolument garantie par l'épreuve des eaux minérales? Ricord n'est pas de cet avis : « Les eaux sulfureuses, dit-il, ont été données comme pierre de touche, en l'absence de manifestations syphilitiques : la question est grave. Il est évident que les eaux minérales peuvent mettre en mouvement les manifestations d'une diathèse éteinte, mais il n'y a rien d'absolu dans cette action, et l'on ne saurait accepter aucune conclusion définitive sur ce sujet. J'ai vu des malades qui, après deux, trois ou quatre ans consacrés à des traitements par les eaux minérales, ont vu apparaître une exostose à l'improviste, et d'autres qui, malgré un traitement complet, n'ayant rien accusé ici pendant les poussées, ni dans les mois qui suivent, ont subi une réapparition des symptômes l'été d'après (2). »

Les réserves de Ricord me semblent fort sages, même en dehors des faits particuliers qu'il a pu observer. En effet, il est difficile d'admettre qu'une action physiologique, telle que celle mise en jeu dans le phénomène en question, ne puisse jamais rencontrer, au dedans ou au dehors de l'organisme, aucune cir-

(1) Pégot, *loc. cit.*, p. 104.

(2) *Annales de la Société d'hydrologie médicale de Paris*, t. III.

constance propre à l'enrayer dans son évolution, et par conséquent à en empêcher la manifestation.

Ricord n'est pas seul à refuser aux propriétés manifestantes des eaux minérales le caractère absolu que leur prêteraient les affirmations des auteurs cités plus haut. Gerdy admet bien qu'en général, en déterminant une poussée, les eaux minérales tendent à faire manifester la syphilis latente, mais il a rencontré plus d'une exception à ce fait (1) ; et M. Helfft dit, à propos de l'importance attribuée aux eaux sulfureuses comme criterium du diagnostic de la syphilis dans les cas obscurs ou douteux, que « jusqu'ici cette théorie ne s'est pas confirmée. »

Les indications des eaux minérales dans la syphilis doivent donc se déduire :

De la résistance de la maladie aux agents spécifiques, alors que ceux-ci paraissent frappés d'inertie dans les propriétés qui leur sont inhérentes ;

De l'altération générale de la constitution, que celle-ci semble due à l'atteinte profonde imprimée à l'organisme par la diathèse elle-même, ou à un usage excessif ou irrationnel de la médication spécifique ;

De la combinaison de la syphilis avec quelque diathèse concomitante, herpétique, rhumatismale, ou surtout scrofuleuse ;

Enfin, de la supposition d'une syphilis latente ou mal caractérisée.

### Traitement.

La syphilis est généralement traitée près des eaux sulfurées et des chlorurées sodiques. Mais il ne faut pas voir là de véritables spécialisations.

Il faut distinguer, dans l'application des eaux minérales à la syphilis, deux actions que l'on peut appeler, l'une *thérapeutique*, l'autre simplement *physiologique*.

La première est une action reconstituante, destinée à restaurer l'organisme affaibli, soit dans le but de rendre aux médications méthodiques l'action qu'elles avaient perdue, soit à réparer l'atteinte profonde exercée par la maladie elle-même, ou par une médication excessive ou irrationnelle.

(1) *Annales de la Société d'hydrologie médicale de Paris*, t. III.

La seconde représente un mouvement imprimé à l'organisme par une médication excitante, entraînant une tendance à appeler ou à reproduire vers la périphérie les manifestations diathésiques.

La première action est la seule curative ; mais elle n'offre rien de spécial, dans ce sens qu'elle ne s'adresse pas à la maladie elle-même, mais à quelques-unes des conditions qui en résultent ou qui peuvent l'accompagner. Nous pourrions dans quelques circonstances comparer l'intervention des eaux minérales, dans une syphilis qui résisterait opiniâtrément à l'action des médicaments spécifiques, aux moyens excitants que nous employons pour aider à la résolution ou à la cicatrisation d'un chancre indolent.

Il semble, au premier abord, que la plupart des eaux minérales doivent agir efficacement dans ce sens, et nous ne pouvons nous empêcher de rappeler ici l'action reconstituante si formelle de *Vichy*, par exemple, dans certaines tendances cachectiques, à la suite des maladies utérines, de dyspepsies invétérées, de fièvres intermittentes.

Mais il n'en est pas tout à fait ainsi. On est obligé de reconnaître que les eaux sulfureuses présentent des conditions excellentes d'appropriation à l'état de l'organisme qu'entraine la cachexie syphilitique ou la cachexie mercurielle. C'est là une question de fait et d'observation qu'il faut accepter dans ce qu'elle a de vrai, et dont il faut s'attacher à apprécier exactement la portée tout en se gardant de lui attribuer un caractère exagéré de spécialité.

Quant à la propriété que possèdent les eaux sulfureuses de développer les manifestations d'une syphilis latente, elle paraît encore moins spéciale. Elle est principalement due, sans doute, à l'activité particulière que les eaux sulfureuses sont aptes à solliciter dans les fonctions de la peau, et peut-être obtiendrait-on des résultats analogues en utilisant la thermalité de certaines eaux minérales plutôt qu'en s'adressant à leur constitution particulière.

J'ai observé, de concert avec Otterbourg, un cas où deux fois, chez une même personne, les eaux de *Plombières* et celles de *Vichy*, prescrites pour une maladie hépatique, ont déterminé d'une manière fort inattendue la réapparition d'une syphilis tertiaire.

Fleckles (*Esquisses balnéologiques sur la saison de 1853*), cité par Helfft, a plusieurs fois fait l'observation que, chez les malades atteints de la goutte auxquels on administre les bains de *Carlsbad*, le virus syphilitique sommeillant et non encore complètement éteint se réveillait, et de nouvelles manifestations se produisaient auxquelles il convenait d'opposer un traitement mercuriel. Après la mise à l'écart de la syphilis, les eaux recouvraient leur action habituelle (1).

Suivant Gibert, les eaux minérales n'agissent pas, en pareil cas, autrement que les bains de vapeur, et même les commotions physiques et morales à l'occasion desquelles on voit souvent le vice vénérien faire une explosion subite (2).

Il résulte de tout cela qu'il doit être difficile d'assigner à telle ou telle eau sulfureuse une application plus particulière au traitement de la syphilis. Si *Luchon* semble posséder à ce sujet une certaine suprématie, cette station thermale paraît le devoir plutôt aux observations qui y ont été recueillies et aux travaux importants dont elles ont été l'occasion qu'à une supériorité réelle d'application.

Les deux seules considérations qui semblent propres à distinguer les eaux sulfureuses entre elles pour le sujet qui nous occupe dépendent : 1° de l'activité physiologique ou du degré des propriétés excitantes; 2° de la température.

C'est ainsi que *Saint-Sauveur*, les *Eaux-Chaudes*, les sources douces de *Cauterets*, de *Luchon*, d'*Ax*, se trouveront bien moins applicables ici que les sources les plus fortes de ces mêmes stations thermales ou *Barèges*, *Bagnols*, *Olette*, *Weilbach*, *Schinznach*, *Aix-en-Savoie* (thermalité élevée), *Viterbe*, *Acqui*.

C'est ainsi que les eaux sulfurées froides ne me semblent nullement applicables à cette thérapeutique, et, si les eaux d'*Aix-en-Savoie*, paraissent fort appropriées, elles le doivent moins à leur action propre, qui est assez faible, qu'à leur thermalité et à la manière dont on les emploie.

Les eaux *chlorurées sodiques* sont également employées dans les circonstances que nous étudions en ce moment.

Entre elles et les eaux sulfureuses, se trouvent les eaux

(1) Helfft, *loc. cit.*

(2) Gibert, *Traité pratique des maladies spéciales de la peau*, 1840.

*d'Uriage* et celles d'*Aix-la-Chapelle*, à la fois chlorurées sodiques et sulfureuses. Gerdy (1) et M. Wetzlar (2) paraissent avoir obtenu près de ces deux stations thermales des résultats identiques avec ceux que nous avons déjà exposés.

Les eaux d'*Aix-la-Chapelle* jouissent à ce qu'il paraît, en Allemagne, d'une réputation considérable et fort exagérée pour le traitement de la syphilis. M. Wetzlar s'exprime à leur sujet d'une manière très explicite, et qui prouve que son expérience est de tout point conforme à celle des médecins des Pyrénées : « Les thermes d'*Aix-la-Chapelle*, dit-il, ont été célébrés pour les affections syphilitiques secondaires et tertiaires, mais je ne puis les recommander que sous certaines conditions. Je partage entièrement l'opinion d'autres observateurs ; que les eaux ne sont d'aucun avantage dans la syphilis elle-même, mais qu'elles portent infiniment de bien à des infirmités d'origine syphilitique qui ont résisté à l'usage répété du mercure ou s'en sont même aggravées. Il paraît que quelques formes de syphilis et certaines constitutions ne tolèrent pas le mercure... La maladie se montre très souvent sous de tels symptômes que le diagnostic devient chancelant, quand il s'agit de décider si l'on a affaire à la syphilis ou à une affection mercurielle. Ce sont précisément les cas pour les eaux d'*Aix-la-Chapelle*, et ce n'est que pour leur efficacité sous de telles circonstances qu'elles ont gagné leur réputation dans la syphilis; car, en détruisant ici les effets du mercure, elles achèvent la cure si la syphilis est déjà éteinte, ou font paraître celle-ci sous des symptômes non équivoques s'il y a encore du virus latent. »

M. Tamisier attribue aux eaux de *Bourbonne* des propriétés fort semblables à celles qui appartiennent aux eaux sulfureuses. Il a reconnu : 1° que les eaux de *Bourbonne* favorisent l'action médicatrice des spécifiques administrés contre la syphilis constitutionnelle; 2° qu'un traitement suffisamment prolongé par ces eaux administrées en bains, douches et boissons, qui n'a pas développé de manifestations suspectes, soit à la peau soit aux muqueuses, est une forte présomption en faveur de la guérison radicale d'acci-

(1) Gerdy, *Études sur les eaux d'Uriage, 1849.*

(2) Wetzlar, *Traité pratique des propriétés curatives des eaux sulfureuses d'Aix-la-Chapelle, 1836.*

dents syphilitiques antérieurs, sans donner cependant une sécurité absolue (1).

On traite à *Wiesbaden* les syphilis constitutionnelles. *Wiesbaden* ne constitue pas un spécifique proprement dit contre les diverses périodes de la syphilis. Toutefois, des malades qui ont été soumis longtemps et sans aucun succès à l'usage des mercuriaux, qui sont réduits à un état de faiblesse générale, qui sont pris de contractures, de gonflements articulaires, de paralysies partielles, de névralgies, ces malades ne tarderont pas à trouver un soulagement considérable après l'emploi de ces thermes, d'autant plus qu'on peut, tout en suivant le traitement thermal, administrer simultanément, selon l'indication spéciale, l'iode et les autres agents antisyphilitiques, les mercuriaux exceptés (2).

M. Rotureau nous apprend que les syphilides sont traitées par les eaux de *Nauheim*, et que, dans la syphilis larvée, les eaux sont d'un grand secours pour la confirmation du diagnostic (3).

Le docteur Engelmann, de *Creuznach*, a très bien exposé les circonstances particulières d'application des eaux de ce caractère aux syphilitiques : c'est lorsque la syphilis se trouve combinée avec la scrofule (4). La syphilis est surtout opiniâtre et rebelle chez les scrofuleux. Dans les cas de ce genre, les eaux de *Salins* avec les eaux mères me paraissent fort supérieures aux sulfureuses. M. Engelmann parle surtout des enfants affectés de syphilis constitutionnelle héréditaire. J'ai signalé dans un autre chapitre la parfaite appropriation de la médication par les eaux mères aux enfants scrofuleux : les enfants syphilitiques les réclament également et les supportent parfaitement.

Je n'insisterai pas sur les assertions des médecins espagnols qui affirment guérir la syphilis près de quelques-unes de leurs stations thermales. Je ne m'arrêterai pas non plus sur différentes eaux minérales dont certaines applications utiles aux syphilitiques ont été signalées : ainsi *Aulus*, qui paraît posséder des propriétés cicatrisantes marquées au sujet des ulcères syphilitiques ; *Challes* dont on

(1) *Revue d'hydrologie médicale française et étrangère*, numéro du 20 mai 1861.

(2) *Traité des eaux minérales du duché de Nassau*, 1852.

(3) Rotureau, *Études sur les eaux de Nauheim*, 1856.

(4) Engelmann, *Sur l'usage des eaux de Creuznach dans le traitement des affections syphilitiques*. Francfort, 1849.

a utilisé les propriétés résolutives, et que recommande sa qualité très iodurée. Il est certainement beaucoup d'eaux minérales qui peuvent revendiquer quelques applications favorables de telle ou telle détermination syphilitique. Mais je ne pense pas que la médication thermale présente, au sujet de la syphilis, des ressources plus étendues que celles qui viennent d'être exposées.

## HERPÉTIS ET AFFECTIONS DE LA PEAU

Il n'y a lieu de s'occuper ici de l'herpétis et des affections de la peau qu'au point de vue de l'application des eaux minérales, c'est-à-dire qu'il doit suffire de présenter les indications des eaux minérales dans le traitement des maladies de la peau, et de celles qui leur sont afférentes, dans des termes aussi simples que le permet un pareil sujet. Une foule de questions controversées, et en effet, très controversables, qui s'y rattachent, pourront être laissées de côté, parce qu'elles ne tiennent, pour la plupart au moins, qu'une place secondaire dans l'indication des eaux minérales; et nous verrons que celle-ci se trouve en grande partie déterminée par des circonstances étrangères à ces mêmes questions. Je ne donnerai donc place ici qu'aux considérations qui se rattachent directement à l'objet spécial de cette étude.

Les affections de la peau existent le plus souvent sous une forme chronique, ou leurs acuités ne sont que la manifestation d'un état chronique, constitué par une disposition générale du système.

Le premier devoir en présence d'une dermatose est donc de chercher à déterminer les conditions constitutionnelles auxquelles elle doit son existence. Il en est, il est vrai, dont l'origine, due à des circonstances accidentelles, reconnaît plutôt une étiologie hygiénique. Mais il faut remarquer qu'elles ne doivent leur chronicité, pour la plupart au moins, qu'à des conditions de réceptivité particulière de l'organisme. C'est donc presque toujours un problème de pathogénie qui se présente. La considération dominante, ou même exclusive, de la forme anatomique des maladies de la peau et de leur classification anatomique, qui prévalait il y a un certain nombre d'années, a fait place à un retour aux considérations pathogéniques auxquelles l'ancienne médecine attribuait une si grande importance, sinon un caractère toujours exact. C'est à Bazin que l'on doit en reporter tout le mérite.

Les maladies de la peau sont souvent sous la dépendance d'un état diathésique déterminé, tel que la scrofule, la syphilis, ou l'uricémie goutteuse. Elles présenteront dans ces différentes circonstances des caractères d'évolution distincts, plus ou moins caractéristiques, et qui permettent souvent de déduire de leurs propres apparences l'existence de la diathèse dominante. Il serait inutile de chercher à définir dans quels cas elles peuvent être considérées comme des manifestations directes de l'état diathésique, ou bien dans quels cas elles empruntent seulement au terrain diathésique qui les supporte telle ou telle apparence. Ceci n'importe pas au sujet de cette étude.

En dehors de ces états diathésiques, il faut reconnaître que toute altération de la constitution entraîne un état favorable à la chronicité des maladies de la peau, ou, si l'on veut, défavorable à leur résolution. Il en est ainsi de l'uricémie, de toutes les exténuations et de tout état cachectique. Il peut en être de même de troubles digestifs, et en particulier du caractère des *ingesta*.

Mais il est des cas où il n'est possible de déterminer ni quelqu'une de ces diathèses que reconnaît notre nosologie pathogénique, ni quelque altération manifeste de la constitution, ni de circonstances hygiéniques, qui puissent rendre compte de l'existence et de la chronicité d'une dermatose.

On suppose alors une disposition, ou une diathèse particulière, que l'on a appelée *herpétis*. Je dis que l'on *suppose*, parce que l'herpétis ne peut se définir que par les attributs qu'on lui accorde, mais non par sa nature, parce que l'on est ignorant des conditions primordiales du système qui peuvent y présider, en un mot, que son caractère pathogénique se refuse à toute théorie plausible.

Bazin dit, avec raison, que la maladie, dans son essence, est une inconnue pour nous. Mais il a tort d'ajouter que : « dire la nature d'une maladie, c'est simplement indiquer la place qu'elle doit occuper dans les cadres nosologiques » (1). Quand nous parlons de

(1) Bazin, *Leçons théoriques et cliniques sur les affections cutanées de nature arthritique et dartreuse*, 1860.

la scrofule, de la goutte, de la syphilis, du diabète, nous ne pensons pas avoir pénétré l'essence de la maladie, mais nous nous en faisons une idée, juste ou non, qui dépasse de beaucoup la simple systématisation dans un cadre nosologique. Il n'en est pas de même de l'herpétis : il est certain que sa conception ne remonte pas au delà des phénomènes objectifs par lesquels nous cherchons à la caractériser.

C'est ce dont témoignent toutes les définitions que l'on a données de l'herpétis, ou de la *dartre*, dont le nom oublié pendant longtemps a reparu avec les idées diathésiques. Pour Bazin la dartre était une maladie constitutionnelle, à longues périodes, à marche lente, continue ou intermittente, non contagieuse, constituée par des affections spéciales qui ont pour siège les membranes tégumentaires, les nerfs, les viscères, et caractérisée par la fréquence des récidives et la persistance des manifestations cutanées ».

M. Hardy s'exprime ainsi : « Au mot *dartre* se rattache l'idée d'un vice radical, constitutionnel, d'une altération générale de l'organisme, qui se traduisent par des éruptions sur les membranes cutanées et muqueuses. Angine granuleuse, gastralgie, gastrite, bronchite, asthme, dartres, telles sont les manifestations de cet état général, lesquelles alternent quelquefois entre elles, mais sont le plus souvent concomitantes ; la diathèse dartreuse, du moment qu'elle existe sur un sujet, agit à la fois sur toutes les parties de son organisme, elle peut donc manifester ses effets aussi bien sur les organes internes que sur la peau, de telle sorte que ces diverses lésions, indépendantes les unes des autres, n'ont de commun que leur cause, le vice dartreux » (1). M. Gailleton définit les dartres « des maladies de la peau et des muqueuses, *essentielles*, non contagieuses, dues à une prédisposition spéciale, héréditaire ou acquise, à marche chronique, récidivant à intervalles irréguliers avec persistance du type initial » Ce *vice dartreux*, que Baumès appelait un *mode vital vicieux* (2), M. Noël Gueneau de Mussy considère le groupe d'affections cutanées qui le reproduit « comme la manifestation idiopathique d'un principe ou d'une disposition

(1) Hardy, *Leçons sur les maladies dartreuses, professées à l'hôpital Saint-Louis*, 1858.

(2) Baumès, *Précis historique et pratique sur les diathèses*, 1853.

qui préexistait dans l'organisme, aussi inexplicable que d'autres conditions pathogéniques dont nous sommes conduits à admettre l'existence, sans que nous puissions ni les saisir avec nos sens, ni leur assigner un siège dans l'économie » (1).

Il serait inutile de multiplier ces citations, comme de s'arrêter aux dissentiments particuliers qui séparent ces différents auteurs, d'accord seulement sur un point l'existence d'une diathèse spéciale, appelée *herpétis* ou *dartre*. L'absence de toute définition pathogénique de cette diathèse, possible au moins jusqu'à présent, m'a permis de la comparer précédemment au rhumatisme qu'il n'est pas davantage possible de définir. Cependant il faut reconnaître que la diathèse herpétique est constituée sur des bases plus positives que la diathèse rhumatismale, partant de l'existence constante d'éruptions cutanées ou muqueuses analogues, comme l'a exprimé M. Hardy. Quant à l'extension à donner aux termes anatomiques qui lui appartiennent, et aux caractères séméiologiques qui peuvent servir à la distinguer des éruptions appartenant à d'autres diathèses, il ne me paraît pas nécessaire de s'y arrêter ici.

Mais toutes les maladies de la peau ne sont pas diathésiques. Le tégument externe peut assurément, comme tous les autres tissus de l'économie, se trouver primitivement affecté par toutes sortes de causes morbides. Exposé directement à toutes les vicissitudes extérieures, en contact immédiat avec tant de corps étrangers et de matières irritantes, il est, plus que tout autre, sujet à des troubles violents et habituels dans ses sécrétions.

La solidarité très prochaine, qui unit les fonctions de la peau à celles de l'appareil digestif, fait que les troubles physiologiques de ce dernier se traduisent souvent en phénomènes morbides vers la première.

Enfin la nature des fonctions éliminatrices de la peau tient ce système sous la dépendance des qualités que peuvent revêtir les principes qui la traversent : tantôt d'une composition excessive sous l'influence d'une alimentation particulière ou exagérée, ou de certaines habitudes diététiques (2), tantôt d'une composition insuffisante, sous l'influence de conditions opposées, ces principes

(1) Noël Gueneau de Mussy, *Traité de l'angine glanduleuse*, 1857.

(2) On sait que l'on peut rendre à volonté des chiens herpétiques, en forçant leur alimentation dans un certain sens.

pouvant devenir par eux-mêmes la cause directe ou l'occasion de changements morbides dans la constitution organique de la peau.

Les maladies de la peau développées sous l'influence de conditions de ce genre n'appartiennent plus d'une manière primitive et directe à la médecine thermale. C'est à des agents d'ordre différent qu'il faut recourir pour détruire ou écarter les causes qui les ont engendrées ou les entretiennent, et pour corriger leurs effets. Mais voici dans quel sens cependant l'indication des eaux minérales finit souvent par reparaître à leur sujet.

Les maladies de la peau, quelle qu'ait été leur cause, et lors même que celle-ci a cessé d'exister, ont une tendance fréquente à s'installer pour ainsi dire, c'est-à-dire à résister à la thérapeutique et à l'hygiène, ou à se reproduire lorsqu'on en a obtenu la disparition. Il semble alors se créer une sorte de diathèse herpétique secondaire qu'il ne faut pas confondre avec la diathèse herpétique primitive ou essentielle, mais qui offre de commun avec celle-ci l'opiniâtreté ou la tendance au retour des affections dermatosiques, et l'échange possible des manifestations cutanées en manifestations plus profondes sur tels ou tels tissus plus ou moins analogues à la peau.

Parmi ces diathèses acquises, il faut ranger celle que peut développer la gale. On sait quelle part considérable était autrefois attribuée à la psore, en pathogénie. La connaissance de la nature parasitique de la gale a dû singulièrement la réduire. Cependant on ne peut nier que chez certains individus la gale et les éruptions qui l'accompagnent, pour peu que par défaut de soins on les ait laissées se développer, ne déterminent, comme si elles avaient trouvé un terrain d'une fécondité particulière, une diathèse prononcée. Cette diathèse n'est sans doute autre chose que la diathèse herpétique qui viendrait à éclore sous l'influence de cette cause occasionnelle, l'implantation de l'acarus, comme une contusion de la glande mammaire fait quelquefois éclore tout à coup et avec fureur une diathèse cancéreuse, latente ou larvée jusque-là.

### Indications particulières.

Les indications particulières des eaux minérales dans le traitement des maladies de la peau se déduisent de trois ordres de considérations.

1° La première est relative à la détermination de l'état diathésique ou constitutionnel existant, attendu qu'on peut établir comme règle générale que l'existence d'une dermatose chronique ne saurait jamais avoir un caractère précisément idiopathique.

Scrofulides, arthritides, syphilides, herpétides, telles sont les étiquettes qu'on aura le plus souvent à leur attribuer. Je n'ai pas à exposer les caractères objectifs et subjectifs sur lesquels pourra s'appuyer cette détermination, c'est-à-dire ceux qui appartiennent aux apparences extérieures de la dermatose et ceux qui dépendent de l'état diathésique. On trouvera encore le système dominé par quelque état constitutionnel qui tiendra la dermatose sous sa dépendance, anémie, ou misère physiologique; d'autres fois un trouble habituel des voies digestives, ou des habitudes hygiéniques vicieuses.

A toutes ces considérations se rattachent des indications au premier abord assez précises au sujet du traitement thermal, ce qu'on pourrait appeler des indications dogmatiques. Mais il est un autre ordre de considérations qui devront très souvent l'emporter sur les précédentes, toutes rationnelles que puissent être celles-ci.

2° Les indications qui en résultent sont relatives à l'état *irritatif* ou *torpide* des dermatoses. On comprend facilement l'extension qui peut être donnée à ces expressions significatives, lesquelles résument bien des conditions diverses, absolues ou relatives.

Il faut d'abord considérer que, quelque part que l'on puisse faire à l'usage interne des eaux, dans le traitement thermal des dermatoses, c'est le traitement balnéaire qui constitue essentiellement et nécessairement ce dernier. Les douches et les étuves n'ont à intervenir que par exception. La pulvérisation ne peut avoir qu'une action locale et très limitée. Dans tous les cas, il s'agit ici d'un traitement externe, c'est-à-dire topique.

La plupart des dermatoses, et les dermatoses eczémateuses peuvent servir de type à cet égard, sont sujettes à revêtir, sous des influences faciles à apprécier ou non, un certain état d'acuité. Il est de règle que, dans les époques d'exacerbation, les eaux minérales sont contre-indiquées. Les qualités excitantes qui sont inséparables de la médication thermale, et précisément des eaux les plus spéciales dans le traitement des dermatoses, en sont la raison. Il faut toujours, avant de recourir au traitement thermal, ou laisser passer la période d'exacerbation, ou chercher à l'éteindre par des moyens appropriés. On peut donc établir la règle suivante : qu'une des premières conditions qui doivent être prises en considération, pour l'opportunité d'application des eaux minérales, est relative à leur degré actuel d'acuité.

Mais, en outre de cette question d'opportunité, le choix d'une eau minérale doit encore être basé sur le caractère effectif ou négatif d'irritabilité de la dermatose. Il y a des dermatoses qui sont toujours irritables. Les dermatoses humides sont irritables, et les dermatoses sèches ne le sont pas, hormis toutefois les dermatoses prurigineuses ou congestives.

L'indication de l'eau minérale sera donc établie beaucoup moins sur le caractère anatomique ou nosologique d'une dermatose que sur son caractère actuel sec ou humide, irritatif ou torpide, toutes conditions qui peuvent lui être inhérentes ou dépendre des circonstances de son évolution. Et ceci est d'une importance qui tient plus de place dans l'indication des formes à imposer au traitement thermal que ce qui est relatif à la diathèse ou à la constitution.

3° Il faut enfin tenir compte, en dehors des conditions pathogéniques et pathologiques qui viennent d'être signalées, du tempérament ou de la constitution normale du sujet. Il ne faut jamais oublier, dans ces sujets d'indications toujours si complexes, que, si l'affection est implantée sur une diathèse, celle-ci est souvent assise sur une modalité physiologique déterminée. Un arthritique, un syphilitique, un herpétique, peut être en même temps, et originellement, névrosique ou pléthorique, apathique ou irritable. Il est peut-être banal de dire qu'il ne faut jamais négliger ces conditions constitutionnelles complexes; mais j'y insiste, parce qu'il n'est peut-être aucun sujet où elles offrent autant d'importance qu'ici. La peau malade ressent ces influences multiples à un plus haut degré qu'aucun autre système, que les membranes muqueuses par exemple. Son étendue, qui offre de si larges surfaces à l'action topique de la médication, les actions réflexes qui, à l'état pathologique surtout, la mettent en relation directe avec tous les centres de la circulation et de l'innervation, lui créent ce qu'on peut appeler une impressionnabilité toute particulière.

N'est-ce pas là ce qui donne un caractère spécial de gravité à la disparition trop rapide d'une affection cutanée habituelle? Mais le traitement thermal, à moins qu'on n'ait recours à des procédés très perturbateurs, n'expose guère à des conséquences de ce genre.

On voit quelles sortes de préoccupations doivent présider au choix d'un traitement thermal dans les dermatoses. Au premier abord, la médication thermale semble répondre avec beaucoup de précision aux indications diathésiques ou constitutionnelles, à ces indications que l'on n'a qu'à prendre pour guides dans tant d'autres sujets.

C'est ainsi qu'au lymphatisme se rapportent les sulfurées, à la scrofule les chlorurées et les sulfurées, les unes et les autres à la syphilis, les bicarbonatées sodiques à l'arthritis et au diabète, les ferrugineuses aux anémiques, aux plus affaiblis et dégradés les plus reconstituantes. Ces déterminations ne diffèrent que jusqu'à un certain point de celles de Bazin qui attribue, mais avec un caractère formel de spécificité, les sulfurées aux scrofulides, les chlorurées aux syphilides, les alcalines (bicarbonatées sodiques) aux arthritides et les arsenicales aux herpétides.

Tout cela est très rationnel, mais a le grave inconvénient de ne tenir aucun compte des nécessités de la pratique.

Gubler a exprimé, avec beaucoup de raison, que l'on ne doit pas admettre de véritable spécificité des eaux minérales par rapport au traitement des maladies de la peau, mais bien la relation de leur action physiologique avec les indications particulières qui doivent être remplies (1). Ceci répond, avec une clarté peut-être un peu moindre, à ce qui a été dit plus haut.

Mais il ne faudrait pas pour cela dire avec M. Jaubert, de Gréoulx, « qu'il n'y a pas à tenir compte de la composition de l'eau minérale » (2).

Ce qu'il y a de certain, c'est qu'on trouve près des eaux minérales un assez grand nombre de balnéations banales, qui fournissent à beaucoup de dermatoses faiblement diathésiques une médication très effective, sans que la constitution propre de ces eaux paraisse répondre à des indications particulières, et que ces mêmes balnéations, généralement empruntées à des eaux à bases

(1) *Du traitement hydriatique des maladies chroniques*, etc., 1874.

(2) *Mémoires de l'Académie de médecine*, 1875 (Rapport général sur les eaux minérales).

calciques ou à des indéterminées, sont souvent seules applicables aux dermatoses irritables. C'est ainsi encore que certaines eaux, qui tiennent une grande place, et avec raison, dans le traitement des dermatoses, telles, par exemple, que Saint-Gervais, Loèche ou Molitg, ne fournissent guère d'éléments aux indications altérantes ou reconstituantes. Il ne faut donc pas s'attacher à pouvoir toujours définir la raison particulière de l'appropriation d'un bon nombre d'eaux minérales au traitement des dermatoses.

### Traitement.

Le traitement des maladies de la peau par les eaux minérales doit être étudié près des eaux sulfurées, des chlorurées sodiques, des arsenicales, c'est-à-dire *la Bourboule*, chlorurée bicarbonatée, représentant la médication thermale arsenicale, des sulfatées calciques et des indéterminées.

On doit attribuer deux modes d'action appréciables aux *eaux sulfureuses* employées dans les maladies de la peau :

L'introduction d'un médicament spécial adressé à la disposition morbide, ou si l'on veut à la cause pathogénique de la maladie, et dont le mode d'action, que l'on peut appeler *altérant*, ne paraît pas plus susceptible d'analyse que s'il s'agissait d'un médicament véritablement spécifique ;

L'application à la peau d'une médication excitante qui tend à changer son mode de vitalité vicieux, et qui semble agir à la manière des médicaments *substitutifs*.

Au point de vue de l'action spéciale qui paraît s'exercer sur la disposition ou sur la diathèse herpétique, et dans l'ordre des faits très simples qui sont étudiés en ce moment, on peut dire que le choix de l'eau minérale sulfureuse est à peu près indifférent.

Au point de vue de l'action exercée par l'eau minérale sur la peau, action directe, excitante, substitutive, le choix de l'eau minérale prend, au contraire, une grande importance.

Bazin ne reconnaît pas l'action spéciale des eaux sulfureuses sur la diathèse herpétique. « Nous réservons, dit-il, les eaux thermo-sulfureuses pour combattre les affections scrofuleuses. Sur ce point, nous sommes loin d'être d'accord avec M. Durand-Fardel, qui considère la médication sulfureuse comme étant spécifique de l'herpétisme. Pour appuyer notre opinion, nous avons notre propre expérience et celle de plusieurs hydrologistes distingués, entre autres MM. Gerdy et Allard (1). »

Cette manière de voir ne paraissait pas elle-même suffisamment arrêtée dans l'esprit du savant médecin de l'hôpital Saint-Louis. En effet, on lit dans le même ouvrage : « Le soufre exerce-t-il une influence favorable dans le traitement des affections dartreuses? Je déclare que je ne suis pas complètement fixé sur ce point de thérapeutique (2). » Et ailleurs : « La dartre exige l'emploi des préparations *sulfureuses* et arsenicales. Avec l'arsenic, vous débarrassez le dartreux, non seulement de ses éruptions cutanées, mais encore de ses névralgies, de ses fièvres intermittentes, de ses asthmes, etc.; les préparations alcalines, et certainement le carbonate et le bicarbonate de soude, serviront surtout à combattre les affections de nature arthritique (3). »

Je n'ai jamais considéré la médication sulfureuse comme *spécifique* dans l'herpétis, mais comme une médication *spéciale*, ce qui est fort différent. Pidoux a pu dire que « les eaux sulfureuses sont toujours les maîtresses-eaux dans la cure des dermatoses » (4). Il y a beaucoup de restrictions, dont la nature a été exposée dans les pages précédentes, à faire à ce sujet, tout en admettant cette proposition dans son ensemble. Ceci ne contredit pas l'action altérante de l'arsenic au sujet de l'herpétis, c'est-à-dire des dermatoses qui ne se réclament ni de la scrofule, ni de la syphilis, ni de l'arthritis ni des constitutions dégradées, action que l'on retrouve encore au sujet des manifestations dermatosiques, dans les cas même où il existe quelque autre diathèse, ce que le savant médecin de Saint-Louis attribuait, peut-être avec raison, à la coexistence de diathèses multiples. Il faut remarquer du reste que, nulle part, pas même à la *Bourboule*, nous ne rencontrons une médication arsenicale assez pure pour que l'action de ce principe médicamenteux puisse être nettement saisie.

(1) Bazin, *Leçons théoriques et cliniques sur les affections cutanées de nature arthritique et dartreuse*, p. 75, 1860.

(2) *Eod. loc.*, p. 78.

(3) Bazin, *Leçons théoriques et cliniques sur la scrofule*, 1858, p. 75.

(4) Mémoires de l'Académie de médecine, *Rapport général sur les établissements thermaux*, 1863-1864.

Il faut distinguer parmi les eaux sulfureuses : les sulfurées sodiques, les sulfurées calciques et les chlorurées sulfureuses.

Bien que le traitement thermal des dermatoses soit très spécialement balnéaire, cependant l'administration interne des eaux ne doit pas être toujours négligée.

Quelques auteurs, qui font justement autorité en cette matière, ne paraissent pas attacher une grande importance à l'usage des eaux sulfureuses en boisson, dans les cas qui nous occupent : « Il n'est pas nécessaire, dit de Puisaye, que les malades fassent usage de l'eau en boisson : il n'y a d'exception que dans le cas où il existe une complication gastro-intestinale (1). » Gerdy parle des malades qui s'imaginent ne pouvoir guérir s'ils ne boivent de l'eau minérale. « C'est là, dit-il, une opinion complètement erronée. Tous les ans un bon nombre de malades se guérissent sans avoir bu de l'eau minérale, parce que l'état de leur estomac ne le permet pas. Seulement alors le traitement peut exiger quelques jours de plus. L'emploi de l'eau à l'intérieur, fort utile comme auxiliaire, n'est donc pas indispensable (2). »

Lorsqu'il ne s'agit que du traitement d'une maladie de peau considérée en elle-même, il se peut, en effet, que l'usage exclusif des bains se trouve suffisant; mais, lorsqu'il s'agit de corriger une constitution ou une diathèse quelconque, et que l'on en appelle à l'action *altérante* du soufre ou de tout autre principe, il me semble que l'usage interne de la médication acquiert une importance réelle, et qu'on doit y voir plus qu'un utile auxiliaire.

Cependant il est certain que le traitement des maladies de la peau consiste essentiellement dans l'usage des bains.

Ici l'on a affaire à une médication excitante directe, et nous trouvons quelques remarques intéressantes à présenter sur ce sujet.

Cette excitation se traduit par le retour de la maladie à l'état aigu. C'est là, suivant de Puisaye, la condition de la guérison. Mais ce retour a lieu, tantôt dès le début du traitement, tantôt à une époque ultérieure.

Le premier cas paraît se rencontrer spécialement près des eaux sulfurées calciques, comme à *Enghien*, à *Schinznach*. On l'observe

(1) De Puisaye et Leconte. *Des eaux d'Enghien au point de vue chimique et médical*, 1853, p. 254.

(2) V. Gerdy. *Études sur les eaux minérales d'Uriage*, 1849, p. 216.

aussi près d'eaux minérales qui ne sont pas sulfurées, mais sulfatées, à *Loèche.*

Il n'en serait pas, le plus souvent, de même près des eaux sulfurées sodiques. Ici la tolérance s'établit, en général, tout d'abord. Puis, vers le vingtième ou le quarantième bain, des phénomènes aigus se développent : fluxion douloureuse vers la partie malade, sécrétions exagérées... (1).

Les eaux d'*Uriage*, bien que sulfurées calciques, se rapprochent des sulfurées sodiques sous ce rapport. Les quinze ou vingt premiers bains déterminent une amélioration sensible, puis les accidents d'excitation cutanée surviennent. Gerdy attribue cette première action sédative des eaux d'*Uriage* à leur composition saline qui les rapproche des *bains de mer*, lesquels commenceraient, en général, par réprimer les irritations cutanées quelquefois même d'une façon très énergique et très rapide, au lieu de les surexciter d'abord, comme font les eaux sulfureuses (2).

Cette opposition entre l'action primitive des *bains de mer* et des eaux sulfureuses, telle que la présente Gerdy, ne paraît pas très exacte. On vient de voir que l'action des eaux sulfurées sodiques *peut être,* pendant assez longtemps du moins, purement sédative. Or, relativement aux *bains de mer*, Gaudet est précisément très explicite dans le sens contraire : il dit expressément que, sous l'influence dynamique des *bains de mer*, les dermatoses humides commencent toutes par se raviver (3).

Je ferai remarquer qu'aux eaux d'*Aix-la-Chapelle*, sulfureuses et chlorurées sodiques, comme celles d'*Uriage*, mais beaucoup moins minéralisées, le traitement des affections eczémateuses s'effectue souvent sans aucune espèce d'excitation appréciable (4). Gerdy a fait lui-même une semblable observation à *Uriage*, mais dans des cas beaucoup plus rares sans doute. Ceci tend à prouver que ce mode physiologique n'est pas par lui-même nécessaire à la guérison des dermatoses.

(1) Astrié, *De la médication thermale sulfureuse appliquée au traitement des maladies chroniques*, Thèses de Paris, 1852, p. 128.

(2) Gerdy, *Études sur les eaux minérales d'Uriage*, 1849, p. 208.

(3) Gaudet, *Recherches sur l'usage et les effets des bains de mer*, 3e édit., 1844, p. 330.

(4) Wetzlar, *Traité pratique des propriétés curatives des eaux thermales sulfureuses d'Aix-la-Chapelle*, 1856, p. 60.

Quoi qu'il en soit, tous les auteurs paraissent d'accord sur ce point, qu'une fois l'irritation thermale déclarée, il est indispensable de continuer le traitement.

La continuation du traitement fournit, dans certains cas, le moyen le plus efficace de tempérer les accidents survenus par son propre fait. C'est ainsi qu'à *Loèche* on voit l'érythème général et souvent très douloureux qu'ont déterminé les premiers bains s'éteindre par le séjour prolongé dans l'eau minérale. Et d'un autre côté, Gerdy assure que l'interruption du traitement, à *Uriage*, permet à la recrudescence de la maladie de prendre une intensité considérable et de dépasser les limites qu'elle présentait à l'arrivée des malades (1).

Ensuite, la cessation inopportune du traitement à cette époque, que l'on pourrait appeler décisive, entraîne le risque de faire perdre tout le bénéfice du traitement suivi jusqu'alors. M. Bouland insiste beaucoup sur ce sujet. « La guérison, dit-il, dépend moins de l'intensité de l'excitation que de sa continuité (2). » Il a même érigé la pratique basée sur cette observation en méthode, qu'il appelle *méthode de l'excitation continue*. Astrié, tout en trouvant une pareille observation juste, pense qu'elle doit plus encore s'appliquer au traitement général, considéré comme *altérant*, qu'à l'excitation thermale localisée à la peau. Ceci répond à l'importance que nous avons attachée plus haut à l'usage interne des eaux sulfureuses.

Cependant les eaux sulfurées sodiques ne paraissent pas posséder cette action sédative que les sulfurées et les sulfatées calciques pourraient exercer sur leurs propres effets. Barrié recommande expressément de suspendre le traitement à *Luchon*, lorsque survient une recrudescence aiguë, et de le remplacer par des émollients (3), et Astrié reproduit le même conseil (4). Mais il ne s'agit que d'une suspension momentanée. Le traitement doit être repris aussitôt ces accidents calmés.

Le résumé de ces observations nous apprend que :

(1) Gerdy, *loc. cit.*, p. 208.

(2) Bouland, *Études sur les propriétés des eaux minérales d'Enghien*, 1850, p. 141.

(3) Barrié, thèse citée, p. 88.

(4) Astrié, thèse citée, p. 128.

Avec les eaux *sulfurées calciques*, le retour de la dermatose à l'état aigu survient, dans la plupart des cas, de bonne heure, et trouve son remède dans la continuation du traitement lui-même;

Avec les eaux *sulfurées sodiques*, souvent beaucoup plus tardif, il nécessite une interruption momentanée du traitement;

Avec les eaux *chlorurées sodiques sulfureuses*, ce retour à l'état aigu peut ne pas survenir ; mais s'il apparaît, c'est le plus souvent tardivement, comme dans les eaux sulfurées sodiques, mais tout en indiquant la continuation du traitement, comme dans les eaux sulfurées calciques.

Il ne faut prendre ces faits qu'à un point de vue un peu général. Il ne faudrait pas s'imaginer qu'ils se passent toujours ainsi. Le degré de susceptibilité d'une dermatose, ou bien encore de l'économie, doit tantôt hâter l'action irritante des eaux sulfurées sodiques, tantôt retarder celle des eaux sulfurées calciques.

Ces mêmes faits se rapportent surtout aux dermatoses humides, quoiqu'ils puissent s'appliquer aussi à quelques dermatoses sèches faciles à ramener à l'état aigu, comme le prurigo.

Dans les dermatoses sèches et invétérées, on a beaucoup plus de peine à ramener un état aigu, et cependant ce dernier paraît être une condition non moins utile de guérison.

On a recours pour cet objet à des modes particuliers d'administration des eaux.

La température des eaux joue un rôle important vis-à-vis de l'excitabilité des dermatoses : aussi distingue-t-on soigneusement, au point de vue de ces sortes de traitement, les bains frais, tempérés et chauds. Dans les formes très excitables, les formes eczémateuses, les impétigos, certaines affections faveuses, il faut procéder avec beaucoup de ménagements, et n'user que de bains frais ou tempérés, sous peine de dépasser les limites de l'excitation salutaire.

Dans les dermatoses sèches et invétérées, on usera beaucoup plus largement d'une température un peu élevée. Les bains de piscine prolongés pourront remplir le même objet. Les douches pourront être adressées aux altérations cutanées très localisées.

Quand la maladie est superficielle et disséminée sur de larges surfaces, dit Astrié, on se trouvera bien de l'action des étuves.

Au sujet des bains à température élevée, je signalerai une

remarque intéressante du docteur Bona. A Evaux (indéterminée, légèrement sulfatée), où une ancienne pratique relative à des bains à haute température avait été abandonnée au réel dommage du traitement des dermatoses, M. Bona est revenu aux anciens errements et a soumis des dartres sèches à une balnéation s'élevant de 33 à 40°, et en a retiré d'excellents résultats (1). Il y a lieu de regretter le défaut de renseignements plus circonstanciés sur ce sujet.

Ramener la maladie cutanée à l'état aigu, et, dans beaucoup de cas, s'en rapporter au traitement lui-même du soin de maintenir ce retour à l'état aigu dans des limites salutaires, tel paraît être le principe qui domine l'application des eaux sulfureuses aux dermatoses.

Cependant il me semble que les auteurs qui ont développé ces principes n'ont pas fait de suffisantes réserves au sujet des contre-indications que peut soulever un tel mode de traitement. Sans doute, la plupart des maladies de la peau qui se présentent aux eaux minérales sont parvenues à une période d'état qui permet de généraliser les règles de leur application. Cependant cette période ne serait pas toujours la plus favorable à l'application des eaux minérales.

De Puisaye dit expressément que les eaux d'*Enghien* sont employées avec d'autant plus d'avantages, dans les affections herpétiques, qu'elles sont administrées aussitôt après la période aiguë (2). Mais on sait combien les affections eczémateuses, pustuleuses, prurigineuses, sont sujettes à subir des recrudescences. Il faut certainement en tenir grand compte quand il s'agit de décider de l'opportunité du traitement thermal. Ce point n'a pas été suffisamment traité dans les ouvrages où nous avons puisé les renseignements qui précèdent. Quelle que soit la variété de l'eczéma, dit M. Alibert, s'il est enflammé; on est certain de l'aggraver en le traitant par les bains sulfureux (3). Et ce n'est pas toujours sans conséquences graves qu'il en arrive ainsi. M. Dauvergne considère les eaux sulfureuses comme contre-indiquées dans les dar-

(1) Mémoires de l'Académie de médecine, *Rapport général sur les établissements thermaux*, 1879.

(2) De Puisaye, *loc. cit.*, p. 276.

(3) Alibert, *Traité des eaux d'Ax,* 1853, p. 43.

tres squameuses humides, trop vives et surtout trop générales, « puisqu'un de ses confrères, malgré son avis, voulut y conduire une de ses parentes, qui succomba quinze jours après, sous l'inflammation générale des téguments (1). »

C'est à propos des cas de ce genre qu'une préparation au traitement thermal, précaution trop souvent négligée, peut être nécessaire. M. Dufresse conseille de pratiquer une saignée préalable s'il existe encore un certain degré d'inflammation, lorsque toutefois la constitution générale du sujet s'y prête (2). Le régime, les laxatifs concourront au même objet.

Enfin, lorsqu'on en sera à la question d'application de la médication thermale, on se guidera, pour son appropriation à la condition actuelle de la dermatose, sur la nature particulière des différentes eaux minérales.

Il nous est déjà permis à ce sujet de poser les indications suivantes :

Quand on craindra l'imminence d'une exaspération spontanée de la maladie cutanée, ou que l'on aura affaire à une susceptibilité particulière des parties malades, on préférera les eaux sulfurées sodiques aux eaux sulfurées calciques, celles-ci paraissant devoir réveiller plus tôt l'inflammation.

On préférera encore les eaux sulfurées sodiques pour une autre raison : c'est qu'il est beaucoup plus facile de graduer le traitement avec elles et de l'approprier aux formes individuelles de la maladie. En effet, il ne faut pas croire que l'on mitige toujours à son gré une eau minérale excitante, en la mêlant d'eau douce. Gerdy a fait cette remarque qui est d'une grande justesse (3) : je l'ai reconnu moi-même maintes fois, à propos d'eaux minérales prises en bains ou en boisson (4). Mais auprès d'un assez grand nombre de stations thermales sulfurées sodiques, on trouve des

(1) Dauvergne, *Hydrothérapie générale. Du véritable mode d'action des bains de mer en particulier*, 1843, p. 156.

(2) Dufresse de Chassaigne, *Guide des malades aux eaux de Bagnols* (Lozère), Angoulême, p. 171.

(3) Ceci ne veut pas dire que des bains plus ou moins étendus d'eau douce, ou mélangés de son ou d'amidon surtout, ne puissent être rationnellement et utilement employés.

(4) Gerdy, *loc. cit.*, p. 205.

nuances très variées qui permettent de graduer le traitement en fournissant à chaque cas le degré naturel qui lui convient.

Si l'on redoute l'excitation consécutive des eaux sulfurées sodiques, on s'en trouvera plus à l'abri près des eaux chlorurées sodiques sulfureuses, et à *Aix-la-Chapelle* plus sûrement qu'à *Uriage.*

*Eaux sulfurées.*

En tête des stations thermales sulfurées qui peuvent être utilisées dans le traitement des maladies de la peau, se placent *Luchon* et *Ax*, cette dernière station inférieure à la première pour l'installation et l'aménagement. Ce n'est pas que ces eaux minérales doivent être considérées comme plus efficaces que beaucoup d'autres, par leur constitution même : mais c'est que la multiplicité et la variété des sources permettent d'y accommoder le traitement aux conditions les plus différentes dans lesquelles puissent se présenter les dermatoses. Il est d'ailleurs souvent difficile de prévoir quel sera le degré de susceptibilité ou de l'économie ou de la peau malade, vis-à-vis du traitement thermal. Il est donc bien important d'avoir sous la main les moyens de modifier le traitement à volonté, et suivant les nécessités reconnues.

J'ai signalé déjà les conditions remarquables où se trouve *Luchon* sous ce rapport.

Il s'y rencontre des sources qui s'altèrent plus lentement que les autres, c'est-à-dire qui conservent leur principe à l'état de sulfure ou de polysulfure : ces sources sont plus excitantes, ainsi les sources *Richard* et de la *Grotte ;* d'autres voient leur sulfure rapidement décomposé développer de l'hydrogène sulfuré en quantité, et lui empruntent une action relativement sédative, *Bosquet* et *Bordeu ;* d'autres, enfin, deviennent laiteuses, blanches, véritables émulsions de soufre en nature : ce sont les plus douces de toutes, ainsi la *Blanche.*

A *Ax*, également, les bains, les douches, les étuves, les buvettes elles-mêmes « offrent, dans les diverses parties de l'établissement thermal, suivant M. Alibert, l'exemple d'une eau minérale croissant avec mesure, et d'une sorte de gamme sulfureuse apte à remplir de nombreuses indications (1). » A *Ax*, aussi, on

(1) Alibert, *Traité des eaux d'Ax*, p. 108.

trouve des bains de lait de soufre, *blanchis*, et d'autres qui, dépouillés de leur principe sulfureux, ont conservé leurs éléments salins et organiques, de manière à fournir une médication alcaline d'une grande douceur.

*Cauterets* se rapproche des stations précédentes. On y trouve des sources où le sulfure, rapidement converti en sulfite et en hyposulfite, rapproché d'une matière organique abondante, laisse aux bains des qualités fort adoucies et d'autres plus fixes et plus actives.

Il n'en est pas de même à *Barèges*. Ici ce n'est pas de l'hydrogène sulfuré ou un lait de soufre qui vient développer ses propriétés sédatives; ce ne sont pas des sulfites et des hyposulfites qui viennent remplacer un principe plus actif; c'est au contraire un polysulfure qui vient redoubler l'activité de l'eau minérale, avec un caractère de fixité qui ne se prête à aucune de ces mutations dont nous venons de montrer les avantages.

Il ne faut donc envoyer à *Barèges* que les cas où l'on se croit assuré contre les conséquences d'une excitation un peu vive de la peau: là se rencontre nécessairement un traitement actif et peu susceptible de se modifier suivant les circonstances.

Mais comme contraste à cet excès d'activité des eaux de *Barèges*, il est une série d'eaux sulfureuses que l'on peut appeler sulfurées faibles, et dont le mode d'action est aussi uniformément adouci que celui de *Barèges* est exagéré. Ce sont les eaux de *Saint-Sauveur*, de *Barzun-Barèges*, les *Eaux-Chaudes*, surtout *Molitg*, dans les Pyrénées-Orientales.

Les sources d'*Amélie* du *Vernet*, d'*Olette* (Pyrénées-Orientales), de *Bagnols* (Lozère), d'*Aix* (Savoie), toutes fort thermales, se présentent dans des conditions moyennes d'activité et d'efficacité très formelles, mais qu'il paraît difficile de mesurer comparativement.

J'ai exposé plus haut, avec quelques détails, les différences que les eaux sulfurées sodiques et les sulfurées calciques paraissent affecter dans leur mode direct d'action sur les maladies cutanées. A part les conséquences qu'on peut en tirer, il semble difficile d'établir une comparaison un peu précise entre le degré d'efficacité particulière de ces deux divisions des eaux sulfurées dans le traitement des maladies de la peau.

Beaucoup plus disséminées et moins nombreuses que les eaux sulfurées sodiques, les eaux sulfurées calciques, ou sulfhydriquées, offrent cependant à *Enghien*, à *Pierrefond*, à *Gréoulx*, à *Allevard*, aussi à l'étranger à *Schinznach* et à *Baden* (Suisse), à *Acqui* (Piémont) des médications intéressantes.

Comme dans les eaux sulfurées sodiques, on trouve ici des eaux d'une activité considérable, d'autres d'une activité moyenne, d'autres enfin, que leurs propriétés, relativement sédatives, permettent d'employer dans des cas où les précédentes ne pourraient convenir.

Je ne saurais présenter ces distinctions comme formelles et dogmatiques : nous ne sommes pas assez sûrement renseignés sur ces différents sujets. Mais elles expriment toujours une gradation vraie, et dont on peut faire l'application avec sécurité dans de certaines limites.

Les eaux de *Schinznach* sont au nombre des plus excitantes parmi les eaux sulfurées calciques. Elles ne ressemblent pourtant point à celles de *Barèges*, fixes ou ne se changeant qu'en polysulfures. Elles dégagent, au contraire, beaucoup d'hydrogène sulfuré, et déposent du soufre en abondance. Aussi je ne doute pas qu'on ne puisse trouver à *Schinznach* des eaux très altérées et très adoucies. Mais telles qu'on les emploie, ces eaux paraissent douées d'une grande activité. Les phénomènes de *poussée*, ou d'apparitions exanthémateuses à la peau, y sont en particulier très prononcés.

Les eaux d'*Enghien*, d'*Allevard*, de *Gréoulx*, d'*Acqui* paraissent devoir être considérées comme douées d'une activité moyenne et pouvant s'appliquer à la majorité des cas. La considération du climat ne doit pas être négligée, *Enghien* se trouvant situé à la porte de Paris, *Allevard* dans une région montagneuse de l'Isère, où l'air est assez vif et changeant, *Gréoulx* en pleine Provence, au milieu du climat le plus beau de la France, dit Patissier, (pourvu toutefois que le mistral ne souffle pas), *Acqui* dans les plaines accidentées du Piémont, entre Gênes et Alexandrie.

Parmi les eaux moins excitantes, et qui sont aux précédentes ce que *Saint-Sauveur* et *Molitg* sont à *Luchon*, nous citerons *Baden* en Suisse, et *Saint-Gervais* en Savoie.

Ici, nous abordons les *eaux sulfatées* par un côté qui les rapproche fort des eaux sulfurées, et nous rencontrons une station qui tient une place capitale dans le traitement de l'eczéma, et en général des dermatoses humides. C'est la station de *Saint-Gervais*, sulfatée calc'que très légèrement sulfureuse, et où se rencontrent, à côté d'une balnéation toute spéciale pour le sujet qui nous occupe, les éléments d'un traitement interne laxatif, digestif et légèrement reconstituant. M. Billout s'exprime ainsi sur ce sujet :

« Les eaux de *Saint-Gervais* sont surtout indiquées dans le traitement des maladies de la peau, et s'adressent spécialement aux maladies de la peau revêtant une forme inflammatoire, qui serait exaspérée par l'usage des eaux sulfurées fortes (sodiques). Leur température permet de les employer contre une forme de l'eczéma, si rebelle au traitement, l'eczéma subaigu, que souvent on n'ose pas adresser aux eaux minérales. Sans aucun doute, on ne doit pas envoyer à *Saint-Gervais*, plus qu'ailleurs, des eczémas aigus à la première période ; mais j'ai vu souvent des malades, qui présentaient encore un certain degré d'acuité, suivre un traitement à *Saint-Gervais*, sans éprouver aucun symptôme d'excitation, et je ne doute pas que ces eaux ne doivent en partie ces qualités sédatives toutes spéciales à leurs propriétés laxatives et diurétiques, et à leur température moyenne. Cette qualité de sédation les rend non seulement applicables au traitement des affections cutanées à forme subaiguë, mais elle s'adresse aussi à cette disposition si fréquente dans ce genre de maladie, l'irritabilité.

« Je ne sais trop si les eaux de *Saint-Gervais* agissent contre la diathèse herpétique ou arthritique, mais ce que je sais très bien, c'est que je vois des malades, qui me sont adressés avec le diagnostic d'herpétique et d'arthritique, et qui obtiennent une amélioration aussi complète que possible. Sans doute, ces malades ne sont pas guéris complètement ; la diathèse subsiste encore, mais la manifestation a disparu ; ou, si elle a seulement diminué, il est certain que les manifestations ultérieures iront en s'amoindrissant, et disparaîtront enfin, si le malade consent à revenir aux eaux qui lui ont procuré une réelle amélioration. Je ne sais s'il existe des eaux qui guérissent l'herpétisme et l'arthritisme, mais je crois qu'avant d'adresser des malades à ces eaux prétendues spécifiques, il est indispensable de les soumettre d'abord à un traitement thermal qui fasse avant tout disparaître ou tout au moins atténue la manifestation (1). »

Le professeur Hardy, à la haute expérience de qui l'on peut se fier en semblable matière, n'est pas moins explicite : « Lorsque, dans l'eczéma, la période de secrétion continue trop longtemps, lorsque des croûtes se renouvellent incessamment par des poussées non interrompues ou très rapprochées, on peut chercher à accélérer la guérison par les eaux minérales. Mais il faut alors se méfier des eaux minérales trop chargées de sels ou de soufre, ainsi que des eaux trop chaudes; elles augmenteraient infailliblement l'intensité, l'étendue et la durée de l'affection. A la période que je viens d'indiquer, les eaux qu'on doit placer en première ligne sont surtout celles de *Saint-Gervais*; d'une température peu élevée, diurétiques, diaphorétiques, légèrement purgatives et contenant une très légère proportion de soufre, ces eaux conviennent parfaitement dans des eczémas affectant depuis plusieurs mois la marche chronique, sans être arrivés à la période de siccité complète. Elles sont d'ailleurs également utiles lorsque l'eczéma est parvenu à la dernière période, qu'il affecte la forme squameuse ou lichénoïde; chez les individus nerveux, gastralgiques, j'ai eu bien souvent à me louer de l'effet de ces eaux pour déterminer et pour consolider la guérison (2). »

Je me bornerai à ajouter deux remarques à ces considérations, qui me paraissent suffisantes pour mettre à même de bien apprécier la portée des eaux de *Saint-Gervais* dans le traitement de l'eczéma en général :

D'abord, que l'on obtient d'excellents effets de ces eaux dans l'intertrigo, en particulier dans l'intertrigo du pli mammaire, chez les femmes obèses, lequel ne paraît pas exiger, pour apparaître et pour persister avec opiniâtreté, l'existence d'aucun état diathésique;

Ensuite, que les eaux de *Saint-Gervais* ne conviennent pas à l'eczéma chez les scrofuleux.

Des actions analogues pourront certainement se retrouver près d'autres eaux sulfatées calciques, alors même qu'elles ne pourraient

(1) *Annales de la Société d'Hydrologie médicale de Paris*, T. XX.

(2) Hardy. *Dictionnaire encyclopédique des Sciences médicales*, article ECZÉMA, p. 121.

reproduire la remarquable spécialisation de *Saint-Gervais*. Je signalerai en particulier *Capvern* et *Bagnères-de-Bigorre* où la multiplicité des sources permet de combiner avec une balnéation très sédative des éléments variés de reconstitution.

La station de *Loèche* se distingue par la pratique traditionnelle des bains très prolongés. C'est particulièrement dans les formes humides que ces eaux réussissent le mieux. Elles sont très utilement administrées dans les affections vésiculeuses, bulleuses et pustuleuses, l'eczéma, l'herpès, l'ecthyma et l'impetigo. On obtient quelquefois aussi, du séjour prolongé dans les piscines de *Loèche*, de bons effets dans les dermatoses sèches ; mais leur guérison est beaucoup plus difficile (Rotureau).

L'eau de *Challes* est une sulfurée qui représente actuellement la médication iodurée, comme *La Bourboule* est une chlorurée bicarbonatée, qui représente la médication arsenicale dans les eaux minérales.

Ce sont surtout des herpétides que l'on a eu à traiter à *Challes*, station très intéressante qui n'est pas depuis longtemps en possession des moyens balnéothérapiques que M. Royer considère comme absolument indispensables à son appropriation au traitement des dermatoses. L'apaisement du prurit est généralement obtenu avec une rapidité surprenante. L'acné punctata, l'acné simple et indurata, que l'on rencontre habituellement chez de jeunes sujets portant les attributs du tempérament lymphatique ou scrofuleux, sont très heureusement modifiés, en même temps que la constitution du sujet (1).

Les eaux *chlorurées sodiques* ne paraissent indiquées que pour les scrofulides bien déterminées. « Très bien indiquées alors, on aurait tort de recourir à elles dans d'autres circonstances (2). »

Chez les scrofuleux sujets à de fréquents retours ou à des exacerbations faciles d'affections eczémateuses ou pustuleuses, chez qui, sous les croûtes ou les squames, le derme demeure rouge, tendu, il faut recourir d'abord à des eaux *chlorurées faibles* ou même à des eaux *indéterminées*, dont l'usage ne laissera courir aucun risque d'exaspération et pourra encore exercer une légère

(1) Royer, *Rapport général sur la station de Challes*, 1883.

(2) Lebert, *Traité pratique des maladies scrofuleuses et tuberculeuses*, 1849.

action reconstituante. Certaines eaux étrangères, *Gastein*, *Wildbad*, *Pfeiffers*, sont assez usitées dans ce sens. *Néris*, *Luxeuil*, *Bourbon-Lancy* surtout peuvent rendre les mêmes services.

Aux scrofulides bénignes humides, Bazin recommande les sulfurées faibles et les sulfurées chlorurées, *Uriage* et *Aix-la-Chapelle*. Aux scrofulides malignes, il ordonne les chlorurées fortes, *Salins*, *Saliès*, *Moutiers*, et les eaux-mères. Il trouve alors les eaux *sulfurées* insuffisantes, à moins qu'il n'existe des ulcères compliqués de phagédénisme, sur lesquels elles exercent une action cicatrisante remarquable.

L'action des *bains de mer* sur les dermatoses est assez complexe, le froid venant ici s'ajouter au caractère essentiel de la médication. On y retrouve, comme près des sulfurées, les témoignages d'une action substitutive. « Nous avons vu, dit Gaudet, la vivification des eczémas, la provocation de leur pyogénie et le développement de leur sensibilité, donner lieu à un mouvement fébrile et exiger un repos de quelques jours. Ces cas ne guérissent ordinairement que dans la période des effets secondaires (1) ».

Le mode de leur emploi n'est pas sans influence sur ce mode d'action. M. Dauvergne insiste sur la part qui revient à la densité de l'eau et à la basse température (2). Ce dernier point me paraît devoir être surtout pris en considération.

Un des inconvénients de la médication sulfureuse, particulièrement dans le traitement des affections eczémateuses, est l'emploi de bains chauds. Cet inconvénient sera rarement évité, car il faut le plus souvent avoir recours à des bains prolongés, dans une telle médication, et il est difficile de prolonger des bains frais. Or des bains tempérés sont souvent des bains chauds pour une surface eczémateuse.

Tel est l'avantage que les *bains de mer* présentent sur les bains *sulfurés*.

Les indications comparatives peuvent être aisément saisies entre les uns et les autres.

Quand on aura affaire à un état lymphatique ou scrofuleux, tenant la dermatose sous sa dépendance ou s'opposant à sa résolu-

(1) *Recherches sur les usages et les effets des bains de mer*, 1844.

(2) *Hydrothérapie générale. Du véritable mode d'action des bains de mer en particulier*, 1843.

tion, les *bains de mer* seront adressés spécialement à l'ensemble de la constitution, que Gaudet les croit surtout propres à modifier, et ils se rapporteraient, sous ce point de vue, à la médication lymphatique ou scrofuleuse, si souvent indiquée dans le traitement des dermatoses.

S'il s'agit d'une affection eczémateuse due à des causes locales, irritable, supportant difficilement l'eau chaude, les *bains de mer* pourront être encore préférés pour la partie sédative de leur mode d'action.

Mais s'il est question d'une disposition herpétique effective, il ne faut pas oublier que les eaux minérales offrent des spécialités auxquelles les bains de mer ne sauraient aucunement suppléer.

Il faut, en outre, songer aux inconvénients possibles d'une médication aussi résolutive que les *bains de mer*. Je ne suis pas aussi rassuré que Gaudet sur la portée de ces inconvénients : cet auteur pense qu'une médication qui agit sur l'ensemble de l'organisme met à l'abri de toute répercussion nuisible. Ceci ne s'appliquerait pas moins aux eaux sulfureuses. Mais il faut faire attention que la disparition trop rapide d'une dermatose peut très bien s'effectuer avant que l'organisme ait été modifié d'une manière suffisante.

Du reste, dans l'usage des *bains de mer*, il est aussi des modes et des degrés.

Ainsi dans les bains froids de l'*Océan*, cette action répercussive sera plus à redouter que dans les bains de mer attiédis de la *Méditerranée*. Les bains à la lame seront beaucoup plus stimulants que ceux pris dans une mer calme et immobile. Sous ce rapport, il y a, en particulier, un contraste absolu entre les bains de mer du bassin d'*Arcachon*, où ils peuvent se prolonger pendant des heures entières, sans inconvénients, et les bains nécessairement courts et à vive réaction des côtes de la Normandie.

Les eaux *bicarbonatées sodiques* représentent le traitement thermal des arthritides : mais cette proposition doit être entourée de toutes sortes de restrictions. Il faut prendre garde que, si elles ne sont pas suppuratives comme les scrofulides, et sont moins épithéliales que les herpétides, les arthritides, et les dermatoses chez les arthritiques, sont essentiellement inflammatoires et irritatives. Et Bazin lui-même, malgré son dogmatisme en fait d'indications de ce genre, recommande de bien distinguer « les indications que donne le genre de celles que donne l'espèce, car il arrive souvent que l'indication du genre doit passer avant celle de l'espèce » (1), ce qui veut dire que l'indication doit souvent être établie sur les conditions intrinsèques de l'affection cutanée plutôt que sur son caractère pathogénique.

Les eaux bicarbonatées sodiques fortes, *Vichy*, *Vals*, *Carlsbad*, me paraissent peu applicables au traitement des dermatoses. J'ai bien vu disparaître à Vichy quelques eczémas, intertrigos, sycosis; mais ce sont là des résultats sur lesquels il est si peu permis de compter que je ne saurais fournir de renseignements un peu positifs à leur sujet. L'indication des eaux de ce genre me paraît devoir être réservée aux arthritides larvées, c'est-à-dire qui ne se montrent que par intervalles. Ici l'opportunité est la même que pour les autres manifestations de la diathèse.

Il me semble qu'on peut rapprocher en quelque chose l'action topique salutaire, que tant d'eaux minérales exercent sur les maladies de la peau, des propriétés cicatrisantes qui appartiennent à la plupart d'entr'elles. Or les bicarbonatées sodiques sont les moins cicatrisantes de toutes, et elles ne le sont généralement pas du tout.

C'est donc à des eaux beaucoup moins minéralisées et moins sodiques que celles que je viens de désigner qu'il faut s'adresser, en thèse générale, pour le traitement des arthritides. Le rapprochement du chlorure de sodium et la présence de bases calciques notables constituent la combinaison la plus salutaire. Aussi, est-ce à *Royat* et aux eaux analogues qu'il faut s'adresser, bien plutôt qu'aux bicarbonatées sodiques franches. A côté des affections vésiculeuses comme l'eczéma et l'herpès successif, M. Boucaumont range les affections pustuleuses, comme l'acné et le sycosis, les affections squameuses comme le pityriasis et le psoriasis, et enfin les affections simplement érythémateuses, comme la couperose et l'acné rosacée (2).

Il est des arthritides très déterminées, c'est-à-dire liées de très près à l'uricémie, dans lesquelles cette indication de bicarbonatées tempérées et unies au chlorure de sodium est importante; mais

(1) *Dictionnaire encyclopédique des sciences médicales*, article DERMATOSES.
(2) *Les eaux minérales d'Auvergne*.

je crois que, parmi les dermatoses traitées d'arthritides, le plus grand nombre se trouverait mieux d'eaux étrangères à l'indication dogmatique, telles que *Saint-Gervais*, *Capvern*, *Molitg*, *Loèche*, ou même très faiblement minéralisées, telles que *Plombières*, *Néris*, *Luxeuil*, etc. Ces résultats ne doivent pas étonner, si l'on pense à la part, encore assez hypothétique il est vrai, qui peut revenir au système nerveux dans la genèse ou l'évolution dss maladies de la peau.

La médication thermale *arsénicale* est représentée par *la Bourboule*. Ces eaux ne sont pas les seules qui renferment de l'arsenic en proportion notable, mais c'est à leur sujet surtout que l'on a fait appel aux applications spéciales de ce principe aux affections cutanées, et c'est près d'elles que l'on va s'adresser à cette spécialité d'action.

Cependant il ne faut pas plus à propos des dermatoses que sur bien des sujets différents négliger les autres qualités de ces eaux, chlorurées et bicarbonatées sodiques avant d'être arsenicales, et faire abstraction de l'action que ces qualités peuvent exercer sur elles. Il semble même que les eaux de *la Bourboule* répondent en même temps à la plupart des indications qui sollicitent l'emploi des eaux minérales dans les affections de la peau. Si, arsenicales, elles représentent la médication des herpétides, chlorurées sodiques, elles représentent la médication des scrofulides, et bicarbonatées celle des arthritides, à quoi l'on peut ajouter leurs qualités très reconstituantes, fort bien appropriées aux syphilides. Il ne leur manque que la qualité sulfurée.

On rencontre donc là réunis presque au complet les éléments de la médication thermale des dermatoses. Il serait difficile de dire si cette réunion vient ajouter ou soustraire quelque chose au caractère que l'on attribue à chacun de ces mêmes éléments, là où ils existent, jamais isolés sans doute, mais respectivement prédominants. La présence de l'arsenic vient-elle consacrer leur appropriation, ou ajoute-t-elle une appropriation nouvelle? Ce sont là des points de vue qui n'ont pas été suffisamment étudiés, et qui méritent de l'être, dût leur étude rester quelque peu spéculative.

Quoi qu'il en soit, l'appropriation de *la Bourboule* au traitement des dermatoses est formelle. Le champ de ses applications est assez étendu. Ce qu'il faudrait connaître, ce sont les cas où, les autres eaux minérales se trouvant contre-indiquées, ou dépourvues d'efficacité, elle fournirait des ressources que l'on aurait vainement cherchées ailleurs.

C'est ainsi que l'on arriverait à déterminer la véritable spécialisation qui lui appartient.

C'est aux formes précisément herpétiques de l'eczéma et du psoriasis que M. Verité, qui a étudié de près ces questions, attribue les eaux de *la Bourboule* (1). Faut-il en éloigner les eczémas arthritiques, qui réclament spécialement le bicarbonate de soude, mais ne contre-indiquent certainement pas l'arsenic? Cependant, les eczémas trouvent une médication très effective à *Saint-Gervais*, qui ne renferme ni arsenic ni bicarbonate de soude. Quant aux eaux sulfurées qui sont dans le même cas, leur appropriation à l'eczéma paraît plutôt restreinte par leur action excitante sur une affection irritable que par leur insuffisance au sujet de l'état diathésique « Pour l'eczéma, dit M. Nicolas, la guérison est la règle à *la Bourboule* (2). », sans restriction.

Voilà donc des médications différentes qui, par des procédés (naturels) différents, possèdent des propriétés fort semblables. Faut-il les considérer comme identiques? Non sans doute. L'action curative de *Saint-Gervais* disparaît dans la scrofule. Sur ce même terrain, l'indication des *sulfurées* et de *la Bourboule* est formelle, et j'avoue que je serais embarrassé d'établir ici une distinction, en dehors de l'état irritatif de la dermatose, qui rencontre plus de tolérance à *la Bourboule* que dans les stations *sulfureuses*.

Le psoriasis paraît trouver à *la Bourboule* une médication beaucoup plus efficace que partout ailleurs, mais ce n'est encore qu'une médication palliative. Les médecins de *la Bourboule* sont d'accord sur ce point, qu'on ne guérit pas le psoriasis, sauf dans des cas exceptionnels.

Les affections congestives de la face, couperose, *acne rosea* de Bazin, sont très effectivement modifiées à la *Bourboule*. Ce ne sont encore là que des effets palliatifs que l'on obtient le plus souvent, mais assez prononcés pour que cette médication tienne une place importante dans le traitement de ces affections. Je les crois aussi

(1) *Annales de la Société d'hydrologie médicale de Paris*, t. XX et XXI.
(2) *La Bourboule actuelle*, 1881.

efficaces alors chez les lymphatiques et les scrofuleux que chez les arthritiques.

J'ai essayé de donner une idée aussi exacte que possible du caractère général de la médication thermale des dermatoses.

Rien de plus simple, si l'on s'en tient à la considération pathogénique, comme l'avait fait Bazin.

Rien de plus compliqué, si l'on considère l'affection cutanée en elle-même.

Telle est la différence qui existe entre des indications *dogmatiques* et des indications *pratiques*.

Ici, il faut tenir compte à la fois et de la diathèse qui peut exister, et de la constitution telle qu'elle se comporte, et des caractères inhérents à l'affection ou acquis par elle : état anatomique, période de son évolution, degré d'irritabilité essentielle ou d'irritabilité actuelle.

Ce sont toutes ces données qu'il faut rassembler et rapprocher de l'action connue des eaux minérales. Celles-ci, soumises à un choix judicieux, fourniront les moyens de répondre à toutes les indications, simples ou complexes, qu'on aura pu saisir, mais il ne faut pas compter ici sur des formules édictées par avance.

## CHLOROSE ET ANÉMIE.

### Indications.

L'auteur d'une étude très intéressante sur les eaux de *Schwalbach* (1) commence par exposer avec détails le rôle du fer dans l'écononomie, ses propriétés oxygénantes en particulier, qui semblent faire des globules sanguins le véritable aliment organique, et, après avoir énuméré les états morbides nombreux dans lesquels l'élément globulaire, c'est-à-dire l'élément ferrugineux, du sang fait défaut, montre les eaux ferrugineuses prêtes à introduire dans l'économie le principe qui lui manquait.

J'ai présente plus haut sur la médication ferrugineuse quelques considérations qui semblent un peu faire la contre-partie des précédentes, mais qui me paraissent plus propres à faire appré-

(1) Gœuth, *Traité des eaux minérales du duché de Nassau*, 1852.

cier cette médication à sa juste valeur (1). La conclusion en était : que la médication de la chlorose et de l'anémie n'appartient pas aussi spécialement qu'on pourrait le penser aux eaux ferrugineuses proprement dites, et qu'elle peut appartenir, dans des limites différentes, à la plupart des eaux minérales.

Il faut, en effet, ne pas perdre de vue ce qui suit.

Le simple fait du déplacement, du changement que comporte le séjour près d'une station thermale, surtout si celle-ci présente certaines conditions de topographie, d'altitude, si l'on y trouve le genre de vie habituel des pays de montagne, suffit pour apporter une modification considérable dans l'état de beaucoup d'individus anémiques ou chlorotiques. Ils arrivent à assimiler le fer, alimentaire ou thérapeutique, qu'ils n'assimilaient point auparavant.

Les propriétés excitantes de la plupart des eaux minérales, l'activité qu'elles développent par l'usage interne vers l'appareil digestif, par les procédés externes vers la peau, viennent encore ajouter des conditions favorables.

Beaucoup d'eaux sulfurées, la plupart des chlorurées sodiques, toutes les bicarbonatées sodiques, renferment du fer, en petite quantité il est vrai. Mais, pour ce médicament surtout, ce n'est pas la quantité qui importe, c'est l'usage qu'en fait l'économie. En outre, un grand nombre de ces stations thermales possèdent accessoirement des sources ferrugineuses proprement dites. On sait combien les sources de ce genre sont communes : on en trouve presque partout lorsqu'on les recherche.

Ainsi, circonstances hygiéniques favorables, procédés de la médication thermale salutaires par eux-mêmes, présence d'un peu de fer dans la plupart des eaux minérales, adjonction fréquente de sources ferrugineuses proprement dites, telles sont les raisons qui tendent à étendre bien en dehors de la classe des eaux ferrugineuses les applications de la médication thermale à l'anémie et à la chlorose.

Or, il est rare que les dérangements de la santé du genre de ceux que nous étudions en ce moment soient tout à fait simples. Lorsque l'on a affaire à un individu affecté d'anémie ou de chlorose, il ne suffit pas toujours de saisir le fait pathologique qui correspond à l'amoindrissement des globules du sang ; il faut analyser

(1) Voyez page 272.

avec soin l'ensemble de la santé, et l'on trouvera presque toujours quelque circonstance, afférente ou non à l'état en question, et qui réclame sa part dans les indications. Cette circonstance touche ou à l'hérédité, ou à la constitution originelle, ou aux maladies antérieures, ou à la prédominance de certains troubles fonctionnels, ou à quelque complication.

Il ne faut donc pas seulement chercher du fer pour l'état du sang, il faudra chercher une médication complexe qui s'accommode aux circonstances accessoires ou capitales dont nous supposons l'existence.

Mais les eaux ferrugineuses, comme nous l'avons dit tout à l'heure, offrent pour la plupart une médication ferrugineuse, exclusive ou tout à fait prédominante, tandis que, près d'un grand nombre d'autres eaux minérales, on trouve en même temps que du fer et les conditions favorables énoncées plus haut, des médications variées et faciles à adapter aux autres conditions de l'économie.

C'est dans ce sens que les applications des eaux ferrugineuses proprement dites, malgré la netteté des indications qu'elles sont appelées à remplir, nous semblent pouvoir être assez réduites dans la pratique.

### Traitement.

Essayons maintenant de donner une idée des ressources que les différentes classes d'eaux minérales peuvent offrir dans la chlorose et dans l'anémie.

« Que peuvent les eaux *sulfureuses*, dit Astrié, dans les anémies produites par des hémorrhagies, des saignées, la diète prolongée, les évacuations excessives et fréquentes, l'alimentation insuffisante, la privation d'une radiation solaire habituelle ; alors que les malades sont faibles, languissants, décolorés, digérant mal, pris d'essoufflement ou de palpitations pour la moindre cause, les femmes mal réglées ou disposées aux hémorrhagies, en proie à des phénomènes variés de mobilité nerveuse et d'éréthisme ; enfin, dans tous ces cas, qui peuvent se résumer en deux mots : diminution de l'élément ferrique globulaire et de la plasticité du sang d'une part ; anervie de l'autre ?

» Que peuvent pour eux les eaux sulfureuses ? Beaucoup, si elles sont légèrement alcalines et ferro-manganésiennes; si les conditions hygiéniques d'air pur, vif et léger, de large radiation solaire, de chaleur tempérée par des brises fraîches, sans fortes agitations atmosphériques; si les excursions dans les forêts d'arbres résineux et sur des pelouses semées de plantes aromatiques dont les vives senteurs stimulent et fortifient l'innervation pulmonaire et l'hématose, si un régime analeptique et varié, des bains tempérés et fixes à douce stimulation diffusible, viennent se joindre aux salutaires influences de la boisson minérale. Le voisinage ou la présence dans la localité de sources ferrugineuses augmentera la valeur d'une station sulfureuse dans le traitement des anémies et des convalescences.

» Dans le traitement des anémies, on préférera parmi les eaux sulfureuses celles des Pyrénées, et parmi celles-ci les sources douces et ferro-manganésiennes d'*Ax*, les sulfurées faibles de *Luchon*, du *Vernet*, des *Eaux-Chaudes*, de *Cauterets*, de *la Preste*, de *Molitg*, etc.. Dans les cas légers, on pourra choisir presque indifféremment toute eau froide ou chaude qui réunira de bonnes conditions hygiéniques, car ces dernières ont ici la part la plus large dans les bons effets des eaux.

» Pour ce qui concerne le traitement sulfuro-thermal appliqué à la chlorose, il est un puissant auxiliaire de la médication spécifique par les ferrugineux; son action stimulante de l'appareil digestif, son mode reconstituant et la détermination de l'époque ménorrhagique qu'il provoque souvent, en font un précieux succédané des préparations ferriques, quand celles-ci sont mal supportées ou ne suffisent plus à prévenir les récidives. C'est surtout dans les chloroses de lymphatiques, ou liées à la suppression, à l'irrégularité du flux menstruel, que ces eaux auront les effets les plus prompts et les plus sûrs.

» Les eaux d'*Ax*, de *Saint-Sauveur*, du *Vernet*, les *Eaux-Chaudes*, les *Eaux-Bonnes*, *Cauterets*, *Luchon*, *Gréoulx*, *Uriage*, *Viterbe*, *Aix-en-Savoie*, etc., seront parfaitement indiquées. Les eaux tempérées de *Saint-Sauveur*, de *Barzun-Barèges*, conviennent très bien aussi aux chloroses des femmes nerveuses (1). »

J'ai reproduit ce long passage parce qu'il me paraissait impos-

(1) Astrié, *De la médication thermale sulfureuse appliquée au traitement de maladies chroniques*, Thèses de Paris, 1852.

sible de mieux définir l'action qu'on peut attribuer aux sulfurées chez les anémiques.

Petit a écrit « qu'il est peu d'affections contre lesquelles les eaux de *Vichy* aient un effet plus salutaire que contre la chlorose (1). » Ceci paraît un peu exagéré. Les eaux de *Vichy* sont extrêmement favorables dans les anémies accompagnant des états pathologiques auxquels elles se trouvent utilement applicables elles-mêmes. Elles sont très salutaires pour ces anémies de jeunes enfants, avec pâleur, essoufflement, anorexie, céphalalgie surtout; les effets en sont généralement alors très rapides. Elles s'appliquent également très bien à ce que les Allemands ont appelé *chlorose de l'âge de retour*.

J'ai trouvé les eaux de *Vichy* beaucoup moins efficaces chez les jeunes filles, dans la chlorose pure et simple. Mais les eaux ferrugineuses réussissent-elles plus sûrement dans les cas de ce genre?

Petit employait exclusivement, je ne sais par suite de quelles préoccupations, dans la chlorose, l'eau de la source des *Célestins*, à peine ferrugineuse (0.001 fer), à l'exclusion des sources ferrugineuses de *Vichy*. Cette action d'une eau bicarbonatée sodique, simple ou à peu près, est digne de remarque. Mais les sources ferrugineuses de *Vichy*, celles de *Mesdames*, *Lardy*, de *Cussel*, fournissent une médication beaucoup plus sûre et plus complète.

Voici un autre point de vue sous lequel les eaux d'*Ems* sont envisagées dans le traitement de la chlorose : *Ems* serait utile comme traitement de préparation contre la chlorose, au double titre de moyen agissant sur le système digestif et sur le système utérin. Lorsque après un séjour à *Ems* ces malades sont soumis à la médication par les ferrugineux, ou bien lorsqu'ils sont envoyés dans un climat où l'air et le soleil deviennent des succédanés du fer, alors les résultats sont admirables (2).

L'utilité des eaux *chlorurées sodiques* me paraît très bien spécifiée par le passage suivant, emprunté au docteur Thilénius (de Soden), et qui exprime le même ordre d'idées que celui qui vient d'être cité : « L'anémie, et sa forme chronique la plus caractéristique, la chlorose, lorsqu'elles sont bien développées et étendues, ne trouvent pas dans les eaux de *Soden* un moyen par-

(1) Petit, *Du mode d'action des eaux de Vichy*, 1850, p. 150.

(2) Ibell, *Traité sur les eaux minérales du duché de Nassau*.

faitement approprié, mais réclament pour disparaître l'administration des sources ferrugineuses. Pour déterminer les indications de ces eaux dans ces deux maladies, nous rappellerons seulement ici que très souvent l'obstacle à la composition normale du sang réside dans l'affection de certains organes particuliers, qui contribuent à la sanguification (par assimilation ou par excrétion), d'où résulte un état anémique. Dans ces cas, il faut faire précéder l'emploi des moyens directement toniques, tels que les ferrugineux, par un traitement de préparation, qui a pour but de régulariser le travail de la digestion et de détruire les influences qui entretiennent la maladie. On y arrive par nos sources acidulées salines et ferrugineuses, dont on connaît les propriétés réparatrices sur l'appareil de la digestion. Aussi *Soden* convient-il parfaitement comme traitement de préparation, avant un traitement principal par les sources ferrugineuses, afin de disposer les organes digestifs à recevoir l'eau ferrugineuse, et afin de diminuer autant que possible l'irritabilité nerveuse qui se montre si souvent dans la chlorose et qui empêche l'emploi continuel des moyens fortifiants (1). »

Il paraît que les eaux de *Nauheïm* sont appliquées d'une manière beaucoup plus formelle et plus explicite au traitement de la chlorose. « L'action des sources de *Nauheïm* sur les chloro-anémiques, dit M. Rotureau, est si puissante qu'elle détruit rapidement cette altération du sang, sans qu'il soit besoin d'avoir recours à l'emploi simultané des ferrugineux. Des faits nombreux prouvent que l'ingestion de l'eau du *Kurbrunnen* ou du *Salzbrunnen* et les bains des sources du *Grosse-Sprudel* suffisent, au bout de quinze à vingt jours, pour donner les couleurs et la santé aux jeunes filles arrivées au dernier degré de l'anémie chlorotique (2). » Ceci ne peut encore s'accepter qu'avec beaucoup de réserve.

Enfin, nous devons ajouter que les *bains de mer*, combinés avec les préparations ferrugineuses, constituent une des médications les plus efficaces auxquelles puissent être soumis les enfants anémiques et les jeunes filles chlorotiques. Cette médication emprunte une partie de ses ressources à l'action purement hydrothérapique

(1) *Traité sur les eaux minérales du duché de Nassau.*
(2) Rotureau, *Études sur les eaux minérales de Nauheim*, 1756.

de l'eau froide (1), et une autre non moins importante à l'inhalation de l'air marin.

Quant aux eaux ferrugineuses, on doit en définitive les considérer comme le meilleur mode thérapeutique d'administrer le fer, mais comme une médication distincte des précédentes, en ce qu'elle est en général exclusivement ferrugineuse. Il faut cependant considérer aussi l'action du gaz carbonique, très salutaire surtout au point de vue du rétablissement ou de l'animation des fonctions digestives, et qui doit faire rechercher très spécialement les sources ferrugineuses bicarbonatées et notablement gazeuses.

Les eaux ferrugineuses sont très nombreuses. Je signalerai les suivantes, en déclarant qu'il est difficile d'assigner de distinction précise au sujet de leurs applications spéciales : *Neyrac* (Ardèche), *Sylvanès* (Aveyron), *Saint-Pardoux* (Allier), *Charbonnières* (Rhône), *la Malou* (Hérault), *Andabre* (Aveyron), *Rennes* (Aude), *Campagne* (Aude), *Barbotan* (Gers), *Orezza* (Corse), *Bussanq* (Vosges), *Sulzbach* (Haut-Rhin), *Château-Gontier* (Mayenne), *Forges* (Seine-Inférieure), *Renlaigne* (Puy-de-Dôme), *Spa* (Belgique), *Schwalbach* (Nassau), *Pyrmont* (Westphalie), etc.

Enfin, il faut faire une mention particulières des sources manganésiennes de *Cransac* et surtout de *Luxeuil* (2).

La combinaison de pratiques hydrothérapiques avec l'usage sur place des eaux ferrugineuses peut donner d'excellents résultats.

## FIÈVRES INTERMITTENTES.

Les eaux minérales ne sauraient être considérées précisément comme un moyen de traitement de la fièvre intermittente elle-même.

M. Le Bret nous a bien rapporté que, lorsque les habitants du voisinage de *Balaruc* sont pris de fièvre intermittente, ils se rendent à l'établissement thermal et se gorgent d'eau minérale pendant trois ou quatre jours : ils subissent une superpurgation, et se débarrassent ainsi de la fièvre sans avoir pris de sulfate de

(1) L. Fleury, *Traité pratique et raisonné d'hydrothérapie*, 2e édition, 1856.

(2) Billout, *Notice sur les eaux minérales thermales de Luxeuil, et spécialement sur le bain ferrugineux et manganique*, 1837.

quinine. C'est là une méthode perturbatrice qui peut effectivement réussir à rompre le cours d'une fièvre intermittente, mais qui ne constitue pas un traitement thermal, à proprement parler.

Il peut arriver cependant que certaines eaux minérales interviennent utilement dans le cours de ces fièvres intermittentes, longues et opiniâtres, dans lesquelles on a vu le sulfate de quinine perdre successivement de son efficacité, n'apportant d'abord que des répits de moins en moins prolongés, ou même cessant d'exercer aucune influence sur la marche de la maladie.

Les eaux minérales agissent alors par leurs propriétés reconstituantes, et jusqu'à un certain point altérantes. Il arrive ici ce que nous avons déjà remarqué à propos de la syphilis. Il y a des constitutions qui ne tolèrent pas le mercure, ou bien près desquelles ce médicament paraît avoir perdu ses propriétés spécifiques. Sous l'influence d'un traitement thermal, on voit l'économie le supporter et se replacer sous son empire. La même chose arrive à propos du sulfate de quinine. L'économie, modifiée par les eaux minérales, tolère mieux le sulfate de quinine, et, remontée, reconstituée par elles, retrouve des forces suffisantes pour réagir contre le génie morbide qui la dominait et s'en débarrasser.

Je crois que la plupart des eaux minérales peuvent agir de cette manière. J'ai obtenu de semblables résultats à *Vichy*, mais non d'une manière constante; les eaux chlorurées sodiques fortes, les eaux sulfurées actives, peuvent certainement en faire autant. Les eaux de *Campagne*, sulfatées magnésiques, bicarbonatées et ferrugineuses, et les eaux d'*Encausse*, sulfatées calciques, paraissent posséder une efficacité particulière contre les fièvres intermittentes prolongées.

Mais c'est surtout contre les conséquences des fièvres intermittentes, les engorgements viscéraux du foie, de la rate surtout, c'est contre la cachexie paludéenne, que les eaux minérales fournissent une médication importante, on pourrait presque dire une médication indispensable.

Ici encore, il s'agit moins d'une médication spéciale que d'un ensemble de circonstances favorables, que l'on trouve réunies au plus haut degré près de stations thermales appropriées.

On y trouve d'abord le changement de milieu, l'éloignement des conditions parmi lesquelles la fièvre intermittente s'est développée ou s'est maintenue. On s'attachera donc à rechercher des conditions topographiques aussi opposées que possible à celles au milieu desquelles se trouvait le malade.

Ensuite on s'adressera de préférence aux eaux *bicarbonatées sodiques* ou aux eaux *chlorurées sodiques*, ou aux eaux *ferrugineuses*, suivant les circonstances.

Quand le dérangement et l'affaiblissement des fonctions digestives domineront, en même temps qu'il existera des engorgements du foie ou de la rate, les eaux *bicarbonatées sodiques*, *Vichy*, *Vals*, et leur congénère *Carlsbad*, seront surtout indiquées ; quand on aura simplement affaire à des engorgements abdominaux, les eaux *chlorurées sodiques*, *Bourbonne*, *Uriage*, *Niederbronn*, *Kissingen*, *Wiesbaden*, seront préférées; enfin s'il y a surtout un état d'anémie, les eaux *ferrugineuses* dont il a été question dans le chapitre précédent. J'ajouterai seulement que les sources ferrugineuses de *Vichy* paraissent généralement mieux applicables aux cas de ce genre que la plupart des eaux ferrugineuses proprement dites. Les eaux de *la Bourboule* doivent à leur qualité arsenicale, ajoutée à leurs propriétés énergiquement reconstituantes, une appropriation particulière au traitement de la cachexie paludéenne.

## NÉVROSISME

Comme la scrofule, comme la goutte, le névrosisme se transmet par hérédité, affecte des déterminations spéciales, lesquelles sont les névralgies ou les névroses locales ou généralisées, et répand une physionomie particulière sur tous les actes pathologiques qui lui sont étrangers. Voici pourquoi je considère le névrosisme comme une diathèse.

Les difficultés extrêmes que l'on éprouve à agir sur cet état de l'organisme par les agents ordinaires de la thérapeutique se retrouvent dans la médication thermale. Celle-ci ne possède qu'une faible action sur les formes particulières et les localisations du névrosisme. Elle ne saurait guère répondre qu'à l'indication générale et un peu confuse de calmer et de régulariser le système nerveux excité ou mal équilibré. Il est certain que les balnéations sédatives et indéterminées des eaux faiblement minéralisées ou sulfatées calciques rendent de grands services dans ce double sens : ainsi, *Bagnères-de-Bigorre*, *Encausse*, *Foncaude*, *Néris*, *Ussat*, *Saint-Sauveur* (sulfurée), etc. De telles médications se trouvent assez en harmonie avec le caractère de la maladie, aussi vague que leurs minéralisations elles-mêmes. En effet, s'il est des modalités constitutionnelles qui méritent le nom d'*états*, c'est bien ces maladies sans matière, qui n'offrent pas de symptômes tangibles, qui peuvent n'atteindre dans leur évolution aucune des grandes fonctions de l'économie, qui n'altèrent dans leur structure ni les organes ni les tissus, mais qui impriment en quelque sorte une teinte particulière à tous les états physiologiques comme à tous les actes pathologiques.

La médication thermale s'applique difficilement aux modalités pathologiques qui se rattachent le plus directement au névrosisme, telles que les névroses généralisées et les névralgies. Cependant on a vu quelquefois des névralgies localisées, sciatiques, cervicales, plantaires, etc., céder aux eaux de *Néris*. L'hystérie et ses nombreuses variétés peuvent être atténuées par les eaux minérales que j'ai signalées tout à l'heure. Mais on n'obtient en général que des résultats assez incomplets de ces sortes de traitements.

Le névrosisme doit être surtout considéré dans son rapprochement avec les autres états morbides qui lui sont étrangers.

Il n'est pas d'états constitutionnels ni de modes pathologiques qui ne puissent se combiner avec le névrosisme. Sans parler de l'anémie qui l'accompagne le plus habituellement, la considération du névrosisme a principalement pour objet la recherche des modifications qu'elle doit apporter au choix des médications sollicitées par les indications les plus diverses.

Chacune des classes d'eaux minérales que nous avons passées en revue présente, en opposition avec des eaux d'une activité déterminée, des eaux peu minéralisées, faibles, sollicitant peu d'actions physiologiques ou pathogénétiques, et, par suite, ou relativement sédatives, ou au moins très peu excitantes de l'innervation. C'est ainsi que, parmi les sulfurées, nous avons remarqué les sources douces ou à lait de soufre de *Luchon* et d'*Ax*, les sulfurées dégénérées de *Cauterets* et des Pyrénées-Orientales, très spécialement les eaux de *Saint-Sauveur* ; parmi les chlorurées, *Bourbon-Lancy* et *Gréoulx* peuvent suppléer *Bourbonne* et *Uriage*, comme parmi les bicarbonatées, *Pougues* et *Saint-Alban* peuvent suppléer *Vichy*, et les sources faibles de *Vals* peuvent remplacer les sources fortes de cette même station. Enfin, dans les dermatoses, les métrites chroniques, les sulfatées calciques et les indéterminées remplacent les eaux à minéralisation déterminée; dépourvues d'actions altérantes, elles possèdent des actions reconstituantes fort réduites, mais encore effectives.

Les affections qui rentrent dans le cadre du névrosisme réclament en général des traitements prolongés. A *Néris*, d'après M. de Ranse, on observe habituellement, au début, une exaspération des phénomènes douloureux ou des troubles fonctionnels, et quelquefois un retard considérable dans les premières apparences de sédation. Il faut en être prévenu pour ne pas abandonner, au moment où il commencera à produire des effets utiles, un traitement dont le début n'aura pas été encourageant.

Les documents cliniques relatifs à ces sortes de traitement ne sont pas très nombreux ni très explicites. Je reproduirai les renseignements que donne M. de Ranse de sa pratique à *Néris*, station qui servira de type à une médication dont les agents ne paraissent pas différer beaucoup entre eux, leurs caractères de constitution étant surtout négatifs. Les renseignements fournis sur le caractère de durée des résultats obtenus font surtout défaut. On peut affirmer que, sur aucun sujet, la répétition du traitement thermal n'est plus nécessaire, si l'on veut parvenir à dominer l'habitude vicieuse imprimée au système.

» Il est bon de distinguer, dans les applications des eaux de *Néris*, une action immédiate et une action éloignée. La première se manifeste pendant la durée même du traitement et répond à une indication parfois pressante, comme par exemple dans les névroses extrêmement douloureuses où il s'agit avant tout de calmer les souffrances du malade.

» La durée de la cure thermale doit varier suivant les cas et constitue un élément important de l'action des eaux.

» L'action immédiate des eaux de *Néris*, dans le traitement des maladies du système nerveux, qu'il s'agisse de troubles de la sensibilité ou de la motilité, se manifeste surtout dans les cas où il y a plutôt une excitation anormale qu'une diminution de l'activité fonctionnelle. Cette action est sédative par rapport à l'affection nerveuse, et secondairement tonique par rapport à l'état général de l'organisme. Elle est des plus promptes et des plus marquées dans les névroses douloureuses, névralgies périphériques ou viscérales, angine de poitrine, dans les convulsions cloniques de l'hystérie, la chorée, l'ataxie locomotrice, etc ; elle est moins prononcée, sans cesser toutefois de se manifester, dans les anesthésies, les paralysies, le tremblement sénile, la paralysie agitante, la contracture permanente liée à une sclérose latérale de la moelle, etc.

» Les eaux de *Néris* paraissent utiles dans les amyotrophies, mais de nouvelles observations sont nécessaires pour en bien préciser l'action.

« L'effet immédiat des eaux de *Néris* ne permet pas de juger de leur effet éloigné ou définitif (1) ».

Les effets des eaux indéterminées, comme des eaux à minéralisation inférieure, et des sulfatées calciques, dans le traitement des névroses dépendent en grande partie de leur mode d'administration. Les applications, qui sont uniquement celles d'un traitement externe, peuvent varier à l'infini, tout en se concentrant à peu près dans le maniement des bains et des douches. L'emploi de ces dernières est certainement très délicat, et il est à regretter que nous ne possédions aucun document sur ce sujet, car les préceptes concernant l'administration des douches, dont ont été prodigues les publications relatives à l'hydrothérapie, ne sauraient guère trouver ici d'application.

Je signalerai l'importance des bains prolongés, auxquels on peut attribuer une durée, en quelque sorte, illimitée. On n'a pas encore tiré un parti suffisant de ce mode d'action, assurément très puissant. De Laurès avait, à *Néris*, poussé la durée du bain jusqu'à cent heures consécutives. Il a été question plus récemment de la prolongation de bains pendant plusieurs semaines; mais cette pratique avait en vue des maladies de la peau. Les eaux indéterminées se prêteraient facilement à des expériences de ce genre. Les essais commencés par de Laurès, à propos des névroses généralisées, n'ont pas été suivis. Ils mériteraient d'être repris d'une manière sérieuse.

M. Caulet a fait, à *Saint-Sauveur*, des remarques curieuses sur

(1) De Ranse, *Annales de la Société d'hydrologie médicale de Paris*, t. XXI, 1876

l'effet sédatif, dans les névroses, de la douche ascendante, mais de la douche ascendante continuée de manière à ce que le liquide dépasse le rectum et pénètre le plus avant possible dans le colon (1).

« Nous l'avons, dit M. Caulet, fréquemment employée à *Saint-Sauveur*, comme agent accessoire du traitement thermal sulfuré, dans les états névropathiques généraux, tels que l'hystérie grave, le névrosisme constitutionnel, et surtout dans les divers symptômes désignés sous le nom de vapeurs, état spasmodique, éréthisme, état nerveux, surexcitabilité, irritabilité, etc., et il nous a semblé qu'elle y exerçait une action directe, curative, immédiate, plus aisément appréciable que celle des autres applications thermales.

« Dans ces diverses circonstances, lorsque la douche agit, son action se manifeste aussitôt ; pendant les deux ou trois heures qui suivent son application, la malade éprouve une amélioration sensible, un soulagement marqué de ses misères nerveuses. Dans bien des cas, le calme apporté, l'effet sédatif est surprenant ; au sortir de la douche, la malade se trouve débarrassée de tous ses malaises, de toute irritabilité, au point de se croire guérie. Pendant ces moments de détente, elle accuse un bien-être inexprimable. C'est dans le névrosisme pur et primitif que la douche produit ses plus brillants effets, mais son usage est encore fort avantageux dans les états nerveux secondaires et consécutifs, quand ceux-ci ont acquis une existence indépendante et subsistent *per se*, ainsi qu'il arrive si souvent chez les femmes et les sujets prédisposés par le seul fait de la prolongation de la maladie principale. Dans ces diverses conditions, la douche est aussi utile chez les hommes que chez les femmes.... » (2).

## CATARRHE BRONCHIQUE

### Indications générales.

Il s'agit ici de toutes les bronchites chroniques ou bronchorrhées, c'est-à-dire de tous les cas où la muqueuse bronchique, plus ou moins altérée dans sa texture, se trouve le siège d'une

(1) Voir page 34.

(2) Caulet, *Contribution à l'histoire de la douche ascendante intestinale*, in *Annales de la Société d'Hydrologie médicale de Paris*, t. XXV. 1879-80.

sécrétion exagérée, plus ou moins éloignée des caractères normaux qui lui appartiennent.

Il se présente beaucoup de distinctions à établir sur un pareil sujet. J'exposerai rapidement celles qui ont le plus spécialement rapport à la médication thermale.

Mais je dirai d'abord que, sauf quelques contre-indications qui seront signalées plus loin, la persistance d'un catarrhe bronchique suffit par elle-même pour indiquer l'usage des eaux minérales.

Les catarrhes bronchiques constituent quelquefois une maladie parfaitement locale.

D'autres fois, ils se relient plus ou moins intimement à certains états constitutionnels ou diathésiques.

Lorsqu'un catarrhe persiste avec assez d'opiniâtreté, en dépit du temps et des moyens thérapeutiques ordinaires, pour rendre nécessaire l'intervention de la médication thermale, on peut être à peu près assuré qu'il se trouve entretenu par certaines conditions générales de l'organisme, sous la dépendance desquelles il est né où il s'est placé.

Qu'une bronchite, survenue par suite d'une cause accidentelle chez un individu offrant des conditions moyennes de santé et d'organisation, passe à l'état chronique par suite de défaut de soins, ou de circonstances hygiéniques défavorables, elle cédera ordinairement, avec quelque facilité, aux moyens ordinairement usités en pareils cas, révulsifs sur la poitrine, résineux, eaux sulfureuses transportées (*Allevard*, *Bonnes*, *Labassère*, *Enghien*, etc.), qui se rattachent, sous cette forme, à la thérapeutique usuelle, et non pas à la médication thermale. En pareil cas, cependant, le retour des mêmes causes et des mêmes influences défavorables peut éveiller dans la muqueuse bronchique une susceptibilité particulière, qui y fixe avec opiniâtreté ou y ramène habituellement le même état morbide.

Mais si cette bronchite s'est développée chez un individu scrofuleux ou dartreux, goutteux ou rhumatisant, elle trouvera, dans l'existence d'une telle diathèse et dans les caractères qu'elle lui empruntera elle-même, des circonstances favorables à son installation ; et alors, devenue secondaire elle-même, elle ne cédera plus qu'à un traitement propre à modifier les conditions générales de l'organisme auxquelles elle participe. Il n'est même pas nécessaire, pour cela, qu'elle rencontre des diathèses déterminées; il suffit que l'organisme présente une de ces constitutions qui semblent le diminutif de ces diathèses, pour que les choses se passent ainsi.

D'autres fois même, il est possible que le catarrhe se soit développé primitivement sous l'influence d'une des diathèses en question, comme on voit naître des ophthalmies rhumatismales, scrofuleuses ou dartreuses; et probablement, dans ces différents cas, l'élément anatomique du catarrhe varie, comme nous voyons l'élément anatomique des ophthalmies changer avec leur nature diathésique, comme nous voyons, dans le catarrhe lui-même, les manifestations symptomatiques, et surtout les sécrétions bronchiques, revêtir des formes variées.

Voici donc trois conditions pathogéniques du catarrhe bronchique, qui vont, pour ainsi dire, du simple au composé :

Catarrhe primitivement local et ne devant sa persistance qu'à des circonstances extérieures et accidentelles;

Catarrhe, primitivement local et accidentel, mais empruntant aux conditions diathésiques qu'il a rencontrées dans l'économie une raison de fixité, en même temps que des caractères particuliers.

Catarrhe se développant sous la seule influence de ces mêmes conditions diathésiques, c'est-à-dire se montrant dès son début comme un de leurs éléments propres.

Telles sont les trois classes auxquelles il est possible de rattacher la plupart des catarrhes difficiles à guérir que l'on rencontre dans l'âge adulte.

Il n'est pas besoin d'insister sur les rapports qui peuvent relier ces catarrhes aux grandes diathèses auxquelles ils se rattachent le plus communément.

La fréquence des catarrhes, chez les scrofuleux, l'alternative commune d'apparitions cutanées et de bronchites plus ou moins inflammatoires, le retour si facile de toux et d'expectoration pituiteuse, souvent avec dyspnée, chez les rhumatisants ou les goutteux, si la plupart de ces faits sont négligés dans un grand nombre de descriptions classiques du catarrhe pulmonaire, ils se présentent trop communément dans la pratique pour qu'il y ait nécessité d'entrer à leur sujet dans des détails plus circonstanciés.

Mais il est une autre condition de l'organisme à laquelle le catarrhe se relie plus communément encore : c'est la vieillesse. L'idée, que j'ai exprimée ailleurs, qu'à cet âge, où la constitution anatomique de la peau profondément altérée, et les fonctions de cette membrane devenues tout à fait insuffisantes, en ont frappé d'inertie les facultés éliminatrices et les propriétés perspiratoires, alors que toutes les sécrétions physiologiques sont amoindries et languissantes, l'idée que la supersécrétion bronchique a pour objet de suppléer à l'imperfection d'un élément indispensable de l'équilibre nécessaire à l'entretien de la vie, est fort acceptable. Il est certain que, chez les vieillards, dès qu'une sécrétion même morbide s'établit quelque part, elle devient par le fait de son existence, et avant même d'avoir acquis l'empire d'une longue habitude, une condition inhérente et nécessaire à l'organisme : il en est ainsi des ulcères des membres inférieurs. L'élimination incessante de principes organiques et chimiques est la conséquence nécessaire du travail de l'assimilation et de l'introduction continuelle d'aliments nouveaux, pénétrant par les surfaces digestives ou respiratoires, Alors que les voies naturelles d'élimination se ferment, d'autres doivent s'ouvrir, c'est une loi de l'existence. Admettons donc, comme une forte présomption du moins, qu'il y a quelque chose de physiologique dans cette supersécrétion des bronches, si commune dans la période décroissante de la vie (1).

Il résulte de ces considérations que, lorsque le catarrhe des vieillards se montre simplement comme une sécrétion supplémentaire, plus ou moins gênante, sans revêtir de caractère précisément morbide, sans entraîner par lui-même de troubles dans la santé générale, il ne convient de lui opposer aucun traitement, pas plus les eaux minérales qu'autre chose.

Mais il n'en est pas toujours ainsi. Le catarrhe sénile entretient souvent une susceptibilité de la muqueuse bronchique qui y occasionne facilement des exacerbations plus ou moins graves, mais toujours fâcheuses, à un âge avancé surtout. D'autres fois les sécrétions bronchiques prennent des proportions habituelles qui dépassent ce que l'économie, surtout à une époque de réparation difficile, peut supporter sans inconvénient. Il en résulte de l'amai-

(1) Durand-Fardel, *Traité clinique et pratique des maladies des vieillards*, 2ᵉ édit. 1873.

grissement, de la dyspepsie et, à un degré plus rarement atteint, une véritable cachexie. Dans d'autres cas enfin, un état habituel d'irritation de la muqueuse ou le caractère plastique des sécrétions entraîne une toux pénible et répétée : c'est alors surtout que consécutivement se produisent des dilatations bronchiques et des emphysèmes partiels, qui viennent ajouter une complication anatomique aux troubles fonctionnels des catarrhes.

Les circonstances dans lesquelles le catarrhe sénile rentre dans l'opportunité de la médication thermale viennent d'être énumérées. Je reviendrai plus loin sur la manière dont cette médication doit être alors appliquée.

J'ajouterai seulement ici qu'on ne fait pas en général un usage suffisant, dans les affections catarrhales des vieillards, ni des eaux minérales prises à l'intérieur, ni surtout des traitements suivis près des localités thermales.

## Indications particulières.

On vient de voir que le catarrhe bronchique, considéré dans ses éléments généraux, indiquait d'une manière à peu près constante l'emploi des eaux minérales, du moment surtout qu'il se montrait rebelle à la thérapeutique usuelle.

On peut dire également que l'usage des eaux minérales ne rencontre guère de contre-indications dans les éléments locaux du catarrhe lui-même.

Ce que l'on pourra déduire de la considération du catarrhe en particulier, au sujet de l'opportunité de la médication thermale, sera purement relatif à l'époque et à la forme de cette médication.

L'état chronique convient seul à l'application du traitement thermal. Celui-ci est contre-indiqué par l'état aigu de l'affection bronchique et par ce qui peut y ramener un état aigu. M. Bouland rapporte, il est vrai, une observation de *laryngite aiguë* traitée par les eaux d'*Enghien*; mais il ne s'agissait pas probablement d'une maladie aiguë, mais d'accidents qui se reproduisaient habituellement; ensuite le malade ne prenait d'abord que deux cuillerées d'eau minérale dans du lait d'ânesse (1). C'est ainsi que

(1) Bouland, *Études sur les propriétés des eaux minérales d'Enghien*, 1850, p. 106.

l'on traite à *Vichy* des bronchites aiguës, légères, par l'eau du *Puits Chomel*, coupée avec du lait. Mais ce n'est pas là, à proprement parler, un traitement thermal.

On choisira, dans les catarrhes continus, les époques les plus éloignées des exacerbations, pour l'application du traitement thermal. La saison où l'on a l'habitude de suivre de semblables traitements présente naturellement, sous ce rapport, les conditions les plus favorables.

Il ne s'agit pas toujours de catarrhes continus, mais d'habitudes catarrhales. Beaucoup de personnes sont sujettes à des bronchites qui reviennent tous les hivers, en se prolongeant plus ou moins. C'est précisément en l'absence de ces accidents, et alors que les bronches paraissent dans les meilleures conditions de santé possible, que le traitement est le plus convenablement appliqué.

Il semble souvent qu'il ne s'agisse ici que d'une susceptibilité inflammatoire de la muqueuse bronchique. Mais en cherchant bien, on trouvera souvent à rattacher cette susceptibilité à quelques-unes des conditions générales énumérées plus haut. Quoi qu'il en soit, les eaux minérales réussissent en général parfaitement à l'enrayer.

Les catarrhes anciens et à sécrétions considérables demandent à être traités avec certains ménagements. Il peut toujours résulter quelques inconvénients de la suppression trop rapide d'une sécrétion habituelle et invétérée. Le traitement doit donc avoir pour objet de l'atténuer graduellement, et non de la supprimer promptement. Il est même des catarrhes qu'il ne faudrait pas chercher à guérir entièrement. Tels sont entre autres les catarrhes des vieillards, qu'il importe de ramener à des proportions tolérables, mais qu'il y aurait toujours imprudence à supprimer d'une manière absolue.

Les maladies organiques du cœur entraînent habituellement un état catarrhal des bronches, et ce dernier peut devenir prédominant, de manière à masquer jusqu'à un certain point l'affection cardiaque. Tout traitement thermal paraît alors contre-indiqué, mais non d'une manière absolue, car l'usage interne, à faible dose, de l'eau d'*Allevard*, d'*Enghien*, de *Saint-Honoré*, de *Pierrefonds*, pourrait sans doute atténuer le catarrhe, sans inconvenient pour le reste.

### Traitement.

Le traitement thermal des catarrhes bronchiques comprend :

Les eaux *sulfurées*, les eaux *bicarbonatées sodiques*.

Nous passerons successivement en revue ces deux médications au point de vue du catarrhe simple.

*Eaux sulfurées.* — On a vu qu'il y avait à considérer, dans le traitement des affections catarrhales de l'appareil respiratoire, deux choses : l'état morbide de la muqueuse bronchique, et les conditions générales de l'économie auxquelles cet état morbide pouvait se rattacher.

Or, les *eaux sulfurées* sont le médicament spécial du catarrhe bronchique. En même temps, elles peuvent s'approprier d'une manière, sinon aussi spéciale, du moins très directe encore, aux conditions diathésiques qui le tiennent le plus souvent dans leur dépendance : scrofule, dartre, rhumatisme, goutte, ou aux conditions constitutionnelles voisines. « La réunion de ces états diathésiques dans la production complexe de certains catarrhes ne peut que fortifier l'indication des eaux sulfureuses. C'est dans cet ordre de faits et d'idées qu'il faut chercher l'utilité toute spéciale reconnue aux eaux sulfureuses, depuis le commencement de la médecine, dans les catarrhes de poitrine. Particulièrement efficaces dans celles de ces diathèses qui produisent et entretiennent le le plus communément l'état catarrhal, mieux que toutes autres ces eaux peuvent convenir aux diverses formes de catarrhes, et cela est si réel, que maladies catarrhales et eaux sulfureuses s'associent toujours dans la pratique thermale, sans qu'on s'inquiète trop de leur nature (1).

Sans doute, ce n'est pas au même titre et au même degré que les eaux sulfureuses sont réclamées par ces divers états diathésiques. Si elles se trouvent très spéciales aussi vis-à-vis des maladies de la peau, c'est surtout par leur thermalité qu'elles appartiennent au traitement du rhumatisme ; et nous savons maintenant qu'elles possèdent une plus réelle activité contre les manifestations scrofuleuses que contre le fond de la diathèse elle-même.

(1) Astrié, *De la médication thermale sulfureuse, appliquée au traitement des maladies chroniques*. Thèses de Paris, 1852.

Mais on comprend comment leur spécialité relative au catarrhe commande ici l'indication. Cette double considération présidera, du reste, au choix de l'eau minérale et aussi à son mode d'administration. C'est ainsi que, lorsque le rhumatisme réclame sa part dans les indications, on ne s'adressera jamais à des sources froides, et quelquefois même on sera obligé d'aller chercher en dehors des eaux sulfureuses le moyen de mieux remplir alors l'indication dominante.

Suivant tous les auteurs qui ont écrit sur les eaux sulfureuses, celles-ci agissent de deux manières sur le catarrhe bronchique :

1° Elles excitent les fonctions de la peau et remontent le ton général de l'économie ;

2° Elles déterminent une irritation passagère de la muqueuse bronchique, laquelle irritation amène elle-même la résolution de l'état catarrhal.

Cette double action des eaux sulfureuses répond aux deux séries d'indications qui se combinent habituellement dans le traitement des catarrhes bronchiques : modifier l'état morbide de la muqueuse, modifier l'état général de l'organisme.

Mais cette double action a été trop nettement définie par l'excitation des surfaces.

Le premier effet des eaux sulfureuses est, en général, non-seulement de fluidifier et de faciliter la sécrétion bronchique, mais de l'accroître, d'augmenter la toux, de ramener même quelques douleurs bronchiques. Bordeu disait qu'elles excitaient une petite fièvre propre à mûrir promptement et à favoriser l'expectoration. Ces effets doivent être soigneusement considérés, parce qu'il est des circonstances où ils acquièrent une grande importance, soit comme valeur thérapeutique, soit comme danger, s'ils dépassent une certaine limite.

Mais, dans le catarrhe simple, ils n'ont pas l'importance que leur attachent certains auteurs. L'action spéciale que nous attribuons aux sulfureux ne se traduit pas toujours par un retour à l'état aigu. Cette excitation est une conséquence du traitement, mais elle ne paraît pas nécessaire à son efficacité. Il est des catarrhes qui guérissent sans excitation locale préalable.

Il en est de même de l'action sur l'état général. Sans doute, la stimulation des fonctions de la peau, et des sécrétions en général, a une valeur thérapeutique par elle-même. Elle tend à remplacer l'activité morbide de la muqueuse bronchique par l'activité normale ou physiologique d'autres tissus. Mais, vis-à-vis de la diathèse herpétique et peut-être vis-à-vis des autres, il y a certainement plus que cela.

Ce n'est pas par une simple excitation que l'iode fait disparaître un engorgement glanduleux, le mercure une périostose. On affecte généralement d'appliquer une définition trop simple au mode d'action des eaux minérales ; elles exercent, au moins dans les cas auxquels nous faisons allusion ici, une action spéciale toute autre que l'excitation.

Les eaux sulfurées se présentent avec des degrés divers d'activité et des différences d'application.

Nous rencontrons d'abord deux divisions fort tranchées, au point de vue chimique : les eaux sulfurées sodiques (*Cauterets*, *Luchon*, *Saint-Sauveur*, *le Vernet*, *Amélie*, etc.), et les eaux sulfurées calciques ou sulfhydriquées (*Enghien*, *Allevard*, *Pierrefonds*, *Schinznach*, etc.)

Mais on serait fort embarrassé de tracer, à propos de l'application thérapeutique, une ligne de démarcation un peu formelle entre ces deux divisions des eaux sulfurées.

Le fait qui paraît dominer ici, c'est l'hydrogène sulfuré que les unes et les autres dégagent, pour une raison chimique différente, mais avec un résultat identique. Près des unes et des autres, en buvant l'eau minérale, en prenant des bains, on inspire de l'hydrogène sulfuré, avec de la vapeur d'eau, plus ou moins suivant la température de l'eau minérale, avec de l'acide carbonique près des eaux sulfurées calciques, avec de l'azote près des sulfurées sodiques. Nous étudierons plus loin la valeur de l'inhalation. Nous nous bornons à constater ce fait en ce moment.

Quant aux différences de composition des eaux sulfurées sodiques et calciques, il faut remarquer qu'elles portent sur de si minimes proportions qu'il est bien difficile de leur attacher quelque importance. En effet, dans les cas d'application thérapeutique un peu délicate, on ne dépasse guère, et souvent l'on n'atteint pas, la proportion de 500 grammes par jour. Or, voici ce que représentent 500 grammes des plus usitées de ces eaux, en principes minéralisateurs :

| | | | |
|---|---|---|---|
| Cauterets | 0,09 | Ax | 0,17 |
| Saint-Sauveur | 0,09 | Enghien | 0,25 |
| Le Vernet | 0.11 | Eaux-Bonnes | 0,20 |

le tout se partageant entre de nombreux principes, soude, chaux, magnésie, silice, chlorure de sodium, etc., auxquels on n'attribue pas en général une grande valeur thérapeutique à dose infinitésimale.

Les eaux sulfurées sodiques sont plus alcalines, moins chlorurées, mais plus chargées en matière organique.

Tout ce que nous pouvons dire à ce sujet, c'est que les eaux *sulfurées sodiques*, plus fixes, au point de vue sinon de la forme, du moins de l'existence du principe sulfureux, paraissent constituer une médication plus active et plus diathésique que les eaux *sulfurées calciques;* mais que les unes et les autres paraissent agir de la même manière et aussi efficacement sur le fait même et isolé du catarrhe.

On doit rapprocher des eaux sulfurées celle de *Weissembourg* (Suisse), dont la spécialisation dans ces sortes d'affections paraît digne de remarque. C'est une eau *sulfatée*, nullement *sulfureuse* (1). Ce ne saurait donc être à sa qualité *sulfurée*, ou à l'*hydrogène sulfuré*, qu'elle peut devoir sa spécialisation dans les affections catarrhales. Nous empruntons à une monographie fort intéressante, consacrée par le docteur Pointe à cette station thermale, l'exposition suivante des applications de cette eau minérale :

« La catarrhe pulmonaire ou bronchite chronique est une des maladies que l'on traite le plus souvent et avec le plus de succès à *Weissembourg*. Quand elle est simple et date seulement de quelques mois, elle guérit souvent en une vingtaine de jours. Si elle existe depuis plusieurs années, les malades éprouvent assez promptement un soulagement sensible; mais ce n'est qu'après un laps de temps plus long que les symptômes disparaissent complétement : deux *cures* peuvent être nécessaires. Il est des cas qui résistent au traitement le mieux dirigé, heureusement ils sont rares; presque toujours les malades sont soulagés. Il est probable

(1) Voyez page 228.

que, dans les cas de résistance opiniâtre, il y a eu erreur de diagnostic, et que quelque complication s'est opposée à l'action ordinairement efficace du traitement... »

Ce qui n'est pas moins intéressant, c'est la détermination des cas où les eaux de *Weissembourg* paraissent le mieux indiquées.

« M. le professeur Vogt pense que le traitement de *Weissembourg* réussit surtout chez les individus atteints de catarrhe chronique très ancien, consécutif à un état d'irritation de la muqueuse bronchique, accompagné d'une toux sèche ou d'expectoration abondante, chez les jeunes sujets à système nerveux ou sanguin très mobile, et chez les sujets d'un âge moyen, mais faibles, délicats, très disposés à la bronchite, et qui, une fois atteints de cette affection, ont la plus grande peine à s'en débarrasser. Le même auteur a remarqué que, chez les vieillards, la plupart des catarrhes chroniques avec atonie et expectoration de crachats muqueux abondants restaient stationnaires, ou étaient aggravés par la cure (1). »

On remarquera ce qu'il y a d'opposé entre ces indications et celles qui se rattachent en général à l'usage des eaux sulfurées. Nous retrouverons la même chose à propos de l'application des eaux de *Weissembourg* au traitement de la tuberculose pulmonaire.

*Eaux bicarbonatées sodiques.* — On éprouve un certain embarras pour caractériser la médication des affections catarrhales par les eaux *bicarbonatées sodiques*. En effet, on a vu que les eaux sulfureuses présentent contre ces affections une spécialité formelle et directe; et en même temps qu'elles constituent une médication, sinon toujours aussi spéciale, du moins convenablement appropriée à des états constitutionnels ou diathésiques qu'il importe si souvent de combattre en même temps que le catarrhe.

Ici il n'en est plus de même. On ne trouve plus une médication spéciale, ni même identique, ainsi que les eaux sulfureuses prises dans leur ensemble.

La médication par les eaux *bicarbonatées sodiques* est surtout représentée par deux stations thermales, le *Mont-Dore* et *Ems* : je crois qu'on peut considérer ici le *Mont-Dore* comme une *bicar-*

(1) Pointe, *Monographie des thermes de Weissembourg*, 1853.

*bonatée sodique*, bien que sa minéralisation, si peu déterminée, l'aie fait placer en dehors de la famille des *bicarbonatées*. Ces deux eaux minérales sont cependant très différentes.

*Ems* présente une double prédominance de bicarbonate de soude et de chlorure de sodium, et le *Mont-Dore* une minéralisation insignifiante, en dehors de l'arsenic; *Ems* un traitement interne surtout, et essentiellement médicamenteux, le *Mont-Dore* un traitement externe important, dans lequel la thermalité et les moyens balnéothérapiques paraissent jouer le rôle principal.

Les eaux du *Mont-Dore* sont depuis très longtemps appliquées à l'ordre de maladies que nous étudions maintenant, *phthiscentibus medicabiles*, disait Sidoine Apollinaire.

Bertrand envisageait surtout leur action au point de vue de l'augmentation d'énergie du tissu cutané et du rétablissement de ses fonctions, circonstances des plus importantes, vu l'intime liaison d'action qui existe entre la peau et la muqueuse pulmonaire. Rarement, ajoute-t-il, le travail de l'une d'elles est-il dérangé, sans que l'autre se ressente de ce trouble. Il ne manque pas de maladies pulmonaires dont la cause remonte au dérangement des fonctions de la peau; il n'en est pas qui ne s'accompagnent ou ne se compliquent de ce dérangement, quelle que soit d'ailleurs leur cause primitive (1).

Telle est l'idée qui domine toutes les appréciations du savant médecin du *Mont-Dore*, au sujet du mode d'action de ces eaux. « Pour déplacer ces stimulus morbides, dit-il ailleurs, quand déjà ils sévissent depuis longtemps, qu'ils ont pris possession des organes, les irritants extérieurs appliqués sur de grandes surfaces, mais agissant lentement et modérément, réussissent mieux qu'une irritation violente, brusque et circonscrite. » Ces idées sont, comme on le voit, basées sur l'action physiologique des eaux minérales, mais nullement sur leur action spéciale.

Pour montrer, du reste, que ces remarques ne sont que la traduction des faits, l'auteur rapporte plusieurs séries d'observations, rangées sous les titres suivants :

*Maladies chroniques de la poitrine*, survenues après la cessation de douleurs rhumatismales musculaires;

(1) Bertrand, *Recherches sur les propriétés des eaux du Mont-Dore*, Clermont-Ferrand, 1832.

Survenues après la cessation de douleurs goutteuses;

Survenues à la suite de la rétrocession d'une affection dartreuse.

On verra tout à l'heure comment le mode d'administration des eaux du *Mont-Dore* est tout à fait en rapport avec cet ordre d'idées et avec les indications qui en ressortent.

La découverte récente de l'*arsenic* dans ces eaux est-elle de nature à ajouter à cela la supposition d'une action spéciale de la part d'un tel agent? La chose est possible, mais fort difficile à déterminer.

Quoi qu'il en soit, nous pourrons discerner actuellement les indications spécialement propres à désigner les eaux du *Mont-Dore*, en regard des eaux sulfureuses, dans le traitement des affections catarrhales.

Si les eaux du *Mont-Dore* mettent particulièrement en jeu les fonctions de la peau, elles se trouveront donc indiquées lorsqu'il sera nécessaire d'agir d'une manière spéciale sur celle-ci.

Ainsi, dans les catarrhes liés à un état rhumatismal ou goutteux, les eaux du *Mont-Dore* sont mieux appropriées que les eaux sulfureuses. Elles le seront surtout si le catarrhe paraît exister en raison de l'amoindrissement des manifestations légitimes du rhumatisme ou de la goutte.

Dans la diathèse herpétique, il y a une distinction importante à faire.

Si le catarrhe se montre lui-même comme une des manifestations de l'herpétisme, les eaux du *Mont-Dore* ne sauraient suppléer à la spécialité d'action des eaux sulfureuses. Mais si le catarrhe paraît entretenu par le déplacement de manifestations dartreuses, qui sembleraient avoir quitté la peau pour se fixer sur la muqueuse, alors les eaux du *Mont-Dore* seront préférées dans le but de rappeler à la peau l'activité morbide déviée, sauf à chercher à l'atténuer ensuite par d'autres moyens, ainsi les sulfureux.

Ce n'est pas que les eaux sulfureuses admininistrées dans ce sens ne puissent aussi remplir de telles indications; mais les eaux du *Mont-Dore* y paraissent plus sûrement appropriées.

La médication par les eaux d'*Ems* est évidemment fort différente de celle que nous venons d'étudier.

Ici il ne s'agit plus d'un traitement surtout externe, avec recherche d'une température élevée, action critique sur la peau ; mais d'un traitement interne surtout, essentiellement médicamenteux, recommandé principalement pour la *douceur* des eaux qu'il emploie, et ne provoquant ni crises, ni phénomènes physiologiques notables.

M. Spengler déclare que les eaux d'*Ems* possèdent une action *spéciale* contre les affections catarrhales chroniques, action qu'il compare, à un point de vue assez empirique, à celle du mercure contre la syphilis, de l'iode contre les scrofules (1).

Quels seraient donc les caractères distinctifs de cette spécialité, comparée à celle des eaux sulfureuses?

Voici ce qu'il est possible d'établir, non pas au point de vue de la comparaison théorique et analytique, mais au point de vue des indications qui peuvent recommander l'une de préférence à l'autre.

On a vu que les eaux *sulfureuses* constituaient une médication dans laquelle l'excitation tenait une place notable, et qu'elles se trouvaient d'autant mieux indiquées que la constitution était plus faible ou plus lymphatique.

Les eaux d'*Ems*, beaucoup moins excitantes, puisque M. Vogler assure que c'est à la douceur comparative de ces eaux et à la méthode de leur emploi qu'elles doivent leur réputation dans les affections de la poitrine en général (2), les eaux d'*Ems* remplaceront utilement les eaux sulfureuses dans les cas où le tempérament plus pléthorique, la constitution plus névropathique, feraient redouter l'usage de ces dernières. De telles conditions d'organisation contre-indiquent tout traitement thermal, lorsqu'elles atteignent un certain degré; mais dans beaucoup de circonstances elles se prêtent à l'emploi des eaux d'Ems.

J'ajouterai à cela l'existence de phénomènes dyspeptiques ou gastralgiques. Sans doute, les eaux sulfureuses sont propres à remonter un estomac affaibli, à rendre l'appétit perdu; et Bordeu avait, avec juste raison, insisté sur cette part importante de leur action, dans les affections catarrhales graves ou compliquées.

(1) Spengler, *Études balnéologiques sur les thermes d'Ems*, traduit par M. Kaula, Strasbourg, 1855.

(2) V. A. Vogler, *De l'usage des eaux minérales, et en particulier de celle d'Ems*, Francfort, 1841.

Mais dans les dyspepsies avec altérations des sécrétions gastro-duodénales, les eaux sulfureuses demeurent le plus souvent impuissantes : l'action toute spéciale à ce sujet des eaux bicarbonatées sodiques doit être alors invoquée. Il en sera de même s'il existe un état névropathique douloureux de l'estomac (gastralgie), circonstance où les eaux de *Vichy* elles-mêmes sont souvent inapplicables à cause de leur trop grande activité, mais où les eaux d'*Ems* conviennent beaucoup plus sûrement.

J'en dirai autant des complications abdominales ou utérines qui peuvent exister, et auxquelles les eaux d'*Ems* s'appliqueront toujours mieux que les eaux sulfureuses.

On voit ainsi quel parti l'on peut tirer des spécialisations multiples des eaux d'*Ems*, et la place qu'elles tiennent à côté des eaux sulfureuses, dans le traitement des affections catarrhales.

L'application des eaux d'*Ems* aux affections catarrhales de la poitrine est trop notoire pour qu'il n'y ait pas lieu de s'y arrêter. Mais je ne crois pas que ces eaux répondent à des indications que l'on ne trouve à remplir aussi bien près de l'une ou de l'autre de deux stations rapprochées, le *Mont-Dore* et *Royat*. Il est vrai que ce traitement n'a pas encore acquis auprès de cette dernière une suffisante notoriété ; mais il n'y a pas à douter qu'il n'y trouve des conditions d'application qui répondent précisément à celles attribuées jusqu'ici à *Ems*.

### CATARRHE LARYNGÉ, ANGINE GRANULEUSE.

On trouve dans les monographies ou les mémoires sur les eaux sulfureuses peu de renseignements sur les affections *laryngées* en particulier, qui nous donnent à penser que les affections du larynx doivent être traitées différemment que les affections bronchiques, au moins au point de vue des indications ; de sorte que le traitement des laryngites catarrhales doit être rapproché de celui des catarrhes bronchiques, comme celui des phthisies laryngées du traitement de la phthisie pulmonaire, qui sera exposé tout à l'heure.

Les eaux de *Cauterets (la Raillère)* ont une réputation toute spéciale au sujet des angines et des laryngites chroniques en général. Cette spécialité, qui ne saurait toujours être que relative au milieu du groupe des eaux sulfurées analogues, est-elle exacte, et dans ce cas appartiendrait-elle à la constitution même des eaux de *Cauterets* ou bien à l'usage particulier que l'on y fait du demi-bain ? Il n'y a pas à douter de l'excellence des eaux de *Cauterets* dans des cas d'enrouement chronique, de disposition particulière aux angines, de ce qu'on peut appeler, suivant les cas, faiblesse ou susceptibilité de l'appareil vocal; mais peut-être les *Eaux-Bonnes*, *Amélie* ou *le Vernet* en auraient-ils fait autant. M. Puig a insisté sur les bonnes applications des eaux d'Olette dans les laryngites chroniques (1).

M. Noël Gueneau de Mussy a publié, sur l'*angine glanduleuse* (2), une monographie qui ne se recommande pas seulement par l'excellente description d'une maladie particulière, mais surtout par l'élévation et la justesse des idées qui y sont développées.

Voici le résumé succinct de ce qui nous intéresse particulièrement :

Quatre phénomènes principaux caractérisent l'angine granuleuse :

1° Une toux gutturale, et surtout un effort expirateur, un raclement laryngien, que l'auteur désigne par l'expression anglaise de *hem*, qui en exprime parfaitement la forme la plus commune ;

2° La sensation morbide qui les provoque et qui consiste le plus souvent dans un chatouillement;

3° Des crachats globuleux, *colloïdes*, perlés, que rendent les malades, et qui sont sécrétés par les glandules des membranes muqueuses pharyngienne et laryngienne ;

4° Des modifications particulières dans le timbre, la tonalité et la puissance de la voix.

Dans le plus grand nombre des cas, cette angine glanduleuse peut se rapporter à la diathèse herpétique. Ce fait, signalé d'abord par le professeur Chomel, est parfaitement mis en lumière par M. Gueneau de Mussy. Sur quarante-cinq malades chez qui il a cherché à vérifier cette relation pathogénique, il n'en a trouvé que quatre qui n'offraient pas de manifestations dartreuses très prononcées, et encore deux de ces malades avaient-ils des blépharites chroniques.

(1) Puig, *Notice sur les eaux d'Olette*, 1861.

(2) Noël Gueneau de Mussy, *Traité de l'angine glanduleuse et observations sur l'action des Eaux-Bonnes dans cette affection*, précédé de *Considérations sur les diathèses*, 1857.

M. Gueneau de Mussy fait parfaitement ressortir la double action des eaux sulfurées et des *Eaux-Bonnes* en particulier sur les affections de ce genre : action stimulante locale et générale, excitation cutanée, gonflements hémorrhoïdaux, etc.; exaspération momentanée de l'angine (phénomène habituel, mais non pas nécessaire); puis une action spéciale pour laquelle il faut insister sur l'emploi topique de l'eau minérale. On peut employer celle-ci sous forme de gargarismes, ou même, comme le conseille Fontan, en injections dans les narines quand l'angine paraît s'étendre dans la partie postérieure des fosses nasales. Fontan conseillait en outre à *Luchon* des douches sur le pharynx, ou extérieurement sur le larynx.

M. Gueneau de Mussy pense que les bains (peu usités aux *Eaux-Bonnes*) apportent un complément utile au traitement, et il ajoutait quelquefois les douches, en partie pour soumettre les malades à une inhalation sulfureuse. En effet, et ceci explique pourquoi, près de la plupart des stations sulfurées sodiques, on rencontre moins d'installations systématiques des inhalations que près de certaines autres stations, l'inhalation spontanée est inséparable de tout mode d'administration des eaux de cette nature, la boisson au voisinage des griffons, les bains, et par excellence les douches qui opèrent le brisement de l'eau minérale. Mais c'est toujours une inhalation humide, à peu près exclusivement sulfhydriquée et mêlée de vapeur d'eau.

Lambron a obtenu de très bons effets des eaux de *Luchon* dans l'hypertrophie des amygdales, particulièrement chez les jeunes sujets (1). Il se loue surtout des douches locales, qu'il pratiquait à l'aide d'un appareil de pulvérisation modifié pour cet usage spécial. Ces douches sont également administrées dans l'angine glanduleuse, et peuvent être lancées avec assez de force pour opérer une véritable percussion, une espèce de massage propre à dégorger les tissus malades et à modifier leur vitalité morbide (2). La douche pharyngée rend en effet de grands services dans le traitement des angines chroniques; mais elle n'est pas très facile à bien appliquer, et réclame beaucoup de soins dans le choix des appareils, comme dans leur emploi. La pulvérisation qui tient le

(1) *Union médicale* du 25 avril 1861.

(2) *Annales de la Société d'hydrologie médicale de Paris*, t. VII.

milieu entre la douche et l'inhalation, ne me paraît pas utilement applicable au catarrhe bronchique ; mais elle rend de réels services dans l'angine.

## ASTHME.

Quelque idée que l'on puisse se faire de la cause médiate ou immédiate de l'asthme, c'est-à-dire constitutionnelle ou physiologique, quelque part que l'on assigne à son origine centrale, ou périphérique (réflexe), ou à une lésion de quelque point du parcours du pneumo-gastrique, il ne paraît pas d'abord qu'un traitement thermal quelconque puisse être d'un grand secours contre un asthme vrai. Cependant le syndrôme asthme répond à bien des états pathologiques divers. Il peut dépendre de modalités organiques ou de modalités dynamiques, de conditions irréductibles ou de conditions transitoires. Aussi, dans l'ignorance où l'on reste le plus souvent, du caractère précis de l'asthme dans un cas donné, c'est-à-dire du caractère physiologique qui lui appartient, ne faut-il pas se refuser aux secours que l'on peut rencontrer près des eaux minérales, secours réels, dans une mesure plus ou moins étendue.

On doit considérer ici, comme dans tant d'autres sujets, une action générale de la médication thermale que l'on approprie le mieux possible à l'état constitutionnel saisissable, et une action locale qui s'adresse à la surface bronchique : action directe ou action réflexe, il n'est pas permis de mettre en doute l'influence considérable que peut avoir cette dernière sur le syndrôme asthme. Les effets immédiatement sédatifs, et quelquefois à longue portée, des inhalations appropriées sont très remarquables. Peut-être conviendrait-il que les physiologistes, qui s'attachent avec tant d'assiduité à déterminer les conséquences des lésions artificielles imprimées aux diverses parties du système nerveux en connexion avec l'acte respiratoire, pussent suivre de près ces effets, toujours dignes d'attention, quelque incomplets qu'ils puissent être.

Il y a là aussi une méthode d'observation qui a le défaut sans doute de laisser les organes en jeu hors de la portée de la vision, mais qui a l'avantage de laisser les choses en place, et de suivre une série de phénomènes s'exerçant sur des appareils maintenus dans leur intégrité.

Cependant il faut reconnaître que la portée du traitement thermal dans l'asthme est loin d'être encore suffisamment déterminée. Des observations favorables ont été publiées. Il est généralement peu question des insuccès. Ce n'est pourtant que sur la comparaison des unes et des autres, et sur l'analyse attentive des faits, que l'indication précise des eaux minérales pourra être établie d'une manière satisfaisante, ainsi que leur portée palliative ou curative. Le sujet est difficile, parce que la définition pathologique des cas particuliers offre elle-même le plus souvent une grande difficulté. Après la détermination plus ou moins précise de l'état constitutionnel, on en est le plus souvent réduit à constater l'existence ou le défaut de catarrhe bronchique ou d'emphysème définitif. Si le premier peut n'être pas considéré comme dénué de toute influence sur l'évolution de l'asthme, le second n'en est sans doute que la conséquence. Il y a là toutefois une considération qui concerne de près l'indication. Le catarrhe peut être modifié par le traitement thermal, tandis que celui-ci est sans effet sur l'emphysème.

L'asthme accompagne le plus souvent un état catarrhal habituel des bronches. C'est l'asthme humide ou catarrhal. D autres fois il existe indépendamment de tout état catarrhal, c'est l'asthme sec ou nerveux.

L'asthme catarrhal est celui qui, d'après la plupart des observateurs, est le plus facilement influencé par les eaux minérales. C'est également celui sur leqnel la thérapeutique ordinaire offre le plus de prise. Il est certainement des cas où l'on peut admettre que les désordres nerveux qui constituent l'asthme sont sous la dépendance, par action réflexe, de la bronchite chronique. Tout ce qui atténue le catarrhe atténue la névrose. C'est ainsi qu'un traitement thermal, comme tout autre, approprié à la bronchite, peut avec une facilité relative atteindre la névrose.

Il n'en est plus de même dans l'asthme sec, c'est-à-dire primitivement névrosique. Les atténuations que les inhalations thermales peuvent y apporter sont beaucoup plus passagères. Cependant, l'existence d'une diathèse déterminée, arthritique ou herpétique le plus souvent, dont il ne serait qu'une détermination, laisse la porte ouverte aux indications relatives à cette diathèse.

C'est près des eaux sulfurées, et des eaux spéciales au traitement du catarrhe bronchique, que le traitement de l'asthme est habituellement effectué. Les *Eaux-Bonnes* et celles du *Mont-Dore* peuvent servir de types à ces deux médications.

D'après Pidoux, « les *Eaux-Bonnes* sont indiquées dans l'asthme où domine l'élément catarrhal, ensuite dans l'asthme avec prédominance organique, ou de l'emphysème, surtout lorsque celui-ci est caractérisé par l'asthénie, par ce qu'on a appelé la paralysie des bronches capillaires ou des lobules du poumon.

« Au contraire, dans la variété de l'asthme qu'on appelle sec ou nerveux, où la membrane muqueuse, irritée ou congestionnée, ne sécrète pas ou ne donne que quelques crachats rares ou perlés, où le spasme l'emporte sur l'asthénie, les *Eaux-Bonnes* sont contre-indiquées. »

Astrié dit que, dans l'asthme, les demi-bains chauds et la respiration des vapeurs sulfureuses sont des moyens très utiles. Presque toujours les attaques d'asthme cèdent en peu de minutes dans les bains de vapeur (1).

M. Cazenave déclare, comme Pidoux, que les *Eaux-Bonnes* sont indiquées exclusivement dans l'asthme coexistant avec une maladie des organes respiratoires, catarrhe bronchique ou emphysème vésiculaire ; et il rattache l'indication à l'action anticatarrhale de la médication (2).

M. Bouyer dit que les services que les eaux d'*Amélie* peuvent rendre dans les affections asthmatiques se rapportent principalement à l'élément catarrhal, et qu'ainsi ces eaux conviennent plus spécialement à la forme humide, à celle dans laquelle l'élément catarrhal prédomine. Elles sont sans action sur l'élément nerveux, hormis pourtant dans l'herpétisme, où des asthmes secs peuvent être modifiés par suite de l'action du traitement dans la diathèse (3).

Gigot-Suart remarque que c'est principalement dans la forme catarrhale de l'asthme que les eaux de *Cauterets* réussissent par leurs effets substitutifs et successifs. Cependant il cite un cas d'asthme sec, héréditaire, datant de l'enfance chez un homme de trente ans, chez qui, après plusieurs traitements consécutifs à

(1) Astrié, *Thèse citée*.

(2) *De l'action thérapeutique des Eaux-Bonnes... spécialement dans l'asthme*, 1881.

(3) *Étude médicale sur la station hivernale d'Amélie*, 1876.

Cauterets, une suspension de près de deux ans a été obtenue (1).

L'ensemble de ces citations, que j'ai multipliées à dessein, fixe d'une manière assez précise l'indication des eaux minérales dans l'asthme. Mais il ne nous fixe pas suffisamment sur la valeur définitive de la médication. Il n'y a pas à douter que les asthmatiques sont généralement soulagés dans leurs accès par l'inhalation thermale, par l'inhalation sulfurée comme par les inhalations d'un autre caractère. Les observations publiées montrent encore que l'asthme bénéficie des effets salutaires ressentis par l'état catarrhal. Mais, encore une fois, on ne trouve nulle part d'expositions suffisamment explicites sur ce sujet.

Néanmoins, et malgré ce défaut de renseignements plus précis, je pense qu'on doit considérer les eaux sulfureuses *Bonnes*, *Luchon*, *Cauterets*, *Amélie*, etc., et peut-être mieux encore, je dirai tout à l'heure pourquoi, *Allevard*, comme indiquées dans l'asthme catarrhal, le malade devant toujours, suivant toute prévision, en tirer un bénéfice réel pour son catarrhe, et secondairement pour son asthme, dans une mesure quelconque. Ceci cependant ne doit s'appliquer qu'aux sujets dépourvus d'arthritis manifeste. Quant à l'herpetis, les médecins des Pyrénées sont unanimes pour insister sur l'indication positive des sulfurées. Ceux qui reconnaissent la spécialité systématique de l'arsenic dans l'herpetis ne l'admettront pas. Mais il faut bien tenir compte des témoignages de la clinique.

Bertrand a rapporté une suite d'observations fort intéressantes sur l'application des eaux du *Mont-Dore* aux affections asthmatiques. Ces observations sont résumées dans les deux propositions suivantes :

« Les eaux du Mont-Dore n'améliorent point l'état des personnes atteintes de dyspnée nerveuse ou asthme convulsif.

« Elles produisent de bons effets dans l'asthme humide succédant au catarrhe pulmonaire chronique, ou à la rétrocession du principe rhumatismal ou dartreux (2) ».

On voit que ceci ne diffère point des résultats observés près

(1) *Précis sur les eaux minérales de Cauterets*, 1872.

(2) *Recherches sur les propriétés des eaux du Mont-Dore*, 1823.

des eaux sulfureuses. MM. Mascarel (1) et Boudant (2) s'expriment à peu près dans les mêmes termes que Bertrand. M. Richelot paraît disposé à étendre un peu plus le champ d'action du *Mont-Dore* (3). M. Emond est très explicite sur ce sujet : « Quelle que soit la forme que présente l'asthme et quelle qu'en soit la cause, il ne peut qu'être amélioré par les eaux du *Mont-Dore* (4). » Et il reproduit plusieurs observations d'asthme sans catarrhe, qu'une suspension des phénomènes asthmatiques pendant plusieurs années lui a permis de considérer comme des exemples de guérison. Dans aucun de ces cas il ne paraissait y avoir eu d'hérédité, sauf pour un enfant de 10 ans, un grand-père asthmatique, et dans aucun d'eux les témoignages significatifs d'une diathèse quelconque ne sont accusés. Ces faits sont assurément dignes de remarque, et, s'ils ne suffisent pas pour déterminer des indications, ils sont propres du moins à appeler l'attention sur ce sujet.

Spengler a recommandé vivement les eaux d'*Ems* dans le catarrhe sec de Laennec ou l'asthme des Anglais, qui accompagne l'emphysème et est cause de la dyspnée (5), et s'abandonne sur ce sujet à une série d'explications chimiques dans lesquelles il serait inutile de le suivre.

Les eaux du *Mont-Dore*, ou plutôt les inhalations du *Mont-Dore*, — car, tout en faisant la part de l'action générale du traitement thermal, action altérante, ou peut-être résolutive d'altérations circonscrites supposables, il faut savoir que les inhalations sont la partie essentielle du traitement de l'asthme, — les inhalations du Mont-Dore sont tout autre chose que les inhalations sulfureuses. Elles peuvent conserver, grâce au procédé de l'entraînement, l'ensemble des principes de l'eau minérale ; mais elles sont d'abord carboniques. Et, dans l'opposition que je montre entre les eaux sulfureuses et le *Mont-Dore*, on peut considérer cette dernière sta-

(1) *Annales de la Société d'hydrologie médicale de Paris*, t. V.

(2) *De l'Emphysème pulmonaire et de son traitement par les eaux du Mont-Dore*, 1859.

(3) *Du traitement de l'asthme par les eaux thermales du Mont-Dore*, 1859.

(4) *Quelques considérations sur l'asthme et son traitement par les eaux du Mont-Dore*, *Annales de la Société d'hydrologie médicale de Paris*, t. XXVII, 1881-82.

(5) *Études balnéologiques sur les thermes d'Ems*, traduit par M. Kaula, 1855.

tion comme une bicarbonatée sodique. Aussi est-il à présumer que les inhalations à *Royat*, à la *Bourboule*, à *Saint-Nectaire*, produiraient des effets analogues. Ceci est, du reste, une affaire d'observation. Dans toutes ces inhalations, le gaz carbonique est présent, comme l'hydrogène sulfuré dans les inhalations des sulfurées.

Je m'arrêterai un instant sur le gaz carbonique.

Le docteur Goin avait employé avec succès à *Saint-Alban* les inhalations de gaz acide carbonique dans l'asthme. J'ai obtenu également par cette médication des résultats dignes d'attention. Mais il n'a pas été donné suite à ces dernières observations que je n'ai eu que peu d'occasions de renouveler.

Voici comment le docteur Goin fut conduit à employer le *gaz acide carbonique* en inhalation. Un ouvrier asthmatique, qui travaillait au canal souterrain servant de conduit aux eaux minérales, avait été plusieurs fois menacé d'asphyxie pendant cette opération ; mais il s'aperçut qu'il respirait avec beaucoup plus de facilité, après qu'il s'était trouvé soumis à l'action asphyxiante de l'atmosphère du canal.

« Les affections dans lesquelles l'emploi de ce gaz a paru le plus avantageux sont les névroses, et plus particulièrement celles des organes respiratoires, telles que l'asthme, la toux périodique, quinteuse, le catarrhe pulmonaire chronique avec toux spasmodique, les symptômes hystériformes.

» L'influence du gaz se montre d'autant plus favorable que les malades y sont soumis au moment même de l'explosion des paroxysmes de ces affections, ou très peu de temps auparavant. Aussi M. Goin avait-il fait confectionner de petits sacs imperméables qu'il faisait charger de gaz, et qu'il confiait aux malades dont les paroxysmes ne se manifestaient que la nuit.

» Avec cette précaution de combattre ainsi promptement chaque retour paroxystique du mal, au moment même de son apparition, ou au moins pendant sa durée, les accès sont bientôt ébranlés et modifiés, d'abord pour l'époque de leur manifestation, puis dans leur intensité. Plus les symptômes d'asphyxie sont portés loin, plus la sédation qui s'ensuit est prononcée et prolongée : aussi, dans les cas rebelles et d'une grande violence, le malade devrat-il avoir la résolution de s'exposer au plus grand étouffement possible (1). »

Il est à remarquer que ce n'est plus dans l'asthme catarrhal, mais dans l'asthme sec, que ces inhalations de gaz carbonique produisent de bons effets. C'est sans doute la propriété sédative de la douleur, qui appartient au gaz carbonique, qui se trouve mise en jeu dans cette circonstance. Les bains, mais surtout les douches de gaz carbonique, calment très bien les douleurs névralgiques; j'en fais un usage fréquent à Vichy : mais les effets en sont d'autant mieux prononcés que le nerf douloureux est plus voisin de la périphérie ; aussi je n'en ai jamais rien obtenu dans la sciatique. Il est probable que, pour que l'action sédative du gaz soit ressentie dans l'asthme, il faut que la surface des bronches soit libre. Quand elle se trouve recouverte de mucosités, le contact utile ne peut s'établir, et je n'en ai alors jamais obtenu que le redoublement de la dyspnée habituelle ou paroxystique.

Il a donc été permis de se rendre compte de l'appropriation possible des inhalations du *Mont-Dore* à l'asthme sec par la présence du gaz carbonique.

Ceci me conduit à parler des applications des eaux d'*Allevard* au traitement de l'asthme.

J'ai exposé précédemment les conditions particulières d'installation des inhalations d'*Allevard*, et j'y reviendrai ici. Je me bornerai à rappeler ici que, dans cette station, outre les inhalations de vapeurs sulfureuses, qui ne diffèrent pas sensiblement de celles des stations des Pyrénées, il existe une inhalation froide, basée sur le principe du brisement de l'eau minérale (2). M. Nièpce emploie les vapeurs sulfureuses dans l'asthme sec, et l'inhalation gazeuse froide dans l'asthme humide. « Pour constater, dit-il, l'efficacité des inspirations de vapeurs sulfureuses chez les asthmatiques, il suffit de voir leur action sur le malade peu d'instants après son entrée dans les salles d'inhalation. Dès qu'il se trouve au milieu de cette atmosphère, on le voit insensiblement faire de longues inspirations, les parois de la poitrine se dilatent progressivement, et après

(1) Nepple, *Notice sur l'emploi du gaz acide carbonique pur dans l'établissement des eaux minérales de Saint-Alban*, in *Journal de médecine de Lyon*, 1842, t. II, p. 291.

(2) Voyez page 36.

quelques instants il respire à pleine poitrine; il ne tousse plus. Il est rare qu'après un mois de traitement l'asthme ne soit pas, sinon guéri, du moins très notablement amélioré (1). »

Ceci ne diffère pas beaucoup de ce qui est observé ailleurs, et la constatation des effets consécutifs fait défaut comme ailleurs.

Cependant, je considère ces eaux d'*Allevard* comme d'une appropriation spéciale au traitement de l'asthme sec, comme de l'asthme catarrhal. En effet, elles présentent un exemple remarquable, et très particulier, de rapprochement de l'hydrogène sulfuré, parfaitement dégagé par le procédé du brisement, avec le gaz carbonique en grande proportion (97 cent. cub.) et l'azote (41 cent. cub.). Les sulfurées sodiques sont à peu près dépourvues de gaz carbonique, et, bien qu'azotées, leur analyse ne mentionne ce principe que suivant de faibles déterminations. Or, bien que nous n'ayons pas en France une bien grande expérience relativement à l'emploi de l'azote en semblables circonstances, nous ne saurions lui refuser absolument les propriétés sédatives que lui attribuent les médecins espagnols. Il y a donc dans les eaux d'*Allevard* des éléments de traitement de l'asthme qui ne se rencontrent pas ailleurs et l'attention des médecins de cette station devrait se porter particulièrement sur cet intéressant sujet.

## PHTHISIE PULMONAIRE.

Ce sujet est un des plus considérables de la thérapeutique thermale.

Il s'agit de savoir si les eaux minérales peuvent ou non intervenir utilement dans le traitement d'une maladie, le plus souvent mortelle, et dans laquelle la thérapeutique ordinaire est notoirement frappée d'impuissance.

Il s'agit de savoir si elles peuvent le faire sans danger dans une maladie si facile à exaspérer, qu'un médecin allemand appelle les tubercules, le *noli me tangere* des poumons.

Je traiterai cette étude avec toute la réserve qu'elle commande, mais en m'efforçant de rassembler tous les matériaux propres à l'éclairer.

(1) *Mémoire sur l'action thérapeutique de l'eau sulfureuse et iodée d'Allevard*, 1835.

### Indications générales.

Il y a à considérer, dans la phthisie, trois choses principales :

Un état général de l'organisme, simplement constitutionnel ou diathésique, héréditaire ou acquis, sous l'influence duquel les tubercules sont nés ou se sont multipliés dans les poumons ;

Les tubercules, production hétéromorphe, témoignage et produit de la cause diathésique, mais origine eux-mêmes d'une série de phénomènes morbides dus à leur développement et à leurs transformations ;

Enfin, le catarrhe bronchique et les altérations du tissu pulmonaire qui accompagnent toujours, à un certain degré, la tuberculisation.

Ces divers points de vue intéressent la thérapeutique par les indications qui s'y rattachent, et l'action inégale que l'art peut exercer à leur sujet.

Le tubercule se trouve donc placé entre les deux termes qui complètent son histoire ; l'état constitutionnel qui lui préexiste, et les altérations bronchiques et pulmonaires qui peuvent également le précéder, mais dont le caractère essentiel est de l'accompagner et de le suivre.

Or, si l'art est entièrement impuissant au sujet du tubercule lui-même, il peut agir efficacement sur les deux autres termes de la phthisie, la diathèse, et les altérations des bronches et du poumon.

Il est des individus qui naissent prédisposés à la phthisie. Leurs antécédents héréditaires et certains caractères d'organisation permettent de reconnaître cette prédisposition, et la facilité avec laquelle on voit souvent éclater les signes organiques de la maladie, pour la plus légère cause déterminante, prouve qu'il existait une véritable diathèse dont les manifestations n'attendaient pour se développer qu'une occasion favorable.

Quels moyens l'art possède-t-il pour prévenir ou retarder au moins ces manifestations, c'est-à-dire l'apparition de la phthisie elle-même ?

Ces moyens sont de deux ordres.

Changer, autant que possible, la constitution du sujet menacé ;

Écarter de lui toutes les circonstances accidentelles propres à favoriser ou déterminer l'éclosion de l'affection locale, tuberculeuse.

L'hygiène prend, dans tout cela, une plus grande part que la médecine elle-même.

Si l'huile de foie de morue, si le chlorure de sodium peuvent rendre alors quelques services, il est certain qu'une action ne peut être exercée sur l'organisme, assez profonde pour en changer les caractères et la direction, qu'en changeant le milieu et les habitudes parmi lesquels s'est développée la disposition morbide, envisagée soit dans les antécédents héréditaires, soit dans les premiers âges de la vie.

Tout le monde sait quelle influence un changement apporté dans le séjour, le mode d'éducation, le goût et les exercices, peut exercer sur l'économie tout entière.

Si les médecins consacraient à ce sujet plus d'attention et de spontanéité, si surtout les exigences de la vie se prêtaient davantage aux nécessités de la santé, nul doute qu'un grand nombre de phthisies tuberculeuses ne pussent être ainsi prévenues.

Les eaux minérales peuvent-elles jouer un rôle dans cette action prophylactique, qui réclame surtout la direction hygiénique ?

Oui, sans contredit.

Nous savons que les eaux minérales sont surtout propres à modifier les états constitutionnels ou diathésiques de l'économie. Jusqu'à quel degré ? Cela ne peut se mesurer sans doute, mais il suffit d'établir qu'elles agissent dans ce sens.

Or la prédisposition et la diathèse tuberculeuse présentent précisément des caractères qui ne permettent pas de douter de l'efficacité possible des eaux minérales à leur sujet.

Supposez une prédisposition à la phthisie d'une intensité donnée, il est certain qu'elle aboutira aisément à la tuberculisation chez un individu affaibli par une existence énervante, des travaux ou des excès précoces, l'inaction dans un milieu défavorable, des circonstances débilitantes, telles qu'une longue suppuration, des accidents syphilitiques, une fièvre typhoïde. Je cite les exemples les plus vulgaires. Mais il est certain aussi qu'un sujet semblablement disposé, mais fortifié par des exercices salutaires, envoyé dans un milieu salubre, dans un climat approprié, demeurant sain de corps et d'esprit, aura de grandes chances d'y échapper.

Ajoutez à tout cela des eaux minérales appropriées, avec les actions altérantes, stimulantes, reconstituantes de la médication thermale, il est certain que vous aurez ajouté aux chances favorables que vous avez essayé de réunir.

Mais les eaux minérales peuvent, dans certaines circonstances, exercer une action plus rapprochée sur la disposition aux tubercules.

La constitution tuberculeuse revêt souvent des caractères qui se rapprochent singulièrement de la constitution scrofuleuse. La dégénérescence tuberculeuse des ganglions lymphatiques, si fréquente chez les scrofuleux, sert de trait d'union entre la scrofule et la tuberculisation interne. La plupart des tuberculeux au moins offrent tous les caractères d'une constitution éminemment lymphatique.

Nous ne pouvons donc manquer de trouver ici d'importantes applications à faire, à un grand nombre d'individus disposés à la phthisie, de la médication chlorurée sodique et surtout chlorurée sodique bromurée, si spéciale contre la scrofule et la constitution lymphatique.

Mais la disposition tuberculeuse n'est pas toujours assez prononcée pour que la tuberculisation s'effectue sans le concours de quelque cause déterminante. Parmi ces dernières, la bronchite nous représente la plus commune, et s'il nous est le plus souvent difficile de définir avec précision la part pour laquelle une bronchite ou des bronchites répétées se trouvent dans l'apparition de tubercules, on ne peut nier que l'état fluxionnaire, entretenu par la bronchite dans le tissu du poumon, ne doive contribuer singulièrement à y fixer le travail de tuberculisation : on ne peut nier davantage que la reproduction des bronchites n'aggrave et ne précipite la marche des tubercules.

Sous ce rapport donc, tout ce qui agira d'une manière favorable sur la muqueuse bronchique, tout ce qui tendra à en atténuer la susceptibilité, à y prévenir les fluxions accidentelles, à en résoudre l'état catarrhal, exercera secondairement une action favorable sur l'état tuberculeux lui-même. Nous savons que les eaux sulfureuses possèdent cette propriété d'action toute spéciale sur la muqueuse bronchique ; elles peuvent donc encore être utilement employées dans la phthisie sous ce rapport, c'est-à-dire comme devant modifier dans un sens favorable l'état morbide des bronches habituellement lié à la phthisie.

Leur utilité sera plus grande encore si elles sont susceptibles, comme elles le sont effectivement, d'agir, à titre de résolutifs, sur les altérations plus profondes du tissu pulmonaire qui accompagnent si habituellement les tubercules.

Andrieu insiste sur cette action résolutive des *Eaux-Bonnes* qui, sans toucher aux tubercules, s'exerce sur les engorgements qui les environnent, et rend ainsi à l'hématose des surfaces perdues pour elle (1). Il a maintes fois pu constater la disparition, sous l'influence du traitement, des œdèmes, engouements, engorgements passifs, indurations chroniques, voisins des tubercules. Bertrand croit, de son côté, que cette action résolutive énergique, attribuée par lui au traitement du *Mont-Dore*, s'exerce surtout sur ces engorgements inflammatoires qui, à titre de cause ou d'effets, jouent un si grand rôle dans la tuberculisation (2).

Pour ce qui est du tubercule lui-même, placé en dehors de la circulation, isolé dans le tissu pulmonaire à la manière d'un corps étranger, on ne peut admettre aucune action directe des eaux minérales sur lui; et son mode particulier de formation nous est trop inconnu pour que nous puissons nous faire une idée des actions médicamenteuses ou chimiques qui pourraient directement l'atteindre.

Du reste, les médecins des eaux minérales sont généralement d'accord sur ce point. Si M. Dufresse croit que l'eau sulfureuse, prise en boisson, a pour effet de « décomposer la matière tuberculeuse contenue dans le sang et déposée dans les poumons (3); » si M. Vogler pense que les eaux d'*Ems*, altérantes et fondantes, sont propres à amener la dissolution et la résorption des tubercules (4), il faut convenir que la plupart des auteurs qui recommandent le plus les eaux minérales, dans la phthisie reconnaissent que le tubercule lui-même échappe à leur action.

(1) Andrieu, *Essai sur les Eaux-Bonnes*, 1847, p. 99.

(2) Bertrand, *Recherches sur les eaux du Mont-Dore*, 1823, p. 294.

(3) Dufresse de Chassaigne, *Guide des malades aux eaux de Bagnols*.

(4) Vogler, *De l'usage des eaux minérales, et en particulier de celles d'Ems*, Francfort, 1841, p. 166.

Telles sont donc, suivant nous, les indications relatives au traitement des tubercules que les eaux minérales sont propres à remplir :

Action sur l'état constitutionnel ou diathésique, sous l'empire duquel le tubercule menace de se développer ou s'est developpé ;

Action sur l'état catarrhal qui accompagne la tuberculisation pulmonaire et réagit sur elle d'une manière toujours fâcheuse ;

Action sur les altérations pulmonaires (engorgement ou pneumonie chronique) concomitantes.

### Indications particulières.

Ce paragraphe pourrait plutôt être intitulé : *Contre-indications*. En effet, on a vu que la phthisie, envisagée dans l'ensemble, soit des conditions générales qui la dominent, soit des conditions particulières de l'organe malade, en dehors des tubercules, indiquait habituellement les eaux minérales, c'est-à-dire paraissait ne pouvoir en subir qu'une action favorable.

Mais il s'agit actuellement de rapprocher cette médication de la tuberculisation considérée dans sa marche et dans son activité, et de préciser les circonstances où elle peut s'y appliquer utilement et sans danger ; c'est donc surtout sur les circonstances défavorables à ce traitement qu'il nous faudra insister.

Je commencerai par une considération qui domine toute la thérapeutique thermale de la phthisie.

Nous savons que les eaux minérales agissent sur le catarrhe bronchique à la manière d'un excitant. Les eaux sulfureuses présentent surtout ce caractère, qui appartient également, quoiqu'à un moindre degré, à certaines eaux bicarbonatées sodiques. Bien que ce mode d'action ne soit pas indispensable, il n'en est pas moins considéré comme un des éléments de l'action favorable des eaux minérales dans le traitement du catarrhe.

Mais chez les phthisiques, derrière le catarrhe qui peut lui-même subir impunément une action médicatrice excitante, se trouve le tubercule, qui présente des conditions tout opposées. Toute excitation apportée au tubercule ou plutôt aux tissus qui l'environnent en accélère la marche, et tend à en favoriser la multiplication. Or qui peut affirmer, quand on administre des eaux minérales à un phthisique, avec quelque précaution que ce soit, que cette excitation n'atteindra pas un degré nuisible ?

Ce n'est pas tout : si le tubercule est lui-même une des causes qui entretiennent le catarrhe, cette excitation, salutaire dans la bronchite simple, parce qu'ici elle se résout d'elle-même après avoir atteint son apogée, que deviendra-t-elle si elle vient se heurter contre une cause matérielle et permanente ? Elle se multipliera sans doute par elle-même, et aggravera les conditions qu'elle devait atténuer.

Si l'on s'arrêtait à ces considérations, il semble que la question serait jugée, et qu'il faudrait absolument renoncer à opposer à la phthisie une médication propre seulement à aggraver les circonstances les plus actuelles de la maladie.

Mais l'expérience a prouvé qu'il n'en était pas toujours ainsi. Si beaucoup d'observateurs ont justement remarqué que les eaux minérales accéléraient souvent la marche de la phthisie et en rapprochaient le dénouement funeste, beaucoup aussi ont pu reconnaître une influence heureuse de cette médication sur l'ensemble de la maladie; ils ont constaté une atténuation formelle des symptômes les plus graves, un répit apporté à des progrès menaçants, quelquefois enfin une part formelle prise à une guérison, soit absolue (chose plus rare), soit relative, puisqu'il est des existences qui se prolongent en quelque sorte indéfiniment, avec des tubercules et même des cavernes dans les poumons.

Nous ne devons donc pas condamner l'usage des eaux minérales, mais nous devons, tout en recherchant leurs meilleures conditions d'application, prémunir contre les illusions qu'on pourrait se faire à leur sujet et surtout prévenir des dangers qu'elles peuvent entraîner.

Les indications particulières des eaux minérales, dans le traitement de la phthisie, doivent être surtout envisagées d'après la forme générale de la phthisie, et d'après la période actuelle de la maladie.

Lorsque nous parlons des formes de la phthisie, nous entendons moins la marche même de la maladie que les caractères que lui impriment les conditions générales de l'organisme au sein duquel elle s'est développée.

La phthisie se développe le plus souvent chez des individus

présentant les caractères du lymphatisme, ou même de la scrofule. C'est à de semblables conditions que la médication thermale s'approprie le mieux. Aussi tous les auteurs sont-ils unanimes pour déclarer que c'est dans de pareilles circonstances que les eaux qu'ils ont appliquées agissent le plus favorablement. Qu'il s'agisse des *Eaux-Bonnes* ou de *Cauterets*, d'*Enghien* ou de *Soden*, c'est toujours dans les phthisies développées chez des individus lymphatiques ou scrofuleux que les eaux sont spécialement recommandées. Envisagés à un point de vue général, ce sont là, en effet, les cas les moins difficiles à traiter, ceux qui procurent les résultats les plus satisfaisants. Ce sont ceux en particulier auxquels les eaux sulfurées sont certainement le mieux applicables.

Le traitement des phthisies développées dans des conditions différentes est en général beaucoup plus épineux. Voici une forme cependant dans laquelle Trousseau et Lasègue recommandent particulièrement les eaux d'*Ems*, la seule à laquelle, suivant ces auteurs, ces eaux doivent être adressées . Il s'agit de ces phthisiques disposés aux congestions sanguines, aux hémorrhagies nasales, aux hémoptysies, à l'oppression, à l'enrouement et à l'aphonie, aux palpitations. Leurs joues sont vivement colorées; ils sont plus sujets que les autres aux catarrhes bronchiques et à la diarrhée (1). Ici ce n'est plus le système lymphatique, c'est le système sanguin qui prédomine. M. Vogler conseille également les eaux d'*Ems* aux individus chez qui prédomine une grande affectibilité, un vif éréthisme du système vasculaire (2).

Dans les cas de ce genre, les eaux *sulfurées* seraient sûrement nuisibles. Les eaux d'*Ems* elles-mêmes réclament une grande prudence dans leur administration.

Les eaux de *Weissembourg* (sulfatées calciques, non sulfureuses), suivant le docteur Jonquière, sont plutôt nuisibles chez les individus lymphatiques ou scrofuleux, et peuvent être utiles, à une époque même avancée de la phthisie, aux personnes plutôt douées d'une disposition congestive, et présentant encore l'apparence d'une assez bonne santé (3).

(1) Trousseau et Lasègue. *Études thérapeutiques sur les eaux minérales des bords du Rhin* : 1847, p. 255.

(2) Vogel, *loc. cit.*, p. 321.

(3) Pointe, *Monographie des thermes de Weissembourg* Lyon, 1853, p. 48.

Lorsqu'à cette disposition aux congestions sanguines dont nous venons de parler, se joint un état névropathique qui n'est pas absolument rare chez les phthisiques, et qui constitue une sorte de phthisie nerveuse, nous doutons que le traitement thermal puisse être appliqué sous aucune forme. Astrié croit cependant que les inhalations de vapeurs sulfhydriques pourraient être alors administrées avec avantage (1).

Il y a des phthisiques chez qui la fièvre se montre fréquemment, et comme d'une manière habituelle. Ce n'est pas la violence ni le caractère aigu de la maladie qui paraissent la provoquer, mais une disposition particulière. Bien que les eaux sulfurées d'une activité modérée, telles que *Allevard*, *Saint-Honoré*, *Pierrefonds*, la plupart des sources des Pyrénées-Orientales, puissent être quelquefois tolérées alors, nous n'oserions guère conseiller les eaux minérales à ces sortes de malades. La susceptibilité dont témoigne une telle disposition serait sans doute trop facilement mise en jeu par les eaux sulfurées, même les plus faibles.

Pidoux a beaucoup insisté sur ce sujet. La fièvre ne contre-indique pas par elle-même les *Eaux-Bonnes*. « La fièvre excitée et entretenue par le travail organique dont les poumons sont le siège, mais différente de la fièvre hectique propre à la phthisie commune, ne contre-indique pas la médication thermale d'*Eaux-Bonnes*, comme la fièvre continue des phthisiques du deuxième et du troisième degré, toujours symptomatique d'une fièvre tuberculeuse et inflammatoire (2). »

Il faut donc bien distinguer la fièvre symptomatique de l'évolution tuberculeuse qu'on pourrait appeler essentielle de la phthisie, si ce mot ne risquait d'être pris dans un sens inexact. Ceci est très exact comme principe : mais il y a dans l'application bien des nuances, qui exigent beaucoup de tact. Il est un degré de fièvre inflammatoire tuberculeuse où il faudra redouter encore les *Eaux-Bonnes* et où le *Mont-Dore* sera plus sûrement applicable.

Quant à la phthisie aiguë, nous n'avons pas, bien entendu, à nous en occuper ici.

L'opportunité des eaux minérales aux diverses périodes de la

(1) *Études générales et pratiques sur la phthisie*. 1873, p. 144.

(2) Astrié, Thèse citée p. 251.

phthisie, époque de prédisposition, première période ou de formation des tubercules, période de ramollissement, enfin période dernière ou de fièvre hectique, est le point le plus important de cette étude. Il se lie intimement à l'appréciation des indications et des contre-indications symptomatiques de la phthisie.

A. L'usage *prophylactique* des eaux minérales ne saurait guère soulever ici d'objection. Toutes les raisons qui peuvent faire redouter plus tard cette active médication n'existent pas alors. Il n'y a rien à craindre des eaux minérales, tant que le tubercule n'a pas encore fait son apparition.

C'est en général contre une constitution lymphatique ou contre un état scrofuleux que cette médication devra être dirigée, car c'est sous cette forme surtout qu'il est possible de prévoir l'imminence tuberculeuse et de la traiter par avance. C'est à la médication *chlorurée sodique* que l'on empruntera surtout cette thérapeutique prophylactique, et l'on peut dire que c'est là la véritable époque de l'application des eaux minérales chlorurées sodiques au traitement de la phthisie.

Je renverrai, pour l'usage qui peut être fait de cette médication et son appropriation aux conditions individuelles d'âge ou de tempérament, aux détails exposés dans le chapitre consacré au traitement de la scrofule, et je ne mentionnerai ici que ce qui se rapporte le plus directement au présent sujet.

La médication marine réclame, sur ce sujet, une attention toute particulière.. Gaudet ne parle pas de phthisie, ce qui ne doit pas étonner de la part d'un médecin de Dieppe : mais ce qu'il dit de l'action des *bains de mer* sur les enfants affectés de bronchite ou prédisposés à la bronchite (1) comprend nécessairement beaucoup d'enfants prédisposés aux tubercules. M. Dauvergne (2) et Pouget (3) sont plus explicites au sujet de l'action prophylactique des *bains de mer*. Ces auteurs font ressortir avec raison les précieuses propriétés de l'inhalation de l'air marin.

(1) Gaudet, *Recherches sur l'usage et les effets des bains de mer*, 1844, 3e éd. p. 158.

(2) Dauvergne, *Hydrothérapie générale*. 1853.

(3) Pereyra, *Des bains de mer d'Arcachon, de l'influence des bords de ce bassin sur les tubercules pulmonaires et les maladies du cœur, et de l'habitation de cette plage pendant l'hiver*. 1853.

Mais ils ne sont peut-être pas assez réservés, lorsqu'ils parlent de l'application possible des bains de mer à la phthisie confirmée.

Je sais combien il est difficile d'établir des règles générales, à propos de faits que chaque individualité peut revêtir d'un cachet nouveau; mais je ne puis pas ne pas considérer les *bains de mer* comme un moyen à proscrire, à quelque époque que ce soit de la phthisie confirmée. L'air de la mer lui-même, malgré ses propriétés excellentes au fond, n'a pas été moins souvent funeste qu'avantageux aux phthisiques. Du reste, le mode d'application domine ici la qualité même du moyen employé.

C'est ainsi que les côtes de la Normandie doivent être considérées, en thèse générale, comme inabordables pour les phthisiques. Il n'en est pas de même de certaines stations marines de la Bretagne et des bords du bassin d'*Arcachon*, abrités par des dunes élevées, couvertes elles-mêmes de sapins dont les émanations résineuses viennent se combiner avec les qualités de l'air marin. Les bords de la Méditerranée ont été bien des fois étudiés sous ce point de vue, et l'on peut en rapprocher avec avantage certaines stations méridionales des côtes de l'Angleterre. En un mot, on voit que partout l'usage de l'inhalation marine se trouve subordonné aux conditions topographiques et météorologiques. Rappelons encore, avec M. Dauvergne, que les voyages sur mer ont une tout autre signification physiologique et thérapeutique que la résidence aux bords de la mer, non seulement pour la différence considérable du milieu et du genre de vie, mais sans doute aussi pour les conditions de l'inhalation elle-même.

Les eaux *chlorurées sodiques* représentent une médication plus topique en quelque sorte que la mer. Leur usage interne permet d'introduire dans l'économie de puissants modificateurs, le chlorure de sodium, l'iode, le brome surtout. Je crois qu'il y a là les éléments d'une médication prophylactique trop souvent négligée. « En examinant la thérapeutique de la diathèse tuberculeuse, dit le docteur Thilénius, on voit que les succès se trouvent surtout là où l'on peut enrayer la disposition qui est toujours à regarder comme le premier degré de cette terrible maladie, là où un traitement prophylactique conduit avec prudence, où une hygiène convenablement ordonnée et un régime approprié forment la base de la méthode curative : car la maladie une fois déclarée (et c'est surtout dans sa forme la plus importante, la phthisie tuberculeuse, que cela est évident), bien que les guérisons ne soient pas très rares, elle n'est accessible à aucune médication directe. L'expérience a démontré que les eaux de *Soden* conviennent parfaitement pour ce traitement prophylactique (1). »

Il est probable, suivant le même observateur, que la plupart des eaux chlorurées sodiques et bromurées sont également propres à remplir cet objet. L'inhalation artificielle développée auprès de la plupart d'entre elles, et la possibilité de vivre, près des grandes salines de *Nauheim*, de *Creuznach*, de *Kissingen*, dans une véritable atmosphère salée, fort semblable à celle de la mer, moins les qualités nuisibles, dues au refroidissement et à la vivacité de l'air marin, ajoutent à ces eaux une application plus directe à l'appareil de la respiration. Ici les conditions climatériques prendront une grande part au choix de l'eau minérale. M. Thilénius vante surtout la douceur de l'air et l'égalité de la température à *Soden*.

Mais, après avoir exprimé que la tuberculisation n'est accessible à aucune médication directe, l'honorable médecin de *Soden* attribue à ces eaux, sur la phthisie confirmée, une action difficile à admettre. « Lorsque les dépôts tuberculeux sont parvenus à l'état chronique, dit-il, l'expérience a prouvé que *Soden* agit heureusement pour enrayer la cachexie. Ces eaux secondent d'une manière utile le travail de la nature qui rend le tubercule cru et l'infiltration tuberculeuse innocents pour l'organisme, par sa transformation en matière calcaire, en kyste, et qui conduit les cavernes à la cicatrisation, après l'évacuation des tubercules ramollis (2). »

Les eaux chlorurées sodiques, quelle que soit la prédominance du sel marin, renferment autre chose, d'autres chlorures, des bromures, des sulfates, des carbonates, du fer, etc. C'est là ce qui en fait une médication spéciale et très active contre la scrofule. Essayez de remplacer ces eaux par le chlorure de sodium et vous n'opposerez à la scrofule qu'une médication insuffisante ; remplacez le chlorure de sodium par ces mêmes eaux et vous présenterez aux phthisiques une médication beaucoup trop active. De toutes les maladies que l'on traite aux eaux minérales, la scro-

(1) *Traité sur les eaux minérales du duché de Nassau*, p. 52
(2) *Eod. loc.*, p. 55.

fule est celle qui réclame la médication la plus active, la phthisie celle qui réclame la médication la plus douce; il serait donc singulier que ces deux conditions pathologiques se rencontrassent légitimement sur le même terrain.

Or, l'expérience paraît avoir été jusqu'ici peu favorable à l'emploi des eaux chlorurées sodiques dans la phthisie. M. Rotureau a réuni sur ce sujet des documents intéressants qu'il a communiqués à la *Société d'hydrologie*, et qui paraissent, en rassemblant les opinions à peu près unanimes des médecins spéciaux, juger à peu près la question (1). »

Faut-il faire une exception pour les eaux de *Soden*, si vantées par Thilénius, et, au rapport de A. Latour, tellement fréquentées par les phthisiques? Je dirai simplement que cela ne me paraît pas vraisemblable.

Les eaux *chlorurées sodiques* ne doivent être considérées que comme une médication préventive de la phthisie, sauf peut-être sous la forme d'inhalations, point sur lequel il y a à faire quelques réserves.

B. La phthisie n'est pas seulement à l'état d'imminence. Les *tubercules* ont apparu. Quel usage peut-on faire des eaux minérales? De Puisaye paraît croire qu'elles sont inutiles alors (les eaux d'*Enghien* au moins), n'ayant à rencontrer que le tubercule contre lequel elles ne peuvent rien, et il pense que l'époque la plus favorable à leur administration est la deuxième période (2).

La première apparition des tubercules est généralement difficile à reconnaître. Leur isolement ne permet pas encore à l'auscultation et à la percussion de les déceler. Mais cette période est souvent signalée par quelques accidents plus ou moins aigus, de fièvre, de toux, d'oppression, sinon encore d'hémoptysie, qui, si l'attention est éveillée sur l'imminence d'une tuberculisation, prendront leur véritable signification. Il est certain qu'aucun usage des eaux minérales ne peut être fait alors, sous peine de précipiter la tuberculisation.

Mais les tubercules peuvent aussi survenir d'une manière tout à fait latente, graduelle, et sans éveiller aucune réaction. Les eaux minérales peuvent alors être employées utilement, et dussent-elles

(1) *Annales de la Société d'hydrologie médicale de Paris*, t. III, 1857.

(2) De Puisaye, *loc. cit.*, p. 342.

alors favoriser quelque peu l'hémoptysie, cette crainte ne me paraît pas de nature à les faire écarter dans toute hypothèse de l'existence latente des tubercules, l'hémoptysie n'étant pas un symptôme grave par lui-même, mais seulement par sa signification.

Mais on a reconnu, ou l'on soupçonne vivement, l'existence de tubercules crus encore et plus ou moins rapprochés. L'application des eaux minérales doit être alors entièrement subordonnée à la considération de l'état des bronches, d'une part, et de la constitution générale, de l'autre : eaux d'*Enghien*, d'*Allevard*, si l'état catarrhal domine; *Eaux-Bonnes*, du *Vernet*, d'*Amélie*, si c'est la constitution lymphatique; de *Cauterets*, s'il existe une tendance particulière à l'état fluxionnaire, à l'hémoptysie; *Ems*, si ces derniers caractères sont plus prononcés; le *Mont-Dore*, dans les mêmes conditions, et de plus s'il y a quelques antécédents goutteux ou rhumatismaux, ou quelque éruption disparue.

Mais si la tuberculisation paraît disposée à marcher avec une certaine activité, si les progrès se marquent sensiblement à l'auscultation, il faut redouter beaucoup la médication thermale, et la prudeuce semble alors la déconseiller formellement.

Dans les tuberculisations vives et considérables, à quelque époque que ce soit, les eaux minérales doivent être non-seulement stériles, mais nuisibles. C'est ainsi que tant de médecins assurent avoir vu des phthisiques ne rapporter des eaux qu'un redoublement de leur maladie. Lorsqu'ils ont été frappés de quelques exemples de ce genre, ils les appliquent à tous les cas, et proclament les eaux minérales, les eaux sulfureuses en particulier, nuisibles aux phthisiques. C'est sans doute sous une telle influence que A. Latour, dans des articles d'un haut intérêt, du reste, sur l'utilité du chlorure de sodium, dressait une espèce d'acte d'accusation contre les eaux sulfureuses : « Ces eaux sont dangereuses, disait-il, si on les emploie d'une manière irrationnelle. » Mais ceci ne s'applique pas seulement aux eaux minérales.

Mais dans les tuberculisations lentes, progressives, sans réactions vives, sans masses tuberculeuses qui menacent de jeter les malades, par leur fonte soudaine, dans le marasme et la colliquation, l'emploi des eaux sulfureuses qui viennent d'être indiquées rendra souvent de véritables services.

C. Tous les auteurs sont d'accord pour proscrire les eaux minérales, quelles qu'elles soient, s'il survient des *hémoptysies*. Il est certain qu'on ne saurait les administrer alors que celles-ci sont actuelles, ou paraissent imminentes. Que signifie, en effet, l'hémoptysie chez les phthisiques? En général, un mouvement fluxionnaire actuel, mais dont elle fournit souvent elle-même la solution. Andrieu s'exprime dans le même sens, au sujet des *Eaux-Bonnes* (1). Mais ce médecin, qui a parfaitement traité la question des indications et des contre-indications des *Eaux-Bonnes*, ne s'est pas expliqué au sujet des hémoptysies qui paraissent survenir sous l'influence des eaux minérales elles-mêmes. Cela se voit souvent aux *Eaux-Bonnes*. Le mode habituel d'action des eaux sulfureuses en peut rendre compte. Mais il est une circonstance, certainement peu favorable aux phthisiques, et dont on ne tient pas assez compte dans les traitements de ce genre : je veux parler de l'*altitude* des principales stations thermales dévolues aux phthisiques.

Lorsque les malades apportent dans un air raréfié, comme il doit l'être à 800 ou 1,000 mètres d'élévation, des poumons imparfaitement perméables à l'air, l'hématose incomplète déjà doit en souffrir. Aux conséquences passives de la diminution de l'hématose doivent s'ajouter les efforts actifs de la respiration pour y suppléer, d'où peut-être une cause d'hémoptysie, que l'on attribuerait alors à l'usage des eaux elles-mêmes.

Pouget fait remarquer que, précisément pour compenser cet inconvénient, on envoie souvent aux bords de la mer les phthisiques qui viennent d'achever leur traitement aux *Eaux-Bonnes*. Mais la succession rapide de pressions si différentes doit être une nouvelle cause de troubles pour des organes que de telles circonstances mettent si directement en jeu.

Voici quelques mesures rapprochées de l'altitude de plusieurs sources thermales :

| | | | |
|---|---|---|---|
| Enghien. . . . . . . . | 48 m. | Bonnes . . . . . . . | 790 m. |
| Amélie . . . . . . . . | 225 | Cauterets . . . . . . | 907 |
| Saint-Honoré . . . . . | 300 | Weissembourg. . . . | 1090 |
| Allevard . . . . . . . | 475 | Le Mont-Dore . . . . | 1052 |
| Ax . . . . . . . . . . | 710 | | |

Pidoux a exprimé sur cette question de l'hémoptysie des opinions auxquelles je souscris entièrement. Il ne nie pas que les *Eaux-Bonnes* ne puissent la provoquer · « On observe aux *Eaux-Bonnes*

(1) Andrieu, *loc. cit.*, p. 119.

deux espèces d'hémoptysies : des hémoptysies communes et des hémoptysies thermales ; les unes comme en voit partout, les autres qui ont le cachet de leur cause. Le pronostic de ces dernières n'a pas de gravité. Pour que cette hémoptysie thermale s'apaise d'elle-même, il suffit de suspendre le traitement peu de jours, d'administrer des béchiques, du lait d'ânesse... » Plus loin : « On s'effraye généralement trop de l'hémoptysie tuberculeuse. Elle est bien moins grave par elle-même que par la gravité de la maladie à laquelle elle se rattache... » (1).

D. La période de *ramollissement* des tubercules contre-indique les *Eaux-Bonnes*, dit Andrieu, « à moins qu'on ne veuille favoriser l'élimination d'un tubercule diffluent, emprisonné dans une étendue très circonscrite du poumon (2). » De Puisaye dit, au contraire, que l'époque la plus favorable à l'administration des eaux d'*Enghien* est la deuxième période, en raison du ramollissement des tubercules et de la crainte moins grande du renouvellement de l'hémoptysie (3).

Faut-il attribuer ces deux opinions contraires à la différence de ces deux sortes d'eaux minérales? Cela peut être dans une certaine mesure. Les eaux d'*Enghien* sont moins excitantes que les *Eaux-Bonnes*, ne fût-ce qu'à cause de leur température froide, et n'empruntent pas d'ailleurs à leurs conditions topographiques les causes de troubles pour l'appareil pulmonaire que peut entraîner l'altitude des *Eaux-Bonnes*. Mais je crois que cette divergence d'opinion tient surtout à ce que ces deux auteurs n'ont pas envisagé le ramollissement des tubercules au même point de vue.

Andrieu entend un ramollissement simultané de tous les tubercules, avec phénomèmes d'acuité, chaleur douloureuse à la poitrine, coloration des pommettes, fièvre le soir. De pareils phénomènes contre-indiquent le traitement thermal.

De Puisaye entend parler, de son côté, du ramollissement graduel et successif des tubercules, sans inflammation, période quelquefois aussi chronique et aussi lente que la première, et qui peut s'accomplir sans entraîner aucune perturbation ni aucun changement brusque dans la marche de la maladie.

(1) Pidoux, *Études générales et pratiques sur la phthisie*, 1873.
(2) Andrieu, *loc. cit.*, p. 83.
(3) De Puisaye, *loc. cit.*, p. 242.

Ici, les eaux minérales sont applicables au même titre, dans les mêmes conditions et sous les mêmes réserves, que dans la première période. Les mêmes choix seront commandés par des circonstances analogues.

C'est-à-dire que, vis-à-vis d'une marche graduelle des tubercules, sans secousses et sans phénomènes inflammatoires, on peut faire avec une certaine sécurité, mais non sans une grande prudence, usage des eaux minérales.

Vis-à-vis d'une marche rapide, avec apparitions habituelles ou accidentelles de phénomènes d'acuité, il faut au contraire considérer les eaux minérales comme une médication dangereuse, bien que pouvant quelquefois encore n'être pas sans utilité.

Vogler exprime à peu près la même chose lorsqu'il dit :

« Si les tubercules sont accompagnés d'une irritation permanente ou passagère, s'il y a un travail de progression des tubercules, toutes les eaux minérales sont mauvaises... Mais si leur marche vient à s'arrêter un peu, ainsi après la fonte et le rejet des tubercules, alors le traitement thermal peut être mis en usage (1). »

La marche de la phthisie présente souvent en effet des temps d'arrêt qui ne sont que des suspensions, mais qui offrent une époque favorable à l'application du traitement thermal. Andrieu affirme qu'il est possible de rendre ces temps d'arrêt définitifs, et que les *Eaux-Bonnes* bien employées peuvent y contribuer (2). Astrié s'exprime dans les mêmes termes : En résumé, le traitement de la phthisie a surtout pour base de rendre définitif le temps d'arrêt et de restituer les conditions normales au tissu pulmonaire qui environne le tubercule (3). » De Puisaye parle aussi des temps d'arrêt que la médication sulfureuse peut aider à déterminer dans la marche de la maladie (4). Si le malade retombe dans de mauvaises conditions, ce sera sans résultats: placé dans de bonnes conditions, il peut éviter de nouvelles rechutes.

On tiendra compte de ces observations.

Enfin, quelles ressources peut-on tirer de la médication thermale

(1) Vogler, *loc. cit.*, p. 167.
(2) Andrieu, *loc. cit.*, p. 90.
(3) Astrié, *loc. cit.*, p. 252.
(4) De Puisaye, *loc. cit.*, p. 226.

à la dernière période de la tuberculisation, quand la *fièvre hectique* s'est développée ?

Il semble au premier abord que les eaux minérales doivent se montrer impuissantes vis-à-vis d'une maladie parvenue à un tel degré, et nuisibles vis-à-vis de semblables phénomènes.

Telle est en effet l'opinion exprimée par la plupart des auteurs. Toute période hectique contre-indique les eaux minérales (1). Cependant, quelques-uns aussi, Andrieu lui-même (2), M. Bertier (3), et d'autres, n'admettent pas cette contre-indication d'une manière absolue. On a vu quelquefois les eaux sulfureuses, employées à cette époque, amener des résultats inattendus.

Astrié va plus loin : « Dans la tuberculisation pulmonaire, dit-il, survenant chez un sujet lymphatique et s'accompagnant de fluxions catarrhales abondantes, de diarrhée, de sueurs, avec ramollissement même des tubercules et fièvre hectique, on peut hardiment recourir aux eaux sulfureuses; elles débarrassent le malade de ses fluxions, de son catarrhe et de sa fièvre hectique (4). »

Je ne saurais appuyer une telle proposition, qu'il serait dangereux de généraliser. Je sais bien qu'en effet la plupart des médecins des eaux sulfureuses peuvent citer des exemples de phthisies parvenues en apparence à leur dernier terme, et que le traitement thermal semble avoir enrayées, ramenées, alors qu'on ne les essayait qu'à regret et en tremblant. Cela peut s'expliquer dans le cas de tuberculisation circonscrite, laquelle peut effectivement parcourir toutes ses périodes sans se terminer nécessairement par la mort. Et puis il y a, bien entendu, là comme ailleurs, des cas qui déjouent toutes les prévisions.

C'est alors que le traitement thermal représente, comme le dit très bien A. Latour, une sorte de défi jeté à la nature. Le médecin la provoque, il sort de la lutte vainqueur ou vaincu. On ne saurait nier que la perspective d'une terminaison inévitablement funeste ne puisse justifier certaines témérités ; mais jamais

(1) Andrieu, *loc. cit.*, p. 82.

(2) Andrieu, *loc. cit.*, p. 87,

(3) Bertier, *Remarques sur l'action des eaux d'Aix dans la phthisie pulmonaire*, Chambéry, 1853, p. 15.

(4) Astrié, thèse citée, p. 249.

nous ne prendrons sur nous de conseiller cette médecine aléatoire.

Et la médication thermale, dans ces cas suprêmes, est tellement douteuse et périlleuse en même temps, qu'il faut redouter même son succès apparent. Bertrand, parlant de malades arrivés au dernier terme de la phthisie et soumis au traitement par les eaux du *Mont-Dore*, s'exprime ainsi : « En peu de jours, les eaux, à très faibles doses, ont agi sur ces phthisiques de manière à faire concevoir les plus grandes espérances. Les symptômes les plus redoutables semblaient perdre de leur gravité comme à vue d'œil, mais *sans mouvement critique, sans aucun signe propre à inspirer de la sécurité pour l'avenir* ; et constamment la maladie n'a pas tardé à reprendre sa marche, avec plus de fureur encore, s'il est possible, qu'avant ce calme éphémère et trompeur... Quelle que soit la cause de ces améliorations décevantes, on ne saurait trop s'en défier : dès qu'elles se montrent, il est indispensable de faire cesser sur le champ l'usage des eaux, en telle petite quantité qu'on les donne, sans quoi elles deviendraient promptement funestes. Cette détermination exige des idées bien arrêtées, et peut-être aussi quelque fermeté de la part du médecin...(1). » Astrié recommande aussi de se méfier des améliorations trop rapides(2).

En résumé, pour ce qui concerne l'opportunité des eaux minérales dans le troisième degré de la tuberculisation, ce qu'il faut considérer, c'est le siège et l'étendue de la tuberculisation elle-même, rapproché de l'état général.

« Il y a, dit Pidoux, des phthisies parvenues à un troisime degré localement, sans que l'économie entière ait consenti à ce degré ». Assurément une caverne isolée au sommet d'un poumon ne contre-indique point le traitement thermal. Mais une tuberculisation double et étendue, parvenue à l'époque de la fonte de la matière tuberculeuse, n'a rien à en attendre, et la marche de la maladie ne peut qu'en être exaspérée.

Quelle que soit l'époque et le degré de la tuberculisation, c'est d'après son étendue et son retentissement sur le système que l'on décidera de l'opportunité et de l'innocuité d'un traitement thermal. Celui-ci sera bien plus sûrement contre-indiqué par une tu-

(1 Bertrand, ouvrage cité, p. 298 et 300.
(2) Astrié, thèse citée, p. 252.

berculisation profuse au premier ou au second degré que par une tuberculisation circonscrite au troisième degré.

### Traitement.

Les détails multipliés dans lesquels je suis entré au sujet des indications et des contre-indications des eaux minérales dans la phthisie me permettront d'abréger ce paragraphe.

Le traitement de la phthisie par les eaux minérales est, du reste, un traitement assez simple. Étant établies les indications et les contre-indications qui viennent d'être exposées, l'application du traitement thermal devient surtout une question de surveillance et de circonspection.

Les eaux minérales se prennent à peu près exclusivement en boisson, dans le traitement de la phthisie.

On sait qu'aux *Eaux-Bonnes* on ne fait guère usage de bains. L'insuffisante quantité de l'eau minérale en paraît en partie la cause (3). Andrieu ne dit rien à ce sujet. A *Cauterets*, on prend surtout des demi-bains, dans le but d'éviter l'oppression qu'occasionnent quelquefois les bains entiers et d'exercer une révulsion sur la partie inférieure du corps; mais, si je ne me trompe, les catarrheux s'y baignent plus que les phthisiques. De Puisaye conseille, chez les tuberculeux, les bains d'*Enghien*, de courte durée, de 30 à 35 minutes, et d'une température peu élevée, 32° (1). M. Nièpce recommande beaucoup les bains de petit-lait, mélangé à l'eau sulfureuse d'*Allevard*. On emploie généralement près de 2 hectolitres de petit-lait pour un grand bain (2). A *Ischl* (Autriche), on a établi le traitement de la phthisie sur la combinaison d'eaux chlorurées sodiques avec le petit-lait en bains. M. Mastelier vante beaucoup aussi le climat d'*Ischl* (450 mètres environ d'élévation), dont l'atmosphère saline, comme celle des bords de la mer, emprunte encore aux sapins qui couvrent les sommets voisins des Alpes des propriétés bienfaisantes (3).

M. Vogel proscrit les bains d'*Ems* : « pour peu que la tuber-

(1) Cazenave, *Recherches cliniques sur les Eaux-Bonnes*, p. 91.

(2) De Puisaye et Leconte, *loc. cit.*, p. 229.

(3) Niepce, *Mémoire sur l'action des bains de petit-lait, soit pur, soit à l'état de mélange avec l'eau d'Allevard*, 1850.

culisation ait pris quelques développements, ils sont contraires de tous points (1). »

Bertrand dit que, chez les phthisiques, il lui arrive souvent, dans la première année surtout, de n'administrer les eaux du *Mont-Dore* qu'à l'intérieur. Elles agissent alors comme sudorifiques (2). Il dit ailleurs que les bains, par suite de l'accroissement qu'ils déterminent dans la vitalité et les sécrétions cutanées, conviennent dans les catarrhes pulmonaires, dans la pneumonie chronique non fébrile et sans chaleur vive à la peau, et dans quelques cas de phthisie (3). Les indications des bains ne sont pas davantage spécifiées.

L'indication des douches doit se rencontrer rarement dans la phthisie. Nous ne connaissons guère qu'*Enghien* où l'on en fasse usage. Ce sont surtout les douches en arrosoir, sur la partie postérieure de la poitrine, qu'employait de Puisaye. Il en a fait une fois usage exceptionnellement chez un malade arrivé au troisième degré de la phthisie, pour combattre des sueurs colliquatives, qu'il est, en effet, parvenu à arrêter (4).

Le traitement de la phthisie aux eaux minérales se fait surtout par l'usage des eaux en boisson et par les inhalations.

L'usage interne des eaux minérales est tellement relatif à la nature des eaux et aux circonstances particulières, que je n'aurai que de courtes considérations à présenter ici à son sujet.

Je ne puis guère que reproduire, en effet, le conseil donné par tous les auteurs, de faire un usage très circonspect des eaux, de commencer par très faibles doses et de n'en atteindre jamais d'élevées.

Du temps de Bordeu, on prenait jusqu'à 5 ou 6 litres d'*Eaux-Bonnes* dans la journée : la durée du traitement était, il est vrai, fort raccourcie et limitée à neuf jours. M. Cazenave fait justement remarquer que ces *neuvaines*, comme les appelait Bordeu, avaient autant de raison d'être que nos *saisons* actuelles de *vingt et un jours*.

Aujourd'hui on ne prend plus les *Eaux-Bonnes* par litres,

(1) Vogel, *loc. cit.*, p. 169.
(2) Bertrand, *loc. cit.* p. 297.
(3) Bertrand, *eod. loc.*, p. 133.
(4) De Puisaye et Leconte, *loc. cit.*, p. 229.

ıais par faibles quantités, et même par cuillerées, dans certains as au moins. On est poursuivi aux *Eaux-Bonnes* de la crainte e l'hémoptysie, non pas sans raison peut-être; mais il y a de exagération sans doute à mesurer ainsi l'eau minérale. Telle est ussi l'opinion de M. Noël Gueneau de Mussy. Je rappellerai ici e que j'ai dit plus haut de l'influence que l'élévation des *Eaux-Bonnes* pourrait bien avoir sur la fréquence des hémoptysies, plus ouvent que l'eau minérale elle-même.

Les eaux minérales sont souvent associées à des infusions pectorales ou narcotiques, ou à des sirops. En Allemagne on combine olontiers les eaux minérales chlorurées sodiques avec *une cure le lait ou de petit-lait*. On en fait de même à *Allevard*. De semblables associations ne se font peut-être pas chez nous d'une manière assez méthodique et assez suivie.

Je termine ce chapitre par une comparaison entre les *Eaux-Bonnes* et le *Mont-Dore*, au point de vue des indications, ces deux tations étant prises pour types, l'une de la médication sulfureuse qui comprend la généralité des eaux sulfurées appropriées au catarrhe bronchique, *Cauterets, Amélie, le Vernet, Allevard, Saint-Honoré*, etc., l'autre de la médication dite alcaline, c'est-à-dire bicarbonatée ou chlorurée sodique, comprenant les stations d'*Ems*, le *Soden*, de *Royat*, de *la Bourboule*, auxquelles j'ajouterai *Weisseimbourg*, sulfatée calcique.

Il s'agit donc de deux sortes de médications fort différentes, et cependant il serait difficile d'appuyer leurs indications et leurs contre-indications respectives sur des considérations précisément dogmatiques. Ce ne sont pas des espèces différentes de phthisies qu'il s'agit d'adresser à l'une ou à l'autre ou d'en écarter, ce sont des espèces différentes de sujets, et encore de sujets envisagés à tel ou tel moment de leur évolution morbide, car, dans une maladie à périodes prolongées et diverses, à éléments morbides et multipliés, à alternatives d'activité et de ralentissement, les indications varient d'une époque à une autre ; en un mot, les indications ici sont essentiellement personnelles.

J'essaierai de rassembler dans une expression significative l'idée générale qui doit présider aux indications des *Eaux-Bonnes* ou aux indications du *Mont-Dore*, comprenant implicitement les contre-indications qui y correspondent.

Comme il est deux types de la médication thermale, il est deux types dans la maladie, type torpide et type éréthique. Je suis obligé de revenir sur des considérations déjà présentées pour bien marquer le sens qu'il faut attribuer à ces expressions.

Bien qu'il nous faille admettre que toute production tuberculeuse est le témoignage d'une tendance à des formations incomplètes et dégradées, l'état constitutionnel ne reproduit pas toujours le type qui semble devoir y correspondre. Les phthisiques peuvent être irritables, névropathiques, ou disposés aux congestions actives, à la fièvre, à l'inflammation. Mais l'état éréthique ne concerne pas seulement la forme constitutionnelle : il concerne surtout, et c'en est là le sujet capital, les actes pathologiques dont le poumon est le siège.

La phthisie pulmonaire se distingue des autres maladies chroniques en ce qu'elle est le théâtre d'actes pathologiques incessamment renouvelés, qui offrent le caractère de l'acuité, l'augmentation, l'état et le déclin. Et les poussées tuberculeuses, et les suppurations ultimes auxquelles elles aboutissent, y renouvellent, en manière d'épisodes, des successions d'activités irritatives ou inflammatoires, dont le retentissement au dehors n'est pas toujours également accusé, mais dont le caractère ne saurait nous échapper.

Or, qu'il s'agisse du caractère éréthique et essentiel de la constitution, ou du caractère éréthique et actuel des lésions pulmonaires, plus il est prononcé et plus les eaux minérales, toujours excitantes à un degré quelconque, devront être écartées. Je reconnais avec Pidoux que les considérations tirées de ces dernières l'emportent de beaucoup sur les considérations constitutionnelles, et comme importance et comme fréquence d'application. Mais j'ajoute qu'une constitution assez éréthique pour contre-indiquer les eaux minérales entraîne presque inévitablement un état correspondant des organes malades.

Si la considération tirée de l'état constitutionnel est fondamentale, elle sera relative et temporaire vis-à-vis l'état éréthique actuel des lésions pulmonaires. C'est-à-dire que les eaux minérales doivent être écartées de toutes les périodes actives et aiguës de la phthisie, et réservées aux périodes de ralentissement ou de suspension des lésions pulmonaires.

On comprend que cette notion d'opportunité est jusqu'à un ertain point indépendante des périodes classiques de la tubercusation, car, à toutes ces périodes, l'activité morbide du poumon eut se ralentir ou se développer. Et nous pouvons en conclure nmédiatement que, dans les phthisies à marche rapide, phthisie iguë, phthisie galopante, les eaux minérales ne sauraient trouver intervenir, puisqu'elles ne sauraient y rencontrer ces périodes e suspension ou de ralentissement qui peuvent seules se prêter leur emploi. Et de même les eaux minérales seront proscrites ans certaines phthisies qui, sans être rapides, peuvent être appelées *ritables*, et qui font du poumon comme un *noli me tangere* u'il faut se garder de toucher, par la médication sulfureuse en articulier.

En résumé, on voit en quoi les eaux minérales se rapprochent t se distinguent des agents de la thérapeutique ordinaire dans le raitement de la phthisie pulmonaire. Comme eux impuissantes sur tubercule lui-même, elles s'en rapprochent en ce qu'elles ne euvent que chercher à remonter l'organisme dégradé et à lui ournir les moyens de résister à des lésions épuisantes et consompives. Elles s'en distinguent en ce qu'elles ne doivent être dressées qu'aux époques suspensives des lésions, que des moyens l'une autre nature seront destinés à combattre immédiatement.

Les eaux minérales fournissent à la phthisie pulmonaire deux nédications différentes, dont les deux types sont représentés par es *Eaux-Bonnes* d'une part, et le *Mont-Dore* d'une autre part, et lont j'ai déjà signalé les caractères respectifs au chapitre du atarrhe bronchique.

L'indication des *Eaux-Bonnes* sera d'autant plus nette que la naladie présentera des caractères torpides mieux accusés, surtout lu côté des altérations pulmonaires. Action reconstituante et altérante, action résolutive du catarrhe et des congestions et infarctus pulmonaires, tels sont les éléments de leur action thérapeutique.

Les circonstances qui, suivant Pidoux, permettraient de les administrer avec le plus de succès sont les suivantes : conservation l'un certain degré d'embonpoint, limitation de la tuberculose à un seul poumon, intégrité des fonctions digestives, conservation de l'appétit, absence de diarrhée, antécédents arthritiques ou herpétiques, coexistence d'asthme ou d'emphysème; il convient d'ajouter :

constitution lymphatique ou scrofuleuse, ou abaissée d'une manière quelconque.

Je pense qu'il ne faudrait pas restreindre l'indication des *Eaux-Bonnes* à ces conditions d'une façon trop rigoureuse : les unes sont rares d'une manière absolue, et les autres ne sont guère compatibles avec une tuberculisation avancée. Et il ne faut pas oublier que la médication peut encore intervenir au troisième degré anatomique de la phthisie. La diarrhée, alors surtout qu'elle laisse pressentir une altération tuberculeuse de l'intestin, est une contre-indication formelle. Il en est de même de la fièvre hectique continue, c'est-à-dire d'une cachexie déterminée.

Il n'en serait pas de même, suivant Pidoux, d'une fièvre vespertine, avec ou sans frissons, avec ou sans sueurs nocturnes, fièvre symptomatique de l'évolution tuberculeuse, inflammatoire et non hectique. Je ne saurais contredire formellement une assertion aussi autorisée ; cependant je doute que l'existence de cette sorte de fièvre, qui répond plutôt à des phénomènes morbides actuels qu'au fond de la maladie, représente précisément une opportunité d'application des Eaux-Bonnes.

Quant à l'hémoptysie, il ne faut pas toujours l'attribuer à la médication elle-même. L'altitude, le changement de vie, les imprudences des malades en sont souvent la cause. Là n'est pas le danger. Le danger est dans le coup de fouet subi par les activités pathologiques dont le poumon est le siège, si les conditions que j'ai dit s'imposer à l'intervention du traitement thermal ne sont pas observées.

Les indications respectives du *Mont-Dore* peuvent être ainsi définies : appropriation aux cas où les *Eaux-Bonnes* paraissent contre-indiquées, dans la limite des applications légitimes de la médication thermale.

Les eaux du *Mont-Dore* ne possèdent pas l'action élective des sulfurées sur l'appareil pulmonaire. Cependant, quelle que soit la part que l'on attribue à leur qualité arsenicale, à leur thermalité ou aux autres circonstances de leur constitution, fort difficiles à interpréter, leur action sur les catarrhes des voies respiratoires est des plus spéciales et des plus manifestes. Moins reconstituantes que les sulfurées, moins directement résolutives des engorgements pulmonaires, elles semblent offrir, vis-à-vis de la phthisie pulmonaire, une médication inférieure à celle des *Eaux-Bonnes*, mais qui n'en a pas moins sa place déterminée.

Il est des phthisiques dont la constitution ou les lésions pulmonaires présentent un caractère d'irritabilité qui doit faire redouter les *Eaux-Bonnes*, sans être cependant de nature à prohiber toute médication thermale. C'est alors que les eaux du *Mont-Dore* se trouvent formellement indiquées. Quelles sont les limites où naît cette indication, ou bien où s'éteint la contre-indication absolue des eaux minérales? Voilà ce qu'il sera toujours impossible de déterminer avec précision. Ce qu'il y a de certain, c'est que ces eaux possèdent, vis-à-vis de l'éréthisme pulmonaire, une action véritablement hyposthénisante, laquelle trouve à s'exercer précisément dans les cas fébriles à propos desquels je faisais tout à l'heure des réserves au sujet de l'opportunité des *Eaux-Bonnes*, et certainement dans des cas fébriles tout à fait incompatibles avec un traitement sulfureux.

Il est à remarquer que Michel Bertrand, dont on ne saurait méconnaître l'autorité clinique, a insisté sur l'indication du *Mont-Dore* chez les phthisiques rhumatisants, arthritiques ou herpétiques, les mêmes circonstances que Pidoux considère comme favorables à l'action des *Eaux-Bonnes*. Le sens de cette double observation n'est-il pas que ces sortes de phthisies sont effectivement les plus curables, et celles qui appartiennent le plus sûrement au ressort des eaux minérales ?

M. Richelot a formulé ainsi les indications du *Mont-Dore*, lesquelles représentent en quelque sorte la contre-partie de celles des *Eaux-Bonnes*. Si le malade n'est pas de constitution scrofuleuse, s'il n'est pas décidément anémique ; si sa phthisie, sans être aiguë ou galopante bien entendu, offre l'aspect inflammatoire et s'accompagne d'un mouvement fébrile prononcé ; ou bien, s'il est excitable, nerveux, et présente l'ensemble de phénomènes qui constitue ce qu'on appelle l'éréthisme ; s'il est atteint d'hémoptysie ou s'il y a des raisons de la craindre, la station du *Mont-Dore* est formellement indiquée » (1).

Ajoutons, que, dans toutes ces sortes de traitements, tant qu'il n'est pas survenu de circonstances de contre-indications, il faut

(1) Richelot, *Quelques Considérations pratiques sur le traitement de la phthisie pulmonaire au Mont-Dore*, in *Union médicale*, 1877.

les réitérer avec persévérance, si l'on veut parvenir à ralentir effectivement, ou à enrayer définitivement, l'évolution tuberculeuse.

## DYSPEPSIE

Le sens dans lequel la *dyspepsie* doit être entendue est celui qu'a exprimé Cullen : « le défaut d'appétit, le dégoût, le vomissement qui survient quelquefois, les distensions subites et passagères de l'estomac, les rapports de différents genres, une chaleur brûlante vers le cœur, des douleurs dans la région de l'estomac et la constipation, sont des symptômes qui se rencontrent fréquemment chez la même personne, et que l'on peut, en conséquence, présumer descendre d'une seule et même cause prochaine. C'est pourquoi on peut les considérer, sous ces deux points de vue, comme une seule et même maladie à laquelle nous avons donné le nom de *dyspepsie* (1). »

Ce qui constitue surtout la *dyspepsie*, c'est l'afférence de ces phénomènes au fait même de la digestion. C'est ce que Fr. Hoffmann a étudié sous le nom de *bradypepsie, tarda coctio* (2).

Le nom de *gastralgie* doit être réservé aux névroses douloureuses de l'estomac (3).

### Indications générales.

Il est un grand nombre de personnes qui n'offrent d'autre dérangement de santé qu'un certain degré de trouble dans les fonctions digestives, digestions lentes, pénibles, plus ou moins douloureuses, accompagnées ou non de rejets ou alimentaires, ou liquides, ou gazeux, en un mot ce que Cullen a décrit sous le nom de *dyspepsie*.

Lorsqu'une fonction de l'économie paraît troublée d'une manière isolée, et surtout continue, il est naturel que l'esprit se porte vers

(1) Cullen, *Éléments de médecine pratique*, traduction de Bosquillon, Paris, 1787, t. II, p. 263.

(2) Fr. Hoffmann, *Operum omnium supplementum*. Genevæ, 1760, t. III, t. II, p. 453. — *Dissertatio medica de bradypepsia, sive tardiori ventricula concoctione*, primum edit. anno 1703.

(3) Durand-Fardel, *Supplément au Dictionnaire des dictionnaires de médecine*, 1851, art. DYSPEPSIE.

l'organe qui est le siège même de cette fonction, et y place le point de départ des dérangements qu'elle a subis.

Cependant on aurait tort de procéder toujours ainsi au sujet de la dyspepsie. Les conditions d'où proviennent les phénomènes dyspeptiques ont presque toujours leur point de départ ailleurs que dans l'estomac. La digestion est, de toutes les fonctions de l'économie, la plus complexe et la moins dépendante de l'organe principal où elle s'effectue : mouvements mécaniques auxquels se borne souvent à peu près le rôle des organes digestifs proprement dits; intervention de produits de sécrétion, agents chimiques de la digestion, dont les plus importants sont étrangers à l'estomac lui-même; circulation sanguine, servant de transport aux produits de la digestion, mais dont la liberté et l'activité ne peuvent impunément faire défaut un instant, tels sont les phénomènes les plus saillants qui se présentent d'abord à nous. Enfin, sur tous ces phénomènes, ou physiques ou chimiques, plane encore l'action nerveuse, représentant la vie, et dominant tous les temps de la digestion, depuis le mélange mécaniquement effectué par les contractions de l'estomac ou de l'intestin, jusqu'aux plus mystérieuses transformations accomplies par les liquides gastriques, pancréatiques ou intestinaux, sur les matières azotées, grasses ou féculentes, jusqu'au courant rapide qui choisit ou entraîne les produits de ces combinaisons soit vers le foie, soit plus directement dans le torrent circulatoire.

Mais, pour que des phénomènes aussi nombreux et aussi considérables s'accomplissent, l'organisme intervient tout entier; il semble, attentif à ces opérations qui vont le régénérer, prêt à s'arrêter dans tous ses rouages ; la périphérie se refroidit, la circulation s'accélère, comme entravée dans son cours, les facultés intellectuelles et sensoriales s'engourdissent, toute activité nécessite un effort pénible, jusqu'à l'instant où, le cercle de l'assimilation consommé, l'organisme se réveille dans une vigueur nouvelle.

Aussi qu'arrive-t-il, lorsque l'économie vient à être dérangée dans la participation qu'elle prend tout entière à l'accomplissement de la digestion? Il arrive que la digestion est troublée, et, si elle ne se trouve pas complétement interrompue, ne s'effectue du moins qu'avec effort, malaise et souffrance.

L'immersion du corps ou seulement des extrémités dans l'eau, une impression morale, la moindre blessure, peuvent suffire pour déterminer une indigestion complète. Que les repas soient immédiatement suivis d'un état de tension intellectuelle, ou d'exercices fatigants, ou d'occupations qui nécessitent certaines positions, les digestions ne s'effectuent que d'une manière lente et pénible, et du retour des mêmes circonstances résulte un véritable état de dyspepsie. Et, sans cela même, que l'habitude, cette condition importante du régulier accomplissement de presque toutes nos fonctions, vienne à être intervertie, il n'en faudra pas davantage pour que la digestion ne parvienne plus à s'opérer sans de réelles difficultés.

Tous ces phénomèmes présentent ceci de particulier qu'ils ne constituent pas, par le simple fait de leur apparition, un état morbide, mais seulement par leur répétition.

On n'est pas malade pour avoir une simple indigestion. On n'est pas malade pour éprouver quelquefois, après le repas, une légère pesanteur à l'épigastre, quelques éructations, un peu de langueur; mais le retour de ces mêmes accidents finit par devenir une maladie; il l'est devenu, quand ceux-ci viennent à se reproduire indépendamment des circonstances qui en avaient été l'occasion.

C'est à propos du dérangement de la digestion que la limite de l'état pathologique est surtout difficile à saisir. Voici un exemple qui se rencontre à chaque instant.

Il est un grand nombre d'hommes, appartenant au monde des affaires ou du commerce, que les préoccupations ou les nécessités de leurs travaux reprennent aussitôt après les repas et abandonnent même à peine pendant la durée de ceux-ci. Leurs digestions se font avec difficulté, souvent avec douleur. Cependant, qu'aux jours de fête, aux époques de vacances, fermant leur cabinet et délivrant leur esprit, ils aillent respirer l'air des champs, se livrer aux exercices de la campagne, aussitôt les digestions s'opèrent avec régularité et les malaises de la veille ont cessé de se montrer. Un autre exemple, puisé dans une autre classe de la société, nous montrera un côté différent de la même question.

La plupart des ouvrières adonnées au travail de l'aiguille ont à peine terminé leur repas qu'elles reprennent leur position habituelle, le tronc fléchi en avant, les membres supérieurs ramenés au-devant de la poitrine, c'est-à-dire la situation la plus désavantageuse au libre accomplissement de la digestion. Aussi, chez presque toutes ces femmes, les digestions sont-elles pénibles et douloureuses; arrive un jour de repos, un dimanche, c'est-à-dire pour la plupart, un jour de promenade et d'insouciance, aussitôt les digestions redeviennent libres et faciles.

Mais, dans l'un et l'autre exemple, cette immunité des jours de repos cesse d'avoir lieu, la répétition des dérangements fonctionnels finissant par ne plus permettre à la fonction de s'opérer avec régularité, même dans les conditions les plus favorables en apparence.

Voilà donc un ordre de faits considérable, dans lesquels nous voyons la digestion se troubler et la dyspepsie s'établir, parce que l'individu se trouve accidentellement placé dans des conditions défavorables au libre accomplissement de cette fonction. Ce sont là des causes *hygiéniques* de dyspepsie.

Voici un nouvel ordre de faits où nous verrons, sous des influences différentes, les fonctions digestives subir des dérangements exactement semblables : c'est ce que nous appellerons causes *physiologiques* de dyspepsie.

J'ai signalé, en rappelant les conditions physiologiques nécessaires au libre accomplissement de la digestion, la part qu'y prennent le système nerveux et la circulation. J'ai également exposé des circonstances où un trouble notable apporté dans le fonctionnement de l'un ou de l'autre de ces grands systèmes, pendant la digestion elle-même, troublait aussitôt cette dernière, ou même la rendait complètement impossible. Il en sera naturellement ainsi pour les circonstances qui seront de nature à altérer d'une manière continue, soit les fonctions nerveuses, soit la circulation ou la composition du sang.

Aussi voyons-nous que, dans la chlorose ou dans l'anémie, quel qu'en soit le point de départ, primitive ou consécutive, dépendant d'hémorrhagies, de fièvres intermittentes, d'une alimentation insuffisante, d'une profession insalubre, toutes conditions dans lesquelles la composition du sang aussi bien que la constitution du système nerveux sont profondément altérées, la dyspepsie apparaît comme un des phénomènes les plus constants, et comme le plus saillant de l'état constitutionnel. Si, dans les cas de ce genre, il est difficile de faire la part respective, comme cause de dyspepsie, de l'altération du sang et de celle du système nerveux qui s'y joint presque toujours, il est des circonstances où le rôle de cette dernière est facile à saisir, alors que la dyspepsie, par exemple, résulte de conditions exclusivement morales ou affectives, surtout d'impressions tristes et dépressives.

J'ai appelé ces causes de la dyspepsie *physiologiques*, parce que, d'une part, elles agissent moins par un caractère morbide déterminé qu'en changeant les conditions physiologiques de la digestion, et aussi parce qu'il n'est pas nécessaire que ces conditions défavorables existent à un haut degré pour que les fonctions digestives en soient altérées; il est une limite qui atteint à peine l'état morbide proprement dit, et qui suffit cependant pour constituer quelque trouble dans les fonctions de l'estomac.

L'énumération complète des circonstances sous l'influence desquelles la digestion peut se troubler, parce que l'harmonie des conditions nécessaires à son libre accomplissement est dérangée, serait fort longue, et d'ailleurs inutile à faire ici. Il suffit d'avoir proposé quelques exemples, propres à servir de types, et puisés les uns dans des circonstances accidentelles et dépendant du genre de vie, que j'ai appelées *hygiéniques*, les autres dans des modifications profondes des grandes fonctions de l'économie, et que j'ai appelées *physiologiques*.

Ce qui nous frappe d'abord, à l'examen de ces faits, c'est que, dans tous ces cas de dyspepsie, l'estomac n'est pas malade lui-même.

En effet, que les phénomènes dyspeptiques tiennent à ce que, à la suite des repas, le système nerveux est distrait de la part qu'il doit prendre à la digestion, ou bien à ce qu'une position vicieuse gêne l'abord du sang et entrave la liberté des mouvements de l'estomac, ou bien à ce que l'altération de composition ou de quantité du sang, la dépression du système nerveux, ne fournissent que des éléments vicieux ou insuffisants à l'opération complète de la digestion, l'estomac lui-même n'est pas malade, et c'est pour cela que l'examen le plus attentif de cet organe, après la mort, chez les individus dont les digestions se faisaient le plus mal, ne présente rien à l'observateur.

Cependant, si l'analyse physiologique, aussi bien que de nombreuses occasions de constatations cadavériques, permettent de dire que, dans tous ces cas de dyspepsie, l'estomac n'était pas malade lui-même, il peut le devenir ; et les altérations qui peuvent y survenir ne sont pas moins importantes à considérer que l'intégrité que nous venons de signaler.

Ce n'est pas toujours impunément pour un organe que ses fonctions se trouvent perverties, même de la façon la plus indirecte possible. Sans doute, au milieu de ces éléments divers et nombreux qui composent l'acte de la digestion, il est difficile de définir au juste ceux qui souffrent le plus du trouble apporté dans l'ensemble de la fonction. Quelquefois seulement la forme de la dyspepsie se laisse apercevoir ; il est permis de constater alors que les mouvements de l'estomac sont frappés d'une sorte d'inertie, ou bien que telle sécrétion, gastrique, pancréatique, est plus spécialement altérée dans sa nature, ou amoindrie et insuffisamment fournie. Mais, quelle que soit la cause la plus prochaine du ralentissement et du trouble de la digestion, il est difficile que l'estomac n'en souffre pas dans ses propres conditions organiques. En effet, la présence des aliments s'y prolonge d'une manière inusitée ; ses parois contractiles s'épuisent souvent en efforts stériles et fatigants, et se dilatent sans pouvoir revenir sur elles-mêmes (1); sa propre circulation doit se ressentir de ce trouble incessamment apporté dans l'évolution normale à laquelle il est destiné; sa muqueuse se trouve en contact avec des produits de sécrétion altérés; enfin il est facile de reproduire par la pensée l'ensemble des désordres essentiels auxquels cet organe peut se trouver soumis dans de semblables circonstances.

C'est alors qu'entrent en jeu une foule d'autres éléments : car lorsqu'on veut creuser ces questions de pathogénie, on est à chaque instant arrêté par une série nouvelle de faits qu'il nous est bien permis de saisir dans leur ensemble, mais que nous n'arrivons guère à définir dans leurs détails.

Il y a des individus qui peuvent rester dyspeptiques toute leur vie, sans que les conditions organiques de l'estomac s'en ressentent appréciablement.

Mais, chez d'autres, sous l'influence de cette perversion incessamment renouvelée des fonctions de l'organe, tel ou tel élément organique de celui-ci vient à s'altérer : tantôt la couche muscu-

(1) Audhoui, *Gazette médicale de Paris*, 11 mars 1882.

leuse, ou la couche celluleuse, ou la couche muqueuse. Nous n'assistons pas à ce travail, mais nous en découvrons les résultats. Ces prétendues gastrites chroniques que l'on rencontre quelquefois sur le cadavre ne sont autre chose que d'anciennes dyspepsies, qui ont fini par altérer la texture de l'organe dont les fonctions seules étaient originairement dérangées.

Maintenant, une fois l'estomac entré dans cette voie d'altération organique, pour ainsi dire, les limites n'en sauraient plus être déterminées. Simple épaississement ou induration de quelques-uns de ses éléments, ramollissement de la muqueuse, ulcérations variées, transformations squirrheuses ou encéphaloïdes, tout cela peut survenir. En effet, lorsqu'on interroge les périodes prodromiques ou commençantes de toutes les affections organiques de l'estomac, on rencontre presque toujours uniformément ces phénomènes de gastralgie ou de dyspepsie qui en sont comme la préface nécessaire.

Pourquoi, chez les uns, apparaît-il une simple exagération des éléments organiques normaux, pourquoi chez d'autres des transformations en éléments sans analogues, pourquoi d'autres échappent-ils à ces conséquences funestes? C'est que chacun de nous, par suite des mille conditions que nous créent l'hérédité, la constitution originelle, la constitution acquise, l'usage régulier ou abusif que nous avons fait d'un organe déterminé, tous les accidents de la vie enfin, pris au point de vue matériel ou psychologique, chacun de nous possède des prédispositions en vertu desquelles les conséquences les plus variées résultent de conditions en apparence identiques, des résultats semblables surviennent dans des circonstances en apparence les plus opposées.

Toutes ces suites possibles de la dyspepsie, c'est-à-dire du seul fait des entraves apportées aux fonctions de l'estomac par les circonstances auxquelles cet organe demeure le plus étranger, surviennent, comme à la suite de la contusion du sein peuvent survenir ou des accidents aigus et passagers, ou des traces profondes, et de nature et de gravité tout opposées, comme on voit, sous l'influence ou d'abus, ou seulement de négligences, les organes génitaux de la femme offrir une série si variée d'espèces pathologiques.

### Indications particulières.

Les indications particulières du traitement de la dyspepsie se déduisent naturellement des circonstances qui viennent d'être développées.

Le premier fait à établir est le suivant :

La dyspepsie a-t-elle son point de départ dans l'estomac lui-même, ou au dehors de lui?

Dépend-elle des causes *hygiéniques* ou des causes *physiologiques* qui ont été exposées plus haut?

Après avoir fait cette étude rétrospective des premières périodes de la dyspepsie, il faut appliquer le même esprit d'investigation à l'analyse de la maladie, considérée à l'époque où elle est parvenue. Ces maladies, ou ces troubles fonctionnels que l'on apporte aux eaux minérales, appartiennent le plus souvent à une date fort éloignée. Bien des circonstances nouvelles ont pu survenir dans le cours de leur évolution, comme dans l'ensemble de l'organisme, et en modifier les premiers caractères.

Si donc on se trouve vis-à-vis d'une dyspepsie simple, c'est-à-dire dans laquelle les troubles fonctionnels de la digestion existent seuls, ou bien se sont évidemment montrés d'une manière primitive, il faut s'attacher à pénétrer les circonstances hygiéniques auxquelles il est permis d'attribuer leur développement.

Quelques exemples feront aisément ressortir l'importance de cette recherche.

Si la dyspepsie paraît dépendre d'une vie trop sédentaire ou de préoccupations habituelles, ce sera surtout un traitement général qu'il faudra instituer.

Si elle dépend, au contraire, d'un trouble apporté directement au mécanisme de la digestion par l'irrégularité des repas, le défaut de mastication des aliments, la nature de l'alimentation, son insuffisance absolue, sa composition mal entendue ou excessive, le traitement devra alors être plutôt local.

Je n'insiste pas sur ce fait banal, que la notion de ces circonstances étiologiques permettra souvent d'enrayer la marche de la maladie en en éloignant les causes. Ceci est très évident; et il n'est pas moins vrai que ce qu'il y a de plus difficile à obtenir, c'est le renoncement des malades à des habitudes vicieuses, soit à cause de nécessités ou de convenances impérieuses, soit par leur mauvaise volonté. Mais je veux surtout insister sur la direction qu'il conviendrait, par suite, d'imprimer au traitement, et aussi sur ce que de telles notions nous donnent la clef de bien des résultats thérapeutiques que j'exposerai tout à l'heure.

Cependant, si l'on a affaire à une dyspepsie due à des causes *physiologiques*, c'est-à-dire à ce que la digestion s'est troublée consécutivement à une atteinte primitivement portée sur quelques autres points de l'économie, l'indication thérapeutique partira d'un tout autre ordre de considérations.

On s'efforcera alors de distinguer ce qui prédominera, de la dyspepsie elle-même, ou bien du fait pathologique placé à côté d'elle.

C'est ainsi que le trouble de la digestion peut être sous la dépendance d'une dysménorrhée, d'un catarrhe utéro-vaginal, d'une bronchorrhée, d'un état atonique de la peau, d'un refroidissement habituel des extrémités, c'est-à-dire d'une circulation languissante, etc.

Ce dernier ordre de considérations est en quelque sorte illimité, et il arrive souvent que c'est lui qui domine entièrement l'indication thérapeutique.

C'est là ce qu'on peut appeler, à l'imitation des anciens auteurs, dyspepsie *symptomatique*.

Mais les indications thérapeutiques peuvent encore se rapporter aux formes spéciales que peut revêtir le dérangement fonctionnel de la digestion, ou bien à la prédominance de tel ou tel symptôme, prédominance tellement accusée quelquefois que Sauvages avait fait des *genres* particuliers, de l'anorexie, de la flatulence, du vomissement, etc.

Les variétés de la dyspepsie ont été assez multipliées par les nosographes, tantôt d'après les causes supposées, tantôt d'après la forme symptomatique.

Bosquillon divisait la dyspepsie idiopathique en quatre espèces principales, sous-divisées elles-mêmes : dyspepsie *pituiteuse; flatulente ;* occasionnée par la *faiblesse* habituelle de l'estomac ; produite par l'*excès* des aliments (1).

J. Frank admettait les divisions suivantes : dyspepsie *atonique*,

(1) Cullen, *loc. cit.*, p. 264.

*gastrique, catarrhale, arthritique, pléthorique*, résultant d'une *phlogose* (1).

MM. Berne et Delore, dans un excellent travail sur la *physiologie et la pathologie des organes digestifs*, étudient : 1° la dyspepsie par surcharge alimentaire ou indigestion ; 2° la dyspepsie par vice de secrétion, ou dyspepsie acide ; 3° la dyspepsie par absence de sécrétion du suc gastrique (2) : ils auraient pu ajouter une dyspepsie par absence ou insuffisance de sécrétion du suc pancréatique.

Tous ces points de vue sont exacts, et il serait facile d'en signaler bien d'autres encore. C'est ainsi que les nosographes ont multiplié à l'infini les sous-divisions de chaque espèce de dyspepsie, faisant ressortir ainsi dans chacune de ces divisions quelque sujet digne d'attention, et plus ou moins propre à fixer les indications, mais ayant le tort de les isoler et de laisser oublier le lien qui, dans la dyspepsie plus peut-être que dans tout autre état pathologique, unit ensemble les phénomènes en apparence les plus éloignés.

Cependant la prédominance très tranchée, ou même l'isolement absolu de tel symptôme ou de tel trouble fonctionnel, est effectivement un caractère de beaucoup de dyspepsies, et l'indication thérapeutique peut s'y rattacher étroitement.

Quelquefois le caractère le plus saillant de la dyspepsie est l'*anorexie*.

D'autres fois ce sont des *aigreurs* (dyspepsie *acide*). Il y a des individus qui n'éprouvent pas après le repas le moindre malaise, la moindre pesanteur, mais seulement des aigreurs, c'est-à-dire une sensation d'acidité qui remonte le long de l'œsophage, ordinairement accompagnée d'une sensation de chaleur ou de brûlure, à l'épigastre et le long de l'œsophage (*fer chaud, pyrosis*); cela dure une demi-heure, ou plus longtemps, soit quelque temps après le repas, soit aussitôt que les aliments sont introduits, et tout se borne là. On distinguait autrefois avec soin la fermentation *acide* de la fermentation *putride*, dans laquelle ce ne sont plus des aigreurs qui surviennent, mais des renvois *hydrosulfurés*.

(1) J. Frank, *Pathologie interne*. Paris, 1842, t. V, p. 415.

(2) Berne et Delore, *Influence des découvertes physiologiques et chimiques sur la pathologie et la thérapeutique des organes digestifs*, ouvrage couronné par la Société de médecine de Lyon. Paris, 1857, p. 63.

On observe quelquefois presque uniquement un développement de *gaz*, sans goût et sans odeur, qui ballonnent l'épigastre ou s'échappent par la bouche (dyspepsie *flatulente*).

Ou bien il existe un certain degré de gastrorrhée, avec langue saburrale, dégoût, digestions très lentes, rejet de mucosités plus ou moins sapides (dyspepsie *pituiteuse*).

Il s'effectue quelquefois une véritable *rumination*, c'est-à-dire que, quelque temps après le repas, ou dès l'introduction des aliments, ceux-ci remontent dans le pharynx et jusque dans la bouche, et doivent être avalés de nouveau ou rejetés au dehors. Cela peut survenir accidentellement parmi différents symptômes dyspeptiques, ou se montrer comme phénomène unique. J. Frank en a fait le sujet d'une étude particulière (1). J'en ai rencontré à *Vichy* des exemples aussi tranchés que possible.

Le *vomissement* survient quelquefois dans la dyspepsie, mais rarement, et à peu près constamment sous forme alimentaire. Mais il existe des circonstances où il se montre comme unique phénomène morbide (*vomissements idiopathiques*). Il n'y a ni malaise, ni trouble fonctionnel appréciable ; mais les aliments sont vomis, avec facilité, sauf une proportion quelquefois suffisante pour entretenir la nutrition à un degré passable.

Les phénomènes *douloureux* ne sont pas prononcés dans la dyspepsie simple ; leur expression la plus commune est une sensation de pesanteur. La douleur proprement dite, quand elle existe, offre rarement le caractère de constriction, de crampe, qui appartient plutôt à la gastralgie. C'est une douleur égale, continue, augmentée ou perçue seulement par la pression, rarement un peu vive, mais souvent fort difficile à supporter par son caractère, et se rapprochant de celle que détermine la faim fortement sentie. Elle est, en général, limitée à un espace étroit dans la région cardiaque.

Enfin tous ces phénomènes de la dyspepsie peuvent ne se montrer qu'à propos d'une sorte d'aliments ; féculents, viandes, corps gras ou sucrés, comme si la diastase, le suc gastrique ou le suc pancréatique, se trouvaient très spécialement altérés dans leur qualité ou leur quantité. Mais la digestion de chacun de ces aliments n'est peut-être pas aussi simple que cela.

(1) J. Frank, *loc. cit.*, p. 451.

Maintenant, prenez tous les symptômes qui viennent d'être énu-iérés, combinez-les de mille façons, depuis ces cas dont je viens de arler, où chacun d'eux, sensation passagère de pesanteur, pneu-iatose, aigreurs, rumination, etc., se montre dans un isolement bsolu, jusqu'aux cas où presque tous apparaissent simultanément; assez par degrés de l'indisposition ou du malaise le plus léger un véritable état cachectique, simulant une lésion organique, t vous aurez tous les degrés et toutes les formes de la dyspepsie.

Le professeur G. Sée a fait une étude de la dyspepsie dont je eproduirai les traits principaux (1).

La dyspepsie est constituée exclusivement par une altération himique des sucs digestifs. Pour constituer une dyspepsie gas-rique ou intestinale, le trouble chimique est la condition *sine qua on*; c'est la lésion primordiale, inéluctable. La douleur, la tym-ianite, le vomissement, sont des phénomènes accidentels, épisodiques le la dyspepsie; les troubles nerveux, les vertiges, la tristesse, es palpitations, la dénutrition, en sont les effets secondaires. La articipation des éléments histologiques n'est ni nécessaire, ni onstante.

Voici quels sont les caractères de la dyspepsie gastrique :

1° Tantôt le suc gastrique présente une altération de proportion lans ses éléments constituants. Ce sont les acides, l'acide chlor-ydrique surtout, partie intégrante du suc gastrique, qui font léfaut : alors la digestion est enrayée.

2° Tantôt c'est le deuxième élément du suc gastrique, la pepsine, e ferment digestif véritable, qui a subi des modifications de qualité, de solubilité ou d'énergie fonctionnelle. Si la pepsine est aible, la digestion s'arrête au premier degré ; il ne se forme qu'un roduit imparfait, inabsorbable, appelé syntonine, tandis qu'il faut une transformation complète des principes albuminoïdes en substance dyalisable, assimilable, appelée *peptone*, pour constituer a digestion véritable.

Si la pepsine reste à l'état insoluble dans les glandes pepsiques, elle ne sert à rien ; elle doit prendre l'état soluble pour agir. Si la pepsine dissoute est en déficit, la digestion cesse ou ne com-mence même pas.

(1) G. Sée. *Des dyspepsies gastro-intestinales, clinique physiologique*, 1881.

3° Souvent le suc gastrique est mêlé avec une quantité considérable de mucine, dans la maladie appelée catarrhe muqueux; celle-ci n'existe pas par elle-même, pas plus que la vieille gastrite qu'on a tenté récemment de reconstituer : la secrétion catarrhale se fait en effet ailleurs que dans les glandes à pepsine; celles-ci fonctionnent et la préparation du suc gastrique n'en est pas enrayée, mais le liquide est altéré par le mucus, qui empêche jusqu'à un certain point l'action du suc gastrique.

4° Parfois la pepsine est empêchée d'agir, précisément par les produits de la métamorphose des albuminates, c'est-à-dire par les peptones elles-mêmes ; lorsque celles-ci sont en excès, comme cela a lieu dans les alimentations excessives, il en résulte une dyspepsie de luxe alimentaire.

5° A celle-ci on peut opposer la dyspepsie de misère, provenant d'une alimentation insuffisante et d'une nutrition imparfaite des glandes pepsiques.

Tels sont les divers procédés chimiques qui président au développement de la dyspepsie véritable.

Une des parties les plus intéressantes du livre de M. G. Sée est consacrée à l'examen des *fausses dyspepsies* et de leurs types.

Ce sont surtout les affections *intestinales* qui doivent, à ce point de vue, attirer l'attention des praticiens. Elles induisent en erreur d'autant plus facilement qu'elles produisent tout le cortège des phénomènes qu'on a attribués à la dyspepsie ; ainsi les douleurs dans la région épigastrique, la distension de l'abdomen au niveau et au-dessus de l'ombilic, la production excessive de gaz, la constipation ou, au contraire, la diarrhée, le malaise général, les troubles psychiques, l'aggravation des accidents après les repas, la disparition fréquente de l'appétit, et, ce qui est plus rare, et en même temps plus grave, la diminution des forces et de la nutrition générale.

Ce tableau pathologique est une vraie photographie de la dyspepsie gastrique, et, cependant, ce n'est là qu'une apparence trompeuse, comme il sera facile de s'en assurer par les cinq types d'affections intestinales qui seront désignés sous le nom collectif de *pseudo-dyspepsies*.

Ces types sont constitués : 1° par l'atonie simple de l'intestin avec constipation habituelle ou tympanisme permanent; 2° l'atonie d'origine hémorroïdaire ou mécanique ; 3° l'atonie suite d'entérite muco-membraneuse.

Le quatrième type de pseudo-dyspepsie est certain état asthénique de l'intestin, dû à la diminution de la sécrétion biliaire ; ce sera l'atonie intestino-hépatique.

Le cinquième type est formé par l'atonie spasmodique de l'estomac. La plus grande analogie existe entre les atonies de l'intestin et la maladie appelée vaguement gastralgie, névrose de l'estomac, dyspepsie atonique.

Tout ceci est très exact, et il importe, dans l'indication et l'application des eaux minérales, d'avoir présente à l'esprit la judicieuse exposition que fait M. G. Sée des troubles physiologiques qui constituent la dyspepsie. J'ajouterai seulement cette remarque qui rappelle des considérations émises précédemment : s'il est vrai que le vertige, le vomissement, la dénutrition, etc., ne soient que des effets secondaires de la dyspepsie, c'est-à-dire de l'altération chimique des sucs digestifs, — la dyspepsie, c'est-à-dire l'altération chimique des sucs digestifs, n'est souvent elle-même qu'un effet secondaire d'une infinité de troubles de l'organisme, d'origine héréditaire ou acquise. C'est là encore un point de vue qui ne doit pas avoir une moindre part dans l'indication et le mode d'administration des eaux minérales.

## Traitement.

S'il est une maladie ou un ensemble de phénomènes pathologiques auxquels la plupart des eaux minérales paraissent s'approprier à peu près indifféremment, quels que soient leur constitution et leur mode d'administration, c'est assurément la dyspepsie. Les bains de mer et l'hydrothérapie ne réussissent pas moins que les eaux minérales. Mais souvent il n'est même pas nécessaire de recourir aux eaux minérales, aux bains de mer, à l'hydrothérapie ; un séjour à la campagne, une saison de chasse, un voyage, en feront autant, et cela, non pas dans quelques circonstances rares et comme dues au hasard, mais dans des cas très ordinaires et, l'on peut dire, tous les jours.

Si l'on s'en tient à la considération des phénomènes dyspeptiques eux-mêmes, on s'étonne, et l'on a quelque peine à démêler pourquoi et à quel titre agents thérapeutiques et conditions hygiéniques revêtent, en apparence, la même action curative, malgré leur constitution et leurs modalités si variées.

Mais si l'on veut bien se reporter à ce qui vient d'être exposé sur la pathogénie de la dyspepsie, à la confusion succédera la clarté, et l'on comprendra ce qui, sans cela, est absolument intraduisible.

S'il est vrai que beaucoup de dyspepsies dépendent uniquement de ce que, par suite d'habitudes hygiéniques vicieuses, la digestion ne rencontre pas, pour s'effectuer, les conditions physiologiques de l'ensemble de l'organisme nécessaires à son libre accomplissement, il est évident que le rétablissement de ces conditions pourra suffire pour écarter la dyspepsie et rendre à la digestion son activité régulière. Or, comme de simples circonstances hygiéniques suffisent souvent pour rétablir l'équilibre troublé dans l'ensemble de l'économie, elles suffiront en même temps pour guérir la dyspepsie.

Il est des conditions organiques qui peuvent également céder dans de pareilles circonstances.

Un degré d'anémie ou de chlorose, ou bien d'atonie de la peau et de langueur de la circulation, suffisant pour entraîner de la dyspepsie, peut ne réclamer par lui-même autre chose qu'un changement de vie, de milieu, d'activité.

Mais il peut arriver que les phénomènes dyspeptiques, ou bien l'altération générale de la santé, existent à un degré que de simples changements dans les conditions hygiéniques ne suffisent pas à réparer. C'est alors qu'on peut voir, dans beaucoup de circonstances, à peu près toute application de la médication thermale leur apporter un complément utile et suffisant. La balnéation journalière, l'introduction dans l'estomac d'une eau thermale et gazeuse (double condition qui semble ici nécessaire), l'animation directement apportée aux fonctions cutanées, aux fonctions digestives elles-mêmes, l'activité développée dans l'ensemble des sécrétions de l'économie, tous ces éléments appréciables de l'action reconstituante propre à la médication thermale expliquent la guérison de bien des dyspepsies, en dehors de toute médication spéciale et méthodique.

Chez beaucoup de dyspeptiques, que l'origine de la maladie se rapporte à un dérangement primitif de l'estomac ou à une altération générale de la santé, les fonctions digestives se trouvent trop profondément altérées, et il faut avoir recours à des eaux minérales plus spéciales.

Avant d'étudier ces dernières, nous trouvons deux observations importantes à présenter.

Ces dyspepsies, qui cèdent simplement à des changements hygiéniques ou à une médication thermale banale, représentent parfaitement la *bradypepsie* d'Hoffmann, la digestion lente. Elles donnent plutôt l'idée d'une insuffisance que d'une altération dans les forces digestives, chimiques ou dynamiques.

Mais ce sont précisément ces digestions lentes, sans symptômes très tranchés, qui sont le plus vivement ressenties par le reste de l'organisme, c'est-à-dire qui déterminent surtout cette langueur, cette fatigue insupportable, qui, d'abord limitées au moment de la digestion, finissent par développer un état habituel de faiblesse névropathique tout à fait caractéristique. On pourra voir au contraire se prolonger une dyspepsie où domine presque exclusivement quelque symptôme particulier, tels que aigreurs, rapports hydrosulfurés, ou impossibilité de digérer telle sorte d'aliments, ce qui annonce une altération formelle dans la nature des sécrétions gastriques ou intestinales, sans que la santé générale s'en ressente beaucoup. J'ai vu même plus d'une fois, alors que des vomissements se reproduisaient régulièrement après chaque repas, pendant des années entières, la santé générale bien moins troublée que pour une simple sensation de pesanteur, que la présence des aliments dans l'estomac ne manquait pas de reproduire.

Or, ces symptômes dyspeptiques isolés, portant en apparence sur un seul des rouages nombreux qui concourent à l'accomplissement de la digestion, sont souvent plus tenaces, plus difficiles à guérir, qu'un trouble plus général de la digestion elle-même, et nécessitent davantage l'emploi d'eaux minérales spéciales.

De sorte que si l'on veut faire la part des trois ordres de moyens que j'ai énumérés : conditions hygiéniques simples, eaux minérales quelconques, eaux minérales spéciales, il ne faut pas seulement avoir égard au degré de gravité ou d'ancienneté de la maladie, à son point de départ local ou général, il ne faut pas moins considérer sa forme symptomatique et dans le sens qui vient d'être indiqué.

Un autre point, qui m'a paru ressortir assez clairement des faits observés, est le suivant :

C'est que les eaux minérales, non spéciales pour la dyspepsie, peuvent réussir assez bien à guérir les phénomènes dyspeptiques, lorsque ceux-ci accompagnent les conditions pathologiques auxquelles ces eaux minérales s'adressent plus spécialement, tandis qu'elles échouent le plus souvent dans la dyspepsie isolée.

Ceci s'applique surtout aux eaux *sulfureuses*.

Si l'on s'en rapportait à ce qu'a écrit Bordeu à ce sujet, il faudrait admettre que les *Eaux-Bonnes*, celles de *Cauterets*, seraient les plus spécialement applicables à la dyspepsie et même à la gastralgie. En effet, les effets possibles de ces eaux minérales sur les troubles de la digestion sont présentés d'une manière absolue et sans aucune réserve. Bordeu doit être recherché pour les idées générales qu'il a exposées au sujet de la médication thermale; mais pour ce qui est relatif à l'exposition des faits particuliers, il faut se garder de le prendre pour modèle.

Il est certain que, parmi les malades herpétiques, lymphatiques, catarrheux, qui se rendent près des sources sulfurées, un grand nombre sont dyspeptiques, et que fort souvent aussi leur dyspepsie se trouve très bien de la médication sulfureuse. On observe assez habituellement ce que de Puisaye a remarqué à *Enghien* : « Les sujets dont les facultés digestives sont depuis longtemps affaiblies, dont l'estomac manque de la stimulation nécessaire à l'accomplissement régulier des fonctions de nutrition, éprouvent de très bons effets des eaux d'*Enghien*. Sous leur influence, les fonctions digestives se réveillent, des aliments qui jusqu'alors n'étaient pas digérés deviennent d'une digestion facile, et ce premier effet des eaux influe favorablement sur le moral des malades... (1). »

M. Gueneau de Mussy a vu souvent des accidents dyspeptiques, compliquant l'angine glanduleuse, céder rapidement à l'usage des *Eaux-Bonnes* (2).

Les faits de ce genre s'observent très communément, mais il ne faut pas s'en exagérer la portée, et Andrieu me paraît avoir exprimé cette dernière avec une grande justesse :

(1) De Puisaye et Leconte, *Des Eaux d'Enghien au point de vue chimique et médical*, 1853.

(2) Noël Gueneau de Mussy, *Traité de l'angine glanduleuse*, 1857.

« Les malades qui arrivent aux *Eaux-Bonnes*, dit-il, ayant les voies gastriques en bon état, subissent dès les premiers jours une modification évidente des facultés digestives, et cette modification qui agit dans un sens favorable détermine une appétence vive pour les aliments et une énergie relative dans l'acte de la chymification.

» Ceux qui avaient du dégoût pour les aliments ne tardent pas le plus souvent à voir leur appétit se réveiller, et leurs facultés digestives recouvrer une puissance qu'elles avaient perdue depuis longtemps.

» Enfin, il existe un assez grand nombre de malades qui éprouvent habituellement, dans la région de l'estomac, des chaleurs, des ardeurs, des douleurs crampoïdes, pungitives ou comprimantes, qui ont des renvois acides, corrosifs, brûlants, et dont la muqueuse gastrique sécrète des gaz en plus ou moins grande quantité. Quelques-uns sont en proie à une barre transversale, d'autres aux défaillances d'estomac; tantôt l'ingestion des aliments atténue ou fait cesser les douleurs gastriques, tantôt elle les exaspère (dyspepsie et gastralgie).

« Il faut dire que l'usage des *Eaux-Bonnes* aggrave assez souvent, au moins d'une manière temporaire, les symptômes que je viens d'énumérer, alors même que ces eaux sont prises à des doses modérées ou faibles (1). »

Les eaux minérales spéciales dans le traitement de la dyspepsie sont les suivantes :

*Bicarbonatées sodiques ;*

*Bicarbonatées calciques ;*

*Ferrugineuses;*

Et quelques autres, appartenant aux *sulfatées*, représentant des spécialisations plutôt individuelles que de classes.

Ces trois séries d'eaux minérales offrent une circonstance qui leur est commune : c'est la présence de l'*acide carbonique libre*; car les eaux ferrugineuses non gazeuses doivent être exclues de ce traitement.

La plupart des eaux bicarbonatées calciques ne paraissent même devoir la majeure partie au moins de leur application à la

(1) Andrieu, *Essai sur les Eaux-Bonnes*, 1847.

dyspepsie qu'à l'acide carbonique qu'elles renferment en grande proportion : on les appelle *eaux gazeuses*.

*L'acide carbonique* a, en effet, pour propriété d'activer la digestion. On appelle *eaux digestives* toutes les eaux simplement gazeuses. Il est permis de les considérer comme un excitant spécial de l'appareil digestif.

Les eaux ferrugineuses trouvent de fréquentes applications au traitement de la dyspepsie. En l'absence même d'indications spéciales, relatives à l'emploi du *fer*, ce dernier principe paraît, sous la forme où il existe ici, fournir un tonique parfaitement approprié à l'atonie de l'estomac.

Mais ce qui rend les eaux bicarbonatées sodiques spéciales dans la dyspepsie, c'est que, à côté de cet excitant spécial que nous trouvons dans l'acide carbonique, de ce tonique important que nous fournit le fer, elles renferment le *bicarbonate de soude*, qui, dans les conditions d'association au moins où nous le rencontrons ici, paraît exercer une action très directe et très énergique sur les phénomènes intimes de la digestion, et en particulier sans doute sur les sécrétions gastriques et duodénales.

Aussi, les eaux bicarbonatées sodiques nous offrent-elles une médication beaucoup plus complète que les eaux simplement gazeuses, ou les eaux ferrugineuses, et bien mieux apte à se prêter aux degrés et aux formes variées de la dyspepsie.

Le bicarbonate de soude *(eaux de Vichy)*, dit le professeur G. Sée, est, à titre de *pepsinogène*, un des plus puissants moyens d'action dans les dyspepsies. Dans les dyspepsies par décomposition putride des aliments, il neutralise une partie de ces produits de fermentation, entre autres l'acide lactique et les corps gras. Dans les dyspepsies par défaut d'acide ou de pepsine, le sel sodique, augmentant d'une façon très directe et immédiate la sécrétion du suc gastrique, se trouve nettement indiqué. Dans les dyspepsies par excès de mucine (dyspepsie catarrhale), son utilité est moins prononcée ; il est cependant possible que le mucus se détruise dans une grande quantité d'alcali, et dès lors ne nuise plus à l'action du suc gastrique (1).

*Eaux bicarbonatées sodiques*. — Si les eaux bicarbonatées sodiques paraissent résumer les qualités des différentes eaux applica-

(1) G. Sée, *Des dyspepsies gastro-intestinales*, 1881.

bles au traitement de la dyspepsie, *Vichy* ne résume pas moins les applications des eaux bicarbonatées sodiques. Il ne manque qu'une chose à *Vichy* sous ce rapport : ce sont des sources faiblement minéralisées. Aussi, lorsqu'à propos de toutes les sources minérales qui viennent à se découvrir ou à s'obtenir artificiellement à *Vichy* ou dans les environs, on s'efforce de prouver qu'elles sont plus minéralisées ou plus fortes que leurs aînées, on a bien tort : ce ne sont pas les sources fortes qui manquent à *Vichy*, ce sont les sources faibles.

Cependant il existe une source à *Vichy* qui, par les qualités qui lui sont propres, supplée, jusqu'à un certain point, au manque de sources faiblement minéralisées : c'est la source de l'*Hôpital.*

La source de l'*Hôpital* est en effet toute spéciale pour les dyspeptiques. D'une température parfaitement appropriée (31 degrés), la moins stimulante de toutes les sources de *Vichy*, elle est en général parfaitement tolérée par les estomacs les plus susceptibles et par les constitutions les plus excitables ; ces propriétés sont peut-être dues à la matière organique qu'elle renferme en proportion notable.

Il convient souvent de combiner avec l'eau de l'*Hôpital* les sources ferrugineuses de Vichy, la source *Lardy* ou celle de *Mesdames*, la première plus tiède (25 degrés), la seconde plus froide, double qualité qui sera recherchée suivant les cas.

L'eau de *Vichy* doit toujours être prise à très petite dose, surtout au début du traitement, par les dyspeptiques. On obtient d'excellents effets de son administration immédiatement après les repas, plutôt que pendant les repas eux-mêmes.

Les *bains* ne sont peut-être pas moins utiles aux dyspeptiques, à *Vichy*, que l'usage interne de l'eau minérale. Ils semblent constituer la partie la plus importante du traitement dans des cas où l'eau minérale est à peine supportée. Si l'on peut supposer que celle-ci prise en boisson agit plus directement sur les fonctions de l'estomac, les bains agissent plus spécialement sur les conditions générales de l'économie, et sur la peau, dont la solidarité avec l'appareil digestif est si manifeste.

Les *douches* rendent également de grands services dans le traitement de la dyspepsie. Chaudes et énergiques, elles réussissent souvent à ramener la chaleur aux extrémités refroidies ; elles sont indiquées sur la région dorsale et lombaire, lorsque les malades sont affaiblis ou que ces régions sont douloureuses : sur l'abdomen quand il existe un état général d'atonie des viscères abdominaux.

On fait également un grand usage des *douches ascendantes*, non seulement pour combattre directement la constipation, si commune chez les dyspeptiques, mais comme moyen de stimulation du canal digestif.

Quant à l'hydrothérapie froide et aux pratiques hydrothérapiques, c'est un autre mode de traitement, dont les effets sont souvent très favorables, mais sur lequel je n'ai pas à m'arrêter ici. Je dirai seulement que c'est la dyspepsie qui fournit, à Vichy, le plus souvent l'indication rationnelle de combiner des pratiques hydrothérapiques avec le traitement thermal.

Voici ce que l'on observe en général, quant aux résultats du traitement :

L'appétit se développe presque constamment, en même temps que le malaise déterminé par l'introduction des aliments diminue. La digestion devient plus courte. Les vomissements cèdent en général promptement. Les aigreurs et les renvois hydrosulfurés disparaissent le plus souvent de bonne heure. La constipation est habituellement le phénomène le plus tenace.

Cependant je dois reproduire ici une remarque que j'ai précédemment faite : c'est que, lorsque quelqu'un de ces symptômes de la dyspepsie existe comme phénomène isolé, il est souvent très difficile à surmonter. Ceci s'applique surtout aux aigreurs et à la pneumatose.

J'ai vu rarement les vomissements d'apparence *essentielle* ne pas céder au traitement thermal de *Vichy*. Mais j'ai vu bien plus souvent les aigreurs, et surtout la pneumatose stomacale, leur résister opiniâtrément. Pourquoi cette résistance dans certains cas, et non dans d'autres ? Je ne puis le dire, et je ne puis que répéter que ce que j'ai déjà dit : c'est que les phénomènes de ce genre cèdent plus facilement quand ils font corps avec un ensemble de symptômes dyspeptiques, que lorsqu'ils se montrent isolément.

L'ordre suivant lequel se manifeste le retour à la santé présente quelques remarques intéressantes à faire.

J'ai beaucoup insisté sur l'importance qu'il fallait attacher, dans la dyspepsie, à la double considération, soit des symptômes dyspeptiques eux-mêmes, soit de l'altération générale de la constitution poussée quelquefois au plus haut degré, que celle-ci eût, dans le principe, préexisté à la dyspepsie ou bien qu'elle fût survenue consécutivement au trouble des fonctions digestives.

Le retour à la santé se manifeste en général à peu près en même temps, et du côté de la digestion elle-même, et du côté des fonctions générales de l'économie. Mais il n'en est pas toujours ainsi, et certains dyspeptiques quittent *Vichy* ne présentant que le rétablissement de la santé générale, sans que les fonctions digestives semblent améliorées ; d'autres n'offrant que le rétablissement de la digestion, sans que la santé générale en paraisse meilleure.

Dans le plus grand nombre des cas, l'amélioration se fait sentir pendant le traitement lui-même, et même dès les premiers jours. Mais quelquefois aussi, ce n'est qu'après le traitement terminé, quelques semaines, ou même deux et trois mois après, que les digestions commencent à se rétablir. De semblables résultats sont très communs en médecine thermale : mais ils sont surtout frappants au sujet d'une maladie telle que la dyspepsie.

J'ai dit que *Vichy* résumait à peu près le traitement de la dyspepsie par les eaux bicarbonatées sodiques. Nous ne trouvons guère, en effet, de stations thermales de la même classe qu'il y ait lieu d'en rapprocher.

La plupart des eaux bicarbonatées sodiques en France sont très faiblement minéralisées et d'une température élevée, et usitées surtout en thérapeutique, en vertu de leur thermalité. D'autres, comme *Vic-sur-Cère* (Cantal), *Vic-le-Comte* (Puy-de-Dôme), présentent une minéralisation remarquable et fort semblable à celle des eaux d'*Ems*, par la double prédominance du bicarbonate de soude et du chlorure de sodium ; mais elles sont peu employées aujourd'hui (1).

Les sources de *Vals*, qui renferment plus de 7 grammes de bicarbonate de soude, sont sans doute trop minéralisées pour être d'une application convenable à beaucoup de cas de dyspepsie.

(1) *Vic-le-Comte* (*Villecomte*) a joui d'une grande réputation vers la fin du XVIe siècle et dans le commencement du XVIIe.

Cependant nous ne pouvons douter qu'elles ne soient propres à rétablir les digestions difficiles et languissantes, dans des cas franchement atoniques (1). Mais cette station présente plusieurs groupes caractérisés par des minéralisations variées, et qui représentent des gammes très graduellement descendantes. Mais ces eaux sont froides et se trouvent ainsi dépourvues des avantages considérables qu'offre la thermalité, dans les applications du traitement thermal.

Les eaux de *Saint-Alban*, très gazeuses et d'une minéralisation moyenne, se trouvent dans d'excellentes conditions pour compléter le cercle d'application des eaux de *Vichy*. J'ai signalé plus haut les inconvénients de la composition trop riche de ces dernières, dans les dyspepsies avec phénomènes névropathiques, soit généraux, soit gastriques. La source de l'*Hôpital* est elle-même quelquefois impossible à tolérer. Les eaux de *Saint-Alban*, de *Châteauneuf*, d'*Andabre*, de *La Malou*, rempliraient parfaitement l'indication qui se présente alors.

*Eaux bicarbonatées calciques et mixtes.* — Les eaux de *Pougues* tiennent le premier rang parmi les eaux minérales de ce genre, et elles constituent une médication efficace de la dyspepsie.

De Crozant leur attribue, dans un travail intéressant sur ce sujet, une double action d'excitation générale et d'excitation locale, expliquant par celle-ci le rétablissement des fonctions digestives, par la première le rétablissement de la santé générale quand celle-ci se trouvait compromise (2). Mais lorsqu'il ajoute :

« Cet avantage n'existe pas dans les eaux de *Vichy* et autres, qui, ne présentant qu'une des propriétés, celle de l'action locale, ne peuvent produire qu'une amélioration très momentanée et sans résultat, » il se trompe complètement.

C'est principalement dans la dyspepsie pituiteuse, ou embarras gastrique chronique, que de Crozant a vu réussir les eaux de *Pougues*, dont il attribue surtout la spécialité à la prédominance des sels de chaux et de magnésie.

(1) Dupasquier, *Notice sur une nouvelle source minérale à Vals*. Lyon, 1845, p. 47.

(2) De Crozant, *De l'emploi des eaux minérales de Pougues dans le traitement de quelques affections chroniques de l'estomac et des organes génito-urinaires*, 1846, p. 14.

La plupart des eaux bicarbonatées calciques ou mixtes, *Chateldon*, *Saint-Galmier*, *Condillac*, etc., sont employées à distance, à titre d'eaux digestives, et paraissent agir spécialement par leur acide carbonique. L'action de ces eaux est plus superficielle que celle des eaux bicarbonatées sodiques, et doit être surtout adressée aux symptômes dyspeptiques eux-mêmes. C'est au même titre que l'on emploie l'eau de *Soulzmatt*, bicarbonatée sodique, celle de *Selters* naturelle (chlorurée sodique). Mais on fait peu d'usage de cette dernière en France.

Les eaux d'*Évian*, froides bicarbonatées mixtes, mais à peine minéralisées, conviennent surtout, suivant le docteur Andrier, dans les affections spasmodiques de l'estomac et des intestins. Nous en parlerons à propos de la gastralgie. L'auteur que je viens de nommer les croit plus faciles à supporter par les estomacs délicats, à cause de l'absence complète de sulfate de chaux qu'on y remarque (1).

*Eaux ferrugineuses.* — Les eaux ferrugineuses ne semblent pas très directement afférentes au traitement de la dyspepsie. Quelques-unes d'entre elles sont employées, transportées, comme eaux gazeuses et toniques : ainsi *Spa*, *Bussang*, *Sultzbach*, *Saint-Pardoux*, etc.

Lorsque la dyspepsie accompagne un état de chlorose ou d'anémie très déterminé, et que surtout elle paraît exister sous la dépendance de ce dernier, les eaux ferrugineuses peuvent se trouver indiquées, à condition toutefois qu'elles soient notablement gazeuses.

*Sylvanès*, *La Malou*, *Andabre* (notamment bicarbonatée sodique (2), *Orezza*, *Châteaugontier*, *Forges*, *Spa*, *Renlaigue*, *etc.*, méritent une mention spéciale. Mais je crois que les cas où les eaux bicarbonatées sodiques ferrugineuses, comme les sources *Lardy* ou de *Mesdames*, à Vichy, seraient insuffisantes, doivent être assez rares.

## GASTRALGIE

Il faut entendre par *gastralgie* la névrose douloureuse de l'estomac.

(1) Andrier, *Eaux minérales alcalines d'Évian*. Genève, 1848, p. 15.
(2) Girbal, *Études thérapeutiques sur les eaux d'Andabre*. Montpellier, p. 42.

Le caractère essentiel de la *dyspepsie* est le trouble habituel de la digestion.

Le caractère essentiel de la *gastralgie* est la douleur (1).

Cette douleur se montre tantôt par accès périodiques, tantôt continue, quelquefois continue avec intermissions. Elle est le plus souvent indépendante de la digestion ; elle s'y rattache quelquefois. Il peut y avoir combinaison de la gastralgie avec la dyspepsie.

Les différentes formes de la gastralgie sont donc surtout relatives à sa marche, ou au mode d'apparition des douleurs.

Il y a d'abord la forme par accès, appelés vulgairement *crampes d'estomac* ; ces accès qui se reproduisent à des intervalles variés, de mois, ou de semaines, ou plus souvent, sont caractérisés par des douleurs très vives, souvent excessives, habituellement accompagnées de vomissements, débutant et se terminant d'une manière assez soudaine, amenant un ralentissement et surtout un rapetissement considérable du pouls, durant une demi-heure ou plusieurs heures.

D'autres fois, les douleurs cardialgiques, sans être continuelles, n'affectent pas le caractère d'accès. Elles sont habituelles, d'une intensité tolérable, se montrant surtout à jeun, et plutôt soulagées que ramenées par l'introduction des aliments, ou apparaissant à des époques indéterminées.

Il y a un certain nombre de gastralgiques chez lesquels il existe une douleur cardialgique continue, avec ou sans exaspérations, et que l'introduction des aliments n'augmente quelquefois en rien. Ce sont souvent des jeunes filles chlorotiques. Cette douleur, ordinairement accrue par la pression, presque toujours limitée, surtout pour l'hyperesthésie, superficielle ou profonde, à un espace très restreint vers la pointe de l'appendice xyphoïde, remontant quelquefois sous le sternum et s'accompagnant de dyspnée, est généralement plus pénible par sa persistance que par son acuité. Elle consiste quelquefois en une sensation toute particulière de brûlure, remontant le long de l'œsophage *(soda, fer chaud)*.

(1) Il y a certaines névroses non douloureuses qui se traduisent par quelque désordre bizarre des fonctions de l'estomac. On pourrait les désigner du nom de *gastralgie non douloureuse*, si le mot de gastralgie ne paraissait comporter l'idée nécessaire d'un état douloureux.

Enfin, il est une forme de gastralgie non moins commune chez les jeunes filles chlorotiques, dans laquelle l'introduction des moindres aliments ou de certains aliments détermine des douleurs excessives et souvent de très longue durée. Ici, comme dans la dyspepsie, c'est bien à la présence des aliments que se rattachent les manifestations symptomatiques ; mais celles-ci consistent alors essentiellement dans la douleur, ce qui n'arrive pas dans la dyspepsie elle-même.

Telles sont les formes principales de la gastralgie, formes qui, malgré les variétés qu'elles présentent, peuvent en général se rattacher aisément à ces différents types.

Maintenant, il est un certain ordre de faits où nous trouvons combinés ensemble les symptômes de la gastralgie et ceux de la dyspepsie, et que nous appellerons *dyspepsie gastralgique* ou *gastralgie dyspeptique*, suivant que l'une ou l'autre de ces formes dominera. L'analyse de ces faits est très facile à concevoir.

Il peut arriver que, chez un dyspeptique, et par suite même du trouble entretenu par la lenteur des digestions, le système nerveux local s'exalte au point de donner lieu à des phénomènes gastralgiques; ou bien encore il peut se faire que, chez un gastralgique, le retour des douleurs finisse par troubler le mécanisme des digestions et déterminer un état dyspeptique. Cette confusion apparente de symptômes et d'éléments morbides provient tout simplement de ce que les formes suivant lesquelles les éléments organiques de l'estomac et les fonctions qu'ils mettent en jeu peuvent être troublées sont fort complexes, et dans leurs combinaisons et dans leurs réactions mutuelles, et surtout ne se prêtent pas nécessairement à un arrangement nosologique.

La gastralgie et la dyspepsie, toutes distinctes qu'elles sont l'une de l'autre, se peuvent donc rencontrer sur le même terrain, et multiplier ainsi les indications thérapeutiques qui appartiennent à l'une ou à l'autre.

## Indications.

Les indications qui se rattachent à la gastralgie sont de deux ordres :

Les unes ont rapport à l'état gastralgique ou névralgique lui-même, les autres aux circonstances qui peuvent accompagner la gastralgie, la déterminer ou l'entretenir, circonstances constitutionnelles, état névropathique, chlorotique, goutteux, rhumatismal, etc.; ou locales, état dyspeptique, diététique vicieuse, etc.

Les eaux minérales, sous forme de boisson, ne peuvent guère s'appliquer directement à la gastralgie elle-même. Il semble y avoir contradiction entre le caractère de névralgie et les différents modes d'action de la médication thermale interne.

Je ne connais en effet qu'une forme de la gastralgie où cette médication soit directement applicable : c'est la gastralgie par accès. Les eaux minérales appropriées trouvant à s'appliquer en l'absence de la gastralgie elle-même, ou mieux, des manifestations gastralgiques, semblent exercer sur l'estomac et le système nerveux qui lui est afférent une modification, une sorte d'action substitutive, qui en change la modalité et rompt ainsi le cours de l'affection névropathique.

Mais quand le traitement thermal vient à se rencontrer avec un état névralgique actuel, continu ou habituel, non seulement il ne possède aucune prise contre lui, mais encore il l'exaspère avec une grande facilité. Lors même que les eaux minérales semblent le mieux indiquées par l'état constitutionnel, la gastralgie peut suffire pour les contre-indiquer, ou du moins, peut rétrécir singulièrement le champ de leur application et la portée de leur action.

Restent les cas où la gastralgie est combinée avec la dyspepsie : *gastralgie dyspeptique*, quand domine l'état névropathique; dyspepsie *gastralgique*, quand c'est le trouble des digestions qui domine.

Les indications dépendent également ici de la prédominance de la gastralgie ou bien de la dyspepsie. Le premier cas peut exister à un degré qui rende l'application des eaux minérales impossible ou au moins fort difficile; dans le second cas, cette complication de la dyspepsie doit au moins être prise en grande considération dans l'application du traitement.

On voit que l'existence actuelle de douleurs gastralgiques tend à contre-indiquer les eaux minérales, au moins leur mode interne d'administration; que celles-ci ne sont efficaces ou applicables que lorsque la gastralgie se montre à des intervalles assez éloignés pour qu'une action suffisante puisse être exercée sur l'estomac en l'absence de ses manifestations ; ou bien lorsque, réclamées par des circonstances pathogéniques ou concomitantes, il est possible de les appliquer sans aggraver l'état névralgique de l'estomac lui-même.

On s'étonnera sans doute de voir considérer, comme contre-indiquant le plus souvent les eaux minérales, la gastralgie, une des maladies auxquelles celles-ci passent pour s'appliquer de la manière la plus commune. Cela vient de ce que la dénomination de gastralgie est presque universellement, mais à tort, appliquée aux dyspepsies qui ont été étudiées tout à l'heure, et dont le traitement repose sur des bases toutes différentes.

### Traitement.

On ne doit guère admettre l'application de l'usage interne des eaux minérales, au point de vue de l'état gastralgique lui-même, que dans la gastralgie par accès périodiques.

L'époque la plus favorable à l'application des eaux est l'époque la plus éloignée possible des accès de gastralgie, non pas, comme dans la goutte, de peur de troubler dans leur évolution des manifestations nécessaires, mais afin de ne pas les exaspérer.

J'ai presque toujours vu les eaux de *Vichy* réussir dans les cas de ce genre. Ou elles atténuent considérablement l'intensité de la gastralgie, ou elles l'enrayent complètement et la guérissent (1).

Comment agissent alors les eaux de *Vichy?* Sandras attribuait leur action à la neutralisation des acides de l'estomac, acides à l'excès desquels il faisait jouer un rôle considérable dans la gastralgie (2).

Il est vrai que l'état gastralgique développe, en général, dans l'estomac, une extrême susceptibilité au sujet de la présence des acides. Les moindres acides introduits du dehors l'affectent très douloureusement, et les sécrétions acides qui lui appartiennent ne paraissent souvent pas mieux tolérées elles-mêmes. Il n'est pas nécessaire

(1) Il est vrai que les accès attribués à la gastralgie, sous le nom de crampes d'estomac, ne sont souvent autre chose que des coliques hépatiques encore mal caractérisées.

(2) Sandras, *Traité pratique des maladies nerveuses*, 1851, t. II, p. 272.

d'admettre de leur part, comme le faisait Sandras, un excès d'acidité. Ce n'est pas la nature de la sécrétion qui est changée, c'est le degré d'impressionnabilité de l'estomac à son contact.

S'il ne s'agissait que de neutraliser des acides, il ne serait pas nécessaire de recourir aux eaux minérales, le bicarbonate de soude suffirait parfaitement. Mais le bicarbonate de soude nous fournit un médicament bien imparfait dans la gastralgie; il ne faut pas oublier, d'ailleurs, que les alcalins possèdent la propriété d'augmenter les sécrétions acides de l'estomac, et qu'ils pourraient bien agir quelquefois alors en sens inverse de ce que l'on se propose.

Il est à croire plutôt que l'intervention des eaux de *Vichy* dans les intervalles des accès de gastralgie tend, comme je l'ai déjà dit, à changer la manière d'être de l'estomac, par une sorte d'action substitutive. Quoi qu'il en soit, elle constitue une médication d'une incontestable efficacité.

Je ne sais trop jusqu'à quel point cette action sur les accès de gastralgie pourrait être revendiquée à titre spécial par les eaux bicarbonatées sodiques, et *Vichy* en particulier. Les eaux d'*Olette* sembleraient, d'après quelques observations de M. Puig, leur être également applicables (1). Mais voici qui est digne de remarque.

Les eaux d'*Olette* sont sulfurées sodiques. Mais la source n° 3, ou source *Saint-Louis*, particulièrement employée dans les cas de ce genre, se trouve, par suite de son passage dans un sol désagrégé, dépouillée de presque tout son principe sulfureux, de manière à ne plus représenter qu'une eau faiblement alcaline, calcaire, et très riche en matière organique (2).

Il faut faire bien attention, en effet, dans l'appréciation thérapeutique de toutes ces sources des Pyrénées-Orientales, qu'alors qu'on croit avoir affaire à une médication sulfureuse très prononcée, on ne rencontre plus quelquefois que des eaux alcalines (sulfureuses dégénérées).

Dans les gastralgies avec douleurs continues, mais avec intermissions, on peut profiter de ces dernières pour appliquer utilement le traitement thermal. *Vichy* peut réussir alors, mais sans qu'il y ait à y recourir avec une entière sécurité. Il est probable

(1). Puig, *Deuxième série d'observations médicales sur les eaux d'Olette*, 1853, p. 41.

(2). Bouis, *Notice sur les eaux d'Olette*, Perpignan, 1852, p. 33.

ue des eaux plus douces, ainsi ces eaux sulfureuses dégénérées, u bien Ems, *Saint-Alban*, *Pougues*, seraient alors d'une appliation plus facile.

Dans les gastralgies à forme continue, un traitement thermal iterne me semble généralement peu applicable, mais les eaux e *Néris*, de *Plombières*, de *Bains*, de *Chaudesaigues*, de *Bagnères-e-Bigorre*, seront indiquées sous la forme balnéaire qui est leur éritable caractéristique. Dans les gastralgies chlorotiques, ces êmes eaux pourront, bien qu'à un titre moins direct, n'être as sans utilité. Les eaux ferrugineuses ne seront généralement pas supportées alors. Les bains de *Vichy* suffisent souvent, ien que très mitigés, pour exaspérer les douleurs cardialiques.

Il faut donc s'en tenir, dans la plupart de ces cas de gastralgie, ux moyens que la thérapeutique ordinaire tient à notre disosition. Ces moyens sont en général fort insuffisants ; mais la nédication thermale ne peut intervenir, utilement et sans inconénient, que dans les limites assez restreintes que je viens l'indiquer.

Quand il y a à la fois dyspepsie et gastralgie, le traitement thernal se trouve indiqué par la dyspepsie, mais avec les réserves ommandées par l'état névropathique concomitant. C'est surtout u degré auquel existe ce dernier qu'il faut accommoder la direction lu traitement.

Les eaux de *Vichy* ne sont applicables alors qu'avec de grandes récautions : bains prolongés ; eau de l'*Hôpital* en très faible roportion, coupée avec du lait, des infusions ; adjonction de almants appropriés. C'est surtout dans ces cas-là que l'on oit échouer les eaux de *Vichy*, si l'on n'a pas su faire la art de la gastralgie. J'ai à signaler une observation curieuse. J'ai u plusieurs fois la digestion se rétablir entièrement, sans que a douleur gastralgique fût le moins du monde atténuée, ce dédoublement des deux éléments gastralgique et dyspeptique faisant en quelque sorte toucher du doigt cette distinction que j'ai cherché à faire prévaloir.

Quand l'élément névropathique domine la dyspepsie, les eaux calciques sont préférables aux eaux sodiques, à cause de leurs qualités relativement sédatives. *Foncaude*, qui a fait le sujet d'un mémoire fort intéressant de M. Bertin (de Montpellier) (1), *Bagnoles* (Orne), *Sermaize*, *Pougues*, *Capvern*, *Bagnères-de-Bigorre*, sans doute quelques eaux sulfureuses dégénérées des Pyrénées-Orientales, ou encore *Évian*, d'après le témoignage du docteur Andrier. Nous possédons sur ces diverses stations thermales quelques observations particulières qui nous portent à les signaler ici. *Plombières* paraît dominer cette thérapeutique, mais il n'en existe guère de témoignages écrits.

## ALTÉRATIONS ORGANIQUES DE L'ESTOMAC.

Les eaux minérales ne sont pas applicables aux affections cancéreuses de l'appareil digestif ni de ses annexes.

Non seulement elles doivent être considérées comme impuissantes à amener la résolution de tumeurs cancéreuses, ou à atténuer la diathèse, mais on doit craindre qu'elles ne soient plus propres encore à activer qu'à modérer la marche de la maladie.

J'ai eu occasion de voir à *Vichy* un assez grand nombre de cancers de l'estomac, des intestins, du foie, et dans la plupart des cas les accidents m'ont paru s'aggraver, lorsque le traitement n'était pas réduit à un degré tel qu'il n'était plus permis de lui attribuer autre chose qu'une insignifiance absolue.

Sans doute les inconvénients ou les dangers auxquels je fais allusion ici doivent exister dans une moindre proportion, auprès d'eaux minérales moins actives que *Vichy* ; mais alors quelle utile portée attribuer à une telle médication dans des cas de cette nature?

Cependant il est des engorgements, des épaississements de tissu, des tumeurs qui peuvent simuler jusqu'à un certain point un cancer, ou du moins tenir le diagnostic indécis, et se composer encore d'éléments susceptibles de résolution.

J'ai vu plusieurs fois disparaître, à la suite du traitement thermal de *Vichy*, des tumeurs d'un petit volume, semblant situées dans les parois de l'estomac, ou vers la grande courbure de cet organe, peut-être dans le mésentère ou l'épiploon. La résolution n'en était jamais obtenue pendant la durée du traitement; mais

(1) Bertin, *Des eaux minérales acidules thermales de Foncaude*, Montpellier, in-4, 1852, p. 61.

leur disparition pouvait être constatée à une époque plus ou moins éloignée.

J'ai plus souvent encore obtenu la résolution, complète ou incomplète, de tumeurs abdominales, sans siège déterminé, c'est-à-dire ne paraissant pas appartenir aux organes situés dans l'abdomen, mais aux replis péritonéaux.

Des exemples de ce genre peuvent encourager à tenter le traitement thermal dans les cas où l'on conserve des doutes favorables sur la nature d'une tumeur, et où l'on croit pouvoir en tenter la résolution. Le traitement thermal ne devra du reste être considéré, dans les cas de ce genre, que comme un moyen complémentaire ; il peut s'unir très efficacement aux fondants iodurés, mercuriaux, aux cautères, etc., mais il ne faudrait, en aucun cas, s'en rapporter uniquement à lui.

## MALADIES DES INTESTINS.

Les monographies sur les eaux minérales ne renferment que fort peu de renseignements sur l'application de la médication thermale aux maladies des intestins. Quelques courtes mentions relatives à ce qu'on appelle très vaguement gastro-entérite, ou bien aux diarrhées, généralement spécifiées comme diarrhées atoniques, ne sauraient constituer des indications suffisantes.

Cependant les maladies des intestins, si elles ne sont pas aussi communes que celles de l'estomac, sont fort opiniâtres et difficiles à traiter, lorsqu'elles existent à l'état chronique, et il serait fort heureux que la médication thermale offrît quelques ressources à leur sujet. Ce silence ou cette extrême réserve des écrivains donne à penser d'abord que ces ressources sont peu étendues ; et je sais par moi-même que les maladies des intestins, non seulement ne se laissent pas facilement modifier dans un sens favorable par la plupart des eaux minérales, mais encore réclament un traitement très attentif sous peine d'être aggravées par leur usage.

Une fois ces réserves faites, on aurait tort, cependant, de les tenir complètement en dehors de la médication thermale, et il est un certain nombre de circonstances où celle-ci leur est utilement applicable.

Seulement, en l'absence de renseignements un peu précis sur la pratique des autres stations thermales, je serai obligé de m'en tenir, dans ce chapitre, à peu près exclusivement aux résultats des observations personnelles que j'ai pu faire à *Vichy*. Mon objet est surtout que ces remarques puissent servir de point de départ à des observations comparatives, qui nous fassent connaître l'utilité spéciale de quelques autres eaux minérales dont le cercle d'application ne saurait être précisément le même que celui de *Vichy*.

Il est une station thermale en particulier, celle de *Plombières*, qui paraît une de celles où toute une série d'affections intestinales peuvent trouver le plus de ressources thérapeutiques. Mais je serai obligé de m'en tenir à des indications très sommaires à ce sujet, ne pouvant suppléer, par une simple notoriété ou par quelques observations isolées, au manque de notions suffisamment précises.

Je n'entends pas m'occuper ici des maladies des intestins au point de vue sémiologique ; je veux parler d'états pathologiques déterminés, qu'il n'est permis de localiser que dans le tube digestif, quoiqu'il soit souvent mal aisé de les définir sous le rapport pathologique.

J'étudierai successivement :

*L'entérite chronique,*

*La diarrhée,*

*La dysenterie chronique,*

*L'entéralgie.*

## ENTÉRITE CHRONIQUE

### § Ier. — Indications.

Le diagnostic de l'entérite chronique est loin d'être toujours facile à établir. Les différents modes organiques qui peuvent être rangés sous cette dénomination, hypérémie chronique, ramollissement, érosions de la muqueuse, ulcérations circonscrites, modifications variées des sécrétions, pseudo-membraneuses, glaireuses, séreuses, ralentissement des sécrétions, siège de la maladie dans la généralité du tube intestinal ou dans tel point de l'intestin grêle ou gros, tout cela fait entrevoir bien des variétés dans la marche ou dans les formes symptômatiques de la maladie.

Aussi je crois devoir me départir, dans ce chapitre, de la forme suivie dans le reste de cet ouvrage, et présenter un résumé succinct des observations que j'ai recueillies à *Vichy* : ce sera le plus sûr moyen de donner au lecteur une notion précise de ce qu'il est entendu ici par *entérite chronique*.

Ces observations sont au nombre de 33, comprenant 22 hommes et 11 femmes, dont 28 avaient de vingt à quarante ans.

Dans seize cas, la maladie avait débuté d'une manière aiguë, ou avait succédé à des accidents aigus :

| | |
|---|---|
| Entérite aiguë . . . . . . . . . . | 9 fois. |
| Dysenterie . . . . . . . . . . . . | 5 — |
| Choléra. . . . . . . . . . . . . . | 1 — |
| Fièvre typhoïde. . . . . . . . . . | 1 — |

Dans les dix-sept autres cas, le développement de la maladie avait été graduel ! elle avait été chronique dès le principe.

Les principaux symptômes sur lesquels a été établi le diagnostic étaient les suivants :

Douleurs dans quelque point de l'abdomen; diarrhée ou alternatives de diarrhée et de constipation; digestions difficiles ou douloureuses.

Les douleurs abdominales étaient constantes, et affectaien le caractère de coliques, ou un caractère fixe et continu.

13 malades se plaignaient seulement de douleurs abdominales fixes ou habituelles; 11 avaient à la fois des coliques et des douleurs fixes; 9 n'avaient que des coliques.

Les coliques occupaient dans presque tous les cas la généralité de l'abdomen, se rapprochant, comme il arrive ordinairement aux coliques, de la région ombilicale.

Les douleurs fixes ou habituelles étaient au contraire presque toujours localisées, et répondaient à peu près constamment à quelque point du trajet du gros intestin, plus particulièrement vers la région du cæcum et du côlon ascendant.

En général fort atténués à l'époque où les malades étaient soumis à mon observation, les phénomènes douloureux étaient cependant encore très prononcés, et dans quelques cas même existaient à un degré considérable.

La plupart des malades avaient ou avaient eu de la diarrhée; voici le tableau des conditions où ils se trouvaient sous ce rapport :

12 fois, diarrhée continue ou fréquente;
11 — alternatives de diarrhée et de constipation;

1 fois diarrhée au début suivie de constipation ;
2 — diarrhée habituelle et constipation rare ;
3 — constipation habituelle et diarrhée rare ;
4 — constipation.

La nature des évacuations était presque toujours ou glaireuse ou pseudo-membraneuse, ou l'un et l'autre à la fois.

Il arrive souvent, dans l'entérite chronique, que les fonctions de l'estomac se trouvent elles-mêmes plus ou moins altérées, ou bien que la présence des aliments dans l'estomac ou de leurs résidus dans l'intestin provoque des coliques, des selles diarrhéiques ou le redoublement des douleurs habituelles. Le moindre écart, relatif, de régime suffit souvent pour ramener des accidents sérieux.

23 de ces malades présentaient encore à leur arrivée à *Vichy* ou des digestions très difficiles, ou une susceptibilité assez grande du canal intestinal pour que la présence des aliments ramenât aussitôt des douleurs ou de la diarrhée.

5 autres, moyennant un régime sévère auquel ils s'astreignaient, ne paraissaient souffrir en rien de la manière dont se faisaient leurs digestions.

Chez les 5 derniers enfin, les digestions se faisaient bien et ne retentissaient aucunement sur le canal intestinal.

On voit que la généralité de ces observations se caractérisait par l'ensemble des phénomènes suivants : douleur abdominale fixe ou habituelle, répondant en général au trajet du gros intestin; diarrhée le plus souvent glaireuse ou pseudo-membraneuse; retentissement des digestions sur les symptômes intestinaux eux-mêmes.

La plupart de ces malades étaient très amaigris, affaiblis surtout, la peau sèche, les extrémités froides, le teint pâle, beaucoup assez découragés. Il y avait rarement de la soif, jamais de fièvre; la langue offrait quelquefois un enduit blanchâtre, le matin surtout, semblant plus en rapport avec l'état de l'estomac et des digestions qu'avec celui de l'intestin lui même.

La durée de la maladie était :

7 fois, de moins d'un an ;
13 — d'un à deux ans;
11 — de trois à sept ans;
2 — de dix ans.

### Traitement.

Ce qui constitue essentiellement le traitement thermal de l'entérite chronique, ce sont les bains, à *Vichy*, en particulier. L'eau minérale y est rarement supportée à l'intérieur et aggrave souvent les accidents, même à faible dose. L'eau ferrugineuse de la source *Lardy* réussit quelquefois mieux que celle de l'*Hopital*.

Mais il faut insister sur les bains. Il faut en prendre beaucoup et les prolonger autant que possible. L'entérite chronique est une des maladies qui réclament le plus l'emploi des piscines. Je me suis quelquefois bien trouvé de l'usage de bains d'eau minérale pure ou très peu mélangée. Mais il faut, même dans l'usage de ces moyens externes, procéder avec réserve : il y a des malades qui ne les supportent encore que très mitigés et dirigés avec une grande attention.

J'en dirai autant des douches : les douches abdominales ou lombaires sont indiquées, quand la maladie est ancienne, et les organes affaiblis par la persistance de quelque point douloureux dans l'intestin; les douches fort chaudes sur les extrémités inférieures quand la calorification fait défaut, même les douches ascendantes quand, la maladie ayant à porprement parler disparu, il ne s'agit plus que de solliciter les organes à reprendre leurs fonctions.

Voici quels ont été les résultats du traitement, dans ces 33 observations :

15 fois, guérison ou à peu près;
6 — amélioration considérable;
5 — amélioration faible ou incomplète;
7 — résultats nuls.

Ces résultats sont confirmés par l'observation ultérieure de 19 de ces malades :

11 fois, guérison ou à peu près;
4 — amélioration considérable;
1 — amélioration faible ou incomplète;
3 — résultats nuls.

Voici quels sont les rapports de ces résultats avec quelques-unes des circonstances de la maladie.

La forme de la maladie à son début, aiguë ou chronique, ne paraît pas avoir exercé d'influence sur les résultats du traitement. On peut en dire autant de la forme ou de l'intensité des douleurs, et de la manière dont se faisaient les digestions. Mais il ne paraît pas en être de même de la manière dont s'opèrent les évacuations alvines.

Les cas ou la diarrhée était continue ou bien habituelle, ou bien où la constipation était continue ou prédominante, étaient beaucoup mieux traités que ceux caractérisés par des alternatives de diarrhée et de constipation. Pour ces derniers, la colonne des résultats défavorables, faibles ou nuls, l'emporte sur celle des résultats favorables; ce qui est l'inverse à un haut degré pour les autres catégories.

La durée de la maladie ne paraît pas non plus indifférente au sujet des effets de la médication thermale. Il paraît y avoir beaucoup plus à compter sur de bons résultats quand la maladie se trouve comprise entre un et trois ans de durée, que lorsqu'elle offre une durée moindre ou plus considérable.

Je terminerai par une remarque qui se rapporte à une série de faits différents de ceux dont nous venons de nous occuper.

On a vu que l'ensemble de ces derniers était caractérisé, entre autres choses, par l'existence de douleurs abdominales et par une diarrhée habituellement glaireuse ou pseudo-membraneuse.

J'ai eu à traiter quelquefois à *Vichy* des *diarrhées séreuses*, sans douleur ni sensibilité abdominale, avec météorisme du gros intestin et avec amaigrissement et affaiblissement général. Je parle de cas où il ne paraissait pas exister de dégénérescence cancéreuse, et où l'existence d'ulcérations, si elle était plus difficile à décider négativement, ne paraissait pas vraisemblable.

Dans aucun cas de ce genre, je n'ai obtenu de résultats avantageux des eaux de *Vichy*. Les bains n'amenaient aucune amélioration, et l'usage interne de l'eau minérale, des sources ferrugineuses ou autres, ne pouvait être toléré.

Je crois donc pouvoir établir que les eaux de *Vichy* sont contre-indiquées dans les diarrhées simples dépourvues de tous symptômes inflammatoires, et plutôt séreuses que glaireuses.

D'autres eaux conviennent-elles mieux que *Vichy?* Je ne saurais le dire, et je doute que ces sortes de diarrhées appartiennent à la médication thermale. Cependant la plupart des eaux minérales ferrugineuses sont conseillées dans les *diarrhées atoniques*. Cette expression de *diarrhée atonique* est assez vague elle-même. Il serait bon de spécifier ensuite si l'usage de ces eaux paraît s'adresser directement à ces diarrhées, ou bien s'il ne déterminerait pas plutôt une modification générale de l'économie, par suite de laquelle la diarrhée viendrait elle-même à céder, ou bien se replacerait sous l'empire des médications qui lui sont propres et lui étaient d'abord inutilement adressées.

Je reproduirai un renseignement intéresssant, que je dois à l'obligeance de M. le docteur Gans (de Carlsbad), relativement aux *diarrhées bilieuses*. Je sais que rien ne diffère plus que ces diarrhées et celles qui précèdent : elles ne se trouvent donc rapprochées ainsi que parce que je suis obligé de me contenter, à leur sujet, d'une simple et courte mention.

Les eaux de *Carlsbad* agiraient, suivant le docteur Gans, d'une manière toute spéciale, presque spécifique, dans des diarrhées où les fonctions paraissent se faire assez régulièrement, mais où la seconde digestion est accompagnée d'évacuations bilieuses; cette diarrhée est facilement ramenée par de légères causes d'excitation : il y a de la sensibilité dans l'abdomen. Sous l'influence des bains de *Carlsbad* et de l'eau du *Sprudel* à petites doses, on voit généralement ces accidents disparaître avec une grande rapidité.

## DYSENTERIE.

Je ne puis que signaler ici la dysenterie, sur laquelle je possède peu de renseignements relatifs à la médication thermale.

Je reproduirai seulement quelques propositions, sous forme de réponse à des questions adressées par le conseil de santé, extraites d'un mémoire de M. le docteur Finot, médecin militaire (1), qui a passé plusieurs saisons thermales à *Vichy*, et qui m'a offert, dans sa personne, un des exemples les plus remarquables de guérison d'une dysenterie, parvenue jusqu'à la cachexie, par les eaux de *Vichy* :

» Les eaux de *Vichy* combattent avantageusement la cachexie paludéenne ; elles conviennent à la fin des fièvres intermittentes, des diarrhées, des dysenteries et des ophthalmies...

(1) *Mémoires de médecine, chirurgie et pharmacie militaires*, 1850, t. V, 2e série.

» Il y a indication positive : 1° dans les dysenteries chroniques avec constitution moyenne, tempérament mixte, bilieux, mais peu irritable, et surtout avec les tempéraments lymphatiques et scrofuleux ; dans les diarrhées anciennes à forme bilieuse ou séreuse ; dans les entéralgies, soit primitives, soit consécutives aux maladies endémiques ; dans les entéro-colites chroniques, lorsque, les selles sanguines et le ténesme ayant disparu, il ne reste ni chaleur abdominale, ni point fixe douloureux, ni autre signe de phlegmasie aiguë ; dans la cachexie paludéenne de nos plaines d'Afrique, compliquée de tous ces états organo-pathologiques, avec ou sans marasme, pourvu qu'il n'y ait pas coexistence d'altérations anatomiques profondes..... »

M. Finot a fait ses observations sur des colons, et surtout sur des militaires admis à l'hôpital militaire thermal de *Vichy*.

C'est aux médecins militaires chargés de cet important service à *Vichy* et à *Amélie* qu'il appartient de nous éclairer sur ce sujet, le degré d'efficacité de ces eaux minérales relativement aux dysenteries africaines, l'époque la plus opportune de leur application, etc.

J'ai rencontré quelques observations isolées de dysenteries traitées avec succès à *Foncaude* (1), à *Olette* (2), à *Bagnoles* (Orne) (3) ; mais ces observations sont tout à fait insuffisantes pour qu'on puisse en déduire quelque chose d'un peu concluant.

## ENTÉRALGIE.

On a souvent affaire à des douleurs abdominales, de formes très variées, mais offrant ceci de commun, qu'elles ne paraissent liées à aucune lésion organique, ni à aucun état inflammatoire, ni même à quelque trouble fonctionnel déterminé. Comme dans la gastralgie, ce qui domine, c'est la douleur, tantôt fixe et tantôt mobile, tantôt continue et tantôt par accès ; mais, avec la multiplicité des organes, des plans membraneux, des nerfs que présente la région abdominale, il est souvent fort difficile de localiser une

(1) Bertin, *Rapport sur les eaux minérales de Foncaude*, Montpellier, 1851, p. 130.

(2) Puig, troisième série d'*Observations médicales sur les eaux thermales d'Olette*, Perpignan, 1855, p. 51.

(3) Desnos, *Notice sur les eaux de Bagnoles*, p. 15.

douleur, surtout lorsque celle-ci n'est pas accompagnée de troubles fonctionnels particuliers ; peut être même cette douleur peut-elle occuper des points multiples à la fois, par exemple les parois abdominales et des parties plus profondes. Du reste, cette circonstance de la difficulté ou de l'impossibilité d'assigner un siège précis à des phénomènes essentiellement douloureux est une de celles qui doivent être prises le plus en considération pour établir le diagnostic de l'entéralgie.

Ces douleurs sont quelquefois répandues par tout l'abdomen ; plus souvent elles se montrent limitées à l'ombilic, à l'hypogastre ou aux parties latérales, des deux côtés ou d'un seul. Elles sont quelquefois fixes, ou continues, ou habituelles. D'autres fois, elles se montrent sous forme d'accès ou de coliques, et rappellent, dans certaines circonstances, la colique hépatique ou la colique néphrétique.

Ces différences de formes, que je me contente d'indiquer, mais qui sont très multipliées, ne me paraissent pas avoir une grande importance au point de vue de la direction du traitement. C'est sur d'autres considérations que celle-ci doit être appuyée.

1° Ces entéralgies se rencontrent chez des individus rhumatisants, soit affectés de rhumatismes actuels, soit n'offrant plus aucune autre manifestation rhumatismale.

2° Elles se montrent chez des individus affaiblis par un genre de vie énervant, par des privations. J'en ai observé plus d'un exemple chez de pauvres gens de la campagne, livrés à un travail extrême et à la misère.

3° Elles se montrent enfin sur des constitutions éminemment névropathiques.

Voilà les trois ordres de considérations qui doivent diriger dans l'application du traitement thermal.

L'entéralgie est souvent une maladie fort difficile à guérir. Je crois qu'elle cède, en général, plus facilement à la médication thermale qu'à la thérapeutique ordinaire ; mais c'est à la condition expresse que les indications en seront bien saisies.

Dans les entéralgies rhumatismales, les eaux très chaudes et peu minéralisées, parmi les bicarbonatées sodiques, sulfatées ou indéterminées, telles que le *Mont-Dore* (1), *Chaudesaigues*, *Saint-*

(1) Bertrand, *Recherches sur les eaux du Mont-Dore*, p. 351.

*Laurent*, *Néris*, *Foncaude*, *Bagnères-de-Bigorre*, *Plombières*, etc., sont indiquées, sans que je puisse établir de distinctions un peu précises entre les conditions spéciales d'application de chacune de ces stations thermales.

Chez les individus dyspeptiques, affaiblis par des privations ou bien par une vie trop sédentaire, ou par quelque autre cause de débilitation, les eaux de *Vichy* réussissent parfaitement. J'en ai obtenu d'excellents résultats, et à l'hôpital civil de Vichy, et chez des gens du monde, se présentant naturellement dans des conditions toutes différentes.

Mais lorsqu'un état constitutionnel névropathique domine, lorsque l'entéralgie est très douloureuse, qu'elle se présente à l'état le plus simple ou le plus essentiel possible, alors il faut recourir à des eaux sédatives, que l'on trouvera parmi celles qui viennent d'être signalées : ainsi *Néris*, *Bagnères-de-Bigorre*, mais surtout *Plombières*. Ces entéralgies me paraissent une des maladies auxquelles s'adresse le plus directement la spécialité de *Plombières*. On remarquera seulement que ces mêmes eaux minérales ne sauraient être employées sous la même forme dans les entéralgies rhumatismales et dans les entéralgies à prédominance névropathique. Dans les premières, il faut surtout insister sur la thermalité et avoir recours aux douches. Dans les secondes, il ne faut recourir qu'avec beaucoup de réserve à ces mêmes formes de la médication.

## MALADIES DU FOIE.

Il ne faudrait pas s'imaginer qu'il suffît que le foie fût malade pour que la médication thermale se trouvât indiquée. Fauconneau-Dufresne, dans un mémoire lu à la *Société d'hydrologie médicale de Paris*, sur le *traitement des maladies du foie par les eaux minérales* (1), s'était cru obligé d'y donner une place à toutes les affections imaginables, organiques ou non, de l'appareil hépatique, et de supposer pour chacune d'elles une application des eaux minérales, légitime ou purement imaginaire.

Ce n'est assurément pas ainsi qu'il faut procéder. Le foie ne paraît pas posséder de connexions plus formelles que bien d'au-

(1) *Annales de la Société d'hydrologie médicale de Paris*, t. III, p. 251.

tres organes avec les eaux minérales, et l'opportunité de celles-ci dans les affections du foie ne dépend pas de leur siège hépatique, mais de leur nature.

Je crois donc me conformer à la vérité pratique en bornant cette étude aux *engorgements du foie* et aux *calculs biliaires*. Si le champ des applications utiles des eaux minérales aux maladies du foie peut être étendu davantage, c'est une affaire d'observation.

Le caractère diathésique que revêtent si communément les affections périphériques, celles qui atteignent le tégument externe et es muqueuses en rapport avec la périphérie, celles de l'appareil respiratoire et des organes des sens, ainsi que de l'appareil genito-urinaire, chez la femme très spécialement, ce caractère diathésique ne se retrouve plus ici, non plus que pour ce qui concerne l'ensemble systématique des organes abdominaux.

Ceci ne veut pas dire que l'appareil biliaire, gastro-intestinal ou vésical, ne puisse être atteint dans le cours et sous l'influence de toutes les maladies diathésiques et de toutes sortes d'états constitutionnels. Le cancer, sous ses formes cliniques les plus considérables, l'encéphaloïde et le squirrhe, se manifeste, il est vrai, aux dépens des viscères abdominaux beaucoup plus communément qu'ailleurs. C'est là un sujet qu'il convient de mettre tout à fait à part, les relations que l'on a supposées entre le cancer, et l'herpétis, ou la dartre, étant bien hypothétiques et, dans tous les cas, fort éloignées. Quant au retentissement de l'uricémie, goutte ou gravelle, sur le rein, il ne saurait être rapproché des déterminations communes des états diathésiques sur les tissus et les parenchymes qu'ils affectionnent, car c'est une circonstance de pure localité et toute mécanique qui est ici mise en jeu, l'issue par le filtre rénal de déchets matériels et inorganisés.

Mais si l'on considère l'ensemble des états diathésiques, uricémie, obésité, diabète, scrofules, herpétis, syphilis, qui représentent les principaux types reconnus dans les grandes anomalies du système, il est certain que leurs déterminations directes sur les systèmes abdominaux, hépatique en particulier, sont très rares et ne comportent rien de caractéristique. Il n'y a guère à signaler autre chose que les gommes du foie dans la syphilis, le foie gros de la polysarcie, les tuberculisations viscérales des scrofuleux, les productions amyloïdes dans différentes cachexies. M. Rendu parle du diabète et de la leucocythémie, où « il est de règle de constater une augmentation énorme du foie et de la rate (1) » Ceci est vrai pour ce qui concerne la leucocythémie, mais ne peut s'appliquer en aucune façon au diabète, maladie où l'intervention du foie est toute théorique, et où, cliniquement, elle est toute négative, les cas de diabète où l'on a pu constater quelque lésion du système hépatique se trouvant absolument exceptionnels. Le retentissement de la goutte sur le foie a été énormément exagéré. Si l'on a vu quelquefois une congestion de cet organe faire partie du processus goutteux, dans l'accès articulaire aigu, il s'en faut de beaucoup que cela en soit un complément ordinaire. Quant au caractère goutteux des congestions du foie qui vont être étudiées, je ne suis jamais parvenu à le découvrir; d'où je puis conclure au moins qu'il n'est pas commun.

Ici donc, comme à propos des maladies de l'appareil digestif, nous voyons dominer un tout autre ordre de considérations, et c'est moins dans des conditions originelles et diathésiques qu'il faut chercher le point de départ des phénomènes pathologiques actuels que dans des conditions hygiéniques et acquises, et qui paraissent en corrélation très directe avec la manière dont s'accomplissent les fonctions de la peau, et les fonctions digestives elles-mêmes.

Sous une forme aiguë, les maladies hépatiques et gastro-intestinales se montrent à peu près exclusivement dans les climats où les fonctions que je viens de signaler sont surtout mises en jeu ; elles n'apparaissent guère parmi nous avec cette même forme, que sous des influences de saisons qui se rapprochent le plus possible de ces influences climatériques.

Leur forme habituelle dans nos contrées est la forme chronique; et si, par suite de cela, leur mode de développement est moins facile à saisir, il peut cependant se percevoir dans la série de phénomènes auxquels je viens de faire allusion, phénomènes cutanés ou digestifs. J'engage les observateurs à poursuivre cet ordre d'idées dans l'étude pathogénique des maladies qui nous occupent, et

(1) *Dictionnaire encyclopédique des sciences médicales*, article FOIE, p. 7 de la seconde partie.

dans l'analyse des indications que représentent les médications les plus favorables.

## ENGORGEMENT DU FOIE.

### Indications.

On doit entendre par *engorgement du foie* un accroissement de volume partiel ou général de cet organe, ne comportant qu'une altération aussi peu prononcée que possible de sa texture, et susceptible d'une résolution assez complète pour que le foie puisse revenir à ses conditions normales d'organisation.

Ces engorgements, lorsqu'ils se développent lentement, paraissent reconnaître pour élément principal l'hypérémie, soit active, soit passive du foie. Lorsqu'ils sont consécutifs à des symptômes d'hépatite aiguë, tels qu'on les observe quelquefois dans nos climats, il y a évidemment un autre élément, que nous pouvons nous représenter par le dépôt de lymphe plastique dans le parenchyme de cet organe; mais l'anatomie pathologique nous a encore peu éclairés sur ce sujet.

Elle nous montre seulement au début, dans les cellules du foie, un développement considérable de la veine centrale et des capillaires immédiatement contigus; plus tard, une tendance à l'atrophie des cellules elles-mêmes et à leur infiltration graisseuse, en même temps qu'à la prolifération circumlobulaire, ou encore à l'apparition de scléroses localisées (1).

Quelle idée pouvons-nous nous faire de cette disposition spéciale du foie aux engorgements chroniques, disposition que nous ne retrouvons guère que dans l'utérus, et qui dans les deux organes paraît se prêter, pour le plus grand nombre des cas, à la très simple définition qu'il m'a été seulement permis d'en donner au début de ce chapitre?

Chacun de nos organes présente une aptitude particulière vers tel ou tel état pathologique. Dans l'encéphale, ce qu'on observe surtout, ce sont des modifications variées et passagères de la circulation sanguine, c'est la congestion ou l'anémie encéphalique; les poumons sont surtout disposés à l'inflammation aiguë, franche; le foie

(1) Rendu, *Dictionnaire encyclopédique des sciences médicales, art.* FOIE.

et la rate à l'engorgement chronique ou subaigu : dans ce dernier organe, par suite à peu près exclusivement des fièvres d'accès et de l'intoxication paludéenne; dans le premier, outre ce même ordre de causes, sous l'influence de tous les troubles apportés à la circulation générale sous l'inflence présumable de dérangements dans les fonctions digestives, d'autres fois enfin, sans qu'il soit possible de lui assigner de causes un peu manifestes. L'engorgement du foie se montre donc souvent comme une maladie simple et primitive, au moins dans le ressort de nos moyens d'observation.

Il existe une notable analogie de structure entre le foie et le poumon. Ces deux organes sont essentiellement constitués par un tissu cellulaire abondant et par une circulation sanguine extrêmement active, appartenant à un double système, et en outre, par un système de canaux afférents aux fonctions particulières de chacun d'eux.

Exposé, par la pénétration de l'air atmosphérique, à toutes sortes de vicissitudes, le poumon est sujet aux inflammations franches et aiguës dont le foie, protégé de toutes parts, se trouve à peu près exempt, dans nos climats au moins. En outre, l'élément fluxionnaire subaigu et l'élément catarrhal, lorsqu'ils se portent sur l'appareil pulmonaire, trouvent à se fixer et à se dépenser en quelque sorte sur la muqueuse bronchique, qui, par ses infinies ramifications, fait corps avec le parenchyme de l'organe. Les canaux hépatiques n'offrent au foie rien de semblable, de sorte que les éléments morbides ne peuvent que s'épuiser dans le tissu de l'organe lui-même. De là peut-être ces engorgements qui ne peuvent guère se définir anatomiquement que par l'idée, ou d'une congestion sanguine, ou d'un épaississement du parenchyme celluleux de l'organe, consécutif parfois à une inflammation aiguë, mais quelquefois aussi primitif, et semblant tenir le milieu entre l'inflammation chronique et l'hypertrophie.

Les engorgements du foie doivent certainement, au point de vue pathogénique, être rattachés à l'une ou à l'autre des deux formes suivantes: forme *active*, forme *passive*.

Les médecins allemands, qui résument presque toute la pathogénie des maladies de l'abdomen dans la *pléthore abdominale*, considèrent surtout ces engorgements comme des phénomènes pathologiques de nature passive. « La première et la plus ordinaire des causes de la tuméfaction du foie est l'hyperémie, qui est une conséquence fréquente de la pléthore abdominale...... Le simple engorgement du foie, résultant de la lenteur survenue dans la circulation et de la stase dans les veines du bas-ventre, produit des troubles digestifs, un embarras intestinal alterné avec des diarrhées où le sang se mêle quelquefois. La force musculaire diminue sensiblement; l'épuisement suit le moindre effort, la respiration est embarrassée, le système nerveux et le cerveau souffrent également, et le visage porte une teinte blafarde et terreuse (1). »

D'un autre côté, les engorgements hépatiques reconnaissent dans beaucoup de circonstances une origine inflammatoire ou subinflammatoire. Lorqu'on examine la région hépatique sur des cadavres de vieillards, on rencontre très fréquemment des adhérences celluleuses entre les intestins, duodénum ou côlon, et la vésicule biliaire ou la base du foie, Ces adhérences, qui consistent quelquefois en une simple bride ou lamelle, lâche et isolée, peuvent se présenter à tous les degrés, jusqu'à celui où une quantité considérable d'un tissu celluleux dense et serré unit intimement les intestins à la base du foie, enveloppant de toutes parts et masquant les voies biliaires qu'on ne découvre qu'à l'aide d'une dissection attentive, et réduisant alors la vésicule à un véritable état d'atrophie.

Ces adhérences doivent occasionner des troubles divers des fonctions intestinales; mais la signification qu'elles ont pour nous, c'est l'existence fréquente, dans cette région, d'un travail inflammatoire dont l'enveloppe péritonéale du foie garde les traces, comme il arrive de l'enveloppe pleurale, du poumon, et dont le développement peut se relier à l'existence antérieure d'hépatites, de coliques hépatiques, ou même d'accidents subaigus, de même que les adhérences pleurales ne supposent pas nécessairement l'existence antérieure de pneumonies franches (2).

Sans doute il importerait de pouvoir remonter toujours à la véritable pathogénie de ces engorgements hépatiques,

(1) Helfft, *Handbuch der Balneotherapie*, p. 212.

(2) Durand-Fardel, *Traité clinique et pratique des maladies des vieillards*, 2e édition, 1873, p. 747.

et de reconnaître s'ils ont eu dans le principe un caractère actif ou passif. Mais, comme j'ai déjà trouvé l'occasion de le faire remarquer, les affections, en se prolongeant, voient souvent leur mode pathologique se modifier, se transformer même, et telle était active à son début, qui n'offre plus à une époque ultérieure que des caractères passifs ; et c'est ainsi que des engorgements hépatiques, fort différents dans leur principe, peuvent très bien, au moment où on les soumet à la médication thermale, se rapprocher et se confondre dans des caractères identiques.

Quoi qu'il en soit, voici les divisions que j'ai pu établir entre les cas nombreux d'engorgement hépatique que j'ai observés.

Quelques-uns avaient succédé à des accidents aigus, ayant revêtu tantôt la marche d'une véritable hépatite, tantôt l'apparence plus simple et plus rapide de coliques hépatiques. Cela répondait à l'idée d'une maladie aiguë passée à l'état chronique.

L'engorgement hépatique avait semblé, dans quelques circonstances, lié à l'existence de coliques hépatiques calculeuses.

Dans un certain nombre de cas, il s'était développé consécutivement à des troubles fonctionnels de l'appareil digestif, de forme dyspeptique.

Un grand nombre d'engorgements reconnaissent pour cause la fièvre intermittente ou les miasmes paludéens, ou bien encore cet état cachectique que nous voyons souvent rapporter des Indes et surtout de nos possessions du nord et de l'ouest de l'Afrique, et au développement duquel la fièvre intermittente, la dysenterie, l'hépatite, semblent concourir en se combinant également, suivant le cas (1).

D'autres fois, l'engorgement hépatique s'était développé graduellement, sans aucun trouble fonctionnel appréciable, et avec toute l'apparence d'une affection idiopathique.

D'autre fois, enfin, il se liait à l'existence d'une maladie du cœur.

Quelles indications spéciales peuvent présider à l'application des eaux minérales, dans ces cas déjà si différents au point de vue

(1) « La presque totalité des maladies du foie qu'on observe en Algérie surviennent à la suite des fièvres ou de la dysenterie, comme localisations secondaires... » (Armand, *L'Algérie médicale*, 1854, p. 347.)

de leur pathogénie, et sans doute plus variés encore si nous tenons compte des conditions si diverses de constitution et de santé générale auxquelles ils peuvent se trouver unis ?

On rencontre sur plusieurs sujets la littérature hydrologique assez riche pour permettre d'exposer avec une certaine abondance les questions d'indications ou de contre-indications des eaux minérales. Mais ici l'on tombe dans un dénûment complet. On trouve bien mentionné, dans un certain nombre de monographies, que les engorgements du foie se résolvent, que les calculs biliaires ici sont expulsés, là sont dissous ; mais voilà à peu près tout. Je suis donc contraint encore sur ce sujet, comme sur plusieurs autres, de m'en référer à mes observations personnelles, et d'insister très spécialement sur la pratique de *Vichy,* les auteurs n'ayant pas pris une peine suffisante de nous renseigner sur leurs propres observations, non plus que sur leur pratique particulière.

Je n'insisterai ici sur les caractères des engorgements du foie qu'autant que ces caractères paraîtront intéresser en quelque chose la pratique thermale et servir à éclairer ses indications.

J'ai déjà signalé le fait important du mode de développement de ces engorgements, suivant qu'ils se sont montrés chroniques d'emblée ou qu'ils ont succédé à des accidents aigus.

Ils s'accompagnaient, à peu près dans un tiers des cas, dans les observations que j'ai recueillies, d'ictère léger ou très foncé ; dans un autre tiers, de simple teinte subictérique ou hépatique ; dans un autre tiers enfin, la coloration naturelle de la peau était conservée. Dans ces derniers cas, un ictère avait quelquefois existé au début, puis avait disparu.

Les digestions étaient généralement difficiles, pénibles ou douloureuses. Dans un peu plus du quart des cas, elles ne présentaient pas le moindre trouble. La constipation était le cas le plus ordinaire, la diarrhée rare. Les selles étaient naturelles dans le tiers des cas environ. Il était fort rare qu'elles se trouvassent décolorées.

L'engorgement occupait, dans la moitié des cas, la totalité du foie ; dans l'autre moitié, plus souvent le lobe droit que le gauche, quelquefois la partie moyenne, au devant du lobe de *Spigel.*

Le volume de l'engorgement variait singulièrement. Tantôt le rebord des côtes était seulement dépassé de quelques centimètres, tantôt le foie descendait jusque dans l'hypogastre ; je n'ai rencontré que deux cas où il offrît un semblable volume, et je puis dire d'avance que le traitement n'a pas produit grand'chose. Cependant, Petit a publié une observation remarquable d'engorgement hépatique d'une extrême étendue, guéri en deux ans par les eaux de *Vichy* (1) ; plus souvent il occupait tout le côté droit de l'abdomen, jusqu'à l'ombilic. Quelquefois les côtes inférieures étaient déjetées par la saillie du foie. La forme générale du foie ou du lobe engorgé était rarement modifiée. Quelquefois cependant j'ai vu le lobe droit descendre en pointe, ou le lobe gauche simuler une tumeur saillante et circonscrite à l'épigastre.

Le foie était, dans le plus grand nombre des cas, sensible à la pression. Il s'y joignait rarement des douleurs spontanées, soit habituelles, soit revenant par accès douloureux. Il faut toujours se méfier, dans ces cas-là, de la nature de l'engorgement hépatique. L'engorgement simple du foie est généralement peu douloureux.

Chez un petit nombre des malades, la santé paraissait à peine altérée. C'est une chose remarquable, qu'il est des individus chez qui l'état d'engorgement partiel ou général du foie, ne se décelant par aucun trouble fonctionnel appréciable, n'est reconnu que fortuitement. C'est une maladie sans symptômes : on n'en reconnaît l'existence qu'au moyen de quelques signes physiques. On distingue bien alors un certain degré d'affaiblissement, d'altération de la santé générale, mais impossible à caractériser et à définir.

Ce sont sans doute ces engorgements qui dépendent de quelque trouble profond et graduel de la circulation abdominale, état hémorrhoïdaire, enfin ce que les Allemands appellent pléthore abdominale, et quelquefois mieux du nom de *vénosité abdominale*; car il s'agit d'un état torpide de la circulation veineuse, beaucoup plus que d'un état pléthorique, dans le sens ordinaire du mot.

Mais le plus ordinairement il y a de l'amaigrissement, un affaiblissement considérable, en rapport, dans la plupart des cas, avec le degré de l'ictère ou celui du dérangement des fonctions digestives.

(1) Petit, *Du mode d'action des eaux de Vichy*, 1851, p. 84.

On n'observe pas communément d'ascite dans les engorgements simples du foie, rarement une anasarque considérable, plus souvent un peu d'œdème aux extrémités. Je reviendrai dans un instant sur ce sujet.

Il s'agit maintenant d'apprécier les relations du traitement thermal avec ces différents caractères que peuvent revêtir les engorgements hépatiques, et d'en déduire quelques principes relatifs aux modes d'application de ce traitement et à ses meilleures conditions de réussite. Cette appréciation des résultats du traitement thermal se relie tellement aux indications, qu'il conviendra de l'exposer ici avant d'aborder l'étude du traitement lui-même.

Il est rare que l'on voie disparaître l'engorgement pendant la durée du traitement; cela n'arrive guère que pour les engorgements légers et récents. Quant à ces disparitions d'engorgements hépatiques anciens et descendant jusqu'au pubis, guéris en quelques semaines à *Carlsbad* ou à *Monte-Cattini*, dont Fauconneau-Dufresne a entretenu la *Société d'hydrologie médicale de Paris* (1), il me paraît prudent de prendre de semblables assertions pour quelque méprise ou malentendu. Les médecins allemands, comme on le verra plus loin, ne disent pas un mot de ces prétendus résultats.

Ces engorgements disparaissent donc en général lentement; souvent, dans les cas considérables, alors même qu'une guérison complète doit être obtenue, le traitement s'opère sans aucun changement appréciable dans le foie. La santé générale et les fonctions digestives se rétablissent d'abord, plus ou moins complètement; puis, au bout de quelques mois, l'engorgement diminue; mais ce n'est quelquefois qu'après un long temps, et l'application réitérée de la médication thermale, qu'il disparaît.

D'après ma propre observation, les engorgements consécutifs à des accidents d'hépatite aiguë guérissent plus difficilement que les engorgements chroniques dès leur principe. Il est possible que, sous l'influence de cette période inflammatoire, le tissu du foie ait subi des modifications qui se prêtent moins aisément à l'action résolutive des eaux.

La date de la maladie n'est pas sans influence sur l'issue du

(1) *Annales de la Société d'hydrologie médicale de Paris*, t. III, p. 263 et 284.

traitement. L'époque la plus favorable paraît celle comprise entre dix-huit mois et quatre ans de durée. En deçà et au delà de ce laps de temps, le traitement ne fournit que des résultats peu favorables.

Les cas où il existait de l'ictère ont fourni le plus grand nombre de résultats favorables. C'est une circonstance à étudier de nouveau.

Les lésions organiques du cœur sont quelquefois accompagnées d'un engorgement du foie, d'apparence purement passive. L'intervention des eaux minérales est souvent nécessaire pour obtenir la résolution de ces engorgements, qui, devenus eux-mêmes une nouvelle cause d'embarras pour la circulation, réagissent d'une manière fâcheuse sur la maladie principale.

Il est assez difficile de définir où peut commencer au juste la contre-indication que l'état du cœur peut apporter lui-même à la médication thermale. J'ai vu plusieurs fois les eaux de *Vichy* réussir parfaitement dans les cas de ce genre, sans qu'il résultât de leur application autre chose qu'une liberté plus grande de la circulation, et par suite une amélioration positive de l'état des malades.

Elles semblent applicables alors que la maladie du cœur n'a pas encore entraîné d'infiltration séreuse, que la dyspnée n'est pas très considérable, et que le malade n'offre pas de disposition manifeste aux congestions actives. Je n'ai pas besoin d'insister sur ce que ces sortes de cas doivent présenter de difficultés dans leur appréciation et dans la conduite à tenir.

Je parlerai du traitement des engorgements du foie liés à la fièvre intermittente et à la cachexie paludéenne, en traitant ce dernier sujet.

L'existence de phénomènes d'hydropisie, ascite ou anasarque, doit être grandement prise en considération.

On peut établir, d'un manière générale, que l'hydropisie contre-indique les eaux-minérales. Cependant il peut se présenter des exceptions à cette règle, et ces exceptions elles-mêmes peuvent être exprimées dans la proposition suivante : Que lorsqu'une ascite ou une anasarque dépend d'une cause mécanique susceptible d'être éloignée, ainsi d'un engorgement abdominal susceptible lui-même d'un degré, fût-il incomplet, de résolution, les eaux minérales, convenablement dirigées, peuvent être utiles. Mais ceci s'applique surtout à l'ascite ou à l'anasarque isolée. La présence simultanée de l'anasarque et de l'ascite suffit pour rendre le pronostic beaucoup plus grave et l'application thermale beaucoup plus difficile. J'ai toujours trouvé cette dernière impossible, c'est-à-dire nuisible, dans les cas de ce genre.

Mais quand il n'existe que de l'anasarque, que celle-ci ne paraît dépendre d'aucune cause générale, ni d'un état organique du cœur, ni d'une altération du sang, et qu'il est permis de l'attribuer à un empêchement apporté à la circulation veineuse par le foie engorgé, alors le traitement thermal peut être usité, avec circonspection, et on peut voir l'anasarque céder alors très directement au traitement thermal de *Vichy*.

## Traitement.

Les eaux spéciales dans le traitement des engorgements du foie, quelle que soit leur nature, sont les eaux *bicarbonatées sodiques* simples et les eaux *bicarbonatées, chlorurées, sulfatées* qui, au moins pour les deux stations thermales qui les représentent avec le plus de notoriété, *Carlsbad* chaude et *Marienbad* froide, partagent la plupart des applications thermales des eaux bicarbonatées sodiques.

Lorsque l'on parle d'eaux alcalines en France, c'est surtout de *Vichy* que l'on entend parler; c'est *Carlsbad* qui représente essentiellement les eaux alcalines en Allemagne. Très sodique, avec le sulfate de soude prédominant, mais aussi une proportion notable de carbonate de soude, de chlorure de sodium et de fer, qui le rapproche singulièrement d'*Ems* (1), *Carlsbad* appartient effectivement, sinon à la même classe chimique, du moins à la même classe thérapeutique que *Vichy*.

(1) Supprimez en effet le sulfate de soude (*Carlsbad*, 2 gr. 58), il existe un rapport très remarquable entre la composition des eaux de *Carlsbad* et celle des eaux d'*Ems* :

| | Carlsbad. | | Ems. |
|---|---|---|---|
| Carbonate de soude desséché | 1,262 | (bicarbonates) | 1,973 |
| — de chaux | 0,305 | | 0,225 |
| — de magnésie | 0,178 | | 0,186 |
| — de fer | 0,003 | | 0,004 |
| Chlorure de sodium | 1,038 | | 1,628 |

« Dans toutes les formes d'engorgement de foie, dit M. Helfft, les eaux minérales avec leurs propriétés fondantes rendent de grands services, et en tête se présentent les thermes de *Carlsbad*, dont la haute température s'applique particulièrement à la stimulation de la sensibilité nerveuse affaiblie, ramène les fonctions interrompues de l'appareil glandulaire, et rétablit les sécrétions à l'état normal au moyen du sulfate et du carbonate de soude; ces eaux agissent d'ordinaire en dissolvant et en tempérant; de la présence du fer, de la silice, de l'acide carbonique, il résulte une action dissolvante et précipitante de la part des sels de soude, et l'action relâchante de la chaleur en est encore corrigée (1). » Cette analyse thérapeutique, dont je laisse entièrement l'esprit et la forme à M. Helfft, pourrait tout aussi bien se rapporter aux eaux de *Vichy*.

L'engorgement du foie, lorsqu'il n'existe pas de contre-indication générale, et en particulier dans l'appareil digestif, est une des maladies dans lesquelles on voit les eaux de *Vichy* convenir et se supporter aux plus hautes doses, bien que les goutteux passent généralement pour posséder cette spécialité de tolérance. Et, pour le dire en passant, l'insistance sur une dose élevée d'eau minérale paraît bien plus indiquée pour exercer une action résolutive sur ces engorgements, que pour obtenir l'action altérante que l'on recherche chez les goutteux. Il faut dire encore que ce que j'appelle une dose élevée d'eau de *Vichy* ne dépasse jamais 5 ou 600 grammes.

Les bains journaliers, qu'il convient en général de multiplier jusqu'à 30 ou 40, avec quelques intervalles, ne sont pas moins utiles.

Les douches ascendantes sont très indiquées, dans le but d'activer la circulation hémorrhoïdaire, dont la corrélation avec la circulation hépatique est fort prochaine. Kuhn employait à *Niederbronn* les lavements d'eau minérale dans un autre but: « Par voie gastrique, dit-il, l'agent médicamenteux n'arrive au foie que d'une manière indirecte et après avoir subi certaines modifications; par le moyen des injections rectales, il y arrive directement et sans altération, absorbé par les radicules veineuses abdo-

(1) Helfft, *loc. cit.*

minales, qui portent le remède au foyer même de la maladie (1). »
Ceci est d'une théorie fort contestable.

Les douches à percussion sur la région hépatique exercent quelquefois une action très manifeste sur la résolution de ces engorgements : je dois ajouter que leurs effets sont quelquefois plus difficiles à apprécier. Elles paraissent spécialement indiquées dans les cas où l'engorgement du foie paraît surtout passif, alors qu'il convient de réveiller autant que possible l'activité de la circulation et dans le foie et dans les systèmes environnants. C'est autant dans ce sens que par une action résolutive directe, que l'intervention des douches paraît utile. Cependant j'ai tenté de fortifier cette dernière en ajoutant à la douche le *massage du foie*, et j'ai obtenu d'excellents résultats (2).

Je ne pense pas qu'il existe de contre-indications à l'application des eaux de *Vichy* aux engorgements du foie, autres que les contre-indications générales de la médication thermale, par exemple maladies du cœur, ou hydropisie, à un certain degré. Les eaux de *Vichy* paraissent pouvoir s'appliquer également aux cas les plus simples et à ceux où l'organisme en a ressenti l'atteinte la plus profonde, aux cas où domine le caractère passif et à ceux où la maladie a revêtu une marche active dans son principe. L'insistance sur telle ou telle forme du traitement, sur les moyens externes ou sur l'usage interne de l'eau minérale, l'usage spécial des sources ferrugineuses, l'appropriation naturelle des eaux de *Vichy* aux troubles digestifs, le degré d'activité imprimé au traitement : tout cela permet d'accomoder ce dernier aux diverses indications que l'on aura pu saisir.

Sous ces différents rapports, il paraît difficile d'établir quelques distinctions entre l'application des eaux de *Vichy* et celle des eaux de *Carlsbad* aux engorgements hépatiques. Les propriétés purgatives de ces dernières lui assigneraient un caractère particulier, si ces propriétés étaient plus constantes dans leurs effets. Quant à ce qui est de savoir si *Carlsbad* possède une efficacité plus grande que *Vichy* contre les engorgements particulièrement difficiles et résistants, cela me paraît devoir être fort difficile à décider. Je sais le cas qu'il faut faire des récits qui se

(1) Kuhn, *Les eaux laxatives de Niederbronn*, 1855, p. 127.
(2) *Sur le massage du foie*, Bulletin général de thérapeutique, 1881.

colportent au sujet des effets prodigieux que ces eaux exerceraient sur les engorgements qui descendent jusqu'au pubis, récits dont il ne faudrait pas rendre les médecins allemands responsables, car on n'en trouve aucune trace dans leurs écrits (1). Tout ce que l'on peut dire à ce sujet c'est que, si les eaux de *Carlsbad* s'appliquent très efficacement aux engorgements hépatiques que les Anglais rapportent si souvent des Indes, nos militaires et nos colons de l'Algérie trouvent également de précieuses ressources dans ce sens à *Vichy*, dont l'hôpital militaire, en particulier, regorge de cas de ce genre.

Les eaux minérales analogues par leur composition à *Vichy* ou à *Carlsbad* sont certainement applicables au traitement des engorgements du foie. Mais je crois que le traitement de ces engorgements indique surtout des eaux actives et notablement minéralisées. Sans doute, chez des sujets névropathiques, excitables, *Saint-Alban*, *Ems*, *Plombières* même, peuvent se trouver préférables. Mais ces cas sont rares.

Ce n'est guère que sur des complications accidentelles que ces choix particuliers devront s'appuyer. Ainsi, chez un individu affecté de disposition catarrhale bronchique, et surtout de disposition tuberculeuse, *Ems* sera préféré sans hésitation à *Vichy*. Je pense que *Royat* ne serait pas moins utile alors.

Les eaux *chlorurées sodiques* elles-mêmes ne paraissent pas présenter d'autres sources d'indications. Les maladies du foie semblent tenir assez peu de place dans leur pratique, car c'est à peine si dans quelques-unes des monographies concernant cette classe d'eaux minérales, en France ou à l'étranger, les engorgements du foie et les calculs biliaires sont mentionnés. Nous ne connaissons guère que Kuhn qui ait insisté sur l'application des eaux de *Niederbronn* aux affections de ce genre. Je pense bien que les eaux de *Bourbonne*, de *Balaruc*, de *Kissingen*, de *Hombourg*, etc., ne seraient pas sans efficacité contre ces engorgements; mais ne conviendrait-il pas de les réserver pour les cas spéciaux à propos desquels le docteur Wiesbaden signale l'indi-

(1) Helfft, *loc. cit.* — Porges, *Specifische Wirkungsweise*, etc. *(Efficacité physiologique des eaux de Carlsbad)*. Dessau, 1853. — Granville, *Manuel du voyageur aux bains d'Europe*, 1846, article CARLSBAD.

tion des eaux de *Creuznach* ? « L'efficacité des sources salines ; *Creuznach*, dit-il, a été prônée et exaltée dans une foule de aladies chroniques abdominales (parmi lesquelles les engorgeents du foie). Mais ces maladies ne pourront être guéries par les ux de *Creuznach* que dans le cas d'origine ou de complication rofuleuse ou herpétique (1). »

Depuis quelques années, les stations de *Vittel* et de *Contrexélle* se réclament d'une appropriation particulière au traitement s engorgements du foie. Il faut attendre que des documents, us positifs que des assertions, aient été fournis, pour apprécier valeur, à ce sujet, de la médication qu'elles représentent. Il n'y du reste aucune raison de contester *à priori* l'action résolutive e leurs propriétés laxatives, assez artificielles du reste, et leurs opriétés diurétiques, pourraient exercer sur la congestion hépaue. Mais il reste peu probable qu'il en puisse résulter des actions olutives suffisantes sur des engorgements d'un certain âge.

## AFFECTIONS DIVERSES DU FOIE

.es eaux minérales peuvent être utilement employées dans quel- s états morbides du foie, tels que congestions sanguines périoues, ictère chronique indépendant d'altérations organiques, état pide du foie, semblant porter spécialement sur le caractère lanssant de la circulation sanguine, et plus spécialement de la rétion biliaire.

lais ces modes pathologiques sont assez difficiles à définir et à rire, et j'aurais quelque peine à faire rentrer leur étude dans adre qui convient à cet ouvrage.

e me contenterai d'exprimer qu'il est possible de leur appliquer observations qui viennent d'être présentées, au sujet de l'emi des eaux minérales dans le traitement des engorgements du ..

'ajouterai seulement le passage suivant emprunté au docteur ngler, au sujet des *sécrétions biliaires excessives*.

On observe surtout une sécrétion biliaire excessive chez les vidus qui se trouvent soumis pour la première fois aux in-

Wiesbaden, *Creuznach et ses sources minérales*, Francfort, 1844, p. 98.

fluences des pays chauds, par exemple, chez les Européens qui vont aux Indes ; dans nos contrées, ces accidents se présentent sur des sujets qui ont mené une vie molle, indolente ; ces malades sont affectés d'un état bilieux qui s'annonce par un sentiment de plénitude et de pesanteur dans la région du foie, par une teinte ictérique de la peau, du malaise, une diarrhée bilieuse, de la céphalalgie, une langue chargée, une urine trouble. Cette disposition générale de l'économie a reçu le nom d'*état bilieux*, de *dyspepsie bilieuse*, de *polycholie*, de *flux biliaire*. Quand ces conditions se prolongent, alors les malades présentent une grande faiblesse ; ils deviennent maussades, irritables, hypocondriaques, et maigrissent considérablement.

« L'usage abondant de l'eau d'*Ems*, en boisson et en bains, est alors d'un grand avantage, et procure des guérisons durables, surtout en y associant les purgatifs salins (1). »

## CALCULS BILIAIRES

### Indications.

Je ne connais guère de médication curative des *calculs biliaires* autre que les eaux minérales.

Sans doute on peut, par un régime et un genre de vie appropriés, par l'usage réitéré de laxatifs, par l'emploi méthodique de certains médicaments, tels que térébenthine, éther, savon amygdalin, etc., atténuer la maladie, et, comme les conditions organiques sous l'influence desquelles se forment les concrétions biliaires ne sont sans doute pas par elles-mêmes nécessairement continues et persistantes, aider quelquefois à sa disparition. Mais les moyens dont dispose la thérapeutique sont tellement infidèles et douteux dans leur action, et leur portée curative ou même simplement palliative est tellement restreinte, que les eaux minérales se présentent à peu près comme la seule ressource réellement efficace que l'art tienne à notre disposition.

Ce n'est pas que les eaux minérales guérissent toujours les calculs biliaires; mais, à défaut de guérison assurée, il est rare qu'elles ne réussissent pas à enrayer la maladie à un degré qui aboutirait plus souvent à une guérison définitive, si l'on insistait toujours suffisamment sur leur usage.

(1) Spengler, *Études balnéologiques sur les thermes d'Ems*, 1855, p. 72.

,es indications de la médication thermale au sujet des calculs aires sont les suivantes :

|o Développer l'activité de l'appareil biliaire et dans ses proétés de tissu, tonicité, contractilité des voies d'excrétion de la ;, et dans ses propriétés sécrétoires ;

|o Modifier la constitution chimique de la bile.

,a première indication paraît répondre surtout à l'action palliadu traitement, la seconde à son action curative.

l est permis de croire, en effet, que deux éléments concourent maladie caractérisée par les calculs biliaires, maladie constie par l'existence des calculs eux-mêmes, et par les accidents quels ils donnent lieu : 1° une modification dans la constitu- chimique de la bile, en vertu de laquelle un des principes la constituent, cholestérine ou matière colorante, viendrait à dominer outre mesure ; 2° un état de ralentissement dans la ulation biliaire ou d'amoindrissement dans les propriétés contiles des voies d'excrétion de la bile. Il est permis de croire, un mot, que c'est tantôt une altération essentielle dans la comition de la bile, et tantôt une insuffisante activité des fonctions l'appareil biliaire, qui joue le principal rôle dans la formation ces concrétions.

[. Bouchard a étudié minutieusement tout ce qui a trait à la duction et à l'assimilation complète ou incomplète des graisses s l'économie. Il rattache à celles-ci la cholestérine, qui n'est une graisse cependant, que Berthelot a considérée comme un iol qui est un des produits les plus riches en carbone, « qui à la formation ou à la constitution des éléments anatomiques, à la combustion, et peut être encore un produit de désassiation ».

'histoire de la cholestérine dans l'économie est assez confuse. ci quelques données fournies à ce sujet par l'éminent profes-r. « La cholestérine, qui est introduite en petite proportion les aliments, se forme en plus grande quantité dans l'organe. Une partie se brûle, une partie s'élimine avec la bile, elle s'accumule nulle part; elle peut être abondante dans certains nents; son abondance dans les humeurs est déjà pathologique. tout où elle existe, elle est en dissolution; tout dépôt de choérine peut être considéré comme morbide. Ce qui l'empêche de se précipiter dans les tissus, c'est son mélange avec la lecithine; ce qui la maintient en dissolution dans les humeurs, ce sont certains sels alcalins et en particulier les savons de potasse ou de soude et les sels que les acides biliaires font avec ces bases. Mais, pour que ces sels maintiennent la cholestérine en dissolution, il faut que le milieu soit alcalin. Il faut de plus que ce milieu ne renferme que de faibles proportions de chaux; sans quoi, par le fait d'une double décomposition, la chaux, s'emparant des acides gras, formerait des savons insolubles; de même en se fixant sur les acides biliaires, elle formerait encore des cholates insolubles. Il faut encore pour que la solubilité soit parfaite, que la cholestérine n'existe pas en trop forte proportion. Ainsi, pour qu'il y ait dissolution de la cholestérine, dans une humeur et en particulier dans la bile, il faut que ce liquide réalise les conditions suivantes : abondance modérée de cholestérine présence des acides gras, stéarique, palmitique ou oléique; abondance des acides biliaires, glycocholique ou cholique, abondance excédente de potasse et de soude, minime proportion de chaux, minime proportion des acides organiques autres que ceux que je viens d'indiquer, afin que l'alcalinité ne soit pas neutralisée. »

Quelles sont les circonstances qui peuvent donner lieu à une altération de la bile propre à déterminer la précipitation de la cholestérine, et il faut ajouter de la matière colorante, puisqu'il est des concrétions biliaires où celle-ci se trouve tout à fait prépondérante? Tous les auteurs qui ont écrit sur ce sujet témoignent de son obscurité. Frerichs avait signalé l'acidité de la bile, et d'une autre part, avec Meckel et la plupart des médecins allemands, considéré le catarrhe de la vésicule comme jouant un rôle essentiel et fournissant en particulier la chaux qui sert à fournir une base à ces concrétions (1), circonstance que l'on peut rapprocher des produits du catarrhe vésical, où les concrétions calcaires sont si communes.

M. Bouchard range les calculs biliaires parmi les maladies par ralentissement de la nutrition. Il rappelle, avec raison, que les calculs biliaires sont surtout fréquents dans la vieillesse (où, circonstance notable, ils ne déterminent plus de coliques hépatiques), et chez les femmes, où ils se rattachent si souvent aux circons-

(1) Frerichs, *Traité pratique des maladies du foie*, trad. 1862 p. 718.

tances les plus particulières de leur vie génitale, la grossesse et l'accouchement. Il reproduit également l'opinion de deux médecins de Vichy : M. Willemin et M. Sénac, pour qui la coïncidence fréquente des coliques hépatiques calculeuses avec la goutte et avec la gravelle urique témoignerait d'une communauté d'origine pathogénique.

M. Willemin, dans un excellent travail sur les coliques hépathiques (1), a rapporté un grand nombre d'observations à l'appui. Je tiens grand compte de la manière de voir de mes distingués confrères et de leurs propres observations. Cependant, je rencontre trop fréquemment des coliques hépatiques calculeuses chez les sujets chez qui je ne puis discerner de traces ni d'uricémie, ni de conditions propres à entraîner un ralentissement de la nutrition, dans le sens constitutionnel où l'entend M. Bouchard, pour ne pas persister au moins dans mes réserves sur ce sujet.

Je n'insisterai pas davantage sur cette question, fort difficile à éclaircir, d'étiologie pathogénique. J'ajouterai seulement que, dans un travail déjà ancien (2), j'avais signalé avec insistance, dans l'étiologie des calculs biliaires, les circonstances anatomiques et autres qui paraissaient propres à ralentir, non pas la nutrition, mais la migration de la bile dans l'appareil biliaire, et signalé cette remarque de Bouisson, que : la cholestérine et la matière colorante existant en suspension dans la bile physiologique, il pouvait suffire d'un grumeau muqueux, d'une granulation peu développée de matière colorante, d'un petit caillot sanguin, d'une paillette de cholestérine, pour servir de noyau » (3). Il faut également bien peu de chose pour servir de noyau aux calculs vésicaux.

Les *indications générales* de la médication thermale sont donc les suivantes :

Ramener la constitution chimique de la bile à des conditions normales, ce qui, je l'avoue, ne me paraît se faire aujourd'hui que d'une manière assez empirique ;

(1) Willemin, *Des coliques hépatiques et de leur traitement par les eaux de Vichy*, 1870.

(2) *Supplément au Dictionnaire des dictionnaires de médecine*, 1851, art. BILIAIRES (CALCULS).

(3) Bouisson, *de la Bile*, etc., 1843.

Activer les fonctions hépatiques et le cours de la bile, tant pour la partie du système hépatique chargée de la sécrétion que pour celle qui préside à l'excrétion du liquide biliaire.

Je ne parlerai pas de la dissolution des concrétions dans la vésicule ou les canaux biliaires, par l'intermédiaire de la bile transformée en un menstrue propre à accomplir cette opération chimique. On ne peut que répéter sur ce sujet, avec Pujol : « Les prétendus fondants des pierres biliaires sont une véritable chimère, tout comme ceux avec lesquels on tente de dissoudre les calculs urinaires » (1).

Quant aux *indications particulières*, elles sont surtout relatives à la fréquence des coliques hépatiques, à la facilité avec laquelle celles-ci se laissent rappeler par les moyens excitants, à l'état d'intégrité ou de maladie du foie, aux conditions d'altération organique supposée dans la vésicule ou à l'entour.

Voici la signification de ces diverses remarques.

Il en est des coliques hépatiques calculeuses comme de toutes les affections dont les manifestations sont à répétition : l'époque la plus opportune pour l'application du traitement thermal est la plus éloignée possible des accidents douloureux.

Il faut bien se garder de croire que, parce qu'on n'a pas eu de coliques hépatiques depuis longtemps, il soit inutile de suivre un traitement thermal.

La maladie dont nous nous occupons est peut-être une de celles dont les manifestations, et il peut être souvent plus juste de dire les retours, peuvent s'opérer aux époques les plus éloignées, de sorte que, lorsqu'on a eu une colique hépatique attribuée à des calculs, il faut toujours, quelque temps qu'il se soit écoulé, en craindre le retour.

Lorsque le traitement est ainsi appliqué à des époques éloignées d'attaques isolées, il peut être employé hardiment et sous des formes actives. Il peut arriver, sans doute, que des coliques apparaissent sous l'influence du traitement lui-même ; mais, dans les cas dont il s'agit, ce sera plutôt consécutivement au traitement. Je reviendrai tout à l'heure sur ce détail important.

(1) Pujol, *Œuvres de médecine pratique*, 1823, t. IV, p. 394.

Mais souvent les coliques hépatiques se reproduisent à des époques rapprochées. La maladie est en pleine manifestation. Quelquefois leur rapprochement est excessif et devient même journalier. Sans parler de ces derniers cas, assez rares eux-mêmes, il arrive souvent que ces coliques hépatiques se montrent avec une fréquence irrégulière, suivant l'époque à laquelle on les prend. Or, plus ces coliques sont rapprochées, et plus elles se laissent facilement rappeler par la moindre excitation.

Le traitement thermal peut donc être fort difficile à appliquer dans les cas de ce genre. Son action excitante, vivement ressentie par l'appareil biliaire, y ramène à chaque instant des accès nouveaux de coliques hépatiques, et, chose assez remarquable, tandis que les organes malades en subissent d'une manière primitive cette action fâcheuse et embarrassante, ils n'en ressentent pas moins une action plus intime et favorable, dont les effets se manifestent ultérieurement.

Mais comme ce ne saurait être sans inconvénient que le traitement ramène ainsi des phénomènes douloureux, et que ces derniers peuvent acquérir un tel degré qu'ils en rendent impossible la continuation, il est indiqué, dans les cas de ce genre, de recourir aux formes les moins excitantes possibles de la médication thermale.

Dans le puls grand nombre des cas, les coliques hépatiques ne laissent que de faibles traces dans les intervalles de leurs apparitions. A part la présence des calculs dans la vésicule biliaire, les organes eux-mêmes ne paraissent pas précisément malades ou au moins altérés dans leur texture. Et quand nous disons *à part la présence de calculs*, il faudrait dire la présence supposée, car dans cette singulière maladie, si fréquente et déjà tant étudiée, c'est le plus souvent impossible de posséder une notion formelle ou, si l'on veut, d'établir un signe pathognomonique de l'existence actuelle de calculs. Le seul signe de ce genre (la crépitation de calculs dans la vésicule étant fort rare) est l'apparition de concrétions dans les selles. Mais on sait que, par toutes sortes de raisons, entre autres, la difficulté de ces sortes de recherches, et l'arrêt possible des concrétions dans l'intestin, il faut le plus souvent se passer de cette pièce de conviction.

Il arrive quelquefois que le foie présente un certain degré

d'engorgement. Il arrive aussi que, sous l'influence de ces coliques répétées, la région cystique s'enflamme et devient le siège de désordres plus ou moins considérables, épaississement des tissus, adhérences dont j'ai parlé plus haut, extension de l'inflammation à la muqueuse du gros intestin : on sait que des communications peuvent s'établir entre ce dernier et la vésicule elle-même.

Il faut assurément tenir compte de toutes ces circonstances que la sensibilité de la région sous-hépatique en dehors des coliques hépatiques elles-mêmes, qu'une matité anomale, que des signes concomitants d'entérite, que l'état général, peuvent faire soupçonner ou reconnaître.

Mais tout cela ne se montre guère que dans les cas de coliques hépatiques très réitérées, et ceux où la maladie se présente dans des conditions de simplicité et de moyenne intensité sont de beaucoup les plus communs.

## Traitement.

Les eaux minérales spéciales dans le traitement des calculs biliaires sont les eaux *bicarbonatées sodiques.*

Ces eaux paraissent posséder plus que d'autres la propriété d'agir sur la constitution chimique de la bile : elles sont très aptes à exercer sur l'appareil hépatique l'action excitante dont j'ai signalé l'opportunité; enfin, les partisans de la dissolution des calculs les déclarent propres à dissoudre les concrétions de matière colorante et à désagréger les concrétions de cholestérine, en s'attaquant au mucus qui servirait de ciment à leurs molécules.

Le mode d'administration des eaux de *Vichy* est fort simple dans les calculs biliaires ; usage de l'eau en boisson, à dose très modérée, à peu près exclusivement, et en bains. La proportion de l'eau minérale de la *source de l'Hôpital* doit être mesurée à la disposition apparente au retour des coliques hépatiques, que rappelleraient avec une extrême facilité des doses un peu trop élevées. ou l'usage d'une source inopportune, ou même de bains trop concentrés en eau minérale.

La source de la *Grande Grille* est toujours contre-indiquée alors. J'ai signalé déjà (1) cette circonstance, très digne de re-

(1) Page 170.

marque, que l'eau de cette source agissait d'une manière toute spéciale et très manifeste sur l'appareil hépatique, et que ce qui pouvait la faire rechercher en conséquence, dans certains cas, devait, au contraire, la faire écarter dans d'autres, et particulièrement dans le sujet dont il est question. L'usage inopportun de la *Grande Grille* est la cause déterminante de beaucoup de coliques hépatiques pendant la durée du traitement thermal, et il est beaucoup de calculeux hépatiques chez qui l'on pourrait en faire apparaître à volonté par le simple emploi, même à faible dose, de cette source.

Ceci peut être le sujet d'une remarque intéressante, en ce qu'elle montrera la différence qui existe entre un emploi banal ou un emploi méthodique des eaux minérales. Dans les premiers temps de ma pratique à *Vichy*, j'employais, suivant la tradition et la pratique commune la *Grande Grille* dans les coliques hépatiques. A cette époque les doses auxquelles se prenaient les eaux de Vichy, même avec une modération voulue, étaient fort supérieures à celles qu'on emploie aujourd'hui, et surtout à celles que j'emploie personnellement. Des coliques hépatiques survenaient alors presque immanquablement pendant ce traitement : on s'y attendait, et beaucoup de médecins croient encore qu'il en doit être ainsi, et en préviennent leurs malades. Depuis que j'ai à peu près complètement renoncé à l'usage de la *Grande Grille* à ce sujet, et que je procède par doses très amoindries, de 250 à 500 grammes tout au plus, très fractionnés, je ne vois presque plus de coliques hépatiques à *Vichy*.

Quand ces accidents surviennent, il faut, bien entendu, suspendre le traitement pendant leur durée, mais il ne faut pas toujours l'arrêter. On doit l'accommoder avec le plus de soin possible à cet état, mais le continuer avec persévérance. Il peut arriver qu'un accès de coliques plus violent encore que les précédents survienne à la fin du traitement, plus souvent quelques jours ou quelques semaines après, et annonce en quelque sorte une guérison temporaire ou définitive. Ce qu'il y a de certain, c'est que ces coliques hépatiques qui surviennent après le traitement sont suivies de l'expulsion de calculs, beaucoup plus souvent que celles qui l'avaient précédé, ou qui avaient eu lieu pendant sa durée.

Il convient en général d'insister sur le traitement thermal, malgré la répétition et le rapprochement des phénomènes douloureux, insistance qui exige beaucoup de discernement et de prudence dans son application; il ne convient pas moins de réitérer le traitement avec une certaine opiniâtreté, même alors qu'il y a toutes les apparences de la guérison. C'est pendant plusieurs années qu'il faut revenir à ce traitement ultérieur, que l'on pourrait appeler traitement prophylactique de coliques hépatiques futures, car il faut bien convenir que les dispositions organiques sous l'influence desquelles des concrétions biliaires se sont une fois formées sont assez difficiles à détruire entièrement.

Fauconneau-Dufresne, qui avait fait des concrétions biliaires une étude de toute sa vie, n'a mentionné absolument, parmi les eaux qui leur conviennent, que *Vichy*, et *Ems* qu'il conseillait en particulier aux femmes et aux personnes délicates (1). Je crois que ce doit être là effectivement une médication bicarbonatée sodique par excellence. Les eaux de *Carlsbad* et celles de *Vals* peuvent être rapprochées, dans leurs applications, de celles de *Vichy*.

Le traitement des calculs biliaires a été, depuis quelques années, fortement préconisé près des stations de *Contrexéville* et de *Vittel*, eaux bicarbonatées sulfatées, très peu bicarbonatées, et à bases presque exclusivement calciques. MM. Patézon (2), Debout (3), Bouloumié (4), ont publié sur ce sujet quelques études intéressantes. Il s'agit là d'une médication très différente de celle de *Vichy* et de *Carlsbad* : il me paraîtrait prématuré d'en déterminer la portée curative, mais on ne peut nier qu'elle ne possède une action effective à l'endroit des coliques hépatiques. Je m'arrêterai quelques instants sur ce sujet.

Je ne pense pas que cette double médication de *Contrexéville* et de *Vittel*, qu'il n'y a pas lieu de séparer ici, soit précisément une médication qui s'adresse aux conditions pathogéniques des calculs biliaires. Que l'on considère, avec M. Bouchard, le ralentissement de la nutrition comme le point de départ des concrétions

(1) Fauconneau-Dufresne, *Précis des maladies du foie et du pancréas*, 1856.

(2) Patézon, *Des coliques hépatiques et de leur traitement par les eaux de Vittel*, 1872.

(3) Debout, *Traitement des coliques hépatiques à Contrexéville*, *Annales de la Société d'hydrologie médicale de Paris*, t. XXIII, 1878.

(4) Bouloumié, *Sur les coliques hépatiques et leur traitement par les eaux minérales*, mêmes annales.

biliaires, ou que l'on s'arrête au fait simple de l'altération de composition de la bile, en faisant abstraction d'éléments constitutionnels le plus souvent impossibles à déterminer, la constitution de ces eaux ne présente aucun principe que l'on puisse considérer comme élément de reconstitution assimilatrice ou de modification définissable de la composition de la bile.

Mais, indépendamment des indications pathogéniques, il existe, dans le traitement des calculs biliaires, des indications d'un autre ordre qui ont aussi leur importance. Tout ce qui est propre à activer ou faciliter le cours de la bile, soit en diluant celle-ci, soit en sollicitant l'action éliminatrice de l'appareil excréteur du foie, doit être salutaire. Les eaux dont il s'agit s'administrent à des doses très élevées (plusieurs litres) ; elles sont douées de propriétés laxatives, dues en partie à leur mode d'administration qui entraîne l'introduction de grandes quantités de liquides, en partie à leur composition, d'une manière un peu plus sensible à *Vittel*. Elles possèdent encore des propriétés expultrices, très manifestes à l'égard de l'appareil excréteur de l'urine, depuis le bassinet du rein jusqu'à la vessie, et qui sont sans doute mises en jeu ici à l'égard de l'appareil excréteur de la bile.

C'est ainsi que, dans les observations publiées sur ce sujet, on remarque assez fréquemment l'issue immédiate, pendant la durée du traitement, de concrétions biliaires. Or, c'est là précisément une circonstance qui ne se présente que très rarement à Vichy. L'élimination des concrétions, avec ou sans coliques hépatiques, a lieu à la suite du traitement thermal, mais non pendant sa durée.

Il m'a paru que la comparaison de ces deux modes de traitement, et la détermination de la part qui appartient à l'un et à l'autre, méritaient d'être exposées avec quelque développement. Je les résumerai ainsi :

La colique hépatique calculeuse représente une collection de symptômes à laquelle peut s'adapter utilement le traitement par les eaux bicarbonatées, sulfatées, et surtout calciques de *Contrexéville* et de *Vittel*.

Le traitement radical de la maladie calculeuse appartient aux eaux bicarbonatées sodiques, *Vichy*, *Vals*, *Carlsbad*, etc.

La colique hépatique calculeuse ne doit pas toujours être considérée comme une maladie constitutionnelle. Il est à présumer, bien que de telles distinctions ne soient pas faciles à établir, qu'elle est souvent accidentelle, les causes qui l'ont amenée étant accidentelles elles-mêmes. C'est en pareil cas que des eaux d'une activité plus superficielle peuvent agir aussi bien que des eaux plus radicales.

Je crois que les eaux de *Contrexéville* et de *Vittel* peuvent encore être utiles dans des cas où l'irritabilité, inflammatoire ou autre, de l'appareil biliaire rend le traitement de *Vichy* difficile à tolérer. Mais ces cas sont rares, parce qu'il est très rare que l'on ne parvienne pas à rendre ce dernier possible, en l'administrant avec les précautions nécessaires.

## MALADIES DE LA MATRICE.

L'extrême résistance des maladies de la matrice aux agents ordinaires de la thérapeutique, la dépendance manifeste où elles se montrent habituellement de conditions diathésiques ou constitutionnelles, le caractère des indications qu'elles réclament, tout porte à croire qu'elles doivent, dans un grand nombre de cas, rentrer dans les applications légitimes de la médication thermale.

Il en est effectivement ainsi, et je suis convaincu que, lorsque les médecins seront plus familiarisés avec l'application des eaux minérales au traitement des maladies de la matrice, l'art se trouvera beaucoup moins désarmé qu'il ne l'est aujourd'hui, vis-à-vis de tout un ordre de faits pathologiques aussi communs et aussi considérables.

Je rangerai dans trois catégories les maladies de la matrice qui peuvent réclamer la médication thermale :

*Métrite chronique :* Sous cette dénomination, on peut entendre cet ensemble pathologique qui comprend le catarrhe utérin, l'engorgement, les ulcérations ou érosions du col, soit simultanément, soit avec prédominance de tel ou tel de ces éléments pathologiques ;

*Déplacements* de la matrice, abaissement, déviations, etc., considérés seulement au point de vue de l'état de relâchement et d'atonie qu'ils supposent dans l'appareil utérin ;

*Tumeurs* utérines ou ovariques.

A ces trois ordres de faits, dans lesquels rentrent à peu près ous ceux qui peuvent nous intéresser ici, se rapportent trois nodes thérapeutiques ou trois séries d'indications dominantes :

A la métrite chronique, une médication *altérante*, *reconstituante* t *sédative* en même temps;

Aux déplacements passifs, une médication *tonique;*

Aux tumeurs, une médication *résolutive.*

Mais il ne s'agit ici que des indications dominantes. Des indiations complexes se rencontrent souvent en sous-ordre, car les aits pathologiques auxquels il est fait allusion sont des moins simles que l'on puisse rencontrer.

M. Martineau qui, dans son excellent livre sur les affections de utérus, a introduit un véritable traité des eaux minérales, présente, 'une manière plus explicite, le cercle d'application des eaux minérales aux affections utéro-vaginales. Je reproduis cette exposion qui s'adresse au triple sujet dont je n'ai donné plus haut qu'une xpression sommaire :

« Les affections utérines, susceptibles d'être modifiées, guéries ıême, par un traitement minéral et thermal, sont d'abord celles ui consistent dans une inflammation chronique de l'utérus (métrites hroniques) du corps ou du col, de la muqueuse ou des autres ssus, dans les lésions inflammatoires des annexes de l'utérus, de ovaire, du péritoine (ovarite, pelvi-péritonite, phlegmon péri-utén, phlegmon du ligament large). Sont aussi justiciables de cette iérapeutique précieuse quelques lésions qui peuvent n'avoir auıne relation avec l'inflammation, mais qui, le plus souvent, sont n rapport direct avec elle et résultent du changement qu'elle fait ıbir à la structure de l'organe, aux rapports normaux qu'elle moifie avec les organes voisins; je veux parler des déplacements de utérus. Les déplacements, en effet, quand ils ne sont pas traumaques, sont liés le plus ordinairement à une lésion inflammatoire e l'utérus ou du péritoine, à une hypertrophie considérable de organe, soit plastique, soit vasculaire, à des adhérences vicieuses ovenant de l'inflammation du péritoine qui tapisse le petit bassin. en est de même de certains troubles fonctionnels, tels que l'aménorrhée, la dysménorrhée, la stérilité. Cette dernière, du reste, est souvent que la conséquence d'une lésion inflammatoire du rps, et surtout du col; elle disparaît avec celle-ci. Mais, comme ces troubles fonctionnels peuvent, dans certains cas, être sous la dépendance de toute autre cause, il est bon de les signaler à l'attention du médecin qui doit reconnaître quels sont ceux qui doivent ou non être soumis à la médication hydriatique. Quant à la leucorrhée, je ne crois pas utile d'en faire une mention spéciale, car je la considère comme étant, sinon toujours, du moins le plus souvent, subordonnée à un état inflammatoire, constitutionnel ou non, qui vicie le fonctionnement glandulaire ou la circulation de l'organe de la gestation; son traitement est donc celui de l'état, constitutionnel ou inflammatoire, qui l'a engendrée » (1).

## MÉTRITE CHRONIQUE

**(Catarrhe utérin, engorgement, érosions, etc).**

### Indications générales.

L'existence exclusive ou prédominante de chacune de ces formes pathologiques (catarrhe, engorgement, etc.), est de nature à modifier profondément les applications de la thérapeutique ordinaire, médicale ou chirurgicale ; mais il n'en est pas de même de la médication thermale. La raison en est que, celle-ci ne s'adressant que pour une part secondaire aux altérations utérines elles-mêmes, ce doit être ici, par excellence, une médication générale.

Les indications relatives à l'emploi des eaux minérales, dans les maladies de la matrice dont nous nous occupons ici, peuvent donc se diviser en indications *générales* et en indications *locales*, les premières tout à fait prédominantes, et les secondes d'une faible portée.

Les femmes qui sont affectées de catarrhe utérin, d'engorgement, d'érosions ou ulcérations du col, depuis un certain temps, et que les moyens ordinaires de la thérapeutique ne parviennent pas à en débarrasser, doivent en général cette opiniâtreté de l'affection utérine à une altération générale de l'organisme, altération qui a préexisté elle-même ou qui s'est développée consécutivement à l'affection de l'utérus.

Ces métrites chroniques, catarrhales ou granuleuses, portant spécialement sur la muqueuse ou sur le tissu utérin lui-même,

(1) Martineau, *Traité clinique des affections de l'utérus,* 1879, page 263.

qu'elles se soient développées primitivement ou consécutivement à l'accouchement, doivent, dans un très grand nombre de cas ou leur origine première, ou leur persistance, à l'existence d'un état diathésique ou constitutionnel, lymphatique, scrofuleux, herpétique, arthritique ou rhumatismal. Ces conditions pathogéniques de la métrite chronique sont rangées ici dans leur ordre de fréquence. On observe surtout le catarrhe utérin sous l'influence du lymphatisme, des engorgements volumineux du col avec tendance à l'ulcération chez les scrofuleuses, le catarrhe vaginal avec érosions superficielles chez les herpétiques, et enfin des engorgements avec tendance douloureuse ou névralgique chez les arthritiques et les rhumatisantes : ces attributions n'ont rien d'exclusif, mais répondent, si je ne me trompe, à la généralité des cas.

Ces métrites, sous leurs formes variées, se montrent donc à nous comme des manifestations, soit primitives, soit secondaires, des différentes diathèses qui viennent d'être énumérées. J'ai déjà rapporté d'assez nombreux exemples, pour ne pas insister davantage sur ce sujet, d'altérations quelconques, qui, accidentellement développées chez des individus placés sous l'empire d'une diathèse, viennent à emprunter au génie dominant l'organisme des caractères particuliers qui en font de véritables manifestations, mais secondaires, de l'état diathésique.

Une fois cette circonstance pathogénique établie, et si elle est quelquefois très manifeste, il faut d'autres fois une certaine recherche pour la distinguer, l'indication thérapeutique se trouve par là même définie.

Le traitement des diathèses, et en particulier de celles que nous avons énumérées, appartient essentiellement à la médication thermale. A ce titre donc, il suffit que de telles influences pathogéniques puissent revendiquer quelque part dans l'origine ou la durée d'une affection utérine, pour que cette médication soit formellement indiquée.

Les femmes affectées de métrite chronique ne présentent pas toujours les caractères des diathèses préexistantes dont je viens de parler; mais elles paraissent sous l'influence d'un état constitutionnel, non plus primitif comme ces diathèses, mais consécutif à l'affection utérine elle-même, et dont la considération n'offre pas moins d'intérêt au point de vue des indications.

Il s'agit surtout ici de cas où la métrite s'est développée chez des femmes dont la constitution et la santé générale n'offrent rien de significatif, par suite de causes plus ou moins appréciables, le plus souvent un accouchement.

Lorsque les symptômes utérins deviennent assez apparents pour fixer l'attention du médecin avant que la santé générale de la femme s'en soit profondément ressentie, et que celle-ci ne refuse pas de se soumettre en temps opportun aux soins indiqués, il suffit ordinairement d'un traitement approprié, local surtout, pour que toutes traces de la maladie disparaissent et sans laisser de suites après elles.

Mais les choses sont loin de se passer toujours ainsi. L'obscurité des symptômes utérins, la répugnance que les femmes éprouvent à les accuser, la résistance qu'elles apportent surtout à l'emploi des moyens propres à les faire reconnaître et à les traiter, laissent la maladie s'aggraver : alors la santé générale s'altère à un degré souvent considérable ; la circulation, la digestion et les fonctions cutanées semblent s'enrayer dans leur évolution, et l'on se trouve placé dans une sorte d'impasse dont il est fort difficile de sortir.

On ne parvient pas à guérir les altérations locales de la matrice, parce que celles-ci ont besoin, pour se résoudre, de trouver dans le reste de l'organisme des ressources qui leur manquent, et la santé générale ne se rétablit pas, parce que les lésions dont le retentissement avait troublé l'ensemble des fonctions subsistent encore. Elle ne se rétablit pas, surtout à cause de l'insuffisance de nos moyens thérapeutiques qui, ne s'adressant qu'à des indications isolées, comme le fer, les toniques, les révulsifs, usent stérilement leur action, faute de pouvoir embrasser dans leur cercle une somme suffisante de phénomènes organiques.

C'est ainsi que l'on voit languir, pendant de longues périodes, un si grand nombre de femmes auxquelles tous les efforts de la thérapeutique n'apportent que des soulagements temporaires ou incomplets. Lorsqu'on a obtenu, par plusieurs cautérisations, la cicatrisation d'une surface ulcérée, une autre s'ulcère à côté ; la matrice, toujours engorgée, continue de peser avec exagération sur un appareil suspenseur que le défaut de ressort contraint à céder de plus en plus à son poids ; et si, de temps en temps, le retour de saisons plus favorables, le séjour plus salutaire de la campagne, l'éloignement momentané d'habitudes hygiéniques mauvaises, amènent quelque retour apparent dans la santé délabrée, ce n'est que pour retomber ensuite dans un état plus pénible et plus décourageant encore.

M. C. Robert, qui a publié un travail fort intéressant sur ce sujet, partage les idées que je viens d'exposer au sujet de ce que j'appellerai l'influence en retour de la métrite chronique sur l'état constitutionnel : « Le plus souvent, la lésion utérine préexiste à tout état diathésique ou constitutionnel, et, par la débilitation profonde qu'elle produit sur l'organisme, elle peut ultérieurement, et avec l'aide de circonstances adjuvantes, créer ou éveiller une diathèse ou une maladie constitutionnelle » (1).

### Indications particulières.

Voici les indications générales de l'emploi des eaux minérales nettement posées, suivant qu'elles auront à s'adresser à des états diathésiques préexistant à la maladie utérine et la tenant dans leur dépendance, ou à des états constitutionnels développés consécutivement et devenus en quelque sorte solidaires avec elle.

Eh bien ! la thérapeutique des métrites chroniques par les eaux minérales est renfermée là presque tout entière ; et si nous cherchons ce qu'elles peuvent devoir à leur action locale, nous ne trouvons plus grand'chose à noter.

Sans doute alors, suivant que les changements organiques subis par l'utérus présenteront un caractère particulier de passivité ou d'inertie, l'action stimulante des eaux minérales pourra intervenir avec utilité; sans doute leur action résolutive pourra s'adresser avec efficacité à l'état d'engorgement du col ou du corps de la matrice ; peut-être les propriétés cicatrisantes de certaines eaux minérales pourront-elles aider à la disparition des ulcérations ou des érosions superficielles ; mais sous tous ces

(1) C. Robert, *des maladies utérines et de leur traitement par le seigle ergoté, sulfate de quinine, l'électricité, les eaux sulfureuses, en général, et plus spécialement les eaux de Cauterets*, 1882.

rapports les eaux minérales n'ont qu'une portée vraiment secondaire.

Cependant il est un point de vue sous lequel une grande attention doit être apportée, dans ces sortes de traitements, à l'état de l'appareil utérin lui-même.

L'utérus est un des organes qui deviennent le plus facilement le siège de fluxions actives inopportunes. Une telle circonstance est en rapport avec sa constitution anatomique et physiologique.

L'utérus est physiologiquement le siège de fluxions actives périodiques. La périodicité normale de ce travail fluxionnaire est généralement troublée, en plus ou en moins, chez les femmes atteintes d'affections utérines.

D'un autre côté, une des propriétés les plus constantes des eaux minérales, quelle qu'en soit la nature, en vertu de leur action excitante et en raison de leurs modes habituels d'application, est de faciliter et d'accroître ce travail fluxionnaire.

Les règles sont habituellement avancées et augmentées par le traitement thermal. Cette circonstance, avantageuse alors que la fonction menstruelle s'accomplit d'une manière insuffisante, devient un inconvénient lorsqu'il existe des conditions opposées. En outre, dans ce désordre de la menstruation que l'on nomme dysménorrhée, on n'est pas toujours maître de diriger à sa guise cette action de la médication thermale, et souvent le degré d'activité que l'on désirerait lui imprimer est dépassé dans ses résultats.

Ces considérations suffisent pour donner une idée des difficultés qui peuvent accompagner l'application des eaux minérales aux affections de la matrice.

Ces difficultés peuvent entraîner deux sortes de conséquences: métrorrhagie ou exagération, régulière ou irrégulière, de la fluxion hémorrhagique physiologique ; ou bien irritation des organes génitaux, pouvant aller jusqu'à l'inflammation et déterminer des accidents de métrite, de vaginite, de vulvite.

Il résulte d'un grand nombre d'observations : que les eaux *ferrugineuses* et les eaux *chlorurées sodiques* développeraient plutôt la tendance hémorrhagique ; les eaux *sulfurées* et les *bicarbonatées sodiques*, la tendance inflammatoire.

On peut, dès à présent, déduire de ce qui précède deux indications thérapeutiques :

La première consiste à rechercher, dans le traitement des affections de la matrice, pour peu que l'on puisse concevoir quelques inquiétudes au sujet de l'apparition de phénomènes fluxionnaires exagérés ou désordonnés et, par suite, d'accidents hémorrhagiques ou inflammatoires, à rechercher des eaux relativement sédatives, c'est-à-dire qui soient propres à favoriser le moins possible ces accidents.

La seconde consiste à écarter du mode d'administration des eaux minérales tout ce qui pourrait concourir à développer de semblables effets.

Les conséquences pratiques de ces indications seront développées dans le paragraphe suivant.

Ce n'est pas là le seul sujet de préoccupation qui doive présider au traitement des affections de la matrice.

Ces affections sont souvent accompagnées d'un état névropathique général, le plus souvent hystérique ou hystériforme, sur lequel elles réagissent à un haut degré, non par une relation directe de cause à effet de l'utérus avec l'hystérie, mais, par suite de la solidarité qui unit le système utérin au système nerveux central, par l'intermédiaire peut-être du système ganglionnaire. Ce qu'il y a de certain, c'est que les femmes qui sont soumises à la médication thermale pour des affections utérines anciennes ou rebelles sont, en très grand nombre, sujettes à des névroses variées, générales ou partielles, auxquelles l'état constitutionnel, que j'ai signalé surtout comme inhérent à ces longues maladies, les dispose d'une manière toute particulière, et, l'on peut dire, les livre sans défense. Rien n'est plus propre qu'un traitement thermal approprié à atténuer ces névropathies, lorsqu'il parvient à remonter l'organisme et à détruire les conditions vicieuses qui le dominaient. Mais rien n'est plus propre à exaspérer l'état névropathique et à en solliciter les manifestations lorsque, mal appliqué ou mal approprié, il vient stimuler trop vivement le système tout entier ou seulement l'appareil utérin lui-même.

On voit quel est l'écueil de la médication thermale dans le traitement des affections de la matrice. Ce doit être une médication active, parce qu'il s'agit de combattre des diathèses, de remonter un organisme affaibli et des digestions languissantes, de modifier des surfaces, de résoudre des engorgements ; ce doit être un traitement doux et tempéré, parce qu'il s'adresse à un système où l'élément fluxionnaire et l'élément névropathique sont d'autant plus disposés au désordre et à l'exagération que l'économie, troublée dans son harmonie, ne possède plus elle-même les moyens de les régler ou de les dominer.

## Traitement.

Il n'existe point d'eaux minérales spéciales dans le traitement des affections de la matrice qui nous occupent. On pouvait le prévoir d'après la nature et la complexité des indications qui se présentent.

Ces indications réclament, suivant les cas :

Une médication *diathésique ;*

Une médication *reconstituante ;*

Une médication *sédative.*

Les éléments de la médication diathésique, nous les trouvons parmi les eaux *sulfurées* quand domine la diathèse herpétique ; *sulfurées* et *chlorurées sodiques*, si c'est l'état lymphatique ou scrofuleux ; dans les eaux *bicarbonatées sodiques*, si c'est l'arthritis ; *à température élevée*, si c'est le rhumatisme.

Les éléments de la médication reconstituante, tout en pouvant être empruntés aux classes précédentes, se rencontrent surtout parmi les eaux *bicarbonates sodiques* et les eaux *ferrugineuses.*

Enfin, la médication sédative parmi les eaux *faiblement minéralisées*, et tout spécialement parmi les eaux *sulfatées.*

On comprendra aisément qu'il soit difficile de présenter d'une manière dogmatique un traitement où tant de formes différentes sont appelées à remplir un même objet, une même maladie pouvant offrir des types si variés et si opposés même, dans ses conditions pathogéniques ou dans les circonstances coexistantes. Je ne pourrai que chercher à exposer le plus clairement possible ce qui a été recueilli sur ce sujet difficile, en faisant remarquer, comme je l'ai déjà fait plusieurs fois, que si les indications présentées ici sont exactes, la plus grande partie de ma tâche se trouve par cela même accomplie.

Je passerai successivement en revue :

Les différentes modes d'administration des eaux minérales, et es stations thermales les mieux indiquées.

A. *Modes d'administration.*

L'usage *interne* des eaux minérales est tout a fait subordonné ux conditions générales de l'économie et à la nature des eaux ninérales employées, et n'est afférent en rien à l'état de l'appareil térin.

C'est le mode *externe* d'application des eaux minérales qui seul ous intéresse ici.

Les *bains* constituent, en effet, le mode thérapeutique essentiel es affections de la matrice. Ils doivent être considérés suivant leur omposition, leur température et leur durée.

Lorsqu'on aura affaire à un état local très atonique, et qu'il onviendra d'insister sur l'action résolutive, on aura recours à es bains actifs par leur composition, c'est-à dire par la nature et degré de leur minéralisation.

Mais, dans les circonstances opposées, lesquelles sont de eaucoup les plus communes, on redoutera les bains trop tifs, et, sans parler ici du choix des eaux minérales, n s'efforcera d'atténuer autant que possible, en les étendant n en les adoucissant par des mélanges, l'activité de celles que on aura à administrer. C'est ainsi qu'à *Vichy* les bains de la urce de l'*Hôpital* sont tout particulièrement affectés aux maladies de matrice, parce qu'ils sont moins excitants que ceux du *rand-Établissement*, ce qui leur a valu à tort une réputation de écialité d'action dans ces sortes de maladies.

La température des bains est très importante à considérer. Une mpérature élevée dispose très directement aux congestions utérines, et est généralement fort difficile à supporter aux femmes fectées de métrite chronique. Cependant on peut y avoir recours ns le cas où l'on veut réaliser une médication stimulante. « La édication stimulante, dit M. Bottentuit, faite à l'aide de bains auds, de bains de siège très chauds, ou d'autres procédés balnéothérapiques usités à Plombières, tels qu'étuves vaginales, douches la Tivoli, s'élevant des genoux à la ceinture, provoque une action intense, active la circulation et donne lieu à des congestions locales qui trouvent leurs indications dans certaines affections, ou plutôt dans certains troubles fonctionnels tels que la dysménorrhée, l'aménorrhée, la stérilité due à un défaut de développement des organes génitaux internes. »

Voici des indications assez précises de la balnéation à haute thermalité. Mais elles doivent être déterminées avec beaucoup d'attention, et ne s'appliquent certainement qu'à des cas restreints. Dans l'immense majorité des cas, la métrite réclame des bains très tempérés et, souvent, prolongés, ou frais et alors plus courts. Les bains de piscine seront généralement préférés, ainsi que les bains à eau courante, lorsque ce sera possible.

L'application des *douches* externes, ou à percussion, et des douches vaginales, est un des points les plus délicats du traitement thermal des métrites choniques. Elle est généralement pratiquée dans les bains.

Il est ressorti d'une discussion engagée à ce sujet à la *Société d'hydrologie médicale de Paris* (1), et renouvelée récemment, et dans laquelle tous les orateurs se sont montrés d'accord sur ce point : que les douches vaginales peuvent exercer l'action la plus nuisible dans la métrite chronique, et qu'il n'est permis de les employer que rarement et avec beaucoup de surveillance. Gerdy les avait presque entièrement bannies de sa pratique à *Uriage*. De Puisaye a reconnu que « l'eau sulfureuse, portée ainsi directement sur les organes malades, déterminait une stimulation qui n'avait pas, comme dans l'état catarrhal proprement dit, l'heureux privilège d'amener à sa suite la réduction de la phlegmasie, mais qui, au contraire, l'aggravait considérablement sans bénéfice pour la malade. » M. Gaudet proscrit, d'une manière presque absolue, l'usage des douches vaginales ou lombaires avec de l'eau de mer. De Laurès, qui en a fait un plus grand usage à *Néris*, les a vues déterminer des accidents sérieux et insiste sur la surveillance qu'elles exigent.

Il importe de s'entendre sur la signification très vague de douches vaginales, et de distinguer d'abord l'irrigation simple de la douche proprement dite.

L'irrigation vaginale a pour objet de faire participer les parois vaginales et le col utérin à l'action du bain. Le vagin peut être maintenu ouvert par l'application d'un spéculum fenêtré, ou l'irri-

(1) Tome I, 1854-55.

gation peut être pratiquée à l'aide d'une large canule introduite profondément. Cette dernière forme est la plus simple et de beaucoup la plus commune. Il est nécessaire, si l'on veut réaliser exclusivement l'irrigation, que le jet du liquide introduit, emprunté à l'eau minérale, et généralement à l'eau du bain lui-même, ne se trouve soumis à aucune pression.

La douche utérine proprement dite, c'est-à-dire la douche du col utérin, ne peut guère être pratiquée méthodiquement dans le bain. La manière dont elle est le plus souvent administrée, par l'intermédiaire d'une canule introduite dans le vagin, a ce très grand inconvénient qu'il est impossible de savoir ce qu'on fait, c'est-à-dire de reconnaître ou de diriger son contact avec le col. Il y a là des nuances très délicates de forme et surtout de force du jet qui nécessitent une inspection directe et autant que possible l'intervention personnelle du médecin. Cette douche utérine doit être réservée aux états très atoniques de la matrice, aux engorgements indolents, aux ulcérations torpides, à l'aménorrhée. Elle peut alors rendre de grands services. Mais la majeure partie des cas qui sont étudiés ici sont trop complexes pour se prêter sans danger à un moyen auquel tant d'observateurs ont reconnu de sérieux inconvénients.

M. Rojas a fait, au sujet des douches utérines proprement dites, qu'elles soient pratiquées dans le vagin, un peu au hasard, ou dirigées directement sur le col, une observation très juste : c'est que l'état béant du col utérin permet quelquefois à l'eau projetée de pénétrer, sans que l'on s'en doute, dans l'intérieur de la matrice. Cette pénétration peut avoir lieu impunément à plusieurs reprises ; puis des accidents graves peuvent survenir inopinément, dont on a souvent méconnu la véritable cause (1).

J'en dirai autant des douches à percussion, lombaires, hypogastriques, que j'ai vues produire de très fâcheux effets dans des cas mêmes où elles semblaient devoir être le mieux tolérées, et qui doivent être généralement proscrites, les douches abdominales surtout.

De Puisaye employait avec avantage, à *Enghien*, des douches dites *révulsives*, c'est-à-dire dirigées loin du siège du mal, sur les

(1) *Annales de la Société d'hydrologie médicale de Paris* t. XXVIII.

épaules ou les extrémités inférieures (1). Ces douches sont d'abord données tièdes, puis graduellement refroidies jusqu'à la température de 18 à 20 degrés. M. Bouland, s'appuyant sur les observations de Schœdel et de L. Fleury (2), emploie surtout les douches froides, combinant ainsi l'hydrothérapie avec les eaux sulfureuses (3).

Je ferai remarquer en passant que, dans les cas où l'élément fluxionnaire domine et doit être directement combattu, c'est l'hydrothérapie qui se trouve indiquée, et non pas les eaux minérales. Boullay paraît avoir bien résumé les principes qui doivent diriger dans l'application de l'hydrothérapie aux cas de ce genre, dans les deux propositions suivantes : applications générales, déterminant une contre-fluxion du centre à la périphérie (action révulsive), de courte durée pour amener de puissantes réactions; applications locales exerçant une action résolutive, prolongées de manière à éviter ces mêmes réactions (4).

### B. *Stations thermales.*

*Eaux sulfurées.* — Les eaux *sulfurées*, en vertu de leur appropriation aux diathèses que l'on retrouve le plus souvent dans la pathogénie des métrites chroniques, de leurs propriétés reconstitutives, de leur thermalité, des qualités tempérées qu'un certain nombre d'entre elles paraissent devoir à leur dégénération et à la présence d'une grande proportion de matières organiques, ou à d'autres conditions, représentent d'une manière très complète les indications relatives aux maladies qui nous occupent. Nous trouverons cependant, dans les autres classes, quelques stations thermales dont les qualités paraissent, dans certaines circonstances, supérieures à celles des eaux sulfurées.

Les eaux sulfurées sont d'abord indiquées dans les maladies utérines qui se rattachent à la diathèse herpétique : sur ce terrain même elles ne peuvent guère être suppléées. Les relations de la

(1) De Puisaye et Leconte, *Des eaux d'Enghien au point de vue chimique et médical*, p. 345.

(2) L. Fleury, *Mémoire sur l'action des douches froides appliquées aux engorgements et aux déviations de l'utérus.*

(3) Bouland, *Études sur les propriétés des eaux d'Enghien*, p. 130.

(4) *Annales de la Société d'hydrologie médicale de Paris*, t. I, p. 90.

métrite chronique avec la diathèse herpétique sont dignes d'un intérêt tout particulier. M. Noël Gueneau de Mussy rapproche certaines métrites granulées de l'angine glanduleuse, dont la liaison avec l'herpétisme n'est pas douteuse (1). Astrié a également reconnu la liaison fréquente de l'engorgement utérin et de ses ulcérations granuleuses avec des éruptions eczémateuses, érythémateuses et acnoïdes (2).

Ces faits méritent d'autant plus d'être signalés à l'attention, que leur nature ou leur origine ne se manifeste pas toujours aux yeux avec la même évidence que dans l'état lymphatique ou scrofuleux.

Dans ces derniers cas, les eaux sulfurées seront généralement préférées aux chlorurées sodiques. L'état de l'utérus devant contre-indiquer, dans la plupart des cas, l'emploi d'eaux fortement minéralisées, les eaux sulfurées douces me paraissent plus efficaces que des eaux chlorurées faibles. On a, du reste, plus souvent affaire, ici, au lymphatisme qu'à la scrofule elle-même, et je n'ai pas besoin de reproduire les remarques faites précédemment au sujet de l'application des eaux sulfurées aux constitutions de ce genre.

Les eaux de *Saint-Sauveur*, les *Eaux-Chaudes*, celles de *Barzun-Barèges*, sont essentiellement les eaux sulfurées propres aux métrites chroniques. Elles seront surtout recherchées pour les formes névropathiques ou hystériques.

M. Caulet attribue aux eaux de *Saint-Sauveur* une action élective, absolument spéciale, sur l'appareil utérin. Ceci se traduit par des *sensations utérines*, puis par des phénomènes douloureux et des sensations de contraction, et enfin par un phénomène particulier, qu'il appelle *hydrorrhée thermale*, celui-ci consistant dans l'émission, par la vulve, d'un liquide clair, aqueux, ne laissant pas de traces sur le linge, et s'écoulant à intervalles et par jets (3).

Ces remarques, qu'une observation plus attentive pourrait, sans doute, faire reproduire ailleurs, témoignent de la sensibilité de l'utérus à la médication thermale, les eaux de *Saint-Sauveur*

(1) Noël Gueneau de Mussy, *Traité de l'angine glanduleuse*, 1857, p. 21.
(2) Astrié, Thèse citée sur *la médication thermale sulfureuse appliquée*, p. 275.
(3) *Annales de la Société d'hydrologie médicale* de Paris, t. XXIV.

en représentant une des formes le plus facilement applicables au traitement de la métrite. En effet, M. C. Robert a fait, à *Cauterets*, la même observation que M. Caulet à *Saint-Sauveur*. Il l'attribue à une infiltration séreuse du col utérin, résultant elle-même de l'activité imprimée par le traitement thermal à la circulation artérielle, par suite de la plus grande tonicité acquise de la fibre lisse du cœur et des gros troncs artériels, alors que le système nerveux utéro-ovarien n'a été encore qu'à peine influencé par ce traitement (1). Les *Eaux-Chaudes* doivent être rapprochées de celles de *Saint-Sauveur* dans la classe des sulfurées sodiques. Après *Saint-Sauveur*, je signalerai les sources douces de *Luchon*, de *Cauterets* (source du *petit Saint-Sauveur*), probablement la plupart des eaux des Pyrénées-Orientales, *la Preste* et *Molitg* en particulier.

M. Dufresse de Chassaigne indique avec soin le mode d'administration des eaux de *Bagnols* (Lozère) qui convient le mieux : ainsi, les bains de 30 à 32 degrés, de une à deux heures, l'usage interne indispensable dans les cas de vice herpétique ou lymphatique, l'usage des douches internes avec certaines précautions dans leur usage (2). Mais quand on voit celles-ci conseillées pour tous les cas, avec cette seule restriction de ne leur laisser tout leur développement qu'après cinq ou six jours, et sans qu'aucune contre-indication soit proposée à un semblable traitement, on ne peut accepter, sans toutes sortes de réserves, de semblables assertions. Cet oubli des contre-indications diminue beaucoup l'utilité et l'autorité de ces exposés thérapeutiques. C'est ainsi que les quelques observations rapportées par Fabas à propos des eaux de *Saint-Sauveur* (3), si spéciales à ce sujet, ne nous éclairent en aucune façon sur l'application de ces eaux minérales.

M. Blanc conseille les eaux d'*Aix-en-Savoie* pour les maladies utérines liées au vice rhumatismal ou scrofuleux (4).

De Puisaye fait remarquer que, si les eaux sulfurées, dans le catarrhe utérin, ne déterminent pas en général de stimulation locale, ce qui n'était ici que l'exception devient pour ainsi dire

(1) C. Robert, *Mémoire cité*.

(2) Dufresse de Chassaigne, *Guide des malades aux eaux de Bagnols* (Lozère), p. 82.

(3) Fabas, *Nouvelles observations sur les eaux de Saint-Sauveur*, 1852, p. 248.

(4) Blanc, *Rapport sur les eaux d'Aix-en-Savoie*, 1856.

la règle dans les congestions sanguines chroniques de l'utérus. Les eaux sulfurées sont donc contre-indiquées toutes les fois qu'il existe des douleurs annonçant un état aigu ou sub-aigu (1). Aussi De Puisaye insiste-t-il sur l'usage des eaux à l'extérieur, appliquées le plus loin possible des organes malades, c'est-à-dire par la méthode, dite révulsive, que j'ai mentionnée plus haut. Les eaux sulfurées, ajoute le même auteur, ont d'autant plus d'efficacité dans ces phlegmasies chroniques que celles-ci coïncident avec la présence du tempérament lymphatique, ou qu'elles sont elles-mêmes une manifestation de la diathèse herpétique.

*Eaux chlorurées sodiques.* — Je doute que les eaux *chlorurées sodiques* puissent être considérées comme d'une application très générale aux maladies qui nous occupent.

Les eaux chlorurées sodiques fortes agissent très vivement sur le système utérin, dans le sens fluxionnaire. Il en résulte que, très efficaces sans doute dans le cas d'aménorrhée ou d'atonie, il faut en redouter l'usage dans toutes les circonstances où une telle action physiologique paraît contre-indiquée.

L'eau d'*Uriage*, dit Gerdy, exerce sur le système utérin une action extrêmement prononcée. Elle excite puissamment la menstruation (2). M. Le Bret n'a jamais pu faire supporter les eaux de *Balaruc* aux femmes affectées de métrite chronique. Ces eaux déterminent chez elle une aggravation des symptômes utérins, avec tendance à la métrorrhagie.

Cependant, en faisant la part de cette action, qui doit être commune à toutes les chlorurées fortes, à celles en particulier qui présentent une haute température, ce qui constitue une contre-indication formelle dans beaucoup de cas, une difficulté d'application dans beaucoup d'autres, il faut faire attention que la plupart des auteurs insistent sur les propriétés résolutives que ces eaux possèdent au sujet des engorgements utérins, et qui peuvent être mises à profit.

Les eaux de *Lamotte* sont en particulier très employées dans ce sens, ce qui tient peut-être autant à la pratique que l'on s'est attaché à développer près de cette station thermale qu'à leurs propriétés spéciales.

(1) De Puisaye et Leconte, *Des eaux d'Enghien au point de vue chimique et médical.*

(2) V. Gerdy, *Étude sur les eaux d'Uriage.*

M. Dorgeval-Dubouchet a publié, sur le traitement des maladies de matrice à *Lamotte*, une série d'observations qu'il est difficile d'utiliser, parce que l'auteur n'a pris la peine ni de les résumer, ni de faire ressortir les indications ou les contre-indications de la médication qu'il mettait en usage (1). On remarquera cependant qu'une partie des femmes affectées d'ulcérations ou d'érosions du col utérin, qui ont subi une heureuse influence du traitement thermal, avaient présenté des symptômes névralgiques qui ne paraissent nullement en avoir été aggravés. Toutes avaient été soumises aux injections vaginales.

M. Buissard a adressé à la *Société d'hydrologie médicale de Paris*, des renseignements plus précis sur l'application des eaux de *Lamotte*. Il établit d'abord que les engorgements de la matrice étant très rarement essentiels, et les désordres pathologiques presque toujours entretenus par quelque influence morbifique, comme un état chlorotique ou lymphatique exagéré, par une diathèse syphilitique, herpétique, rhumatique, variqueuse, etc., il a toujours dirigé la médication par les eaux de *Lamotte* et contre l'état diathésique et contre le mal local. C'est ainsi que, modifiant le traitement suivant chacune de ces indications générales, il emploie les douches très chaudes avec sudations contre la diathèse herpétique, les préparations iodurées ou mercurielles dans la diathèse syphilitique, l'eau ferrugineuse d'*Oriol* chez les chlorotiques, etc. (2). Tout cela témoigne d'une pratique très intelligente, mais a le tort de ne pas définir suffisamment les applications spéciales de *Lamotte*, ce qui nous intéresse surtout ici.

Gerdy regarde les eaux d'*Uriage* comme contre-indiquées toutes les fois que le corps même de la matrice est le siège d'un engorgement prononcé et d'un travail un peu actif. Quand le col seul est affecté, les ressources du traitement sont plus puissantes. S'agit-il d'une ulcération du museau de tanche, par le traitement général et par les douches ascendantes on peut en obtenir, assez rapidement parfois, la guérison complète (3). Nous ferons remarquer que, depuis l'époque où il écrivait ceci, Gerdy avait re-

(1) Dorgeval-Dubouchet, *Maladies de l'utérus et de ses annexes, observations recueillies aux eaux thermales de Lamotte.*

(2) *Annales de la Société d'hydrologie médicale de Paris*, t. I p. 91.

(3) Gerdy, *loc. cit.*, p. 419.

connu des inconvénients aux douches et en avait fort restreint l'usage.

Kuhn ne paraît appliquer l'action résolutive des eaux de *Niederbronn* qu'aux engorgements proprement dits du corps ou du col (1).

Nous connaissons peu l'application que l'on fait en Allemagne des eaux chlorurées sodiques fortes aux maladies de matrice. Quelques passages du docteur Wiesbaden pour les eaux de *Creuznach* (2), du docteur Granville pour les eaux de *Kissingen* (3), etc., seraient sans intérêt à reproduire. Ce dernier insiste beaucoup sur l'action du *bain tranquille (Wannen)* froid à *Kissingen*, des douches de gaz carbonique dans les métrites chroniques (4). Mais nulle part nous ne trouvons signalées les conditions spéciales de l'application de ces moyens à ces affections.

Il me paraît résulter de tout cela que les eaux chlorurées sodiques se recommandent surtout par leurs propriétés résolutives; qu'il faut craindre surtout de les administrer dans les cas, non seulement de persistance d'un état aigu, mais encore de disposition au retour des accidents aigus, disposition que beaucoup de femmes conservent d'une manière permanente, et contre laquelle l'ancienneté de la maladie ne met nullement à l'abri. La médication chlorurée sodique paraît s'accommoder beaucoup plus aisément à l'état névropathique et aux accidents spéciaux qui en peuvent résulter, qu'à l'état congestif.

On peut en dire autant des *bains de mer*. « Il ne faut jamais oublier, dit Gaudet, que les *bains de mer*, dans les lésions de l'utérus, sont d'une application délicate, et exigent toujours les plus grandes précautions; les inconvénients sont ici voisins des avantages, et on est pour cela obligé, faut-il le dire, de louvoyer dans leur administration (5). »

Ces inconvénients sont un écoulement d'apparence menstruelle, l'exaspération des douleurs, la réapparition d'un état aigu, la fièvre même, toutes circonstances qui, dans une certaine mesure, préparent aux effets salutaires du traitement, mais qui sont tou-

(1) Kuhn, *Les eaux laxatives de Niederbronn*, p. 100.
(2) Wiesbaden, *Creuznach et ses eaux minérales*, 1844, p. 99.
(3) Granville, *Traitement par les nouveaux bains à Kissingen*, 1855, p. 202.
(4) Granville, *eod. loc.*, p. 118.
(5) Gaudet, *Recherches sur l'usage.... des bains de mer*, p. 228.

jours toutes prêtes à aller au delà, surtout dans une médication aussi difficile à régler. Il faut avoir recours à des bains très courts et suffisamment espacés, éviter en général les injections et les douches d'eau de mer. On voit, sous l'influence de ces bains, les femmes pâles, faibles et lymphatiques, les seules pour lesquelles on doive les considérer comme indiqués, reprendre de la force, du bien-être, une marche plus facile ; quant aux résultats relatifs à l'état de l'utérus lui-même, ils apparaissent surtout consécutivement.

M. Martineau ne voit guère dans la médication marine qu'une forme particulière d'hydrothérapie, et ne lui trouve d'application qu'aux affections utérines de nature scrofuleuse (1).

*Eaux bicarbonatées sodiques.* — Ces eaux représentent la médication spéciale de l'arthritis. Il est donc naturel de leur attribuer les métrites arthritiques. Celles-ci sont les métrites des femmes considérées comme arthritiques, en raison de manifestations spéciales ou d'un ensemble constitutionnel particulier, ou d'antécédents héréditaires. Je ne crois pas qu'il y ait guère lieu de voir dans ces métrites des manifestations directes de l'arthritis, tout au plus peut-on admettre que l'état diathésique met obstacle à la résolution de la métrite. Dans tous les cas, il est certain que cet état diathésique imprime à l'affection utérine une physionomie particulière. Le caractère saillant de cette physionomie est l'irritabilité: « La métrite arthritique, dit M. Martineau, est surtout irritable, à réaction extrêmement vive, avec tendance aux métrorrhagies; elle est accompagnée des phénomènes sympathiques les plus variés. » C'est, du reste, la forme la moins commune de métrite.

Je puis assurer que, dans de semblables conditions, les eaux de *Vichy*, malgré leur spécialisation relative à l'arthritis, sont absolument contre-indiquées. Les eaux d'*Ems*, peut-être celles de *Royat*, seraient d'une application mieux tolérée : mais c'est aux sulfatées calciques et aux indéterminées qu'il faut recourir alors.

Les eaux de *Vichy* agissent, dans les métrites chroniques, surtout à titre de médication générale et reconstituante. Localement il faut tenir compte de leurs propriétés résolutives ; mais il n'y a pas à compter sur des propriétés cicatrisantes de leur part sur les érosions ou les ulcérations du col.

(1) *Traité clinique des affections de l'utérus*, 1879, p. 311.

Les femmes affectées de métrite chronique, auxquelles on a à appliquer la médication thermale, se trouvent presque toujours placées sous l'empire d'un état constitutionnel vicieux, primitif ou consécutif à l'affection utérine, et sous la dépendance duquel se trouve celle-ci, soit qu'il y ait à lui reconnaître une influence pathogénique, soit qu'il agisse en quelque sorte en retour sur une affection dont il n'est lui même qu'une dépendance.

Les eaux sulfureuses et les chlorurées s'adaptent parfaitement à ces conditions pathogéniques ou préexistantes, telles que lymphatisme, scrofule, herpétisme, rhumatisme.

Les eaux de *Vichy* se rapportent surtout aux conditions constitutionnelles consécutives, c'est-à-dire à cet état anémique et de dyspepsie qui accompagne presque toujours la métrite chronique de longue durée, et qui, par son existence même, empêche de guérir ces mêmes altérations sous l'influence desquelles il s'est développé.

C'est alors que *Vichy* constitue une médication d'une grande efficacité, mais aussi difficile, aussi délicate que les précédentes, à mettre en œuvre.

Il est facile de se représenter les circonstances où les eaux de *Vichy* se trouvent indiquées : mais il importe de préciser celles où elles se trouvent contre-indiquées.

Je signalerai d'abord un état névropathique très développé, mais surtout sous les deux formes suivantes : hystérie ou névralgie utérine. On ne saurait conseiller *Vichy* dans les cas en apparence les mieux indiqués, lorsque l'un ou l'autre de ces deux antécédents est accusé par les malades. J'ai presque toujours vu ces accidents, rappelés par le traitement thermal, rendre la continuation de celui-ci impossible.

Les eaux de *Vichy*, bien que comme toutes les eaux thermales elles facilitent et accélèrent en général l'apparition des règles, ne disposent nullement aux hémorrhagies utérines. Elles ne sont pas nettement fluxionnaires, comme paraissent l'être les eaux chlorurées sodiques. Mais, pour peu qu'il y ait de susceptibilité de l'appareil utérin, et qu'elles soient un peu trop vivement administrées, elles déterminent alors très aisément une irritation qui se traduit par de la dysurie, des cuissons vulvaires, une leucorrhée plus âcre ou même par de la vulvite, de la vaginite, des douleurs utérines. Ce sont les mêmes inconvénients et les mêmes difficultés qui se rencontrent dans le traitement du catarrhe vésical chez l'homme.

J'ai fait, à ce sujet, la remarque suivante : c'est que le traitement thermal déterminait surtout ces effets d'irritation ou d'inflammation locale, ou de réaction névropathique, chez les femmes affectées de métrites chroniques avec érosion ou ulcération du col, lorsque ces femmes n'avaient encore subi aucun traitement, et en particulier aucune cautérisation. J'ai fait une pareille observation dans deux circonstances différentes : d'abord, chez des femmes envoyées à *Vichy* pour de telles altérations, avant tout traitement préalable; ensuite, chez des femmes considérées comme simplement dyspeptiques avec dysménorrhée, et chez qui le traitement venait, en développant précisément les symptômes utérins, fixer l'attention sur le fait pathologique dominant.

Je ne veux pas dire qu'il en soit toujours ainsi, et que, par cela seul que l'utérus se trouvera vierge de tout traitement, les eaux de *Vichy* seront nécessairement mal supportées ; et les observations publiées par M. Willemin prouvent qu'il ne faudrait pas, en effet, assigner à cette observation un caractère trop absolu (1); mais c'est ainsi que les choses se passent le plus souvent, et on comprend aisément que l'application antérieure de moyens appropriés, que la modification substitutive des surfaces au moyen de cautérisations, enlève aux parties malades une susceptibilité propre à de tels organes, et si facile à mettre en jeu par un traitement stimulant.

Mais, lorsque ce sera l'état de la santé générale, non pas une diathèse spéciale, mais un état de langueur, d'atonie, d'anémie, de dyspepsie, d'où résulte un type tout particulier, familier aux femmes atteintes de métrite chronique, qui frappera de stérilité les moyens les plus rationnels, alors l'intervention des eaux de *Vichy*, de ses sources ferrugineuses en particulier, en ranimant les fonctions languissantes, en corrigeant la constitution du sang, en rétablissant les digestions, rendra et aux moyens thérapeutiques appropriés, et à l'organisme lui-même, le pouvoir de résoudre ces altérations locales.

Les eaux d'*Ems*, telles au moins qu'elles sont ou ont été mises en usage, nous offrent une médication toute différente. Nous emprun-

(1) Willemin, *De l'emploi des eaux de Vichy dans les maladies chroniques de l'utérus*, 1857.

tons quelques détails sur ce sujet au docteur Spengler (1). Cet auteur expose le traitement de l'*aménorrhée torpide*, de l'*engorgement* ou *induration chronique de l'utérus*, de la *dysménorrhée névralgique* et des *blennorrhées de l'utérus*. Il n'est question ni d'ulcérations ni d'érosions du col.

Partant de ce principe que, dans ces sortes d'affections, il n'y a rien de plus efficace que les moyens locaux, M. Spengler rattache le traitement de tous ces états morbides à l'emploi de la *douche ascendante naturelle d'Ems*, autrement dite *Source aux Garçons* : ce n'est autre chose qu'un jet d'eau naturel, alimenté par une des sources thermales, jaillissant à 1 mètre environ de hauteur, sur un diamètre d'environ 5 lignes, à 25 degrés Réaumur. Cette source possède une réputation particulière contre la stérilité, réputation contre laquelle ont protesté longtemps en vain les médecins d'*Ems*, réclamant inutilement que l'autorité vînt mettre un frein à l'ardeur inconsidérée et dangereuse avec laquelle les femmes venaient s'y soumettre (2).

M. Spengler ne paraît se préoccuper en aucune façon de l'action constitutionnelle du traitement. « L'emploi des eaux d'*Ems*, dit-il, associé à l'usage de la douche thermale, procurera les plus heureux effets, lorsque l'engorgement et l'induration chroniques sont liés à une aménorrhée, à une dysménorrhée ou à une menstruation plus abondante... L'administration énergique et prolongée de notre douche constitue encore un moyen local des plus efficaces. Plus la constitution est torpide, l'induration considérable, la dysménorrhée ou l'aménorrhée rebelle, plus il faut élever la température de la douche et la force du jet d'eau (3). »

Le point de vue sous lequel nous envisageons en France le traitement thermal des métrites chroniques me paraît beaucoup plus rationnel et plus vrai. En résumant l'action thérapeutique des bains d'*Ems* dans la *douche ascendante*, on ne fait plus une médication thermale proprement dite : on emploie un moyen brutal, dont il n'est pas nécessaire de faire ressortir les inconvénients et même les dangers.

(1) Spengler, *Études balnéologiques sur les thermes d'Ems*, p. 51.

(2) *Traité sur les eaux minérales du duché de Nassau ; les eaux thermales d'Ems*, par le docteur Ibell, p. 260.

(3) Spengler, *loc. cit.*, p. 57.

Il semble que les eaux d'*Ems*, prises sous forme de traitement général, usage interne et bains avec ou sans l'inévitable *Bubenquelle*, devraient emprunter à la douceur de leur action physiologique, tellement vantée par les médecins allemands, une indication importante dans beaucoup de cas où la réaction fluxionnaire ou névropathique de l'utérus est à craindre. En effet, le docteur Ibell recommande beaucoup les eaux d'*Ems* dans l'hystéricisme, dans l'hypertrophie simple de l'utérus accompagnée de symptômes hystériques, enfin dans tous les désordres nerveux du système utérin (1). Les eaux de *Schlangenbad* sont également vantées en pareil cas (2), Elles doivent être plutôt applicables dans les troubles purement fonctionnels que dans les lésions des tissus.

M. Willemin, a, dans un travail très étudié, soutenu des idées opposées à celles qui précèdent (3). Il pense que les eaux de *Vichy* représentent une médication plutôt locale que générale, et paraît attribuer surtout à leur action résolutive directe, et spécialement à leur emploi sous forme d'irrigation, les résultats thérapeutiques qu'il a obtenus. Quant à ces résultats, je dois ajouter que je n'ai jamais observé moi-même rien de semblable à la rapidité avec laquelle M. Willemin a vu disparaître, pendant la courte durée d'un traitement thermal, des engorgements, des excoriations et des déviations.

*Eaux sulfatées calciques et eaux indéterminées.* — J'ai fait observer précédemment que, bien qu'il ne soit pas permis d'identifier les eaux sulfatées calciques avec les indéterminées, il est très difficile d'exprimer systématiquement les indications respectives des unes et des autres. Les unes et les autres sont véritablement les eaux spéciales de la métrite chronique, moins par leurs vertus propres que par la tolérance à laquelle elles se prêtent, et qui permet d'utiliser au profit de l'affection utérine ce qu'elles retiennent des propriétés communes à la médication thermale, et les influences salutaires qu'elles exercent sur la santé générale.

Les eaux de *Néris*, de *Plombières*, *La Malou*, *Bains*, *Luxeuil*,

(1) *Traité sur les eaux minérales du duché de Nassau*, p. 277.

(2) *Eod. loc.*, p. 176.

(3) *De l'emploi des eaux de Vichy dans les maladies chroniques de l'utérus*, 1857.

*Aix-en-Provence*, *Dax*, *Ussat*, ou celles de *Bagneres de Bigorre*, d'*Encausse*, de *Foncaude*, etc., sont celles où le traitement de la métrite chronique rencontre les applications les plus étendues et les plus précieuses.

Sans doute, ces eaux sont inférieures aux précédentes, pour la plupart des indications auxquelles celles-ci peuvent être adressées. Elles n'offrent pas, au sujet des catarrhes et des engorgements, les propriétés directement résolutives et fondantes qui appartiennent aux eaux nettement minéralisées dont il a été question précédemment. Elles ne possèdent pas non plus ces qualités spéciales qui approprient si nettement les sulfurées, les chlorurées et les bicarbonatées au lymphatisme, à la scrofule, à l'herpétisme, à l'anémie, à la dyspepsie. Mais leur action sédative, loin d'exposer à l'exaspération de l'état congestif, inflammatoire ou névrosique de l'appareil utérin, l'atténue, le calme, tandis qu'elles exercent encore sur l'ensemble de l'organisme une action reconstituante dont un des avantages est de rendre ultérieurement aux agents de la thérapeutique ordinaire une efficacité que l'ancienneté de la maladie et la langueur du système leur avaient retirée.

Il serait assez difficile d'attribuer à chacune de ces stations des indications spéciales. Elles représentent une médication à peu près indentique où il est permis de faire une certaine place aux concontenances de localité, de climat, de milieu.

M. Vergé s'exprime, au sujet des eaux d'*Ussat* de la manière suivante :

« Les eaux d'*Ussat*, douces et sédatives, conviennent-elles à toutes les variétés et à toutes les périodes des maladies de l'utérus?... Je crois, que leur action est plus ou moins salutaire, selon leurs périodes et surtout selon la constitution de la femme. Plus le sujet est nerveux, irritable, et la *maladie récente*, plus on doit, je crois espérer des résultats favorables. Quand, au contraire, l'état chronique est bien assis, que la maladie est entée sur une organisation lymphatique, et qu'il faut avoir recours aux moyens propres à favoriser la résolution en déterminant vers le bassin un peu d'excitation, les eaux sulfurées d'*Ax*, si voisines des nôtres et destinées à se prêter un mutuel secours, viendront avantageusement suppléer, par leur activité, aux eaux d'*Ussat* (1). »

(1) Vergé, *Notice sur les eaux d'Ussat*, Privas, 1842, p. 30.

Ce passage, bien qu'un peu court, n'en est pas moins significatif. Il est même rare que nous trouvions des indications comparatives aussi nettement formulées. Les circonstances où les eaux d'*Ussat* se montrent insuffisantes sont précisément celles où d'autres eaux minérales plus actives sont propres à remplir des indications très précises. Mais elles sont indiquées précisément alors que ces dernières se trouvent le moins applicables. On notera en particulier cette circonstance que signale M. Vergé, lorsqu'il dit que, plus la maladie sera récente, et mieux les eaux réussiront, ce qui veut dire qu'elles peuvent s'administrer utilement au voisinage ou pendant la persistance d'un certain degré d'acuité, qui suffit pour écarter toute intervention de la part de la plupart des eaux minérales.

Tout ceci pourrait certainement s'appliquer à la plupart des eaux avoisinantes, car la notoriété d'*Ussat* dans ces sortes de traitements tient peut-être plus à un système balnéaire particulier (1) qu'à des qualités intrinsèques spéciales. Les sources de *Foulon* et de *Salut*, à *Bagnères de Bigorre* empruntent des opportunités d'application particulière au voisinage de sources ferrugineuses et de sources sulfureuses. *Plombières* joint également à sa balnéation, si bien appropriée aux affections utérines, des sources ferrugineuses, et *Luxeuil* des sources manganésifères. La qualité ferrugineuse des eaux de *La Malou* peut encore être utilisée.

La station de *Néris* n'offre pas les mêmes ressources médicamenteuses, mais elle n'en est pas moins d'une grande efficacité dans les métrites irritables. De Laurès a signalé d'excellents résultats dans les dysménorrhées douloureuses. Il a remarqué que, sous l'influence de ces eaux, les cautérisations, inutilement essayées jusqu'alors, devenaient souvent efficaces : « j'ai observé, dit-il, que la cicatrisation marchait plus vite, que la cicatrice était plus solide, que l'engorgement se dissipait plus promptement lorsqu'on associait le traitement thermal à la cautérisation » (2). M. Bouland aurait fait des observations analogues à *Enghien* (3). Je ne crois pas qu'il faille généraliser ces résultats. La pratique simultanée des cautérisations avec un traitement thermal doit être réservée aux

(1) Voyez page 242.
(2) *Annales de la Société d'Hydrologie médicale de Paris*, t. II.
(3) *Études sur les propriétés des eaux d'Enghien*.

aux de la nature de celles de *Néris*. Elle ne paraît pas applicable aux eaux nettement minéralisées, dont les actions pathogénétiques pourraient bien ne pas s'harmoniser facilement avec l'action énergiquement substitutive des cautérisations. Ce qui est mieux assuré, c'est de voir les cautérisations produire des effets définitifs, lorsqu'on les pratique à la suite d'un traitement thermal qui a modifié dans un sens favorable, et le système en général, et les tissus malades en particulier.

Les eaux ferrugineuses peuvent être très utiles aux femmes anémiques; mais des eaux froides et peu balnéaires ne sauraient fournir qu'une médication très incomplète à la métrite chronique. Les ferrugineuses thermales de *Sylvanès*, *Campagne*, *Rennes*, *Barbotan*, paraissent bien appropriées. Mais on ne possède pas de données précises sur cet ordre de faits.

## DÉPLACEMENTS ET PROLAPSUS UTÉRINS.

Les eaux minérales sont certainement impuissantes à replacer directement l'utérus dévié ou abaissé dans ses conditions normales de situation.

Mais, lorsque ces déplacements sont accompagnés d'un état de faiblesse ou d'inertie des organes suspenseurs de la matrice, elles peuvent atténuer sensiblement ces conditions vicieuses et améliorer ainsi la situation des malades.

Il m'est arrivé plusieurs fois de voir des femmes, affectées de prolapsus ou de déviations utérines avec relâchement des parois abdominales et nécessité de porter une ceinture hypogastrique, qui, après avoir suivi le traitement thermal de *Vichy* pour quelque maladie étrangère à cela, pouvaient abandonner leur ceinture, et se trouvaient délivrées d'une partie des incommodités que ces déplacements, portés à un certain degré, entraînent avec eux. M. Willemin a bien fait ressortir l'action favorable que la médication hydriatique a pu exercer sur les déviations utérines en pareille circonstance.

La plupart des eaux minérales peuvent déterminer de semblables résultats.

Je pense qu'il faut les attendre surtout des eaux fortement minéralisées, bicarbonatées ou chlorurées sodiques.

Lorsque la santé générale se trouvera altérée en quelque chose, il est vraisemblable que les eaux minérales les mieux appropriées dans la circonstance seront en même temps les plus propres à corriger l'état de l'appareil utérin ; ainsi les eaux ferrugineuses, s'il règne un état chloro-anémique. Regnault dit s'être très bien trouvé à *Bourbon-l'Archambault* dans des cas d'abaissement considérable de la matrice, de l'emploi de douches écossaises vaginales combinées avec l'usage interne de l'eau ferrugineuse de *Jonas*(1).

Mais le plus souvent, les déplacements utérins sont consécutifs à une métrite, à une inflammation du péritoine, à une pelvi-péritonite, qui ont entraîné l'utérus dans une position vicieuse, et ont fait adhérer cet organe aux parties voisines. Dans les cas de ce genre, le traitement thermal ne saurait viser directement la déviation. Il sera adressé, suivant les indications qui ont été exposées, à l'affection cause de la déviation ; et celle-ci s'en trouvera modifiée, si elle ne dépend que de lésions susceptibles de résolution.

## TUMEURS UTÉRINES ET OVARIQUES

Il n'est point rare de voir disparaître, sous l'influence d'un traitement thermal, des engorgements de l'ovaire, peu volumineux, simples congestions chroniques ou hyperplasies, qui se rencontrent chez des femmes atteintes d'affections diverses pour lesquelles il s'est trouvé prescrit. Les eaux à propriétés directement résolutives, c'est-à-dire à bases sodiques prédominantes, paraissent toutes propres à obtenir de pareils résultats. Quant aux tumeurs kystiques de l'ovaire, il n'y a rien à attendre à leur sujet d'un traitement thermal quelconque.

Il s'attache plus d'intérêt à la question des tumeurs fibreuses de la matrice. M. Martineau en a parfaitement exposé les termes :

« Le traitement thermal des tumeurs fibreuses ou myômes de l'utérus a pour but de favoriser la résolution des hyperplasies qui entourent le fibrôme, et d'arrêter le travail de prolifération conjonctive qui précède l'envahissement du tissu utérin par de nouvelles productions. Il s'agit, en un mot, d'obtenir l'atrophie des tumeurs fibreuses, des tumeurs fibroïdes de l'utérus, par un ensemble de moyens médicinaux que Cruveilher appelait le traitement atrophique des tumeurs fibreuses de l'utérus.

» Quelques pathologistes, mais surtout les chirurgiens, répu-

(1). Regnault, *Précis sur les eaux de Bourbon-l'Archambault*, p. 73.

gnent à croire que le traitement thermal ait une pareille efficacité. Pour moi, d'accord avec M. Desnos, je regarde cette action comme tout à fait conforme aux données que fournissent sur l'évolution des corps fibreux leur anatomie et leur physiologie pathologiques. Nous savons, en effet, que, sous l'influence d'un processus irritatif, leur tissu peut subir une dégénérescence granulo graisseuse, regressive, et qu'arrivé à cette période, il peut être complètement résorbé. C'est ainsi que pendant la gestation, par suite du travail congestif qui s'opère sur la matrice, on peut voir quelques fibrômes, après s'être accrus pendant la grossesse, subir un travail d'absorption progressive qui les fait disparaître ou diminuer considérablement de volume. M. Guéniot en a rapporté plusieurs observations concluantes devant la *Société de Chirurgie.* »

Voici ce que l'on peut obtenir d'un traitement thermal approprié. Des tumeurs récentes peuvent disparaître. Je l'ai observé plusieurs fois chez des femmes, venues à *Vichy* pour des affections diverses, et chez qui l'existence de petites tumeurs, dures, arrondies, fixes, implantées sur le fond de l'utérus, restées ignorées jusqu'alors, m'étaient révélées par suite d'un examen général attentif. Des tumeurs volumineuses diminuent sensiblement. Ou encore on peut déterminer un temps d'arrêt dans l'accroissement de tumeurs dont les dimensions ne sont pas modifiées.

Il faut bien s'entendre sur la portée de pareils traitements. Ce que j'ai pu constater de l'action effectivement résolutive qu'ils exercent me donne la conviction que, si l'on y soumettait ces tumeurs dès qu'elles commencent à être perceptibles, on en obtiendrait souvent la résolution complète. Mais la plupart de celles que l'on trouve à traiter dans les stations thermales ont atteint déjà les dimensions considérables. Il en est souvent ainsi dès que l'attention du médecin est appelée sur elles, beaucoup de femmes ne commençant à s'en apercevoir ou à s'en inquiéter que lorsqu'elles ont fait des progrès avancés. Mais il faut accuser aussi de ces traitements tardifs l'indécision des médecins ou leur ignorance très commune des ressources que peuvent leur procurer les eaux minérales. Il est clair qu'en de telles conditions ces ressources sont très limitées, mais il faut remarquer que n'importe ce qu'on en obtiendra sera d'une grande importance, en présence de l'inutilité absolue de toute autre médication.

Les eaux minérales qui conviennent à de semblables traitements sont d'un caractère très déterminé : eaux énergiquement résolutives, c'est-à-dire fortement minéralisées et très sodiques, eaux bicarbonatées ou chlorurées sodiques.

Les chlorurées seraient sans contredit les mieux appropriées si elles n'avaient l'inconvénient de tendre à favoriser la congestion utérine ; ce sont vraiment des eaux ménorrhagiques. C'est là une propriété qui rencontre de très utiles applications, mais pas en pareils cas ; aussi je crois que les salines froides, *Salins* ou *Salies*, sont préférables aux chlorurées thermales. Il faut faire une exception au sujet des eaux de *Lamotte*, où le traitement des fibroïdes utérins paraît être fait avec d'excellents résultats et une grande sécurité. Ces eaux de *Lamotte* se distinguent parmi les chlorurées par une proportion élevée de sulfate calcique. Est-ce à cela qu'est due leur appropriation particulière à cet ordre de fait ?

Les eaux de *Vichy* possèdent également une action résolutive considérable au sujet de ces tumeurs, avec cet avantage que, loin de favoriser les règles exagérées ou les hémorrhagies proprement dites, elles les modèrent en général ou les arrêtent ; et j'ai vu maintes fois des écoulements sanguins continus s'arrêter pendant le cours du traitement thermal, et pendant l'usage des bains de piscine prolongés.

Je ne saurais prétendre que l'on ne puisse reconnaître d'exceptions à ce que j'ai observé sous ce rapport sur une grande échelle. Il n'y a en thérapeutique aucune espèce de résultat auquel on ne puisse opposer quelque fait contradictoire. J'affirme seulement que c'est là un fait d'observation très formel, et que la règle est que les hémorrhagies et congestions hémorrhagiquss qui accompagnent les fibroïdes utérins ne soient point accrues, mais au contraire soient tempérées ou enrayées par le traitement thermal de *Vichy*.

## CATARRHE VÉSICAL

Lorsqu'un état catarrhal de la vessie a résisté aux moyens thérapeutiques ordinaires, on doit avoir recours aux eaux minérales ; et parmi les eaux bicarbonatées sodiques, sulfatées ou bicarbonatées calciques, sulfurées même, il en est un certain nombre qui sont alors utiles.

Mais dans quelles conditions le catarrhe vésical réclame-t-il la médication thermale et l'usage de telles ou telles de ces eaux minérales? On ne rencontre à ce sujet dans les livres que des indications très sommaires, ou des suites d'observations dont aucun résumé ne facilite l'intelligence et ne définit la signification. Aussi me bornerai-je à une étude succincte de ce sujet.

Les indications relatives au traitement thermal du catarrhe vésical doivent s'appuyer d'abord sur un diagnostic précis : s'agit-il d'un catarrhe de la vessie ou du rein (pyélite) ; la vessie ne renferme-t-elle ni lésion organique ni corps étranger ; n'existe-t-il ni rétrécissement du canal ni engorgement de la prostate ? Ce dernier sujet doit nous arrêter un instant.

Dans les premiers temps de ma pratique à *Vichy*, j'avais été frappé du grand nombre de cas où le traitement thermal engendrait ou augmentait les phénomènes de dysurie, chez les individus affectés de catarrhe de vessie, et devenait par conséquent impossible à tolérer. Je reconnus que la plupart de ces individus portaient un engorgement de la prostate, ou quelques-uns un rétrécissement du canal.

Les affections chirurgicales du canal de l'urèthre sont souvent méconnues, et assez rarement traitées, dans un grand nombre de localités, et en général dans les campagnes. Ces malades se rendent aux eaux minérales comme affectés de paralysie de vessie ou de catarrhes urinaires. Mais ces paralysies supposées et ces catarrhes de vessie ne sont autre chose que des engorgements de la prostate, ou des rétrécissements du canal, c'est-à-dire des obstacles mécaniques au cours de l'urine, qui, empêchant la vessie de se vider entièrement, la forcent de conserver une partie de l'urine : d'où sa distension et son inertie effective dans quelques cas, ou bien son irritation par des urines stagnantes et décomposées. Si l'on vient à traiter méthodiquement l'obstacle au cours de l'urine, la paralysie de la vessie disparaît aussitôt, et le catarrhe ne tarde pas à guérir.

Mais que l'on applique à de semblables cas un traitement thermal, on s'en représentera facilement les effets. S'il s'agit d'eaux minérales inoffensives, le mal n'est pas grand, et quelquefois une amélioration superficielle et apparente fait prendre patience et attendre à la saison suivante. Mais quand il s'agit d'eaux actives comme celles de *Vichy*, la lésion qui entretient la maladie de vessie ne pouvant être modifiée par la médication, celle-ci exerce en pure perte sur les surfaces malades une action qui, ne pouvant aboutir, devient tout simplement excitante, et y développe des phénomènes d'irritation, ou les accroît s'ils existaient à un certain degré.

Je crois que le traitement thermal du catarrhe vésical est partout un traitement assez difficile, et qui réclame d'assez grandes précautions. Plusieurs des observations de M. Mamelet nous montrent que les eaux de *Contrexéville* elles-mêmes déterminent souvent une exaspération des phénomènes urinaires. Mais les différents articles que j'ai pu consulter sur ce sujet sont fort peu explicites.

Le catarrhe vésical est certainement une des affections où les eaux minérales, appliquées en temps inopportun ou sous une forme non méthodique, peuvent être le plus nuisibles. Mais nous ne trouvons guère d'indications relatives aux cas où il a fallu en suspendre l'usage. Petit, qui a très bien signalé la convenance de traiter les rétrécissements qui accompagnent les catarrhes de la vessie, suppose seulement que cette complication rend les effets des eaux moins complets ou moins rapides (1). Il n'est cependant pas possible qu'il n'ait point rencontré d'exemples d'intolérance ou d'absolue inefficacité des eaux de *Vichy*, en pareil cas.

Je crois bien que des eaux moins actives que *Vichy*, telles que *Pougues*, *Plombières*, *Ems*, *Evian*, doivent être alors plus facilement supportées, mais encore à condition d'être prises en faible proportion, car de grandes quantités d'une boisson quelconque ne sont guère supportées par ces sortes de malades.

Les indications dans le traitement thermal du catarrhe de la vessie doivent se déduire et de la forme, du degré, de l'état simple ou compliqué de catarrhe, et de l'état général de la santé. La santé générale est souvent altérée ; et le traitement thermal, c'est là surtout ce qui en fait la supériorité dans les cas de ce genre, ne représente pas une médication simple, comme la plupart de celles que l'on oppose au catarrhe vésical, et qui n'ont, en général, qu'une action purement locale, mais une médication reconstituante, dont la nécessité est généralement manifeste.

Lors donc que le catarrhe est simple, le canal de l'urèthre bien libre, s'il n'y a aucun symptôme de dysurie, si la santé générale est passable, les eaux de *Contrexéville*, de *Vittel*, de *Capvern*, de

(1) Petit, *Du mode d'action des eaux de Vichy*, p. 146.

*Pougues*, de *la Preste*, sont très nettement indiquées. Quelle différence existe-t-il, sous le rapport des indications, entre *Contrexéville* et *Pougues* ?

Je serais fort embarrassé pour l'exprimer en l'absence d'expérience personnelle et de renseignements suffisants. Les eaux de *Contrexéville* paraissent être plus diurétiques (1) et moins laxatives; elles sont, comme celles de Vittel, ferrugineuses, faiblement, mais assez pour exercer une certaine action reconstituante. Celles de *Pougues* sont de fort bonnes eaux digestives; il semble que celles de *la Preste* ne conviennent pas très bien aux individus débilités ou bien aux dyspeptiques (2).

Les eaux de *Capvern* doivent être rapprochées, par leur constitution chimique et leurs propriétés thérapeutiques, de *Contrexéville* et de *Vittel*. Il est certain que ces diverses eaux, sulfatées calciques et légèrement bicarbonatées, facilement tolérées à des doses élevées, exercent sur la muqueuse des voies urinaires une action modificatrice très spéciale. J'ai pu exprimer ailleurs que cette action était comparable, pour la spécialité de ses résultats, à celle que les eaux sulfureuses exercent sur la membrane muqueuse respiratoire. Cependant il est plus difficile de saisir de traces d'une action substitutive. Elle est donc, en réalité, fort malaisée à définir.

Mais chez les individus affaiblis, anémiques, à digestions languissantes, comme on en observe beaucoup parmi ceux qui sont affectés de catarrhe de la vessie, *Vichy* convient mieux, et les sources ferrugineuses de cette station thermale réussissent très bien alors et à modifier l'état catarrhal, et à modifier l'état général, à condition toutefois que les symptômes dysuriques n'existent pas ou soient très peu développés. Cependant, je dois dire que les effets des eaux de *Vichy*, très considérables souvent au point de vue du rétablissement de la santé, des fonctions digestives, des forces viriles affaiblies, etc.., sont, en général, moins prononcés au sujet des caractères de l'affection elle-même. Il n'est pas facile d'obtenir à *Vichy*, d'après mon expérience personnelle, une guérison proprement dite du catarrhe vésical. Aussi ai-je l'habitude, quand les résultats favorables que je viens de signaler ont été

(1) Mamelet, *Notice sur les propriétés des eaux de Contrexéville*, 1840, p. 23.
(2) Ferran, *De l'emploi des eaux de la Preste dans les maladies des voies urinaires et l'affection calculeuse*, Thèses de Montpellier, 1850, p. 23.

obtenus à *Vichy*, de conseiller un complément de traitement à *Pougues* ou à *Contrexéville*.

Je dois ajouter, cependant, que l'on paraît avoir obtenu à l'hôpital militaire de *Vichy* des résultats beaucoup plus favorables dans le traitement du catarrhe vésical.

Villaret, chargé en 1849 du service en chef de cet hôpital, a publié un relevé très succinct, où je trouve, sur 9 cas de *cystite*, 8 guéris et 1 réfractaire (1). Dans le rapport *(inédit)* adressé au conseil de santé pour la saison de 1853, par Barthez, médecin en chef du même hôpital, nous trouvons, sur 31 cas de *catarrhe vésical*, 23 guérisons. Ces résultats assez différents proviennent peut-être de ce qu'il s'agit de malades de conditions fort différentes elles-mêmes, peut-être aussi d'un peu trop de facilité à consigner des guérisons sur les registres.

Lorsque la gravelle est accompagnée de symptômes dysuriques, que la vessie est irritable, il faut s'en tenir à des eaux très peu minéralisées : *Évian, Schlangenbad, Ems* même parmi les bicarbonatés sodiques ; des eaux sulfureuses dégénérées et riches en matière organique : *la Preste, Molitg*, etc., peut-être *Olette, Saint-Sauveur* (2).

Je n'insisterai pas ici sur l'usage des eaux minérales en injections dans la vessie, pratique quelquefois avantageuse avec les eaux de *Contrexéville*, d'*Ems*, d'*Évian*, peut-être de *la Preste* ou de *Molitg*, mais que je ne crois guère applicable avec des eaux telles que *Vichy*. Je me suis bien trouvé, dans quelques circonstances des douches rectales ou hypogastriques.

Le traitement de la gravelle phosphatique est exactement le même que celui du catarrhe vésical. C'est à cette gravelle en particulier que doivent être rapportées les idées émises par de Crozant sur la pathogénie de la gravelle en général.

Suivant cet auteur, « les concrétions pierreuses qui constituent la gravelle et la goutte sont le résultat d'un obstacle matériel au cours des liquides qui en tiennent les éléments en solution ou en suspension. Ce mode de formation est le même, quelle que

(1) *Mémoires de médecine, de chirurgie et de pharmacie militaires*, 2e série, t. V, p. 109.

(2) Fabas, *Nouvelles observations... sur les eaux de Saint-Sauveur*, 1852, p. 226 : *Observations de gravelle et de catarrhe vésical.*

soit la composition des dépôts, quel que soit leur siège. Cet obstacle est une matière albumino-muqueuse que sécrète la membrane interne du canal, réservoir ou vaisseau, dans lequel se trouve le gravier. Quelque abondants que soient dans les liquides les matériaux qui concourent à la formation des concrétions, ils ne se déposent point sans l'intervention de la matière catarrhale. Tout catarrhe siégeant dans les parties les plus rétrécies des voies urinaires produira nécessairement la gravelle... » (1).

Cette théorie, inacceptable pour la gravelle urique, paraît se rapporter assez exactement à la gravelle phosphatique. C'est à propos de cette dernière seulement que le traitement de la gravelle et celui du catarrhe vésical peuvent être confondus.

## PARALYSIES.

L'application des eaux minérales au traitement des paralysies doit être étudiée séparément à propos de l'hémiplégie et à propos de la paraplégie.

L'*hémiplégie* suppose une altération matérielle de quelque point du cerveau ou du cervelet.

A la *paraplégie* répondent non-seulement les paralysies résultant d'une lésion de la moelle épinière, mais encore, et c'est là le point de vue qu'il importe surtout de faire ressortir, des paralysies diathésiques et purement fonctionnelles.

### I.

### HÉMIPLÉGIE.

#### Indications générales.

L'hémiplégie n'est autre chose, dans l'immense majorité des cas, qu'un symptôme d'une altération quelconque du système nerveux central ou périphérique. Il faut donc, avant de poser les indications relatives à son traitement, s'attacher à déterminer avec précision les circonstances pathologiques dont elle dépend. Mais il peut arriver que ce syndrôme vienne à dominer la condition organique sous la dépendance de laquelle il est apparu, à ce point qu'il constitue, à proprement parler, la maladie, et que le traitement doive exclusivement s'adresser à lui.

(1) De Crozant, *Des coliques néphrétiques et de la gravelle* (*Union médicale*, juillet 1852).

Et, chose singulière, c'est surtout alors que la paralysie est liée à une altération anatomique très caractérisée des centres nerveux, qu'elle se montre comme phénomène essentiel et devient l'objet exclusif de la thérapeutique ; tandis que c'est alors qu'elle est le moins afférente à des altérations organiques déterminées, qu'elle se montre comme un phénomène secondaire et disparait en grande partie sous l'influence des conditions pathogéniques dont elle relève.

Ces deux exemples répondent : le premier aux paralysies liées à l'existence d'un kyste ou d'une cicatrice dans le cerveau ; le second aux paralysies que l'on peut appeler diathésiques, telles que la paralysie syphilitique, hystérique, chlorotique, rhumatismale, etc.

On ne peut traiter que la paralysie dans le premier cas ; on ne doit traiter à peu près que la syphilis, l'hystérie, la chlorose, etc., dans le second.

Le traitement de la paralysie par les eaux minérales s'adresse surtout aux hémiplégies suites d'apoplexie. Ceci peut étonner, lorsque l'on réfléchit aux conditions où se présentent la plupart des paralysies de ce genre, se rattachant à des changements organiques absolument indélébiles, et dont les manifestations fonctionnelles se prêtent en général, dans de si étroites limites, à une action thérapeutique quelconque.

C'est que, dans les autres paralysies, ce n'est pas, dans le plus grand nombre des cas, la paralysie elle-même qu'il faut traiter, mais la condition pathogénique qui la tient sous sa dépendance. Ainsi, qu'il s'agisse d'une paralysie syphilitique, hystérique, chlorotique, c'est, je l'ai dit tout à l'heure, à l'existence de la syphilis, de l'hystérie, de la chlorose, que se rapportent les indications. La thérapeutique ordinaire offre ici des ressources qui seront cherchées et épuisées d'abord, et les eaux minérales ne seront généralement employées que comme un complément du traitement; elles ne seront même utilement administrées, ou même tolérées, que si elles se trouvent très directement adaptées à l'état morbide auquel appartient la paralysie ; c'est à ce titre, par exemple, que la paralysie rhumatismale rentrera dans la médication thermale, celle-ci convenant en général parfaitement au rhumatisme, sous la plupart de ses formes.

On comprend combien les cas dont je viens de parler diffèrent des paralysies suites d'apoplexie.

Voici ce qui se passe dans ces derniers cas :

L'apoplexie est liée à l'existence d'une altération déterminée de l'encéphale, dans la plupart des cas, hémorrhagie ou ramollissement. La paralysie lui succède. Mais cette altération, subissant un travail de réparation ou de cicatrisation, qui amoindrit successivement le désordre matériel dont le cerveau s'est trouvé le siège, jusqu'à un point où un retour plus complet est impossible, comme il arrive d'une cicatrice aux parties du corps où nous pouvons suivre des phénomènes du même genre, les fonctions, abolies d'abord, présentent une période de retour parallèle au travail de réparation anatomique qui s'opère dans le cerveau, en s'arrêtant, comme ce dernier, à un certain degré au delà duquel de nouveaux progrès sont impossibles.

Telle est l'histoire ordinaire et bien connue de ces paralysies. Les eaux minérales peuvent être appliquées à leur traitement à deux époques et sous deux points de vue différents : soit pendant cette période de retour et de cicatrisation, soit alors que celle-ci est achevée, c'est-à-dire soit pour hâter et faciliter la réparation des désordres cérébraux, soit pour rappeler directement les fonctions abolies dans les membres paralysés.

Ces deux derniers points de vue auront toujours un certain caractère hypothétique, bien qu'il convienne de les envisager avec attention, et que la direction du traitement en dépende dans une certaine mesure. Ils ne sont pas d'un autre côté, sans une réelle corrélation avec la question de l'époque où le traitement est employé ; mais cette dernière est beaucoup plus particulière : elle touche de fort près aux indications elles-mêmes de la médication thermale, et l'on devine quelle signification différente doit appartenir à un traitement employé pendant la période de retour, anatomique et fonctionnel, et à une époque tantôt très rapprochée du début, tantôt aussi éloignée que possible, ou bien à un traitement adressé seulement à cette paralysie que laisse encore le dernier achèvement de la réparation d'un foyer hémorrhagique ou d'un ramollissement.

Il ne faut pas croire que l'on puisse toujours suivre avec précision la correspondance de ces deux séries de phénomènes, la réparation de la lésion anatomique et le retour des fonctions lésées, ou bien apprécier exactement la part suivant laquelle le traitement s'adresse à l'une ou à l'autre. Cependant j'essayerai, comme il faut bien le faire dans la pratique, de suivre de loin ce qu'il est si difficile d'analyser de plus près.

L'indication du traitement thermal, pendant la période de réparation des lésions cérébrales, se comprend parfaitement. La médication thermale, considérée dans son ensemble, accroît l'activité organique, et, si elle ne dépasse pas la mesure, paraît propre à favoriser et hâter ces phénomènes de réparation, en même temps qu'elle active, par une action directe, le retour des fonctions lésées. Il semble légitime d'admettre que les choses se passent ainsi, et l'on conçoit que, cette action favorable se rencontrant avec la marche formelle et spontanée de l'organisme dans le même sens, on observe des résultats très frappants et très satisfaisants de la médication thermale vis-à-vis de la paralysie.

Il est très vrai que la coïncidence de ce travail de la nature, en ne permettant pas d'attribuer au traitement tout le mérite de la cure, permet en même temps de lui dénier toute influence effective, en rapportant uniquement au travail spontané de l'organisme tous les résultats obtenus.

Mais il serait injuste d'en tirer des conclusions défavorables à la médication thermale elle-même. Une médication de ce genre ne réussit guère qu'à la condition de marcher dans une sorte de consensus avec la tendance curative de l'organisme. Qu'elle développe cette tendance, ou qu'elle l'aide seulement, nous croyons à ce principe : que l'excellence d'une médication peut se juger à cela seul qu'elle puisse être confondue dans son action avec la marche spontanée de l'organisme dans le sens de la curation. S'il en résulte quelque confusion dans notre analyse, et si nous ne savons pas au juste ce qu'il faut attribuer au traitement ou rapporter à l'organisme, c'est un inconvénient, mais secondaire, et l'important c'est que les résultats que l'on obtient soient aussi satisfaisants que possible.

Mais ici se présente une question fort importante. Ce traitement, que nous entendons associer à la marche naturelle de l'organisme vers la réparation des lésions anatomiques et vers le retour des fonctions, faut-il l'appliquer à une époque rapprochée ou, au contraire, éloignée de l'attaque d'apoplexie ?

Ici se rencontrent des opinions très formelles et fort divergentes, qui ont été présentées, dans une discussion intéressante, à la *Société d'hydrologie médicale de Paris* (1).

Deux médecins qui étaient attachés alors à l'établissement thermal de *Bourbon l'Archambault*, Regnault et Caillat, déclarent que, dans les hémiplégies apoplectiques, le traitement est d'autant plus efficace qu'il est appliqué à une époque plus rapprochée de l'accident.

M. Le Bret, inspecteur à *Balaruc*, bien que moins explicite, incline visiblement vers cette pratique, contraire aux idées généralement adoptées sur ce sujet.

M. Renard, au contraire, inspecteur des eaux de *Bourbonne*, la condamne entièrement, et Villaret, qui a dirigé pendant quelques années l'hôpital militaire de Bourbonne, professe à peu près la même opinion.

Il ne faut pas voir uniquement, dans de telles divergences, les difficultés qui peuvent en résulter : il est possible d'en tirer quelques lumières, se trouvant toutes exprimées par des observateurs éclairés et consciencieux.

Regnault déclare donc que, plus on applique le traitement thermal (de *Bourbon*) à une époque rapprochée de l'apoplexie, plus il est efficace.

Il doit effectivement en être ainsi, puisque ce traitement est employé précisément à l'époque où le retour des fonctions abolies s'opère naturellement avec le plus de facilité. Il est évident qu'il faut tenir compte de cette coïncidence dans l'appréciation des faits. Mais il faut savoir si l'amélioration obtenue par les hémiplégiques, ou si leur guérison, est, sous l'influence des eaux, plus rapide et plus complète.

Ce fait est implicitement exprimé d'une manière affirmative dans la proposition émise par Regnault (2) ; et, en effet, il y a tout lieu de croire qu'il en est ainsi. Mais cela ne suffit pas ; il s'agit encore de savoir s'il n'y a pas des inconvénients ou des dangers à employer le traitement thermal à une époque très rapprochée de l'apoplexie, c'est-à-dire aussitôt que le malade est en état de le supporter.

(1) *Annales de la Société d'hydrologie médicale de Paris*, t. II.

(2) On trouvera des observations dans ce sens, dans Buissard, *Eaux de Lamotte, études cliniques*, 1854.

Ceci est une question de fait et d'observation. Or, Regnault et Caillat déclarent qu'ils n'ont jamais vu d'accidents suivre cette pratique.

Cependant je ne pense pas qu'il faille se hâter d'adopter ces conclusions d'une manière aussi explicite. Il ne suffit pas, pour affirmer qu'une médication n'offre aucun danger, de savoir que, dans un certain nombre de cas, elle n'a point entraîné de conséquences fâcheuses. De Laurès nous apprend qu'à Balaruc on a eu longtemps l'habitude de doucher la tête des paralytiques avec de l'eau minérale à près de 50 degrés centigrades.

Personne assurément ne se fera scrupule de traiter une telle médication de dangereuse, et cependant, si elle eût souvent entraîné des accidents manifestes, elle n'eût pas eu de raison d'exister. L'innocuité absolue du traitement hâtif de paralysies par les eaux minérales, au moins par celles de *Bourbon*, ne paraît donc pas devoir être encore acceptée, malgré l'incontestable valeur des témoignages qui l'appuient.

Il est impossible, d'ailleurs, qu'il n'y ait pas des distinctions à faire entre les différentes apoplexies, au point de vue de l'opportunité d'un traitement thermal immédiat.

Les suites d'apoplexie peuvent être dangereuses, en raison de diverses circonstances.

Quelquefois les malades ne parviennent pas à surmonter l'atteinte profonde subie par le système nerveux.

D'autres fois la lésion cérébrale tend à s'accroître progressivement, ce qui n'arrive guère à la suite de l'hémorrhagie, mais ce qui sert à caractériser une des formes symptomatiques du ramollissement.

D'autres fois, enfin, les phénomènes congestifs qui ont présidé au développement de l'apoplexie ont de la tendance à se reproduire et à redoubler l'apoplexie, pour ainsi dire, ou, s'ils réapparaissent sous une forme moins foudroyante, à amener des infiltrations séreuses, etc.

Il est impossible d'établir le pronostic et d'instituer le traitement d'une apoplexie sans tenir compte de toutes ces circonstances.

La tendance aux congestions nouvelles, par exemple, n'existe pas au même degré chez tous les apoplectiques, par cette raison même que la congestion encéphalique n'a pas pris la même part à toutes les apoplexies. Il est des individus chez qui l'apoplexie (considérée dans son élément anatomique) paraît surtout reconnaître pour cause l'existence d'un travail moléculaire dans la substance cérébrale ou d'une lésion vasculaire; il en est d'autres chez qui l'élément fluxionnaire paraît avoir joué le principal rôle. Or, lorsque Regnault émet cette proposition, si intéressante et si instructive, que moins les apoplectiques ont été traités et saignés en particulier, plus ils ont la chance de guérir, et guérissent rapidement, observation déjà faite par Rousset à *Balaruc* (1), il n'entend pas sans doute en conclure que la saignée doive être absolument proscrite dans toutes les apoplexies.

Nous croyons que bien des difficultés seront surmontées, si l'on veut bien prendre pour base de la conduite à tenir la proposition suivante :

Le traitement thermal est indiqué lorsqu'à la suite d'une apoplexie la marche des symptômes annonce que la lésion cérébrale est en voie de retour ou de réparation.

Ce principe, qui peut n'être pas absolu (qu'y a-t-il d'absolu en thérapeutique ?), tient compte de toutes les circonstances qui peuvent décider de l'opportunité ou de l'inopportunité du traitement thermal.

D'abord il préserve de baser la conduite sur une question de diagnostic, presque toujours fort difficile, souvent impossible à poser. On pense généralement, et l'on a plus d'une fois exprimé, que tout traitement thermal est contre-indiqué dans le ramollissement cérébral. Cette règle ainsi généralisée est erronée. Il est vrai qu'il en est ainsi dans le ramollissement à marche croissante. Mais dans le ramollissement à forme apoplectique, qui simule parfaitement l'hémorrhagie cérébrale, il est tout aussi bien indiqué que dans cette dernière, dès que la maladie paraît être entrée franchement dans la période de retour. Nul doute que, parmi les apoplectiques heureusement traités chaque année à *Bourbon-l'Archambault*, à *Bourbonne* et à *Balaruc*, il n'y ait un certain nombre de ramollissements. Si les eaux minérales étaient contre-indiquées

(1) Rousset, *Eaux thermales de Balaruc, comptes rendus des paralysies, etc.*, 1839, p. 111.

par le seul fait de l'existence d'un ramollissement, il faudrait renoncer à les appliquer à aucune apoplexie.

Si l'on attend, pour commencer le traitement thermal, que la maladie soit entrée dans la période de retour, qui me paraît seule se prêter à son emploi, on se préserve d'appliquer un traitement toujours plus ou moins perturbateur pendant cette première période des apoplexies, toujours pleine de périls, où il importe de ne point troubler les premiers efforts réparateurs de l'organisme, et où les accidents ou complications qui peuvent survenir réclament des moyens prompts, énergiques et auxquels les eaux minérales ne sauraient suppléer.

Combien peut durer cette période? Il est impossible de le fixer par des chiffres. Il est des individus chez qui la maladie prend avec une grande rapidité cette direction que nous exigeons; d'autres chez qui elle tarde à se décider. C'est sans doute à des individus qui se trouvaient dans le premier cas que Regnault a eu plusieurs fois affaire ; c'étaient, pour la plupart au moins, on peut en juger par les quelques développements donnés dans une série d'observations, aes gens de la campagne, sujets chez lesquels l'action curative et spontanée de l'organisme a généralement plus de force et d'empire que chez les habitants des villes.

Dans tous les cas, les assertions de Regnault et les observations de Caillat ne permettent pas de douter qu'il n'y eût beaucoup d'exagération dans la crainte que l'on ressentait en général de livrer à un traitement thermal une hémiplégie très récente, et ce sera faire une part équitable et à la prudence et aux résultats fournis par l'expérience, que de conclure : que le traitement thermal peut être considéré comme opportun dès que la maladie est entrée dans une voie formelle de retour, et en ajoutant que tout porte à croire que plutôt on recourra au traitement thermal, plus celui-ci pourra exercer une influence déterminée sur la marche ultérieure de la maladie

Maintenant, quelle sera cette influence ? Il est évident qu'elle se trouvera toujours bornée par les modifications organiques qui auront déterminé l'apoplexie. Hâter et mener aussi loin que possible le retour des fonctions lésées, voici tout ce qu'on peut demander à un traitement quelconque de l'apoplexie.

Les eaux minérales peuvent encore être usitées à une époque

toute différente, alors que, l'apoplexie ayant suivi ses diverses périodes, il ne reste plus que sa dernière trace, la paralysie.

Or, si l'on se représente que cette dernière n'existe plus qu'en raison d'une lésion indélébile de la substance cérébrale, on comprendra qu'il y a peu de ressources alors à attendre d'un traitement quelconque. On sait combien la strychnine et l'électricité, appliquées à ces paralysies suites d'apoplexies éloignées, sont en général inutilement employées : n'est-il pas probable qu'il en sera ainsi des eaux minérales !

Cependant il est un point de vue sous lequel leur action pourra être invoquée avec raison.

Il ne faut pas seulement considérer, parmi les causes qui entretiennent les paralysies suites d'apoplexie, l'altération cérébrale, kyste, induration ou cicatrice. Il arrive aussi que les fonctions, si profondément troublées au début de la maladie, ne se relèvent qu'incomplètement de l'atteinte qu'elles ont subie, et qu'il faille s'attaquer directement à elles pour leur rendre tout ce qu'elles ont susceptibles de récupérer, placées qu'elles sont sous l'empire de lésions organiques persistantes. Le traitement ordinaire des paralysies suites d'apoplexie tient compte de ces circonstances. Or, les eaux minérales paraissent parfaitement propres à remplir cette indication, et l'on peut croire que la somme de torpeur qu'aura laissée après elle une apoplexie, soit dans l'action cérébrale elle-même, soit dans les nerfs considérés comme agents de transmission, soit enfin dans les muscles et dans l'épanouissement du système nerveux, cédera plus ou moins complètement à leur emploi : les eaux minérales agiraient alors spécialement comme stimulantes.

C'est dans ce but qu'elles peuvent être utilement employées dans les paralysies déjà un peu anciennes. C'est en agissant ainsi que sans doute elles ont opéré les succès qu'on leur a dus alors.

Et comme il est fort difficile, dans la plupart des cas au moins, de distinguer ce qui, dans une paralysie persistante, peut tenir encore à cet état que je désigne, faute d'un terme meilleur, sous le nom de torpeur de l'innervation, mais qui exprime un fait observé par tout le monde, il est extrêmement difficile d'apprécier d'avance ce que l'on en pourra obtenir, ou, en d'autres termes, ce que l'action médicatrice de l'organisme leur aura laissé à faire.

### Traitement

Les eaux *chlorurées sodiques* et les *indéterminées* sont les eaux les plus spéciales dans le traitement des paralysies. Ce sont donc deux formes très différentes de médications.

Suivant l'une, on emploie des eaux très minéralisées, telles que *Balaruc*, *Bourbonne*, *Bourbon-l'Archambault*, *Lamotte*, *Wiesbaden*, etc., suivant l'autre, des eaux faiblement minéralisées, comme *Néris*, *Luxeuil*, *Bourbon-Lancy*, *Plombières*, *Tœplitz*, *Wildbad*, *Gastein*, etc., paraissant agir en grande pratie par l'élévation de leur température.

Du reste, les indications qui ont été exposées, réclamant simplement une double action, excitante te résolutive, s'adressent aux propriétés les plus générales de la médication thermale, plutôt qu'à une action spéciale, propre à telle ou telle classe.

Ce n'est donc pas en vertu d'une spécialisation réelle que les eaux chlorurées sodiques et quelques autres s'appliquent utilement aux paralysies : c'est parce que, parmi toutes les eaux minérales, ce sont elles qui paraissent le mieux s'adapter aux conditions particulières dans lesquelles se présentent habituellement les hémiplégiques.

Les eaux *sulfureuses* sont rangées, en général, parmi les eaux minérales qui conviennent aux paralysies ; mais je pense que c'est à tort. Le contraire semble résulter assez formellement des communications apportées à la *Société d'hydrologie médicale de Paris*, dans la discussion que j'ai déjà citée, et des réticences non moins que des déclarations précises rencontrées dans les monographies sur les eaux sulfureuses.

M. Gaillard affirme cependant que, si les eaux d'*Aix* (Savoie), sont très indiquées dans la paralysie d'origine rhumatismale, elles le sont encore dans celle qui est consécutive à une apoplexie (1). Mais comme il fait consister la cure thermale principalement en douches, celle-ci ne paraît avoir d'autre portée que celle d'une stimulation exercée sur les parties paralysées, à l'instar de tous les procédés balnéo-thérapiques de ce genre.

(1) Gaillard, *Recherches cliniques sur l'action des eaux d'Aix en Savoie dans le traitement des paralysies*, 1861.

Les eaux faiblement minéralisées trouvent surtout à s'appliquer aux paraplégies. Il en sera question plus loin.

A quoi donc les eaux chlorurées sodiques fortes paraissent-elles devoir leur spécialité d'action dans les hémiplégies ou paralysies cérébrales, ou, pour parler des cas les plus ordinaires, les paralysies dépendant d'une altération organique?

Elles paraissent la devoir à leurs propriétés résolutives, qui les distinguent parmi toutes les autres classes d'eaux minérales, et à leur mode excitant qui, tout en s'adressant très activement à la périphérie, réagit peu sur les centres nerveux, comme nous avons déjà eu l'occasion de le remarquer dans d'autres circonstances, et en particulier à propos des maladies de matrice. Il n'en est pas de même des eaux sulfureuses, qui sont des eaux très peu résolutives, en dehors de certaines applications spéciales, et certainement plus stimulantes, au moins pour les eaux sulfurées actives (1). Il faut encore tenir compte de l'action purgative que les eaux chlorurées sodiques exercent à des degrés divers.

Les stations thermales où se fait d'une manière très spéciale le traitement des paralysies hémiplégiques sont celles de *Balaruc*, *Bourbon-l'Archambault*, *Bourbonne* et *Lamotte*.

Ces eaux sont toutes très chaudes, entre 48 et 60 degrés, assez inégalement minéralisées, et présentent : *Bourbon-l'Archambault*, environ 4 grammes ; *Lamotte* et *Bourbonne*, environ 7, et *Balaruc* 9, de principes minéralisateurs, parmi lesquels le chlorure de sodium domine d'une manière absolue.

L'eau de *Bourbon* est la seule qui soit franchement gazeuse étant la senle qui présente une proportion un peu élevée de bicarbonates alcalins. Les eaux de *Bourbonne*, de *Lamotte* et de *Balaruc* sont, de leur côté, formellement bromurées.

Maintenant, entre ces eaux qui, semblables par leurs qualités générales, varient dans une proportion notable pour leur composition, leur qualité gazeuse et leur température, quelle distinc-

(1). M. Aulagnier, médecin militaire, a insisté sur les dangers qui accompagnaient l'usage des eaux de *Baréges* dans les hémiplégies. « Le bien qu'on peut en attendre n'est pas en rapport avec les dangers qu'elles font courir. » (*Mémoires de médecine, de chirurgie et de pharmacie militaires*, t. LI. p. 267 et 290).

tion thérapeutique y a-t-il à faire ? Voici ce qu'on ne saurait dire, attendu que les médecins qui en ont observé les effets ne se sont pas attachés à cette étude comparative et n'ont pas fourni les moyens de suppléer à cette lacune dans leurs observations.

Et pour montrer combien il est difficile d'y suppléer par l'appréciation du médicament lui-même, on peut remarquer que l'eau de *Bourbon-l'Archambault*, qui paraîtrait s'être le mieux prêtée jusqu'ici aux applications de la méthode, pour le traitement des apoplexies récentes, circonstance dans laquelle l'analyse thérapeutique semble faire prévaloir l'indication résolutive sur l'indication stimulante, est précisément celle dans laquelle les éléments chimiques sont en moindre proportion.

Voici quelques renseignements sur la manière dont ces eaux sont administrées.

Le traitement de *Balaruc* était, il y quelques années encore, dirigé suivant des principes tout autres que ceux qui y président aujourd'hui.

Il se composait de cinq ou six bains, pris à plusieurs jours d'intervalle, bains chauds ou tempérés, suivant qu'on les prenait à la source, dans l'eau minérale à sa chaleur native (au delà de 40 degrés), ou bien dans des baignoires, avec l'eau minérale refroidie (1). Des douches très chaudes, combinées avec le massage, le tout assez brutalement administré, et l'usage de l'eau à l'intérieur, complétaient le traitement.

M. Le Bret suivait une marche toute différente. Il faisait un usage très restreint des douches et employait surtout les bains et l'eau minérale à l'intérieur. Les bains, pris à 28 ou 30 degrés centigrades, n'étaient eux-mêmes commencés qu'après que l'eau minérale, prise pendant quelques jours, à la dose de quatre à six verres, avait produit un effet laxatif, lequel se continue en général pendant toute la durée du traitement, et va quelquefois jusqu'à la superpurgation. Quelques douches, cinq ou six, étaient prises, à la fin du traitement, à une température modérée. M. Le Bret ne s'attachait pas à les adresser aux membres paralysés, mais les dirigeait surtout sur les extrémités inférieures, tandis que la tête était couverte d'applications froides.

Sous l'influence d'un pareil traitement, M. Le Bret n'a jamais vu

(1) Rousset, *Eaux thermales de Balaruc (comptes rendus)*, Montpellier, 1839.

survenir de ces accidents congestifs, quelquefois mortels, qui, sous le régime précédent, se montraient de temps en temps à *Balaruc*. Mais il a obtenu des résultats très satisfaisants, au point de vue de la diminution de la paralysie, rapide et évidemment dépendante du traitement et persistante dans les périodes consécutives (1).

Innocuité absolue, et résultats aussi effectifs que possible vis-à-vis d'accidents de cette nature, telles sont les conséquences de ce mode de traitement près des eaux de *Balaruc*.

A *Bourbon-l'Archambault*, le traitement, au début, est essentiellement dérivatif et révulsif. Les douches ascendantes, l'eau thermale mélangée d'eau de *Jonas* (ferrugineuse et froide) en boisson, la douche tempérée sur les extrémités en même temps que des irrigations froides sur la tête, le massage, les cornets (ventouses dont on fait un grand usage à *Bourbon*) à la nuque et le long des membres, en font généralement partie.

« Les hémiplégies et les paralysies générales suite d'apoplexies, dont le nombre est si considérable à *Bourbon*, ajoute Regnault, exigent dans l'application des eaux thermales le plus grand discernement et la plus vigilante circonspection ; le plus souvent, en effet, il y a là à combattre non-seulement la maladie actuelle, mais une tendance continuelle à la récidive (2). »

Caillat formule ainsi le traitement thermal de *Bourbon-l'Archambault* dans les hémiplégies : « Boisson d'eau thermale, de 1 à 4 verres par jour ; bain de piscine, de 34 à 35 degrés centigrades pendant dix minutes ou un quart d'heure ; douches sur les membres paralysés, de dix minutes à une demi-heure, d'une hauteur de 2 mètres, et de 33 à 34 degrés ; bains de jambes le soir, dans l'eau minérale, de 44 à 47 degrés (3). »

Sur 390 hémiplégies, par suite d'apoplexie, 26 ont été complètement guéris, 317 ont été notablement soulagés, et 47 traités sans succès ; un seul a succombé pendant le traitement (Regnault).

A *Bourbonne*, on emploie surtout les douches. « Je m'en tiens presque exclusivement aux douches, dit Villaret, à la température

(1) *Annales de la Société d'hydrologie médicale de Paris*, t. II, p. 59.
(2) Regnault, *Précis sur les eaux de Bourbon-l'Archambault*, 1842, p. 54.
(3) *Annales de la Société d'hydrologie médicale de Paris*, t. II, p. 84.

de 32 à 33 degrés centigrades, et dont la durée ne dépasse guère vingt à vingt-cinq minutes (1). »

« La douche, dit M. Renard, est la forme la plus efficace de l'administration de nos eaux (2). »

Un semblable traitement est plutôt balnéothérapique que médicamenteux, et il est permis de se demander quelle part y prennent les propriétés des eaux de *Bourbonne* elles-mêmes. Villaret combinait avec les douches le massage des parties paralysées et l'électricité.

Les deux auteurs que je viens de citer font sans doute quelque usage des bains, mais frais et de peu de durée. Villaret faisait prendre l'eau minérale en boisson, à la dose de 4 ou 5 verres par jour. M. Renard paraît redouter davantage l'action excitante de ces eaux à l'intérieur, et ne compte pas beaucoup sur leur action laxative, car il recommande d'entretenir la liberté du ventre par de légers purgatifs.

Il résulte de tout cela que l'eau minérale de *Bourbonne* ne saurait être considérée par elle-même comme très efficace dans le traitement des hémiplégies. M. Mathieu est encore plus explicite à ce sujet. Il n'a constaté dans ce traitement que des insuccès (3), et croit qu'il n'est applicable « qu'à la suite d'une hémorrhagie cérébrale légère, après résorption complète, et lorsque la paralysie n'existe plus par compression, mais par habitude. » Ceci est peut-un peu exagéré. Cet auteur n'a du reste séjourné à *Bourbonne* que pendant un temps insuffisant pour se prononcer d'une manière absolue.

Les eaux de *Lamotte* sont administrées sous une forme assez particulière, et que nous retrouverons surtout en parlant des paraplégies, c'est-à-dire à une température très élevée, en bains et en douches, avec sudation.

M. Buissard n'a pas exposé les règles de ce traitement, mais il a publié une série d'observations qui permettent de l'apprécier exactement. Ces observations portent sur des hémiplégies consécutives à des attaques d'apoplexie, datant la plupart de six à dix-

(1) *Eod. loc.*, t. II, p. 98.

(2) *Eod. loc.*, p. 104.

(3) Mathieu, *Des eaux thermales de Bourbonne et de leurs effets thérapeutiques*, thèse de Paris, 1853, p. 24 à 27.

huit mois, et de causes variées, ou plutôt inappréciées, dans la plupart des cas. Les malades étaient soumis, en général, à l'usage de bains de 35 à 37 degrés centigrades, d'une durée de trois quarts d'heure ou moindre, et de six à douze douches générales de 45 à 48 degrés, suivies d'emmaillotement dans une couverture de laine et de sudation. Pendant ce temps, ils prenaient l'eau minérale à la dose de quelques verres, avec un effet purgatif quelquefois très considérable.

Sur 14 hémiplégiques dont l'histoire est rapportée, 4 ont été guéris, 5 très soulagés, 3 un peu soulagés, et 2 n'ont obtenu aucun effet appréciable (1). Il n'est nullement question d'accidents, et les contre-indications ne sont pas davantage signalées.

Les eaux de *Niederbronn* se distinguent des précédentes en ce qu'elles sont froides, et, quoique plus faiblement minéralisées, elles sont plus formellement laxatives. Il paraît, en effet, que les propriétés laxatives des eaux chlorurées sodiques sont loin de se trouver en rapport exact avec leur degré de minéralisation générale, ou en chlorure.

Kuhn préconise, dans tous les états congestifs de l'encéphale et dans les paralysies suites d'apoplexie, la méthode laxative dans sa plus simple expression, c'est-à-dire l'usage interne de l'eau minérale à dose modérée.

Il n'admet les bains et les douches que dans des cas exceptionnels, et à part, de peur d'exercer une action perturbatrice en employant simultanément tous ces moyens ; les bains seulement à mi-corps, et au-dessous de la température indifférente (2).

On voit que les traitements mis en usage auprès de chacune de ces stations thermales diffèrent beaucoup entre eux. La plupart ne répondent que très imparfaitement, et d'une manière toute artificielle, aux indications que nous avons posées : action résolutive et excitante.

Dans trois d'entre elles : *Niederbronn*, *Balaruc* et *Lamotte*, l'action purgative des eaux est mise à profit, et paraît, à *Niederbronn*, constituer le fond même du traitement. Elle se combine, à *Lamotte*, avec des sudations. Ce n'est qu'à *Balaruc* que nous lui voyons prendre part à un traitement thermal proprement dit

(1) Buissard, *Eaux thermales de Lamotte, études cliniques*, 1854, p. 77.
(2) Kuhn, *Les eaux laxatives de Niederbronn*, 1854, p. 141.

A *Lamotte*, en effet, c'est en réalité un traitement hydrothérapique par l'eau chaude. La sudation dans le maillot suit le bain et la douche, comme dans l'hydrothérapie par l'eau froide. Seulement, dans celle-ci, la sueur s'obtient par l'effet d'une réaction consécutive qui n'a pas lieu dans le premier cas, où la sudation est la conséquence directe et immédiate des moyens usités.

A *Bourbonne*, on n'emploie guère que la douche ; l'usage de l'eau minérale en boisson paraît tout à fait secondaire. A peine peut-on dire que ce soit là un traitement thermal. Ce traitement est beaucoup plus complet à *Bourbon-l'Archambault*, bien que la douche y tienne encore une grande place.

Nous pouvons donc caractériser ainsi ces différents traitements :

*Balaruc.* — Traitement thermal proprement dit, bains tempérés, eau minérale en boisson, peu de douches, action purgative.

*Bourbon-l'Archambault.* — Douches, douches ascendantes, ventouses, eau minérale en boisson, bains de courte durée.

*Bourbonne.* — Usage de l'eau en boisson, mais surtout et presque exclusivement en douches.

*Lamotte.* — Hydrothérapie chaude; bains et douches à température élevée, sudation, eau minérale en boisson ; action purgative.

*Niederbronn.* — Usage interne de l'eau minérale ; action purgative.

Si l'on cherche maintenant à apprécier ces divers traitements, il semble que ceux qui se recommandent le plus sont ceux où la médication présente elle-même les caractères les plus complets d'une médication thermale : ainsi *Balaruc* et *Bourbon-l'Archambault.*

Il est évident que les eaux de *Niederbronn*, administrées comme il vient d'être dit, ne peuvent exercer une action bien radicale sur les organes lésés dans leur texture ou dans leurs fonctions. Elles paraissent convenir aux individus très disposés aux congestions actives, et chez qui un traitement dérivatif se trouve indiqué avant tout.

Il est difficile de se prononcer au sujet du traitement subi à *Lamotte*. Au premier abord l'usage de bains et de douches à une température aussi élevée chez des apoplectiques paraît un peu effrayant : il est vrai que l'action purgative et la sudation doivent exercer une dérivation très énergique. Néanmoins il me paraît difficile d'approuver en principe une médication aussi formellement perturbatrice, dans des cas de ce genre. Quant aux résultats effectifs du traitement, j'ai déjà fait remarquer que ce ne sont pas les quatorze observations de M. Buissard qui peuvent édifier suffisamment sur ce sujet.

Les médecins de *Bourbonne* paraissent eux-mêmes assez peu satisfaits de la médication qu'ils emploient à la suite des apoplexies. Ils semblent ne l'administrer qu'avec crainte : M. Renard redoute même l'usage interne de l'eau minérale, et s'en tient à peu près aux douches.

Je ne puis m'empêcher d'opposer à cette pratique de *Bourbonne* celle de *Bourbon-l'Archambault* et de *Balaruc*. Ces deux dernières stations thermales sont celles où le traitement se trouve employé de la manière la plus simple et la moins artificielle, *Balaruc* surtout, où les douches sont peu usitées, tandis qu'elles tiennent une assez grande place à *Bourbon*. Or il semble que ce soit précisément à *Balaruc* et à *Bourbon* que les eaux soient employées avec le plus de sécurité et avec les résultats les plus satisfaisants. Ce sont surtout les médecins de *Bourbon* et de *Balaruc*, Regnault et M. Le Bret, qui conseillent le traitement thermal à une époque rapprochée de l'attaque.

## II

### PARAPLÉGIE

La *paraplégie* comporte, d'une manière générale, l'idée d'une paralysie dépendant d'une altération de la moelle épinière, comme l'*hémiplégie* d'une paralysie dépendant d'une altération cérébrale. Mais il y a de grandes différences entre les paralysies spinales et les paralysies cérébrales.

Envisagées au point de vue des lésions anatomiques siégeant dans les organes centraux de l'innervation, nous trouvons un premier contraste.

La plupart des lésions cérébrales, sous la dépendance desquelles existent des hémiplégies, possèdent une tendance très déterminée à se circonscrire et à se réparer. Ceci s'applique aux hémorrhagies et aux ramollissements encéphaliques, cause ordinaire des hémiplégies persistantes.

Les lésions organiques de la moelle spinale n'offrent pas la même tendance. On rencontre bien dans la moelle des ramollissements ou des indurations qui ont pu s'arrêter dans leur marche; mais il est très rare que ces altérations présentent ces caractères de réparation ou de cicatrisation dont le cerveau nous montre chaque jour des vestiges.

Les hémiplégies et les paraplégies offrent des contrastes encore bien plus tranchés dans leur pathogénie.

Les hémiplégies dépendent presque toujours d'altérations organiques formelles de l'encéphale, on pourrait dire toujours, tant sont rares les exceptions.

Les paraplégies, au contraire, se montrent très fréquemment à titre de lésions purement fonctionnelles, dans lesquelles on doit souvent faire intervenir la moelle spinale elle-même, sans qu'il soit permis de supposer une altération matérielle définissable de cet organe. Nous devons ajouter que, grâce à l'incertitude qui plane encore sur les fonctions de la moelle épinière, il n'est pas toujours facile de discerner si la paraplégie doit être rapportée à la moelle elle-même ou simplement aux nerfs qui en dérivent.

Il résulte de là que les hémiplégies, paralysies cérébrales, peuvent toujours se définir par la lésion organique à laquelle on les rapporte, tandis qu'un certain nombre de paraplégies ne peuvent se définir que par les causes qui leur ont donné naissance.

Il résulte encore de là que, dans l'hémiplégie, les effets du traitement se trouvent nécessairement bornés par la présence d'une lésion organique ineffaçable, tandis que dans un grand nombre de paraplégies il n'y a rien de semblable, et que le traitement ne rencontre précisément dans son action aucun obstacle nécessairement insurmontable.

Enfin une dernière considération peut résumer ce qui précède : c'est que le traitement thermal est surtout symptomatique dans l'hémiplégie, et surtout étiologique, ou mieux pathogénique, dans la paraplégie.

On sait combien l'histoire des maladies de la moelle épinière est imparfaite, et l'étude des paraplégies difficile.

L'histoire de l'application des eaux minérales à la paraplégie, bien plus féconde en résultats que leur application à l'hémiplégie, s'en est ressentie : elle est fort peu précise et en général très brièvement traitée par les auteurs.

Je reproduirai les renseignements que j'ai pu rassembler, en y ajoutant quelques notes que M. Le Bret a bien voulu me communiquer.

*Paraplégie rhumatismale.* — La *paraplégie rhumatismale* est une de celles qui réclament avec le plus de certitude la médication thermale. Ce que je dirai ici de son traitement peut s'appliquer parfaitement à toutes les paralysies partielles qui peuvent se développer sous une influence rhumatismale.

Les eaux de *Tœplitz* (Bohême) jouissent, en Allemagne, d'une grande réputation dans le traitement des paralysies de ce genre. Il est donc intéressant de savoir sous quel point de vue leur action thérapeutique est envisagée dans un ouvrage fort estimable, consacré à cette médication spéciale : « Le principal rôle (dans le traitement des paralysies par les eaux de *Tœplitz*), dit le docteur Schmelkes, appartient à la température. Pour que la paralysie soit surmontée, alors qu'il faut réveiller et activer l'innervation motrice, dans les cas de production morbide rhumatismale et goutteuse interrompant l'action d'un courant nerveux isolé, pour stimuler les fonctions de la peau, c'est de leur haut degré de température que ces eaux tirent leur efficacité renommée (1). »

Cet auteur insiste sur l'influence exercée par les bains pris au dessus de la température ordinaire du corps, et principalement sur « les éclatants résultats » que l'on obtient à la piscine, où l'eau se trouve de 35 à 36 degrés R., et à laquelle, ajoute-t-il, « *Tœplitz* doit en grande partie son renom dans le traitement des paralysies. » A propos du choix qu'on pourrait faire entre les diverses sources avoisinant Tœplitz, il dit, en propres termes, que « l'efficacité de toutes les eaux identiques et leur action diverse doivent se caractériser d'après leurs différents degrés de chaleur (2), » et il insiste beaucoup sur la préférence à donner à la température acquise dans le sein de la terre, par rapport à celle qu'on obtient artificiellement.

L'administration des bains est ainsi formulée :

(1) Schmelkes, *Tœplitz gegen Lähmungen (Tœplitz contre les paralysies)*, Dessau, 1855, p. 71.

(2) *Eod. loc.*, p. 72.

Bain de 28 à 30 degrés Réaumur, simple excitation de la peau, une demi-heure de durée ; bains au-dessus de 30 degrés Réaumur, stimulation vive, quinze minutes au plus.

Du reste, le docteur Schmelkes tient compte des circonstances individuelles : idiosyncrasie, tempérament, menaces de congestions, d'hémorrhagies, soupçon d'altérations organiques, hyperesthésie, etc., d'après lesquelles on doit graduer la température des bains avec circonspection.

Le rôle que l'on attribue, à *Tœplitz*, à la température élevée des eaux, est digne de remarque : les passages que je viens de citer ne s'appliquent pas, du reste, exclusivement au traitement de la paralysie rhumatismale, mais au traitement des paralysies en général. Je rappellerai ici ce que j'ai rapporté plus haut de la pratique également suivie à *Tœplitz* dans le traitement de la goutte (1), pratique qui semble ne s'attacher à mettre en jeu que la thermalité des eaux.

Bertrand ne conseillait que des bains tempérés aux hémiplégiques qu'il avait à traiter au *Mont-Dore*. Mais dans les paralysies rhumatismales, en général des paraplégies, il ne craignait pas d'employer le *grand bain* de 39 à 42 degrés centigrades (2).

Que cette thermalité soit mise en œuvre dans un but thérapeutique, rien de mieux ; mais je pense qu'il serait inexact de ne considérer qu'elle seule et de faire abstraction de l'eau minérale, bien qu'il ne s'agisse en ce moment que d'une eau faiblement minéralisée, ainsi que celles qui seront mentionnées tout à l'heure. Lorsque le docteur Schmelkes faisait une remarque qui paraît très juste, au sujet de la préférence à donner à la température native des eaux minérales sur une température artificiellement obtenue, il est vraisemblable qu'il faisait allusion, non pas à un caractère spécifique attaché à la température propre des eaux, mais à l'intégrité de celles-ci, qu'altère toujours à un certain degré leur élévation artificielle de température, quel que soit le procédé mis en usage.

Les eaux minérales appropriées au rhumatisme peuvent être considérées comme généralement applicables aux paralysies rhumatismales, en ayant très scrupuleusement égard aux indications

(1) Voy. page 335.

(2) Bertrand. *Recherches sur les propriétés des eaux du Mont-Dore*, 1823, p. 421.

qui ont été développées au chapitre du *Rhumatisme*. Ce sont à peu près les seules paralysies auxquelles conviennent les eaux sulfurées. Les médecins d'*Aix-en-Savoie* repoussent les paralysies du cercle d'application de ces eaux, et ne font d'exception que pour les paralysies rhumatismales (1). Mais ce sont surtout des eaux assez analogues à *Tœplitz* qui paraissent indiquées ici, telles que le *Mont-Dore*, *Chaudesaigues*, *Luxeuil*, *Bourbon-Lancy*, *Dax*, *Plombières*, etc.

« Les paralysies de cause rhumatismale, si fréquentes dans nos montagnes, dit Bertrand, sont celles contre lesquelles les eaux du *Mont Dore* réussissent le mieux. Ce sont ordinairement des sueurs abondantes, ou le retour des anciennes douleurs, qui sont les avant-coureurs du rétablissement. Souvent encore, dans des cas analogues, comme dans les paralysies cutanées, j'ai vu des plaques d'un aspect inflammatoire ou des éruptions de différente nature se manifester sur les membres perclus, quelquefois avec des symptômes fébriles, qui n'empêchent pas, à moins qu'ils ne soient très forts, de continuer le traitement (2). » M. Rérolle parle également de paralysies « déterminées par une métastase rhumatismale ou herpétique, et dans le traitement desquelles le médecin peut et doit employer sans crainte toute l'activité, toute la puissance des eaux minérales (3). » M. Révillout rapporte une observation de *paralysie universelle*, due à un très grand froid, et datant de huit mois chez un individu de trente-deux ans, laquelle, ayant été inutilement traitée par les bains *tempérés à Luxeuil*, fut radicalement guérie par les bains *chauds* (4). A *Plombières*, le traitement est dirigé, dans les paralysies rhumatismales, de manière à obtenir des sueurs abondantes (5).

Ces citations, si courtes qu'elles soient, sont instructives. Elles nous apprennent que l'élévation de la température est la condition essentielle de réussite des eaux minérales dans le traitement de la paralysie rhumatismale. N'est-ce pas pour cela que les eaux

(1) Blanc, *Rapport sur les eaux thermales d'Aix-en-Savoie*, 1856, p. 46. — Vidal, *Essai sur les eaux d'Aix en Savoie*, 1854, p. 77.

(2) Bertrand, *loc. cit.*, p. 121.

(3) Rérolle, *Notice sur les eaux de Bourbon-Lancy*, 1849, p. 59.

(4) Revillout, *Recherches sur les propriétés des eaux de Luxeuil*, 1838, p. 112.

(5) L'héritier, *Eaux de Plombières, clinique médicale des paralysies*, 1854, p. 259.

les moins minéralisées paraissent suffisantes, et même préférables aux autres, dans ces sortes de traitements?

*Paralysie hystérique.* — Suivant M. Le Bret, la *paralysie hystérique*, et, d'une manière générale, toute paralysie *névropathique*, doit être bannie des eaux excitantes (notes inédites), c'est-à-dire des eaux chlorurées actives.

« Les paralysies hystériques, dit M. Helfft, comptent pour beaucoup dans le nombre des maladies traitées aux stations thermales, et s'y présentent sous des formes variées. » L'auteur allemand désigne sous ce titre non seulement des névroses essentielles, mais tout dérangement de l'innervation dépendant des états morbides de l'utérus. Il recommande dans les cas de ce genre *Ems*, *Landeck* et *Plombières*, et, lorsque la chloro-anémie domine les accidents, les sources ferrugineuses de *Pyrmont* et de *Spa* (1). La paralysie hystérique proprement dite n'a pas trouvé de place dans le résumé de la clinique de *Plombières* publié par M. Lhéritier. Cet auteur rapporte seulement, sous la dénomination *d'irritation spinale*, une série d'observations présentant des phénomènes névropathiques, quelquefois hystériformes, et liés à des troubles fonctionnels ou organiques de la matrice (2).

M. Raoul Leroy (d'Étiolles) conseille les eaux minérales sulfureuses dans la paraplégie hystérique ou chloro-hystérique, et s'arrête en particulier sur l'efficacité des eaux de *Barèges* dans les paralysies, et les paralysies rhumatismales surtout (3). Je ne doute pas que la plupart des eaux sulfurées des Pyrénées ne puissent être utilement appliquées au traitement des paralysies rhumatismales : mais il ne faut pas se hâter d'en déduire leur indication dans les paralysies hystériques. Le même traitement ne saurait convenir dans les deux cas, et *Barèges*, en particulier, me paraît devoir être tout à fait écarté de ces dernières. C'est seulement à *Saint-Sauveur*, à *Barzun-Barèges*, au *Petit-Saint-Sauveur* de *Cauterets*, à *Molitg*, *Olette* peut-être, enfin aux sources de ce genre, qu'il peut être permis d'adresser de semblables para-

(1) Helfft, *Handbuch der Balneotherapie*, p. 406.

(2) Lhéritier, *loc. cit.*, p. 138.

(3) Raoul Leroy (d'Étiolles), *Des paralysies des membres inférieurs, ou paraplégies*.

lysies; mais je doute que celles-ci même se trouvent aussi bien appropriées à ces sortes de paralysies que les indéterminées.

*Schlangenbad* est très conseillé dans l'hystérie et toutes les affections hystériques (1), mais je ne sais si l'on peut y trouver une médication suffisante dans la paraplégie hystérique.

*Paraplégie essentielle des enfants.* — M. Le Bret a obtenu à *Balaruc* des résultats très remarquables dans les *paraplégies* dites *essentielles de l'enfance*, quoique ayant presque toujours succédé à une affection de forme convulsive.

« Ces paraplégies, dit M. Le Bret, que je cite textuellement, s'adressent essentiellement à la propriété reconstituante des eaux chlorurées sodiques chaudes, qu'on peut alors utiliser dans leur double influence *thermale* et d'excitation par rapport à l'innervation suspendue ou troublée.

» Il y a alors une véritable lésion périphérique du système nerveux encéphalo-rachidien. Peut-être aurait-on théoriquement affaire ici à l'action réflexe, sujet encore peu abordable en présence des contradictions que les doctrines de Ch. Bell et les expériences de Brown-Séquard soulèvent sur les fonctions de la moelle.

« Toujours est-il qu'en prenant la paralysie essentielle des enfants pour type des résultats obtenus dans une série de faits plus ou moins analogues, on est frappé de la rapidité avec laquelle la sensibilité tactile et la motilité se recouvrent par l'usage, en bains et en douches, des eaux chlorurées sodiques, alors même, comme j'en ai vu un exemple, que des moyens *purement excitants*, boutons de feu, électrisation, strychnine, avaient complètement échoué. C'est même là un fait bien probant en faveur de la médication thermo-minérale, laquelle, en pareille circonstance, a le bénéfice de ne provoquer aucune surexcitation fâcheuse. » (*Notes inédites 1863*).

Cette appropriation des eaux de *Balaruc*, et, sans doute, d'eaux minérales analogues au traitement de la paralysie essentielle des enfants, est intéressante à rapprocher des résultats contraires que l'on obtiendrait de ces mêmes eaux dans la paralysie hystérique.

*Paraplégies par épuisement.* — Je range sous cette dénomi-

(1) *Traité des eaux minérales du duché de Nassau*, p. 172.

nation certaines paralysies qui ne peuvent être définies que par un usage en excès, et par suite un véritable épuisement du système nerveux. Ainsi les paraplégies suite d'excès vénériens, certaines paralysies séniles, ou encore de ces paralysies liées à certaines cachexies, comme le *scorbut de l'armée d'Orient*, si bien étudié par M. Le Bret (1), ou bien ce que les Anglais ont décrit sous le nom de *maladie de la tranchée*, et qui peuplait les hôpitaux de la Crimée et de Constantinople de sujets épuisés par un excès de veilles et de travaux.

Dans ces derniers cas, les eaux chlorurés sodiques fortes réussissent parfaitement. M. Le Bret a observé à *Balaruc* ce que Galien et Pline avaient désigné du nom de *scélotyrbe*, « une espèce de paralysie dans laquelle le malade, ne pouvant marcher droit, est obligé en marchant de tourner le corps ou de gauche à droite ou de droite à gauche : souvent même il ne saurait lever le pied ; mais il le traîne comme lorsqu'on a à monter quelque pente roide. » Strabon appelait également ainsi la privation de l'usage des jambes chez les soldats scorbutiques.

Voici sous quelle forme M. Le Bret administrait les eaux de *Balaruc* dans les cas de ce genre : bains de piscine, de 38 à 40 degrés, ou plutôt immersions, depuis quelques secondes de durée jusqu'à quinze ou vingt minutes au plus ; au sortir du bain, chaque malade était enveloppé d'une couverture de laine, et transporté, s'il ne pouvait marcher, dans son lit, où il ne tardait pas à ressentir les effets d'une forte réaction. Les douches n'ont pas été fréquemment utilisées, et l'eau en boisson n'a dû être prescrite qu'à très petites doses aux individus très cachectiques (2).

Il est possible que les eaux sulfurées soient utilement applicables aux cas de ce genre.

Les *paralysies séniles* sans lésion organique, caractérisées par un affaiblissement général de la contractilité, surtout prononcé aux membres inférieurs, avec paralysie de la vessie et du rectum, sont quelquefois remarquablement modifiées par les eaux chlorurées sodiques fortes : il se fait alors une véritable restauration de l'organisme. M. Le Bret possède plusieurs observations de ce genre,

(1) *Annales de la Société d'hydrologie médicale de Paris*, t. III, p. 194.
(2) *Eod. loc.*, p. 216.

recueillies à *Balaruc*, et très frappantes pour la netteté des résultats obtenus.

Les eaux chlorurées sodiques fortes paraissent mieux indiquées alors que les eaux faibles, assez généralement recommandées dans les cas de ce genre.

Quant aux paraplégies consécutives aux *excès vénériens*, il a paru résulter des communications adressées à la *Société d'hydrologie médicale de Paris*, dans la discussion déjà plusieurs fois citée, que les eaux minérales étaient assez généralement impuissantes contre elles.

M. Helfft recommande alors les eaux *réputées indifférentes (indifferenten thermen)*, telles que *Wildbad*, *Gastein*, *Pfeffers* et *Ragatz*, analogues à nos eaux de *Plombières*, *Néris*, *Luxeuil*, *Bourbon-Lancy*, etc., Dans ces localités, ajoute M. Helfft en parlant des stations de l'Allemagne, l'air vivifiant des montagnes contribue à la réparation de l'organisme (1).

Il faut distinguer ici les cas où il existe des pertes séminales de ceux où l'on n'a affaire qu'à un simple affaiblissement du système nerveux.

Dans cette dernière circonstance, si les accidents ne sont pas de trop ancienne date, si la paraplégie n'est pas absolue, si la constitution originelle était bonne, la médication thermale peut réussir. Mais lorsque des pertes séminales viennent compliquer la paralysie, il faut compter fort peu sur leur action, malgré les récits merveilleux que l'on a répandus sur les résurrections opérées à *Wilbad* et à *Gastein*.

Quelques résumés d'observations communiqués par MM. Gillebert d'Hercourt et Boulay donneraient à penser que l'hydrothérapie présente alors des ressources beaucoup plus puissantes que les eaux minérales (2).

Nous ne possédons que fort peu de renseignements sur les paraplégies qui se montrent liées à la cachexie *syphilitique*. Nous noterons seulement que M. le Bret n'a obtenu en pareil cas aucun résultat des eaux de *Balaruc*, et que M. Helfft n'en parle que pour constater l'impuissance des eaux minérales à leur égard. Il

(1) Helfft, *loc. cit.*, p. 405.
(2) *Annales de la Société d'hydrologie médicale de Paris*, t. II, p. 328 et 212.

est évident que, dans de pareilles circonstances, la première indication consiste à épuiser les ressources du traitement spécifique, et que les eaux minérales ne sauraient suppléer en rien à ce dernier.

Il faut encore mentionner ici les paraplégies consécutives aux *fièvres graves*. Il est probable qu'un grand nombre d'eaux minérales, chlorurées sodiques fortes, sulfurées, ou bien faiblement minéralisées, mais d'une haute thermalité, seraient utilement applicables ici. M. Bertrand employait le *grand bain*, au *Mont-Dore* (de 38 à 40 degrés), dans les paralysies consécutives aux fièvres éruptives, vermineuses, gastro-adynamiques (1). Il est probable que *Plombières*, *Dax*, *Bourbon-Lancy*, *Tœplitz*, ne seraient pas moins efficaces que le *Mont-Dore*. Les eaux de cette catégorie paraissent les mieux indiquées, lorsque le traitement thermal sera employé à une époque encore rapprochée de la maladie primitive. Il est bon de s'abstenir d'une médication trop énergique, alors que le système tout entier vient d'être aussi profondément altéré. Les eaux de *Bagnoles* (Orne) paraissent avoir été plusieurs fois employées en pareil cas avec grand succès (2).

Mais si la maladie primitive date d'une époque un peu éloignée et que l'on n'ait plus affaire qu'à une paralysie persistante, il y aura tout avantage à recourir d'abord aux eaux chlorurées sodiques fortes, *Balaruc*, *Bourbonne*, *Bourbon-l'Archambault*, *Lamotte*, *Uriage*, *Wiesbaden*, *Kissingen*, etc.

Les paralysies *métalliques*, saturnines, mercurielles, arsénicales, peuvent être très avantageusement traitées par les eaux *chlorurées sodiques* ou les eaux *sulfureuses* à haute température. M. Wetzlar a obtenu d'excellents résultats des eaux d'*Aix-la-Chapelle* (3).

*Paraplégies suites de couches.* — On rencontre dans les auteurs allemands quelques passages intéressants sur ce sujet; je les reproduirai à titre de documents.

« Dans les paralysies des extrémités inférieures, dit le docteur Helfft, dues à quelque cause traumatique ou succédant à l'accouchement, comme résultant de la pression de la tête dans un bassin

(1) Bertrand, *Recherches sur les propriétés des eaux du Mont-Dore*, p. 421.
(2) *Annales de la Société d'hydrologie médicale de Paris*, t. III, p. 328.
(3) Wetzlar, *Traité pratique des propriétés curatives des eaux d'Aix-la-Chapelle*, Bonn, 1856, p. 50.

étroit, soit que la maladie paraisse dans les derniers mois de la grossesse, soit qu'elle coïncide avec le travail ou lui soit consécutive à plus ou moins de distance, parmi tous les moyens qu'on peut opposer ici, les eaux minérales rendent de grands services, comme rappelant l'énergie motrice. Les eaux de *Tœplitz* ont en particulier acquis une grande réputation dans de telles circonstances, et sont fort prônées par le professeur Siebold. Si la guérison n'est pas toujours obtenue, les malades sont du moins améliorées par le traitement thermal.

» Schmelkes a vu une paralysie des extrémités inférieures, survenue après un accouchement laborieux, disparaître complètement au moyen de dix-sept bains. Dans un second cas, après un travail pénible, pendant lequel la tête volumineuse de l'enfant était restée enclavée dans un bassin étroit, une paralysie des membres inférieurs existait avec inflexion des genoux, tuméfaction œdémateuse et douloureuse au niveau du creux poplité, accidents qui persistèrent sans changement pendant neuf mois. La contracture cessa dès les premiers bains ; successivement la sensibilité se réveilla, et avec elle le mouvement volontaire. Au bout d'un traitement de huit semaines, la malade put retourner à son pays natal, sans béquilles.

» B... a observé à *Landeck* une malade qui, quatre ans auparavant, était devenue paraplégique à la suite de ses premières couches, et qui depuis était encore accouchée deux fois. Ce médecin a rencontré, dans tous les cas de ce genre, un trouble très prononcé de la sensibilité, se traduisant par des attaques convulsives pour la moindre cause d'irritation. Les évacuations alvines sont généralement paresseuses, mais la miction de l'urine n'est point troublée. Il y a en même temps défaut de nutrition dans les extrémités. Les menstrues apparaissent régulièrement, mais toujours mêlées à des flueurs blanches.

» Schmelkes insiste sur ce que le traitement thermal doit être administré après que la contractilité électro-musculaire, profondément altérée ou tout à fait perdue, est de nouveau reconquise. Les malades doivent d'abord être soumises à la faradisation, et ensuite aux bains. Cet auteur développe l'avantage d'une telle pratique, qui rend aux muscles atrophiés leurs conditions normales de texture et d'aptitude fonctionnelle, et permet alors d'agir plus efficacement sur l'innervation (1). »

*Paraplégies symptomatiques d'une lésion organique de la moelle épinière.* — Ce sujet est assurément celui sur lequel il nous est le plus difficile de présenter quelque chose de formel. Comment établir les indications de la médication thermale d'après l'état pathologique de la moelle elle-même, alors que le diagnostic en est si difficile à préciser ? Si les eaux minérales produisent si souvent des résultats considérables dans les paraplégies, c'est précisément parce que celles-ci ne se relient pas, dans le plus grand nombre des cas, à une altération de la moelle elle-même ; mais, lorsqu'il existera quelque chose de semblable, quelle pourra être l'issue du traitement ?

Les monographies sur les eaux minérales mentionnent souvent les résultats heureux de traitements adressés à des cas d'irritation spinale, de congestion spinale, de myélite surtout. Mais le diagnostic de ces états morbides est le plus souvent fort difficile. On peut presque dire que chacun entend à sa manière l'irritation ou la congestion spinale ; et, quant à la myélite, nul doute qu'on n'en ait souvent appliqué la dénomination à des cas de rhumatisme où l'existence d'un état d'inflammation chronique de la moelle n'était rien moins qu'avérée.

Les eaux minérales paraissent généralement contre-indiquées dans les cas où l'abolition du mouvement peut être attribuée à une cause mécanique : déplacement des vertèbres, tumeurs intra ou extra-rachidiennes, etc. Cependant M. Lhéritier rapporte quelques observations, en fort petit nombre, il est vrai, où les eaux de *Plombières* ont été employées avec avantage dans des paraplégies dépendant de déviations rachidiennes ou de caries vertébrales (2). Ces faits sont à noter, mais ne permettent encore de rien conclure.

Schmelkes considère l'existence d'hyperesthésie comme le fait le plus propre à déterminer la contre-indication des eaux minérales.

M. Le Bret a assez nettement indiqué les conditions d'application des eaux minérales dans la myélite :

A la suite de certaines myélites aiguës, régulièrement et effi-

(1) Helfft, *loc. cit.*, p. 410.
(2) Lhéritier, *loc. cit.*, p. 101 et 117.

cacement traitées par les moyens thérapeutiques habituels, lorsqu'il reste un défaut d'harmonie dans la locomotion, ou, pour ainsi dire, un manque d'équilibre entre le système musculaire de relation et l'incitation nerveuse, avec un certain degré de paresse de l'intestin ou de la vessie ;

» Dans certaines myélites chroniques, à condition sous-entendue qu'il n'y ait point d'altération avancée de la moelle épinière, ou que, s'il en a existé, elle se trouve en voie de réparation, comme il est permis de le soupçonner à l'absence de douleur à l'exploration des apophyses épineuses, au retour des fonctions de l'intestin et de la vessie, et chez des sujets bien constitués et de bons antécédents. » (Notes inédites.)

Les eaux chlorurées sodiques fortes, ou les eaux sulfatées ou chlorurées sodiques faibles et à haute température, paraissent indiquées suivant que l'on supposera quelque chose d'actif encore, ou de purement passif dans l'état morbide de la moelle épinière.

M. Gaudet a administré les bains de mer à un assez grand nombre de paraplégiques, avec des résultats divers ; mais il est assez difficile de tirer un parti utile de ses observations, parce qu'il n'a pas tenu compte des circonstances étiologiques que nous croyons être la seule base possible des indications. Il faut noter seulement que les bains de mer paraissent exercer une action rapide et prononcée sur le retour des fonctions de la vessie paralysée.

J'ajouterai encore la citation suivante : « Il est venu aux bains de mer des adultes qui avaient eu, à quelque date peu éloignée, une myélite aiguë, depuis laquelle ils conservaient quelques symptômes légers de paraplégie, tels que faiblesse marquée des jambes, surtout dans l'immobilité de la station verticale, quelque endolorissement de la région dorso-lombaire, etc. De tels individus ont toujours retiré des avantages marqués d'une saison de bains de mer froids, accompagnés de copieuses affusions (1). »

M. Belugou considère les eaux de *La Malou* comme *spéciales* dans les affections chroniques de la moelle (2).

(1) Gaudet, *Recherches sur l'usage et les effets des bains de mer*, 1844, p. 294.

(2) *De la spécialisation des eaux de* La Malou *dans les affections chroniques de la moelle, paralysies, ataxie locomotrice, atrophie musculaire*. Voir *Annales de la Société d'hydrologie médicale de Paris*, 1880.

Une telle attribution me paraît hasardée, et je doute que les résultats obtenus à *La Malou* dans cet ordre pathologique soient assez prononcés d'une part, et assez exclusifs à cette station, pour la légitimer.

Mais nous n'en devons pas moins à M. Belugou un bon travail sur ce sujet, dont je dois me borner à reproduire les traits principaux, en citant textuellement :

« Les eaux de *La Malou* sont particulièrement indiquées dans les affections spinales chroniques de nature rhumatismale, avec ou sans lésion de tissu.

» Elles sont indiquées dans les affections médullaires consécutives à la fatigue et à l'épuisement produits par la suractivité des fonctions de l'organisme, et notamment des fonctions génésiques.

» Il en est de même quand cet épuisement est dû à l'action dépressive d'une fièvre grave ou d'une maladie infectieuse.

» L'efficacité des eaux de *La Malou* dans les affections médullaires est en raison inverse de l'ancienneté de la maladie et du degré de la lésion. Dans les cas récents où la lésion est nulle ou superficielle, la guérison peut être obtenue. Dans les cas où la lésion est plus profonde, l'amélioration suivra souvent l'emploi prolongé des eaux. Enfin, dans les cas les plus avancés, leur administration prudente relèvera l'économie et rendra la vie plus supportable. La persistance de la période inflammatoire est une contre-indication formelle des eaux de *La Malou*.

» Les tempéraments lymphatique ou nerveux et les constitutions apauvries ressortissent beaucoup plus de la sphère d'action des eaux de *La Malou* que les tempéraments pléthoriques et les constitutions robustes.

» Ces eaux sont contre-indiquées dans les cas de diathèse tuberculeuse ou scrofuleuse en voie de développement actif.

» Elles constituent un adjuvant précieux du traitement spécifique dans les affections médullaires d'origine syphilitique. »

Le même observateur rapporte un certain nombre de cas d'ataxie locomotrice qui ont été sensiblement modifiés par le traitement thermal.

M de Ranse a reconnu que le traitement de *Néris* calmait les douleurs fulgurantes et améliorait l'état général.

Cette question des ressources que le traitement thermal pourrait offrir à l'ataxie locomotrice réclame encore beaucoup d'éclaircissements.

Je n'ai point encore parlé des ressources que peuvent fournir les *boues minérales*, à *Dax*, *Saint-Amand*, *Barbotan*. Il y a là les éléments d'une action résolutive et reconstituante très énergique, mais d'une portée plutôt locale, que l'on ne met pas assez souvent à profit.

M. Barthe de Sandfort m'a communiqué quelques renseignements intéressants touchant l'action des boues de *Dax*. Il signale, en particulier, les paralysies rhumatismales, avec atrophie des muscles, des paralysies et contractures hystériques, les atrophies musculaires progressives.

## MALADIES CHIRURGICALES

Les fractures et les luxations, d'une part, et d'autre part les blessures de guerre, forment les deux grands sujets d'application des eaux minérales aux maladies chirurgicales.

Le but de leur intervention dans les premières est de résoudre les engorgements qui persistent autour des fractures consolidées ou des luxations réduites, et de remédier aux raideurs articulaires et aux atonies musculaires.

Dans les blessures de guerre, en outre des circonstances analogues, il s'agit de cicatriser des plaies résistantes, ou de provoquer l'issue de corps étrangers, provenant d'esquilles, de nécroses, ou venus du dehors, débris de vêtement ou de projectiles.

Il y a donc des actions purement locales à effectuer, comme de rendre son activité à un membre longtemps enfermé dans un appareil, ou d'éliminer un corps étranger. Il y a aussi des actions générales, et c'est le cas le plus commun : car les raideurs, les engorgements, la rétention de corps étrangers, la durée des plaies, tiennent habituellement à un état vicieux de l'organisme, dû à quelque diathèse, scrofuleuse ou lymphatique, ou à une mauvaise constitution, ou à un état de délabrement provenant lui-même de circonstances relatives au traumatisme, séjour au lit prolongé, souffrances d'une campagne de guerre, etc.

Il faut donc recourir quelquefois à une médication altérante, toujours à une médication reconstituante, et souvent rechercher une action résolutive, ou éliminatrice ou cicatrisante.

Presque toutes les eaux minérales peuvent revendiquer une place parmi de telles indications. Je ne vois guère à excepter que les eaux bicarbonatées, et précisément les plus actives d'entre elles, les bicarbonatées sodiques. Leur action reconstituante peut encore être salutaire, ainsi que leur action digestive et leurs qualités ferrugineuses. Mais leurs propriétés résolutives s'adressent très spécialement aux régions splanchniques et aux engorgements viscéraux. Elles sont moins éliminatrices que les autres et ne sont guère cicatrisantes. Enfin leur activité s'adresse beaucoup plus aux phénomènes de la nutrition qu'aux tissus eux-mêmes.

S'il n'est question que de ramener le jeu de muscles affaiblis par une longue immobilité, ou d'articulations enraidies, ou de stimuler légèrement de vieilles plaies, la balnéation indéterminée de *Dax*, *Aix* (Provence), *Bains*, *Luxeuil*, *Plombières*, etc., peu excitante de *Bourbon-Lancy*, de *Gréoulx* ou de *Saint-Gervais*, sulfatée calcique de *Bagnères-de-Bigorre*, ou d'*Encausse*, sera très suffisante, surtout chez des sujets névropathiques et excitables.

Chez les individus lymphatiques ou scrofuleux, ou très exténués, s'il s'agit de remonter vivement l'organisme, de modifier des plaies très atoniques, de provoquer l'élimination de corps étrangers, c'est aux sulfurées sodiques thermales qu'on s'adressera. *Luchon*, *Ax*, *Cauterets*, *Bagnols*, *Barèges*, *Amélie*, *Olette*, se prêtent également à cette médication reconstituante, stimulante et éliminatrice. J'ai déjà fait ressortir le caractère distinct, dans cette action commune, de *Barèges* et d'*Amélie*, la première plus énergique et la seconde moins excitante.

Mais s'il s'agit de tissus épaissis, engorgés, indurés, de trajets fistuleux profonds, enfin de lésions de tissus plus que de lésions de fonctions, c'est aux chlorurées, *Bourbonne*, *Bourbon-l'Archambault*, *Balaruc*, le *Moutiers*, qu'on demandera les éléments d'une médication résolutive que les sulfurées ne fournissent que très incomplètement.

Les boues de *Dax*, de *Saint-Amand*, de *Barbotan*, fournissent dans ce dernier ordre de faits des actions plus locales, mais beaucoup plus énergiques encore. Mais leur emploi ne saurait s'adresser qu'à des états anciens et très atoniques.

# SUPPLÉMENT

ET

# ERRATA

---

## BARÈGES ET SAINT-SAUVEUR (Hautes-Pyrénées).

M. Schlagdenhauffen a récemment constaté dans les sources de *Barèges* et de *Saint-Sauveur* l'existence de la lithine et de l'arsenic.

« La *lithine* peut être décelée à l'aide du spectroscope dans le produit d'évaporation de 1 litre d'eau, ce qui indique bien, comme le portent les analyses de Filhol, la présence de traces de ce corps. Les sources *Tambour*, *Entrée*, *Nouvelle*, *Saint-Sauveur*, m'ont fourni à ce sujet des indications précises. Les autres sources n'ont pas été examinées à ce point de vue, mais j'ai reconnu la présence de ce corps dans le produit d'évaporation de 10 et même 15 litres. Ici le mot *traces* reste donc avec son terme vague, puisqu'il ne m'a pas été possible de faire un dosage. »

Pour ce qui concerne *l'arsenic*, les huit sources suivantes ont fourni à M. Schlagdenhauffen en arsenic par litre :

| | |
|---|---|
| Saint-Sauveur | 0.016 |
| Barzun | 0.04 |
| Troy | 0.05 |
| Polard | 0.07 |
| Saint-Roch | 0.10 |
| Entrée | 0.15 |
| Tambour | 0.20 |
| Nouvelle | 0.22 |

« Quant à la nature de la combinaison arsénicale, je crois pouvoir affirmer, sauf vérification ultérieure, que c'est un sulfo-arséniate de sodium, puisque, en évaporant l'eau au contact d'un acide, on obtient, dans le résidu insoluble de silice, une certaine quantité de soufre, mélangé toujours à du sulfure d'arsenic. En effet, ce dépôt lavé, et traité convenablement par l'acide azotique et l'acide sulfurique, fournit toujours un anneau à l'appareil de Marsh, réaction qui ne peut s'expliquer que par la décomposition du sulfo-arséniate par l'acide » (1).

(1) *Journal de chimie et de pharmacie*, décembre 1882.

---

## CHATEL-GUYON (Puy-de-Dome).

Analyse nouvelle de la source *Gubler*, ancienne source de *La Vernière.*

| | gram. |
|---|---|
| Gaz carbonique libre | 1.1120 |
| Chlorure de magnésium | 1.5630 |
| Chlorure de sodium | 1.6330 |
| Bicarbonate de chaux | 2.1769 |
| Bicarbonate de soude | 0.9550 |
| Bicarbonate ferreux | 0.0685 |
| Bicarbonate de potasse | 0.2538 |
| Bicarbonate de lithine | 0.0194 |
| Sulfate de chaux | 0.4990 |
| Silice | 0.1108 |
| Acide borique | Traces |
| Acide phosphorique | Traces |
| Alumine | Traces |
| Arsenic | Traces |
| Total | 8.3914 |

(Magnier de la Source, 1878).
*Laboratoire de l'Ecole de médecine.*

---

*Erratum* : Source *Duval*, page 197. Lire : Source *Deval.*

---

## CONTREXÉVILLE (Vosges).

Source *Le Cler.*

| | gram. |
|---|---|
| Bicarbonate de chaux | 0.400 |
| — de magnésie | 0.033 |
| — de soude | 0.008 |
| Sulfate de chaux anhydre | 1.390 |
| — de magnésie | 0.235 |
| — de soude | 0.015 |
| Chlorure de sodium | 0.008 |
| Silice, fer, alumine | 0.035 |
| | 2.124 |

(Académie de médecine, 1882).

Les deux dernières lignes de l'analyse de la source du *Pavillon* doivent être lues ainsi :

| | |
|---|---|
| Chlorure de calcium | traces. |
| Arsenic | traces. |

---

## HEUCHELOUP (Vosges).

### *Composition élémentaire.*

| | gram. |
|---|---|
| Acide carbonique, total | 0.2262 |
| Chaux | 0.9057 |
| Magnésie | 0.0516 |
| Strontiane | 0.0025 |
| Ammoniaque | indices |
| Soude | 0.2337 |
| Potasse | 0.0045 |
| Lithine | indices |
| Alumine | 0.0011 |
| Oxyde ferreux | 0.0009 |
| Chlore | 0.0042 |
| Acide sulfurique | 1.2021 |
| — phosphorique | indices |
| — silicique | 0.0012 |
| | 2.6347 |
| Résidu salin, obtenu à 200° | 2.524 |

### *Composition hypothétique.*

| | gram. |
|---|---|
| Acide carbonique, litre | 0.0413 |
| Sulfate de chaux | 0.3387 |
| — de magnésie | 1.0540 |
| — de soude | 0.5356 |
| — de potasse | 0.0267 |
| — de strontiane | 0.0044 |
| — de lithine | indices |
| — d'ammoniaque | indices |
| Bicarbonate de chaux | 0.3030 |
| — de protoxyde de fer | 0.0020 |
| Chlorure de sodium | 0.0068 |
| Phosphate de chaux | indices |
| Silicate d'alumine | 0.0220 |
| | 2.4345 |
| Matière organique et perte | 0.0905 |
| | 2.5250 |

(Lefort, 1883.)

---

## LAMOTTE (Isère).

Altitude, 640 mètres, au lieu de 475.

---

## ROYAT (Puy-de-Dome).

Une analyse plus récente de l'*École des Mines* a donné le dosage suivant de l'arséniate de soude :

| Sources : | | |
|---|---|---|
| César | Saint-Mart | Saint-Victor |
| — | — | — |
| 0gr 0007 | 0gr 0013 | 0gr 0045 |

---

## VITTEL (Vosges).

| | Grande source | Source Marie | Source des Demoiselles | Source Salée |
|---|---|---|---|---|
| | — | — | — | — |
| | grammes | grammes | grammes | grammes |
| Acide carbonique libre . . . . . . . | 0.0658 | 0.2338 | 0.0902 | — |
| — combiné. . . . . . | 0.2580 | 0.2497 | 0.2472 | 0.2835 |
| — | — | — | — | — |
| Carbonate de chaux. . . . . . . . . . | 0.2859 | 0.2848 | 0.2808 | 0.3188 |
| — de magnésie . . . . . . . | 0.0043 | 0.0020 | 0.0019 | 0.0028 |
| — ferreux. . . . . . . . . . | 0.0027 | 0.0017 | 0.0022 | 0.0004.6 |
| Alumine, phosphates, fluor . . . . . | traces | traces | traces | traces |
| Silice . . . . . . . . . . . . . . . | 0.0022 | 0.0018 | 0.0018 | 0.0019 |
| Sulfate de chaux . . . . . . . . . . | 0.6039 | 0.6484 | 0.6123 | 1.4215 |
| — de magnésie . . . . . . . . | 0.2393 | 0.2676 | 0.2298 | 0.8216 |
| — de lithine. . . . . . . . . | 0.0002.5 | traces non déterminées. | | |
| Chlorure de magnésium. . . . . . . | 0.0051 | 0.0162 | 0.0069 | » |
| — de sodium. . . . . . . . . | » | » | » | 0.0155 |
| Silicate de magnésie . . . . . . . . | 0.0117 | 0.0108 | 0.0104 | » |
| — de soude . . . . . . . . | 0.0162 | 0.0172 | 0.0159 | 0.0342 |
| — de potasse. . . . . . . . | 0.0109 | 0.0118 | 0.0109 | 0.0110 |
| Matières organiques et pertes . . . . | 0.0115.5 | 0.0121 | 0.0261 | 0.0118 |
| | 1.1940 | 1.2744 | 1.1990 | 2.6410 |

(Willm, 1880.)

---

# TABLE DES MATIÈRES

## DEUXIÈME PARTIE



### I. — Médication thermale.



### II. — Clinique thermale.

# TABLE DES EAUX MINÉRALES

# TABLE DES MALADIES

## ÉTUDIÉES DANS CET OUVRAGE

# SUPPLÉMENT

## RENSEIGNEMENTS

SUR

## Diverses stations et sources.

# LABORATOIRE PRATIQUE D'HYDROLOGIE, DE CHIMIE MÉDICALE ET DE CHIMIE ANALYTIQUE GÉNÉRALE

DU Dr F. GARRIGOU,
*médecin à Luchon, expert chimiste des tribunaux.*
Rue Valade, 38, à Toulouse. — Rue Sylvie, à Luchon (Haute-Garonne).

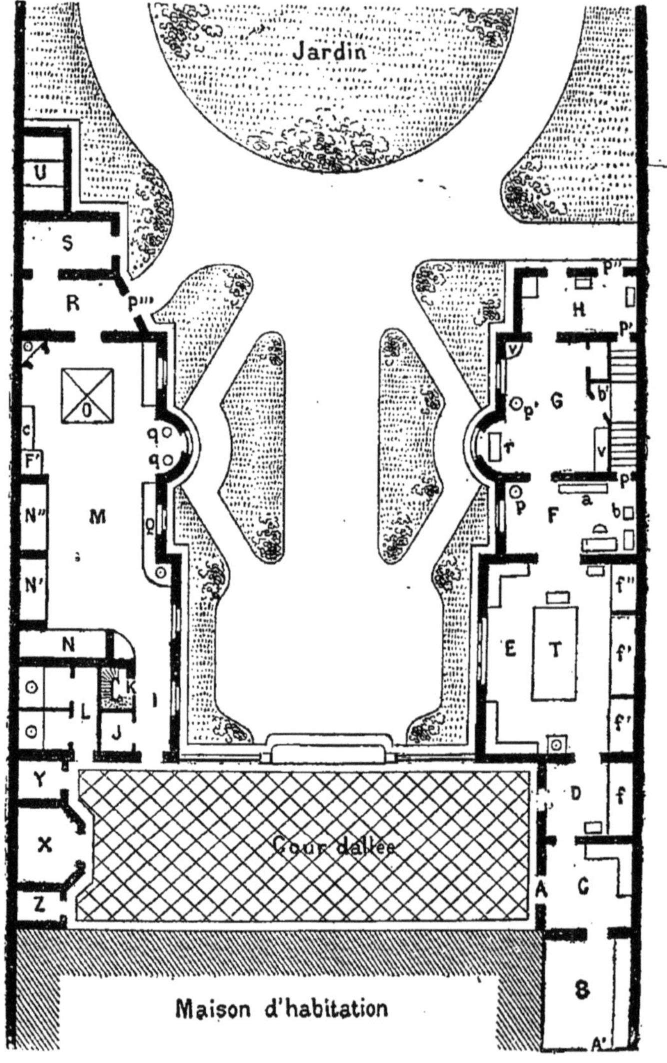


A Entrée (à droite);
B Chambre des étuves et des appareils pneumatiques;
C Cour couverte avec jeu de meules;
D Appareils à attaque par le chlore avec agitateurs constamment en jeu;
E Grande pièce de travail avec hottes et grande table dallée;
F Cabinet de travail avec musée chimique;
G Salle des instruments, comprenant 4 balances de Collot et Anglaises, de nombreux appareils de photographie, d'électricité, de physique pour la pratique des analyses;
H Chambre à analyse organique, avec escalier descendant dans les sous-sols qui renferment les diverses chambres à distillation et les magasins d'acides, de substances inflammables, de verrerie et de porcelaine, ainsi qu'une glacière;
I Entrée (à gauche);
J Magasin à échantillons;
K Escalier montant à la chambre noire (4 spectroscopes différents et saccharimètres);
L Lieux;
M Grande salle de travail avec
N Hottes et fourneaux Pérot, q.
O Grande cheminée à vent, avec 3 moufles à l'huile lourde;
Q Table pour les réactions des flammes de Bunsen;
R Antichambre;
S Chambre à acide sulfhydrique;
U Désinfecteur;
X Chambre à photographie;
Y Z Magasins.

Le laboratoire du Dr Garrigou a été créé pour combler une lacune de la science française, qui ne possède aucune institution pour donner l'instruction hydrologique et pour apprendre à faire, d'une manière réellement scientifique et correcte, les captages, les analyses et les aménagements d'eaux minérales.

L'outillage de ce laboratoire est absolument complet, et permet d'y faire toute espèce d'analyses. Il est surtout spécial pour les analyses d'eaux minérales. Les appareils qu'il possède ont été fournis par les premiers constructeurs de Paris et de l'étranger. Nul autre laboratoire particulier n'est aussi sérieusement installé.

Les encouragements publics que le Dr Garrigou a reçus de ses plus éminents confrères : Gubler, Pidoux, Durand-Fardel, etc., qui, les premiers, ont cherché à créer la science hydrologique, l'ont décidé à élever à la même science ce monument, qui restera comme résultat de la persévérance et du travail dus à l'initiative privée.

La succursale du laboratoire installée à Luchon a été créée comme école spéciale d'hydrologie, fonctionnant pendant la saison thermale. L'urologie y tient une grande place et, sous ce rapport, le laboratoire a rendu déjà d'immenses services aux malades (1).

L'organisation et les installations nouvelles ont permis d'abaisser singulièrement le prix des analyses d'eau minérales, qui varie entre 50 fr. et 1,000 fr.

Le prix des autres analyses est le même que celui des autres laboratoires.

(1) C'est avec les ressources de son laboratoire que le Dr Garrigou a pu entreprendre la monographie générale des eaux des Pyrénées, ouvrage déjà fort avancé qui comprend plusieurs volumes et deux atlas de géologie et d'hydrologie.

---

# ALLEVARD-LES-BAINS

## (ISÈRE)

*A 475 mètres d'altitude.* — Chef-lieu de canton, à 40 kilomètres de Grenoble, à 10 kilomètres de la gare de Goncelin (P.-L.-M.), à 2 heures de Grenoble, à 15 heures de Paris, 12 de Marseille, 5 de Lyon, 6 de Genève et 10 de Turin.

Petite ville au centre d'une gracieuse et fertile vallée plantée de vignes, de mûriers et de beaux noyers ombrageant les routes ; bâtie sur les bords du Bréda, torrent parfois impétueux prenant sa source aux Sept-Lacs, à huit heures de marche. Elle possède une église moderne, style ogival. — Un temple pour le culte de l'Église réformée. — Une station télégraphique. — Un Casino où se donnent, quatre fois par semaine, des représentations théâtrales, à partir du 10 juin.

L'établissement thermal est situé dans un vaste parc renfermant de frais ombrages et de délicieuses promenades. Il est ouvert du 1er juin à la fin de septembre.

Sans cesse amélioré et agrandi, il présente toutes les ressources balnéaires que nécessite l'emploi de ces eaux sulfureuses, richement dotées en acide sulfhydrique et en acide carbonique.

Sept vastes salles d'inhalation gazeuse froide, deux salles d'inhalations de vapeurs, de nombreux cabinets pour douches pharyngiennes ou pulvérisées pour les affections du larynx, vaginales; des grandes douches, des douches ascendantes, et un appareil pour l'hydrothérapie, avec une vaste salle pour gargarismes récemment construite, faisant suite à la nouvelle buvette, constituent un bel ensemble thérapeutique varié, complet et dont toutes les parties sont reliées entre elles par une grande galerie vitrée servant de promenoir les jours de pluie.

---

Pour demande, d'eau et de renseignements, s'adresser au Régisseur de **l'établissement thermal d'Allevard.**

| | | |
|---|---|---|
| La bouteille. . . . . . . . . . . . . . . . | 0 fr. | 60 |
| La demi-bouteille . . . . . . . . . . . . | 0 | 50 |
| Le quart de bouteille. . . . . . . . . . . | 0 | 40 |
| La caisse de 50 bouteilles. . . . . . . . . | 27 | » |
| — 50 demi-bouteilles . . . . . . | 22 | » |
| — 50 quart de bouteilles . . . . | 17 | » |

# ÉTABLISSEMENT THERMAL

# D'AULUS (ARIÈGE)

*On se rend à AULUS*
*par Toulouse et Saint-Girons où l'on trouve des voitures confortables et des Omnibus se rendant à la station thermale.*

## EMMÉNAGEMENT BALNÉAIRE

**Boisson. — Bains généraux. — Douches de toute espèce.**
**Salle d'inhalation.**

**SAISON DU 1er JUIN AU 30 SEPTEMBRE**

## EXCURSIONS

Parmi les buts d'excursion les plus connus, le *pic ou tuc de Bertrône* (1,401 mètres au-dessus du niveau de la mer) attire de nombreux touristes.

Du Bertrône, les intrépides gravissent le sommet du *Monthéas*, d'où la vue embrasse un horizon immense qui s'étend au Nord jusqu'aux plaines de Toulouse.

Le *lac de Shers*, le *lac du Garbet*, la *tour de Castel-Minier*, la *vallée d'Arse*, le *lac d'Aubé*, les *mines de Rancié*, d'où l'on extrait annuellement près de 15,000 quintaux métriques de minerai, offrent l'attrait de promenades aussi variées que séduisantes.

## BIBLIOGRAPHIE D'AULUS

Dr BORDES-PAGÈS, *Notice sur les Eaux minérales d'Aulus*. Toulouse, 1850.

ADOLPHE D'ASSIER *Souvenirs des Pyrénées : Aulus-les-Bains*. Toulouse, 1872.

Dr BOUCHUT, professeur agrégé à la Faculté de médecine de Paris, officier de la Légion d'honneur, *Effets curatifs des Eaux d'Aulus*.

Dr GARRIGOU, *Analyse des Eaux d'Aulus*. 1773-1877.

*Les Eaux d'Aulus*, leurs effets physiologiques, leur action sur le grand sympathique et les systèmes de la veine porte. *(Annales de la Société d'hydrologie de Paris.)*

Dr J. PELLETAN, *Journal de micrographie, Les Eaux d'Aulus*. Masson, éditeur, Paris, 1881.

Dr LÉON SIMON, *Les Eaux d'Aulus*, action physiologique. Propriétés thérapeutiques. Paris, 1882.

Dr ALPHONSE ALRIQ, membre correspondant de la Société d'hydrologie et de la Société de médecine pratique de Paris :

*Clinique des Eaux d'Aulus*, maladies du tube digestif. Maladies du foie. Maladies des voies génito-urinaires. De l'action des Eaux d'Aulus dans le traitement de l'obésité. Paris, 1880, 1881, 1882.

Dr GOSSARD, *Les Eaux arsenicales d'Aulus*. Paris, 1882.

Dr ARMAND DE FLEURY, professeur de thérapeutique à la Faculté de médecine, Médecin des hôpitaux de Bordeaux. *Leçons chromographiques et cliniques sur les Eaux médicinales françaises*. Bordeaux, 1882.

# BALARUC-LES-BAINS

## Près CETTE (Hérault)

DIPLOME DE MÉRITE : EXPOSITION DE VIENNE 1873
MÉDAILLE DE BRONZE : EXPOSITION UNIVERSELLE 1878

Eaux purgatives, salées, magnésiennes, cuivreuses, bromurées et lithinées
**Température : 48°**

*De Paris, Bordeaux, Lyon à Cette par chemin de fer.*
*De Montpellier et de Cette en voitures particulières*
*De Cette à Balaruc, traversée d'un quart d'heure en bateau à vapeur sur le magnifique étang de Thau.*

Parmi les nombreuses excursions que les malades peuvent faire à Balaruc, nous pouvons citer la source de l'*Yssanka*, où l'on rencontre les vestiges d'un acqueduc romain que l'on vient d'utiliser pour conduire les eaux à Cette; la petite ville de *Frontignan*, connue de tous les gourmets par son excellent muscat; la ville et le port de *Cette* dont l'importance grandit tous les jours; les salines de *Villeroy* dont la proximité est si avantageuse pour les eaux mères qui viennent dans certains cas rendre plus puissante l'action de l'eau de Balaruc; la ville de *Mèze* remarquable par son grand commerce de vin et les magnifiques chais qu'on y admire; plus loin, l'antique abbaye de *Valmagne*, dont le cloître et la chapelle excitent l'admiration de tous les voyageurs. — A Balaruc même, on peut visiter les hauts fourneaux, la raffinerie de pétrole d'où l'on jouit d'un splendide coup d'œil sur le magnifique lac de *Thau*, dont les eaux bleues sont constamment sillonnées par de nombreux bateaux de commerce et de plaisance, ou par les bateaux à vapeur qui font le service des voyageurs entre *Cette*, *Balaruc* et *Mèze*. — La proximité de Montpellier vient enfin ajouter à la station les avantages et les distractions de la grande ville.

### EMMÉNAGEMENT BALNÉAIRE

BOISSON, BAINS GÉNÉRAUX, DOUCHES DE TOUTE ESPÈCE,
BOUES MINÉRALES, PÉDILUVES

### TARIF BALNÉAIRE

Boisson, 0 fr. 50. — Bains généraux, douches, boues minérales, 2 fr.
Pédiluve, 0 fr. 80. — Linge et service compris.

### EMMÉNAGEMENT DE L'HOTEL

| | |
|---|---|
| 1re classe table et logement. . . . . . . . . . . . | 10.50 |
| 2e — — . . . . . . . . . . . . | 8.50 |
| 3e — — . . . . . . . . . . . . | 6.50 |

*Chambres et cuisines pour ménages, service à la portion, parc ombreux, poste et télégraphe dans l'hôtel.*

### SAISON DU 1er MAI AU 1er NOVEMBRE

### EXPÉDITION DES EAUX

L'eau de Balaruc se conserve indéfiniment sans perdre aucune de ses qualités. Pour en faire usage, il faut la faire chauffer au bain-marie jusqu'à 48° centigrade environ, température qu'elle a à sa source.

On expédie l'eau de Balaruc en caisse de 25 bouteilles et de 50 bouteilles.

Caisse de 25 bouteilles, 25 francs, emballage compris
Caisse de 50 — 40 —

*Pour plus amples renseignements s'adresser à M. le Gérant de l'établissement des Bains à Balaruc.*

# LA BOURBOULE

## (PUY-DE-DOME)

**La Bourboule** est à dix kilomètres de Laqueuille, station du chemin de fer de Clermont à Tulle. Pendant la saison thermale, cinq trains par jour, tant pour l'aller que pour le retour, sont en correspondance régulière avec **La Bourboule**, et toutes les gares du réseau P. L. M. et de celui d'Orléans délivrent des billets et enregistrent les bagages directement pour **La Bourboule** et *vice versa.*

SAISON THERMALE DU 25 MAI AU 30 SEPTEMBRE

## TROIS ÉTABLISSEMENTS BALNÉAIRES

### APPARTENANT A LA MÊME COMPAGNIE

Dans ces trois établissements, la Compagnie fermière qui exploite toutes les sources de **La Bourboule** dispose de cent trente-cinq cabinets de bains, simples ou doubles, cinq salles de pulvérisation, cinq salles d'inhalation, une piscine, des salles de grandes douches chaudes et froides, de massage et de bains de pieds, etc... Partout les appareils les plus nouveaux et les plus perfectionnés.

On trouve dans les salles de grandes douches toutes les ressources si variées de l'hydrothérapie moderne. Les douches horizontales, verticales, en pluie, en nappe, la douche en cercle, les diverses douches adaptées au bain de siège, etc. y sont données soit avec l'eau minérale chaude, soit avec l'eau froide, sous une pression variant de 10 à 15 mètres.

En outre, le service des vapeurs et des inhalations a été, dans ces dernières années, tout spécialement l'objet de développements importants et d'améliorations notables. Aujourd'hui les malades atteints d'affections des voies respiratoires ont le choix entre trois systèmes différents d'inhalation parfaitement installés ; ce qui explique l'augmentation considérable et toujours progressive de cette clientèle à **La Bourboule**

Plus de quarante hôtels, autant de maisons meublées, plusieurs villas permetent de recevoir à la fois 2,500 baigneurs.

PROMENADES CHARMANTES DANS LE PARC FENESTRE, CASINO, THÉATRE,
JEUX POUR TOUS LES AGES.
EXCURSIONS VARIÉES DANS LES ENVIRONS ; A PIED, A ANE, A CHEVAL ET EN VOITURE.

*L'eau de* **La Bourboule** *(source Perrière et source Choussy), se conserve indéfiniment en bouteille.*

**En vente chez tous les pharmaciens**

---

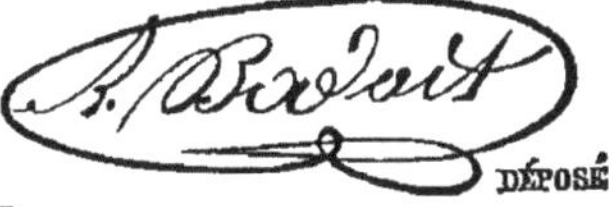




**Librairie GERMER BAILLIÈRE et Cie.**

ANNALES DE LA
SOCIÉTÉ D'HYDROLOGIE MÉDICALE DE PARIS

*Comptes rendus des séances de 1854 à 1883.*

*27 volumes in-8°, 189 francs.*

**Chaque volume séparément 7 francs.**

# SALINS-LES-BAINS

## (JURA)

Installation balnéaire, aussi complète et confortable que possible, nouvel outillage pour le service des douches, dont on pourra dorénavant régler exactement la température, la pression et la division du liquide; cent cabinets avec baignoires émaillées; splendide piscine; salle de pulvérisation; tous les apparcils pour douches locales, chaudes et froides, offrent en effet, toutes les ressources de l'hydrologie moderne. L'administration s'est assuré un orchestre qu'on entendra la journée dans le jardin, et le soir dans les salons de l'Établissement. Une troupe théâtrale viendra, chaque semaine, donner des représentations

## BAINS ET DOUCHES

### HYDROTHÉRAPIE

TARIF

| | | |
|---|---|---|
| Bain simple d'eau de la source | 1 fr. | 50 |
| Bain d'eau de la source, avec addition d'Eaux-mères jusqu'à concurrence de 30 litres | 2 | » |
| Supplément en plus de 1 à 5 litres d'Eaux-mères | » | 20 |
| Bain de siège | » | 75 |
| Bain de pied d'eau de la source | » | 75 |
| Bain de piscine ou de natation en eau courante | » | 75 |
| Bain à l'hydrofère | 2 | » |
| Table de pulvérisation | 1 | 50 |
| Douche d'eau de la source, douche écossaise, douche circulaire, etc. | 1 | 50 |
| Douche froide | 1 | » |
| Douche nasale | » | 60 |
| Douche ascendante | 1 | » |

*On se rend de Paris à Salins en 7 h. 1/2,*

Chemin de fer de Lyon, par Dijon, Dôle et Monchard, 402 kil.

**LA SAISON COMMENCE LE 15 MAI POUR FINIR LE 30 SEPTEMBRE**

## GRAND HOTEL DES BAINS

Chambres de 2 fr. 50 à 10 fr. — Bougies et service 1 fr. — Déjeuner et diner (vin compris) 7 fr. *(les enfants au-dessous de 6 ans paient moitié).* — Chambre de domestique, 1 fr. 50. — Nourriture, 3 fr. 50.

VENTE DES EAUX ET PRODUITS A LA SOURCE

| | | |
|---|---|---|
| Eau de la source, la bouteille | 0 fr. | 40 |
| Eaux mères — | 0 | 40 |

EXPÉDITIONS

| | | |
|---|---|---|
| Sels d'Eaux mères en vrac le kilog. | 1 | » |
| — en flacon (le flacon de 500 grammes) | 1 | » |
| Eaux mères en bonbonnes (verre en sus), le litre | 0 | 40 |
| Eaux de la source, le litre | 0 | 60 |

*Pour tous les renseignements s'adresser au gérant de l'Établissement therma*

**Salins-les-Bains (Jura),**

# SPA (BELGIQUE)

## SOURCE FERRUGINEUSE

DU

## PRINCE DE CONDÉ

L'eau de cette source présente cette circonstance remarquable que, au bout de plusieurs mois, le fer y est resté intégralement à l'état de dissolution, sans avoir fourni aucun dépôt.

**Prix de la bouteille, 65 centimes.**

---

# VALS

(Ardèche)

## SOURCES VIVARAISES

*Cinq sources désignées par les chiffres 1, 3, 5, 7, 9, présentant une graduation de minéralisation qui permet de prescrire, suivant le cas, une eau contenant $4^{g}.0$, $5^{g}.4$, $6^{g}.4$, $9^{g}.1$ ou $9^{g}.8$ de minéralisation, ou $1^{g}.9$, $3^{g}.1$, $4^{g}.0$, $6^{g}.3$ ou $7^{g}.2$ de bicarbonate de soude.*

**Prix de la bouteille, 75 centimes.**

# ÉTABLISSEMENT THERMAL

DE

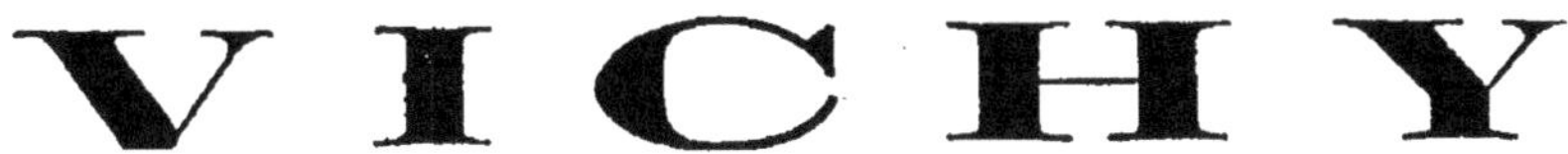

PRIX DU VOYAGE DE VICHY AUX VILLES CI-DESSOUS

| DE VICHY à | DISTANCES | 1re classe. | 2e classe. | 3e classe. |
|---|---|---|---|---|
| Paris. . . . | 365 | 45 fr 05 | 33 fr 80 | 24 fr 85 |
| Marseille. . | 851 | 104 90 | 78 75 | 57 70 |
| Lyon. . . . | 174 | 20 50 | 15 35 | 11 35 |
| Bordeaux. . | 478 | 58 90 | 44 25 | 32 45 |
| Toulouse. . | 460 | 56 80 | 42 60 | 31 25 |

## LE PRIX DU SÉJOUR A VICHY

VARIE ENTRE 6 ET 15 FR. PAR JOUR

**Suivant la situation, l'étage et l'hôtel choisis.**

*La durée moyenne d'une Saison de Bains est de 24 à 30 jours*
*La Saison officielle commence*
*le 15 mai et finit le 30 septembre.*

## LES BAINS & DOUCHES

COUTENT, LINGE COMPRIS :

1re Classe. **2** fr. **50.** — 2e Classe, **1** fr. **50.**
3e Classe. **60** c.

## CASINO & THÉATRE

*Le Casino est ouvert du 15 mai au 15 octobre*
*Le Théâtre est ouvert du 15 mai au 30 septembre*

# PRIX DES BAINS ET DOUCHES

## Et des divers modes de traitement

# A L'ÉTABLISSEMENT THERMAL DE VICHY

*La durée des bains est de une heure quinze minutes, y compris le temps nécessaire pour la toilette; au delà de ce temps le bain est payé double.*

| BAINS & DOUCHES *Linge compris* | 1re classe. | 2e classe. | 3e classe. |
|---|---|---|---|
| Bains ou douches de luxe | 5 » | » » | » » |
| Bain avec douche de luxe | 8 » | » » | » » |
| Bains minéraux | 2 50 | 1 50 | » 60 |
| Bains de piscine | 2 » | » » | » » |
| Bains minéraux avec douches en baignoire | 3 50 | 2 25 | » » |
| Bains d'eau douce | 1 50 | 1 » | » » |
| Bains de siège | 1 » | » 75 | » » |
| Bains de pieds | » 50 | » 30 | » » |
| Bains ou douches de vapeur | 3 » | » » | » » |
| Bains ou douches, gaz acide carbonique | 1 » | » » | » » |
| Grandes douches à percussion | 2 50 | 1 50 | » 60 |
| Douche froide ou limitée | 1 50 | 1 » | » » |
| Douches ascendantes | » 75 | » 50 | » 30 |
| Douches vaginales | » 50 | » 30 | » » |
| **BAINS & DOUCHES A PRIX RÉDUITS** | | | |
| Le bain et la douche pris simultanément | 3 50 | 2 25 | 1 10 |
| Le bain ou la douche aux séries de 10 h. de 11 h. 1/4 et de 1 h. 1/4 | 2 » | 1 25 | » » |

Séance d'inhalation de gaz acide carbonique . . . . . » 50
Séance d'inhalation de gaz oxygène . . . . . 1 »
Séance de pulvérisation d'eau minérale . . . . . 1 »

### LINGE SUPPLÉMENTAIRE

Serviette . . . . . » 10
Peignoir . . . . . » 15
Fond de bain . . . . . » 20

## EXPÉDITION DES EAUX DES SOURCES DE L'ÉTAT A VICHY

GRANDE-GRILLE, CÉLESTINS, HAUTERIVE, HOPITAL, CHOMEL, LUCAS, PARC, MESDAMES

*La caisse de 50 bouteilles emballage compris, coûte* **30** *fr., prise à Vichy.*

## SELS DE VICHY EXTRAITS DES SOURCES

Pour boisson artificielle : la boîte de 50 paquets, chaque paq. pour un litre **5 »**
Pour bain, le rouleau pour un bain . . . . . **1 25**

## PASTILLES DIGESTIVES

FABRIQUÉES AVEC LE SEL EXTRAIT DES SOURCES

Boîtes de **1, 2, 5** fr.

*Pour les commandes ainsi que pour tous renseignements s'adresser à la* **Cie Fermière de l'établissement thermal de Vichy,** *à Vichy, u à l'administration,* 22, *boulevard Montmartre, à Paris.*

IMPRIMERIE CENTRALE DES CHEMINS DE FER. — IMPRIMERIE CHAIX.
RUE BERGÈRE, 20, PARIS. — 4315-3.

www.ingramcontent.com/pod-product-compliance
Ingram Content Group UK Ltd.
Pitfield, Milton Keynes, MK11 3LW, UK
UKHW021859260726
13966UKWH00006B/60